微整形注射指导手册：
肉毒素与填充剂的注射

Botulinum Toxins, Fillers and Related Substances

主编
（巴西）玛丽亚·克劳迪娅·阿尔梅达·伊萨
（Maria Claudia Almeida Issa）
（巴西）布尔塔·塔穆拉（Bhertha Tamura）

主审
曹思佳

主译
李卫华
张陈文

北方联合出版传媒（集团）股份有限公司
辽宁科学技术出版社
·沈阳·

First published in English under the title
Botulinum Toxins, Fillers and Related Substances
edited by Maria Claudia Almeida Issa and Bhertha Tamura
Copyright © Springer International Publishing AG, part of Springer Nature, 2019
This edition has been translated and published under licence from
Springer Nature Switzerland AG.

©2020 辽宁科学技术出版社
著作权合同登记号：第 06-2020-31 号。

版权所有·翻印必究

图书在版编目（CIP）数据

微整形注射指导手册：肉毒素与填充剂的注射 /（巴西）玛丽亚·克劳迪娅·阿尔梅达·伊萨，（巴西）布尔塔·塔穆拉主编；李卫华，张陈文主译. — 沈阳：辽宁科学技术出版社，2020.9
 ISBN 978-7-5591-1469-3

Ⅰ.①微… Ⅱ.①玛… ②布… ③李… ④张… Ⅲ.①注射－美容－整形外科学－手册 Ⅳ.① R622-62

中国版本图书馆 CIP 数据核字（2020）第 001794 号

出版发行：辽宁科学技术出版社
　　　　　（地址：沈阳市和平区十一纬路 25 号　邮编：110003）
印　刷　者：辽宁新华印务有限公司
经　销　者：各地新华书店
幅面尺寸：210mm×285mm
印　　张：28.25
插　　页：4
字　　数：600 千字
出版时间：2020 年 9 月第 1 版
印刷时间：2020 年 9 月第 1 次印刷
责任编辑：凌　敏
封面设计：张金铭
版式设计：袁　舒
责任校对：黄跃成　王春茹

书　　号：ISBN 978-7-5591-1469-3
定　　价：298.00 元

联系电话：024-23284363
邮购热线：024-23284502
E-mail:lingmin19@163.com
http://www.lnkj.com.cn

序言 1

当我知道玛丽亚·克劳迪娅·阿尔梅达·伊萨（Maria Claudia Almeida Issa）和布尔塔·塔穆拉（Bhertha Tamura）共同编写这本书时，我感到非常高兴；而后当两位主编让我为本书写序时，我更是感到非常荣幸。两位主编曾经在国际上出版过很多皮肤美容医学方面的著作，使巴西整形在世界上享有很高的声誉。本书其他作者也都是巴西国内及世界上著名的医生和科学家，在皮肤美容领域具有非常丰富的专业经验。

皮肤美容医学不断在发展进步，如今，皮肤美容治疗被越来越多的人所接受。随着皮肤病学的发展，会有越来越多的医生参与到各种皮肤美容治疗中来。即使是那些不进行皮肤美容治疗的医生，也需要掌握这方面的知识，以便对自己的患者进行更好的指导。

皮肤美容治疗技术近些年有很大的发展，包括肉毒素注射、皮肤填充剂注射、化学剥脱、皮肤激光治疗和各种光疗方法等。皮肤科医生和整形外科医生一起促进了皮肤美容医学和化妆品行业的发展。

肉毒素和组织填充剂注射可以使人变得年轻，治疗的适应证和治疗方法不断得到拓展，治疗效果也越来越好。对相关解剖知识的掌握是取得良好治疗效果、减少并发症的基础。本书包含了上述方面的所有内容，对于临床上从事美容医学工作的医生及初学者具有很好的参考价值。

"皮肤美容医学的临床治疗方法和步骤"系列丛书的内容丰富多彩，我很高兴能与很多著名的专家一起为本系列丛书做出自己的贡献。

本系列丛书对于那些想在皮肤美容领域继续深造的医生具有不可估量的参考价值。希望您能够喜欢其中这本！

莫妮卡·曼内拉·阿祖莱（Mônica Manela Azulay）

序言 2

如今，人的预期寿命越来越长，为了提高生活质量，越来越多的人希望自己身体健康、外形漂亮。皮肤科医生和整形外科医生可以帮助人们变得健康、美丽。目前应用化妆品、保健品以及全面部磨削、激光治疗、填充剂和肉毒素注射等美容医学方法越来越多，可以有效代替整形外科手术或延缓整形外科手术时机。

"皮肤美容医学的临床治疗方法和步骤"系列丛书非常专业，包含了皮肤病学的所有内容。所有作者都是皮肤美容医学方面的专家。文献回顾和作者自己经验的分享是本系列丛书的一大特色。

本系列丛书分为4卷，涵盖了皮肤解剖学、组织学、生理学、患者治疗、常见皮肤病、化妆品和保健品、美容治疗等各方面的问题。

在所有美容治疗方法中，患者一般认为注射肉毒素和组织填充剂会在短期内达到满意的效果。在本书中，作者详细介绍了肉毒素、组织填充剂和胶原刺激剂的临床应用，阐述了相关解剖，并对各部位的治疗方法进行了详细描述。作者也探讨了相关治疗方法的适应证、禁忌证及可能出现的并发症。

"皮肤美容医学的临床治疗方法和步骤"系列丛书是一套皮肤美容医学指导丛书，是一套皮肤美容领域的百科全书，对于那些从事皮肤美容临床工作的医生和初学者具有很好的指导意义。这是一本全新的参考书，很高兴能与你们在一起分享。

玛丽亚·克劳迪娅·阿尔梅达·伊萨（Maria Claudia Almeida Issa）

布尔塔·塔穆拉（Bhertha Tamura）

2018年10月，巴西

推荐序

前几日，我刚出版完我的最后一本医学专业操作类书籍《线雕秘籍》，就收到了张陈文医师的邀请，让我帮忙为他与李卫华医师的译作《微整形注射指导手册：肉毒素与填充剂的注射》作推荐序，我顿感荣幸，欣然应之。

近 10 年来，微整形注射在"民间医疗圈"发展蓬勃。这里所谓的"民间医疗圈"，包含了正规的民营医院以及广大的非正规的"黑针会"。虽然"黑针会"是非正规的，却不得不承认，其在微整形注射的新材料的引进、新注射方法的尝试以及一些包装营销方面，确实发挥了一定的推动作用。

而与之相对的，传统的医学教学中，微整形注射这么热门的一块领域，却是一直不受重视的。到目前为止，我尚未见到有哪个医学院校有专门针对正规医学生的注射美容类的教学大纲，也没有适合初学入门者的统编教材，我对此感到很遗憾。

2012 年，我的首部作品《微整形注射美容》算是开创了一个先河，打破了传统教材的垄断，带动了很多年轻医生的创作积极性，张陈文医师便是其中的一位。

张陈文医师致力于研究注射整形多年，在注射整形上有自己独到的心得，又热衷于对国外先进技术的引进，《玻尿酸注射手册》以及《埋线提升与抗衰老操作手册》便是早期我们一起探索翻译的韩国作品。那时的我们对韩国注射技术充满了好奇，便想尝试着通过翻译韩国作品的方式，将韩国的注射美容技术引入国内，除满足自己的好奇心之外，同时也希望能供广大医生朋友更多地了解韩国先进的注射技术，也算是为国内的微整形界做贡献了。

而相对于韩国，巴西的整形美容技术对于国内的医师来讲，可能就比较陌生了。

实际上，巴西、美国以及中国才是世界上美容整形操作案例数量最多的 3 个国家。

相对于人口基数最大的中国以及经济最为发达的美国，远在南美的巴西整形案例数量却"低调地"进入全球的三甲，相信很多人都会和我一样，对巴西的整形美容技术充满了好奇。

目前国内有中国的、韩国的以及欧美的一些微整形著作，而有关巴西整形美容技术的作品，目前仍是空白，即便是各类大小会议，好像也未见有巴西籍的专家前来分享。这部《微整形注射指导手册：肉毒素与填充剂的注射》正好填补了这个空白，可让读者朋友揭开神秘的巴西注射美容技术的面纱。

我快速翻阅了这部书稿，发现这本书内容涵盖非常广泛，包括了肉毒素、玻尿酸以及部分线雕的内容，对于解剖学的讲解更有独到之处，凝聚了原作者的技术精华。

各流派的注射方法虽然有着很大的共通点，但不同的医师总会有各自不同的心得体会；因此即使是相同的内容，不同的作者，所写出来的着重点和内容特色，都会有很大的不同。就如同同样的鸡肉，不同的国家和地区总有不同的烹饪方式，光是中国国内，有名的烧鸡品种就有几十种，同样是炸鸡，标准的肯德基炸鸡和麦当劳炸鸡以及韩国炸鸡、中国台湾炸鸡，味道也都是不一样的。因此，更多的凝聚不同国家、不同医生作者心得精华的著作上市，对于国内的读者来讲，是莫大的福气。

毕竟，再好的菜也不能多吃，老是吃同一个厨师做的菜，吃多了，肯定也是会腻的，偶尔换换口味，品尝下各国不同风味的大餐，对于一个吃货来讲，那是莫大的荣幸；而翻译国外的著作，就相当于把国外的学术"大餐"搬运到了国内，为更多的医师朋友提供了便利的精神食粮。

希望大家能喜欢这本书，并从中获得有利于提升自己技术的知识，也希望能有更多的年轻医生，打破传统的学术垄断，无论是原创作品，还是翻译著作，可以为同行朋友提供更多的精神食粮。

虽然已"金盆洗手"，我自己已不再继续编写医学专业图书了，但却很乐意以过来人的身份，为大家提供力所能及的帮助。

费思佳

2020.7.7

译者序

肉毒素注射和玻尿酸填充是目前美容外科及皮肤美容科施行最多的微创美容治疗项目，这两项治疗一般能够占到医疗美容机构业务量的一多半。在普通人的观念中，一般都认为注射美容的技术门槛低，操作简单，所以造成目前临床上注射者的身份鱼龙混杂，有些操作者甚至是非医务人员，由此造成临床上注射美容的并发症呈高发趋势。目前国内关于注射美容的教材相对比较缺乏，也没有很好的教育培训体系，所以还需我们广大的医务工作者不断地进行学习总结。

经过1年多的艰苦工作，我们终于完成了《Botulinum Toxins, Fillers and Related Substance（微整形注射指导手册：肉毒素与填充剂的注射）》一书的翻译工作。这是一本关于肉毒素注射和注射物填充的专业书籍，内容非常丰富，包括了注射美容的相关解剖、注射物的物理生化特性、注射美容的临床应用技术及相关并发症的处理等。其中除了我们临床上常用的肉毒素和玻尿酸相关内容外，还有羟基磷灰石、左聚乳酸（童颜针）和自体细胞注射等内容，可以让我们更好地了解全球整形美容的发展趋势。本书的编辑格式新颖，每章只涉及一个部位的具体注射内容，而且在复习相关文献的基础上再结合了作者的个人经验进行讲解，理论丰富，实用性强，是一本难得的注射美容类教科书。

由于东西方人种和文化的差异，在我们的临床实际工作中还是要结合中国人自己的解剖学特点和审美观念进行分析和治疗，有时还需要进行一些必要的调整。但不可否认，这本著作会对我们的临床工作具有很好的指导意义，尤其需要初学者进行认真的学习和领会。

由于翻译时间紧，工作任务重，翻译过程中难免存在一些缺点和不足，望广大同仁予以批评指正。

最后感谢辽宁科学技术出版社的凌敏老师在翻译工作中给予的无私帮助与指导，同时也感谢我们的家人对我们的日常生活的关心和工作的大力支持。

李卫华　张陈文

致谢

当我们受邀编写一本皮肤美容学专著时，我们还没有意识到这项工作的艰巨性。

当规划出编写的内容后，我们才认识到在皮肤美容领域将出版一部综合性丛书。当然了，没有我们受邀专家的努力和丰富的经验，这项工作是无法完成的。他们都值得我们的感谢和尊敬。

对所有的合作者，致以我们深深的谢意！

玛丽亚·克劳迪娅·阿尔梅达·伊萨

布尔塔·塔穆拉

主编简介

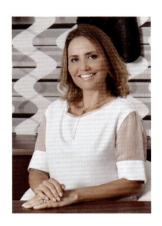

玛丽亚·克劳迪娅·阿尔梅达·伊萨（Maria Claudia Almeida Issa）博士是巴西和南美顶尖的皮肤科医生，她在皮肤美容医学领域分别获得弗卢米伦斯（Fluminense）联邦大学皮肤病学硕士（1997）和里约热内卢（Rio deJaneiro）联邦大学皮肤病学博士学位（2008），目前为巴西弗卢米伦斯（Fluminense）联邦大学皮肤科副教授。专业方向为皮肤光动力治疗、非黑色素瘤性皮肤肿瘤、激光治疗、光老化及皮肤重塑。伊萨（Issa）博士的临床治疗经验丰富，从1995年起就是巴西皮肤病学会的注册皮肤科医生，目前担任美洲皮肤病协会委员。

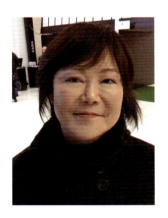

布尔塔·塔穆拉（Bhertha Tamura）博士拥有圣保罗（de São Paulo）大学临床医院皮肤病学硕士和博士学位。她是普通外科和皮肤科专家，目前担任巴西皮肤外科学会和巴西皮肤病学学会的顾问，巴西皮肤病学会科学委员会委员，巴西圣保罗赫利奥波利斯（Heliopolis）综合医院皮肤科主任，以及国际学术学会的委员。

编者名单

Diego Cerqueira Alexandre Fluminense Federal University, Niterói, Brazil

Carlos Roberto Antonio Dermatologic Surgery, Faculdade de Medicina de São José do Rio Preto (Famerp), São José do Rio Preto, SP, Brazil

A. Anzai Medical School University of São Paulo, São Paulo, SP, Brazil

Lívia Arroyo Trídico Faculdade de Medicina de São José do Rio Preto (Famerp), São José do Rio Preto, SP, Brazil

Beatriz Rosmaninho Caldeira Avé Rio de Janeiro, Brazil

Marcelo Neira Ave Medical Science Liaison at Galderma/Nestlé Skin Health, São Paulo, Brazil

Eloisa Leis Ayres Department of Clinical Medicine, Fluminense Federal University, Niteroi, RJ, Brazil
Universidade Federal Fluminense, Niterói, RJ, Brazil

Thales Lage Bicalho Bretas Dermatology, Hospital Federal dos Servidores do Estado, Rio de Janeiro, RJ, Brazil

Adriana Biagioni de Almeida Magalhães Carneiro Clínica da Pele, Cabelos e Unhas, Belo Horizonte, MG, Brazil

Gabriela Casabona Clinica Vida – Cosmetic, laser and Mohs Surgery Center, São Paulo, SP, Brazil

Patricia Caspary Brazilian Center for Studies in Dermatology, Porto Alegre, Brazil

Daniel Cassiano Dermatology, Universidade Federal de São Paulo, São Paulo, Brazil

Marcelo Cedrinho Ciciarelli Faculdade de Medicina Barão de Mauá, Ribeirão Preto, São Paulo, Brazil

Daniel Dal'Asta Coimbra Instituto Nacional de Infectologia da Fundação Oswaldo Cruz (Ipec-Fiocruz), Rio de Janeiro, RJ, Brazil
Instituto de Dermatologia Professor Rubem David Azulay da Santa Casa de Misericórdia do Rio de Janeiro, Rio de Janeiro, Brazil

Érica O. de Monteiro Dermatology and Cosmetic Dermatology Brazilian Magazine - RBM, São Paulo, Brazil

Guilherme Bueno de Oliveira Departamento de Dermatologia, Faculdade de Medicina Estadual de São José do Rio Preto – FAMERP, São José do Rio Preto – SP, Brazil

Marisa Gonzaga da Cunha Cosmetic Dermatology, Faculdade de Medicina do ABC in Santo André, São Paulo, Brazil

Ana Lúcia Gonzaga da Cunha Faculdade de Medicina do ABC in Santo André, São Paulo, Brazil

Gabriella Correa de Albuquerque Hospital Central Aristarcho Pessoa, Rio de Janeiro, RJ, Brazil

Maria Del Pilar Del Rio Navarrete Biot Clinica dermatológica maria del pilar biot, Niterói, Rio de Janeiro, Brazil

Ricardo Limongi Fernandes Dermatology, Instituto de Cirurgia Plástica Santa Cruz, São Paulo, SP, Brazil

Rodrigo Moraes Ferraz Belo Horizonte, MG, Brazil

Rodrigo Fonseca Dermatoplastique Clinic, São Paulo, Brazil

Neide Kalil Gaspar Universidade Federal Fluminense (UFF), Niterói, RJ, Brazil

Leonardo Zacharias Gonçalves Brazilian Society of Dermatology, Rio de Janeiro, Brazil

Doris Hexsel Department of Dermatology, Brazilian Center for Studies in Dermatology, Porto Alegre / Rio de Janeiro, RS / RJ, Brazil
Hexsel Dermatology Clinic, Porto Alegre, Rio de Janeiro, Brazil

Maria Claudia Almeida Issa Department of Clinical Medicine (Dermatology), Fluminense Federal University, Niterói, Rio de Janeiro, Brazil

A. L. Jacomo Medical School University of São Paulo, São Paulo, SP, Brazil

João Paulo Junqueira Magalhães Afonso Universidade Federal de São Paulo, São Paulo, Brazil

Patricia Shu Kurizky Hospital Universitário de Brasília, Brasília, Brazil

Flavio Barbosa Luz Universidade Federal Fluminense (UFF), Niterói, RJ, Brazil
Centro de Cirurgia da Pele, Rio de Janeiro, RJ, Brazil

Rodrigo Biagioni Ribeiro de Abreu Maia Clínica da Pele, Cabelos e Unhas, Belo Horizonte, MG, Brazil

Clinical and Aesthetic Dermatology, Clinica da Pele, Belo Horizonte, MG, Brazil

Ana Paula Gomes Meski Medical School, University of São Paulo, São Paulo, Brazil

Suelen Montagner University of São Paulo, Campinas, São Paulo, Brazil

Maria Eduarda Nobre Neurological Clinic Maria Eduarda Nobre, Rio de Janeiro, Brazil

Betina Stefanello de Oliveira Instituto de Dermatologia Rubem David Azulay da Santa Casa de Misericórdia do Rio de Janeiro, Rio de Janeiro, Brazil
Instituto de Dermatologia Professor Rubem David Azulay da Santa Casa de Misericórdia do Rio de Janeiro, Rio de Janeiro, Brazil

Débora T. S. Ormond Universidade Federal de MatoGrosso, Cuiabá, Brazil

Paulo R. Pacola Universidade Federal de MatoGrosso, Cuiabá, Brazil

Eliandre C. Palermo Clínica Saphira- Dermatology, Cosmetic, and Mohs Surgery Center, São Paulo, SP, Brazil

Meire Brasil Parada Universidade Federal de São Paulo, São Paulo, Brazil

Tadeu de Rezende Vergueiro Centro de Cirurgia da Pele, Rio de Janeiro, RJ, Brazil

Maria Helena Lesqueves Sandoval Cassiano Antonio Moraes University Hospital (HUCAM), Vitoria, Espirito Santo, Brazil

Mauricio Shigueru Sato Mohs Surgeon at Hospital das Clinicas, Curitiba, Parana, Brazil

Nilceo Schwery Michalany Universidade Federal de São Paulo, São Paulo, Brazil

Márcio Soares Serra Dermatology, Federal University of The State of Rio de Janeiro, Rio de Janeiro, Brazil
Cosmiatric Dermatology, Gaffrèe and Guinle University Hospital, Rio de Janeiro, Brazil
Brazilian Society of Dermatology, Rio de Janeiro, Brazil
American Academy Dermatology, Scaumburg, IL, USA

Mary Sheu Johns Hopkins School of Medicine, Baltimore, MD, USA

Carolina Siega Brazilian Center for Studies in Dermatology, Porto Alegre, Brazil

Julio Cesar Gomes Silveira Belo Horizonte, MG, Brazil

João Carlos Simão Medical School of Ribeirão Preto, University of São Paulo, Ribeirão Preto, Brazil

Jano Alves Souza Universidade Federal Fluminense, Niterói, Brazil

Bhertha Tamura Clínicas Hospital of São Paulo of the University of Sao Paulo, Sao Paulo, Brazil
Barradas and Bourroul's Ambulatório de Especialidades in Sao Paulo, Sao Paulo, Brazil
Sorocaba's Ambulatório de Especialidade in Sorocaba, Sao Paulo, Brazil

Ada Regina Trindade de Almeida Department of Dermatology, Hospital do Servidor Público Municipal de São Paulo (SP), São Paulo, Brazil

Natalia Caballero Uribe Instituto de Dermatologia Rubem David Azulay da Santa Casa de Misericórdia do Rio de Janeiro, Rio de Janeiro, Brazil
Dermatologic Surgeon of the Fundação de Medicina ABC, Santo André, São Paulo, Brazil
Clínica Aurora – Centro Especializado de Cancer de Piel, Medellin, Colombia

Fabiana Braga França Wanick Fluminense Federal University, Niterói, Brazil

Samira Yarak Escola Paulista de medicina, Universidade Federal de São Paulo, São Paulo, Brazil

Sylvia Ypiranga Cosmetical Dermatology, Dermoscopy Federal University in São Paulo (Unifesp), São Paulo, SP, Brazil

Silvia Zimbres Dermatology Specialist by University of São Paulo, Titular Member of the Brazilian Dermatology Society, São Paulo, Brazil

译者名单

主　译　李卫华　张陈文

主　审　曹思佳

副主译　柳　盈　杭州薇琳医疗美容医院

　　　　刘小娇　成都美绽美医疗美容医院

　　　　韩　楚　北京薇琳医疗美容医院

　　　　李乃浩　日照壹美整形美容医院

　　　　徐　清　湖北省中医院

　　　　楊昇達　（中国台湾）上海俏佳人医疗美容医院

　　　　张文佳　杭州祯爱医疗美容医院

　　　　艾　君　重庆绿叶爱丽美医疗美容医院

　　　　高　锷　青岛博士整形美容医院

　　　　廖亚敏　合肥恒美医疗美容医院

　　　　加晓东　兰州悦美丽整形美容医院

　　　　乔　奇　中国人民解放军第 533 医院

主译简介

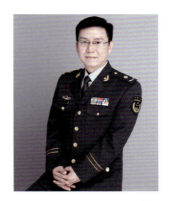

李卫华 天津武警特色医学中心整形外科学科带头人，整形外科副主任医师，毕业于第四军医大学，整形外科硕士，全军科学技术委员会整形外科分会常务委员。参加整形美容临床工作23年，成功完成各类整形美容手术上万例，在国家级核心期刊上发表学术论文30余篇，SCI论文2篇，承担武警部队科研课题5项，天津市自然科学基金课题1项，获武警部队科技进步二等奖1项、三等奖2项，曾荣获个人三等功1次和"武警后勤学院优秀医生""天津市卫生行业诚信个人"等称号。擅长颜面部的综合整形手术，尤其是对鼻、唇及烧伤瘢痕的重建修复手术有较高造诣。

技术交流：QQ:1901737894；微信：lwhzxys

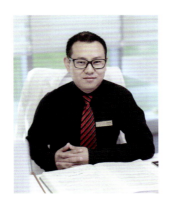

张陈文 整形外科主治医师，美容外科主诊医师，现任国内多家医疗美容医院技术院长，从事医疗美容专业工作近18年，先后出版了《玻尿酸注射手册》《埋线提升与抗衰老操作手册》《微整形注射并发症》《微整形注射指导手册》等微整形注射类专著。是国内最早一批引进和开创微整形注射及线雕的美容外科医师之一。主攻面颈部年轻化微创手术和各类线雕及注射并发症、疑难杂症的处理和治疗。擅长微整形注射抗衰和各类复杂线雕提升修复及光纤溶脂、脂肪雕塑。

技术交流：QQ：53954960；微信：doczz666

副主译简介

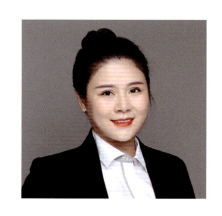

柳 盈 毕业于大连医科大学，皮肤美容主治医师、皮肤美容主诊医师，杭州薇琳医疗美容医院无创科技术院长，中整形协会委员、海峡分会委员、亚洲美容协会委员。从事本专业10多年，在国家级核心期刊上发表论文10余篇，曾参与编写《微整形注射并发症》一书。多年来致力于面颈部结构性抗衰老的研究，擅长激光抗衰和无创注射技术相结合的鸡尾酒疗法，真正实现了对面部多层次、多结构、从内到外全层次的立体抗衰治疗。

技术交流：QQ：758792479；微信：liuyingyisheng

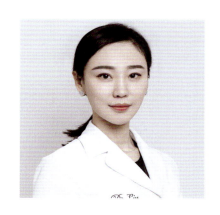

刘小娇 毕业于大连医科大学，硕士研究生，皮肤美容主治医师、皮肤美容主诊医师，现任成都美绽美医疗美容医院非手术中心院长，中整形协会委员、海峡分会委员/讲师、中国台湾美学医学会委员、四川省整形美容协会常任理事。曾作为第二届医美之都高峰论坛特邀演讲嘉宾，并获得四川省美容协会先进个人等荣誉称号。擅长皮肤激光美容和微整形注射、线雕等特色项目。

技术交流：QQ：755698302；微信：18640868086

韩 楚 毕业于大连医科大学整形美容专业，现任北京薇琳医疗美容医院无创科主任，中西医协会注射美容与微整形分会委员、中西医协会医学美容专业委员会线雕分会委员、艾尔建公司授权注射专家、双美认证注射医师。曾获第一届嗨体中青年医师大赛金雕奖。擅长微整形注射、面部精雕和轮廓塑形提升，操作手法以自然、精细、微创为特色。

技术交流：微信：278650607

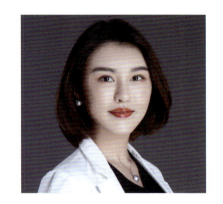

李乃浩 现任山东壹美集团日照壹美整形美容医院皮肤激光美容科主任，皮肤科主治医师、皮肤美容主诊医师，毕业于大连医科大学，硕士研究生。从事皮肤激光美容和微整形注射临床工作10余年，有较丰富的临床经验。擅长利用激光美容仪器联合肉毒素、皮肤填充剂进行面颈部年轻化抗衰治疗等项目。

技术交流：QQ：66105685；微信：Doctorlnh

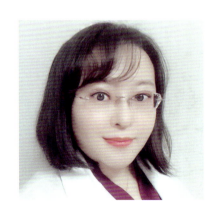

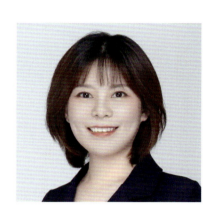

徐 清 毕业于武汉大学，硕士研究生，现任湖北省中医院美容科主治医师、湖北省皮肤美容主诊医师，中国整形美容医师协会委员、中西医美容专业委员会线雕分会委员。从事本专业临床工作10余年，临床经验丰富。主攻方向：微整形注射及线雕提升抗衰，中医辩证法皮肤形体管理。

技术交流：QQ：1037013015；微信：OX_Qinging

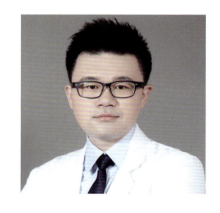

楊昇達 中国台湾人，毕业于上海复旦大学，硕士研究生，整形外科主治医师，原上海华山医院外科医师，现任上海俏佳人医疗美容医院技术院长，两岸干细胞微整形学会终身名誉会员、KALDAT学会会员、美国医学美容外科协会会员、韩国微整形注射研究学院会员。擅长微整形注射、眼周分层抗衰治疗和6零筋膜复位逆龄术及面部轮廓修饰等手术。

技术交流：QQ：917727833；微信：jingyan0498

张文佳 毕业于河北大学医学部，整形外科主治医师、美容外科主诊医师，现任杭州祯爱医疗美容医院技术院长，千和医疗美容门诊部主治医生。从事本专业临床工作10余载，临床经验丰富。擅长面部精细化的设计和各种注射产品的操作，肉毒素液态提拉式注射、面部加减法雕塑和线材提升。

技术交流：QQ：772576867；微信：jia772576867

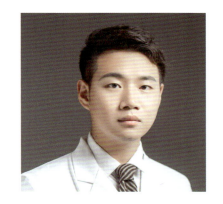

艾 君 毕业于西南医科大学（原泸州医学院）临床皮肤性病专业，硕士研究生，皮肤科主治医师、皮肤美容主诊医师，中整形协会医学美容分会委员、线雕美容分会委员、注射美容与艺术专业委员会委员。从事皮肤激光美容和微整形注射临床工作10年，曾在中国医学科学院皮肤病研究所（南京皮肤病研究所）工作学习深造。主攻注射美容、微创面部年轻化及皮肤激光抗衰。

技术交流：QQ：253548867；微信：DoctorAijun

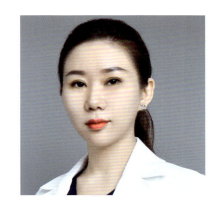

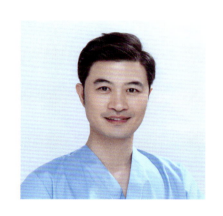

高锷　现任青岛博士整形美容医院技术院长，国内多家整形美容医院客座教授，是国内最早开展微整形注射的美容医师之一，爱贝芙中国18位技术指导老师之一、艾尔建中国学院技术指导老师、乔雅登情绪美学倡导者。独创接力提升(relay-lift)逆龄技术，主攻注射抗衰、不明注射物取出及微整形注射失败案例的修复。擅长艺术线雕、玻尿酸、胶原蛋白提拉塑形。

技术交流：QQ15292959；微信：g15292959

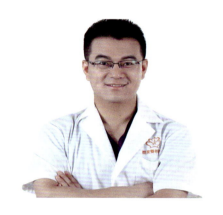

廖亚敏　现任合肥恒美医疗美容医院技术院长，毕业于江西宜春学院美容医学院，整形美容外科主治医师，曾赴美国和韩国进修学习深造。从事整形美容临床工作10余年，成功施行美容手术超万例，在微整形注射及面部年轻化微创手术方面有独到见解。擅长微整形注射、灵萌美眼术、肋骨鼻整形、动感内镜丰胸及精修脂肪移植。

技术交流：QQ：76083614；微信：zxlys001

加晓东 现任兰州悦美丽整形美容医院技术院长，亚洲医学美容协会激光分会委员、中西医结合学会医学美容西北专家委员会副秘书长、WRG祛斑抗衰联盟成员。从事皮肤美容临床工作20年，参译、参编《激光美容与皮肤年轻化抗衰老》《身体年轻化美容治疗方案》《微整形注射并发症》《眼周整形修复手术操作》《精雕吸脂技巧与移植填充术》等专业书籍。擅长激光美容、微整形注射线雕、光纤溶脂。

技术交流：微信：jiaxd19781207

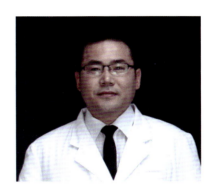

乔 奇 美容外科主诊医师，中国创面损伤组织修复专业委员会委员、康复医学会修复重建外科继续教育工作委员会委员，中国医促会整形外科分会青年委员会委员，中国整形协会皮瓣组委员会委员。从事整形美容外科临床工作10余年，擅长整形美容外科面部精细化手术，尤其对面部五官重建修复有丰富的临床经验。发表专业论文数篇，获得部队医药卫生成果一等奖。

技术交流：QQ:36872065；微信:yulin8899

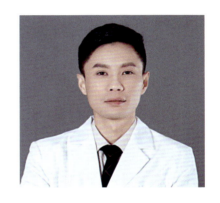

目录

第一部分 肉毒素治疗相关的解剖、适应证、并发症及治疗技术

第1章 肉毒素美容注射的相关面部解剖 ………………… 3
布尔塔·塔穆拉（Bhertha Tamura）

第2章 额部肉毒素注射 ………………… 11
比阿特丽兹·罗斯曼尼霍·卡尔德拉·阿维（Beatriz Rosmaninho Caldeira Avé）

第3章 眉间鼻根部肉毒素注射 ………………… 18
布尔塔·塔穆拉（Bhertha Tamura）

第4章 眼周肉毒素注射 ………………… 26
安娜·保拉·戈梅斯·梅斯基（Ana Paula Gomes Meski）

第5章 颊部、口周肉毒素注射 ………………… 32
玛丽亚·德尔·皮拉尔·德尔·里奥·纳瓦雷特·比奥特 (Maria Del Pilar Del Rio Navarrete Biot)

第6章 下颌轮廓肉毒素注射 ………………… 42
罗德里戈·莫雷斯·费拉兹和朱利奥·塞萨尔·戈梅斯·席尔韦拉 (Rodrigo Moraes Ferraz and Julio Cesar Gomes Silveira)

第7章 颈部肉毒素注射 ………………… 52
罗德里戈·比亚乔尼·里贝罗·德·阿布鲁·迈亚和阿德里安娜·比亚乔尼·阿尔梅达·麦哲伦·卡内罗（Rodrigo Biagioni Ribeiro de Abreu Maia and Adriana Biagioni de Almeida Magalhães Carneiro）

第8章 上胸部V形领口区域的肉毒素治疗 ………………… 59
布尔塔·塔穆拉（Bhertha Tamura）

第9章 肉毒素对腋下多汗症的治疗 ………………… 64
阿达·雷吉娜·特林达德·德·阿尔梅达和苏伦·蒙塔纳（Ada Regina Trindade de Almeida and Suelen Montagner）

第 10 章　肉毒素对手掌多汗症的治疗 76
埃洛伊萨·莱丝·艾尔斯和玛丽亚·克劳迪娅·阿尔梅达·伊萨 (Eloisa Leis Ayres and Maria Claudia Almeida Issa)

第 11 章　头面部多汗症的肉毒素治疗 87
埃里卡·O. 德·蒙泰罗（Érica O. de Monteiro）

第 12 章　肉毒素微滴注射技术 93
布尔塔·塔穆拉（Bhertha Tamura）

第 13 章　肉毒素治疗的新的适应证 100
多丽丝·赫克塞尔、帕特丽夏·卡斯帕里和卡罗莱纳·西加 (Doris Hexsel, Patricia Caspary and Carolina Siega)

第 14 章　肉毒素治疗偏头痛 112
玛丽亚·爱德华达·诺布尔、马塞洛·塞德里克·西西亚雷利和雅诺·阿尔维斯·苏扎 (Maria Eduarda Nobre, Marcelo Cedrinho Ciciarelli and Jano Alves Souza)

第 15 章　肉毒素治疗并发症的防治 121
玛丽莎·冈萨加·达·库尼亚、安娜·卢西亚·冈萨加·达·库尼亚和布尔塔·塔穆　拉 (Marisa Gonzaga da Cunha, Ana Lúcia Gonzaga da Cunha and Bhertha Tamura)

第 16 章　肉毒素治疗的个人经验分享 135
玛丽娅·谢（Mary Sheu）

第二部分　与填充剂和胶原刺激剂治疗相关的解剖、适应证和并发症

第 17 章　注射填充的相关面部解剖 147
布尔塔·塔穆拉（Bhertha Tamura）

第 18 章　面部神经的阻滞麻醉 175
弗拉维奥·巴博萨·卢兹和塔迪乌·德·雷森德·韦尔盖罗 (Flavio Barbosa Luz and Tadeu de Rezende Vergueiro)

第 19 章　玻尿酸注射填充剂：物理特性和注射适应证 185
马塞洛·内拉阿韦和玛丽亚·克劳迪娅·阿尔梅达·伊萨 (Marcelo Neira Ave and Maria Claudia Almeida Issa)

第 20 章 面部年轻化的三维立体治疗方案 ……………………… 198
伊利安德 C. 巴勒莫、A. 安西和 A. L. 积歌蒙（Eliandre C. Palermo, A. Anzai and A. L. Jacomo）

第 21 章 玻尿酸对面部的美容治疗 ……………………… 217
西尔维娅·津布雷斯 (Silvia Zimbres)

第 22 章 额部、颞部、眶周的玻尿酸注射 ……………………… 233
法比亚娜·布拉加·法兰西·瓦尼克、迭戈·塞奎拉·亚历山大和玛丽亚·克劳迪娅·阿尔梅达·伊萨（Fabiana Braga França Wanick, Diego Cerqueira Alexandre and Maria Claudia Almeida Issa）

第 23 章 鼻部的玻尿酸注射 ……………………… 251
布尔塔·塔穆拉（Bhertha Tamura）

第 24 章 颧颊部的玻尿酸注射 ……………………… 263
里卡多·利蒙吉·费尔南德斯 (Ricardo Limongi Fernandes)

第 25 章 唇部和口周的玻尿酸注射 ……………………… 274
泰利斯·拉格·比卡略·布雷塔斯、玛丽亚·克劳迪娅·阿尔梅达·伊萨和布尔塔·塔穆拉（Thales Lage Bicalho Bretas, Maria Claudia Almeida Issa and Bhertha Tamura）

第 26 章 颏部和下颌的玻尿酸填充 ……………………… 290
代博拉·T. S. 奥蒙德和保罗·R. 帕科拉（Débora T. S. Ormond and Paulo R. Pacola）

第 27 章 面部的水光治疗 ……………………… 303
西尔维亚·伊皮兰加和罗德里戈·丰塞卡（Sylvia Ypiranga and Rodrigo Fonseca）

第 28 章 颈部、上胸部的水光治疗 ……………………… 313
威廉·布埃诺·德·奥利维拉和约翰·卡洛斯·西蒙（Guilherme Bueno de Oliveira and João Carlos Simão）

第 29 章 面部的羟基磷灰石治疗 ……………………… 319
加布里埃拉·卡萨沃纳和莫里西奥·施古鲁·萨托（Gabriela Casabona and Mauricio Shigueru Sato）

第 30 章 手部的羟基磷灰石治疗 ……………………… 342
卡洛斯·罗伯托·安东尼奥和莱维娅·阿罗约·特里迪科 (Carlos Roberto Antonio and Lívia Arroyo Trídico)

第 31 章　面部的左聚乳酸治疗 349
玛丽亚·海伦娜·莱斯奎夫斯·桑多瓦尔 (Maria Helena Lesqueves Sandoval)

第 32 章　身体其他部位的左聚乳酸治疗 358
丹尼尔·达拉斯·科英布拉、贝蒂娜·斯特凡内洛·德奥利维拉和纳塔莉娅·卡巴列罗·乌里韦 (Daniel Dal'Asta Coimbra, Betina Stefanello de Oliveira and Natalia Caballero Uribe)

第 33 章　身体其他部位的年轻化治疗 366
加布里埃拉·科雷亚·德·阿尔伯克基（Gabriella Correa de Albuquerque）

第 34 章　埋线提升 373
梅耶·布拉西尔·帕拉达、萨米拉·亚拉克和丹尼尔·卡西亚诺 (Meire Brasil Parada, Samira Yarak and Daniel Cassiano)

第 35 章　永久性填充剂 384
马尔西奥·苏亚雷斯·塞拉和莱昂纳多·扎卡里亚斯·冈萨尔维斯（Márcio Soares Serra and Leonardo Zacharias Gonçalves）

第 36 章　成纤维细胞和间充质细胞的组织填充 392
内德·卡利尔·加斯帕和帕特里夏·舒库里茨基（Neide Kalil Gaspar and Patricia Shu Kurizky）

第 37 章　组织填充剂治疗的并发症及防治措施 399
梅尔·巴西尔·帕拉达、若昂·君奎拉·马加尔昂·阿方索和尼尔塞奥·施韦里·米查拉尼（Meire Brasil Parada, João Paulo Junqueira Magalhães Afonso and Nilceo Schwery Michalany）

第 38 章　填充剂治疗的个人经验分享 416
玛丽亚·克劳迪娅·阿尔梅达·伊萨 (Maria Claudia Almeida Issa)

第一部分

肉毒素治疗相关的解剖、适应证、并发症及治疗技术

第 1 章　肉毒素美容注射的相关面部解剖

布尔塔·塔穆拉（Bhertha Tamura）

目录

面部肌肉 4
    额肌 4
    皱眉肌 4
    降眉间肌 4
    眼轮匝肌 5
    颞肌 6
    翼状肌 6
    鼻肌和降鼻中隔肌 6
    提上唇鼻翼肌 6
    提上唇肌 7
    颧小肌和颧大肌 7
    提口角肌和口轮匝肌 7
    颊肌和咬肌 8
    降口角肌、降下唇肌和颏肌 9
    总结 9
    参考文献 10

B. Tamura (*)
Clínicas Hospital of São Paulo of the University of Sao Paulo, Sao Paulo, Brazil

Barradas and Bourroul's Ambulatório de Especialidades in Sao Paulo, Sao Paulo, Brazil

Sorocaba's Ambulatório de Especialidade in Sorocaba, Sao Paulo, Brazil
e-mail: bhertha.tamura@uol.com.br

© Springer International Publishing AG, part of Springer Nature 2019
M. C. A. Issa, B. Tamura (eds.), *Botulinum Toxins, Fillers and Related Substances,* Clinical Approaches and Procedures in Cosmetic Dermatology 4, https://doi.org/10.1007/978-3-319-16802-9_1

> **摘要**
>
> 自从第一篇关于肉毒素治疗鱼尾纹和皱眉纹的文献发表以后,面部的局部解剖越来越受到人们的重视。尽管学者之间对面部各肌肉收缩的协同和拮抗作用仍有争论,但对面部解剖知识的深入了解可以帮助我们在临床上取得良好的治疗效果。临床上很多患者都担心肉毒素治疗后面部表情是否能够保持自然,对于这个问题一些学者发表了肉毒素个性化治疗的相关文献,结果显示可以提高临床治疗效果,降低治疗后的并发症的发生率。

> **关键词**
>
> 面部解剖;肉毒素注射;肌肉收缩;美学

面部肌肉

我们若要掌握面部肌肉相互之间的协同和拮抗作用,首先需要了解各个肌肉的准确位置、功能、起点以及止点。

额肌

额肌起自帽状腱膜,止于眼轮匝肌。额肌的中间部分,形成分叉,将额肌分为左、右两部分,中间由浅筋膜连接。左、右两侧额肌在额部中间存在不同的分布形式,因此会形成不同的额部皱纹,所以应用肉毒素治疗时每个人的治疗剂量和注射点位都不同。额肌的作用是提升眉毛,并在额部形成额纹。图1-1显示两侧额肌之间由帽状腱膜连接,这种情况下进行额部治疗时中间区域就不需要注射肉毒素。

皱眉肌

皱眉肌起自内侧眶缘,起点位于鼻根上方,向外上走行,止于额肌和皮肤。皱眉肌收缩会牵拉眉毛,形成皱眉纹(图1-2)。皱眉肌通过眶隔与提上睑肌联系紧密,这是应用肉毒素注射皱眉纹会引起上睑下垂的解剖基础(图1-3)。

降眉间肌

降眉间肌起自鼻骨的眉间部分,止于额部皮肤。降眉间肌将眉毛的内侧部分向下牵拉,形成眉间的水平皱纹。如果降眉间肌足够长而且肥大,则会形成鼻根纹。

第 1 章　肉毒素美容注射的相关面部解剖

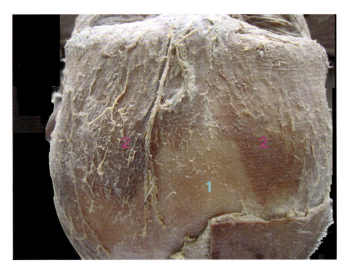

图 1-1　两侧额肌之间由帽状腱膜连接，这种情况下中间区域不需要注射肉毒素

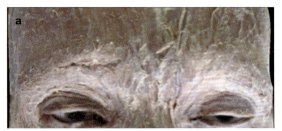
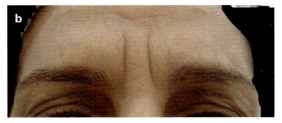

图 1-2　（a、b）皱眉肌收缩，向内下牵拉眉毛，形成皱眉纹

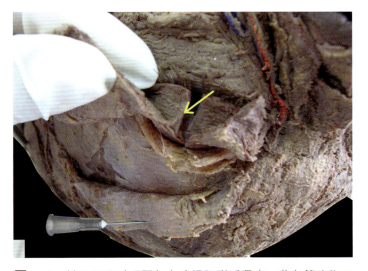

图 1-3　皱眉肌通过眶隔与上睑提肌联系紧密。黄色箭头指示的是上睑提肌

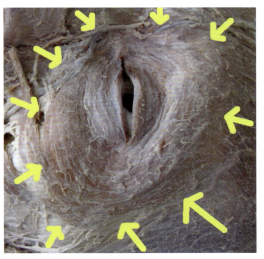

图 1-4　眼轮匝肌在眼周的分布。黄色箭头指示的是眼轮匝肌

眼轮匝肌

眼轮匝肌起自睑韧带和眶韧带，内侧与横向走行的鼻肌纤维相连，外侧止于外眦中缝（图 1-4）。眼轮匝肌是一个环形括约肌，承担闭眼功能。眼轮匝肌的内侧附着于额骨的鼻突和上颌骨的额突。眼轮匝肌的外侧部分下拉上睑，形成鱼尾纹。眼眶下部的眼轮匝肌起自泪骨和上颌骨的额突，收缩会导致下睑出现皱纹。眼轮匝肌有时比较宽大，可分布到眉毛和颧部，形成的鱼尾纹较长，可直达耳前和下颌部区域。口周和眼周的肌肉为括约肌，对肉毒素的治疗反应与其他肌肉不同，注射 1 点，只能麻痹部分肌肉。例如注射 A 型肉毒素，只能麻痹注射点周围 1cm 的肌肉，而不能麻痹整块肌肉。当我们应用肉毒素进行治疗时，应该对每个区域单独进行分析，如外侧的鱼尾纹、眶内侧

或鼻侧的皱纹以及下睑的皱纹等。下睑皱纹有时会向外侧延伸，直达颧弓。由于皱眉肌的影响眉毛上方及眉毛内侧有时也会出现皱纹。

眼周注射肉毒素时我们也要考虑到眶内脂肪（注射后会减轻或加重眶隔脂肪突出）、淋巴循环（水肿）、泪腺功能（干眼），以免过多注射造成一些并发症。

颞肌

颞肌属于咀嚼肌，而不是表情肌，位于颞窝内、颧弓上，覆盖颞骨。颞肌肥大时，颞部外形饱满，有时会导致磨牙症。注射肉毒素可以放松颞肌，治疗磨牙症。颞肌注射肉毒素还可以治疗偏头疼。颞肌起自颞筋膜的深层和颞窝，向下方走行穿过颧弓。深层颞肌起自蝶形结节，止于下颌骨的冠突。颞肌可使下颌骨提升，后部肌束可将下颌骨向后牵拉。

翼状肌

颞部的下方是翼状肌即翼外肌和翼内肌（上肌束和下肌束）所在的位置。翼外肌属于咀嚼肌，有2条肌束，位于翼内肌的上方。翼外肌的上头起自蝶骨大翼的颞下面和颞下嵴，下头起自翼外侧板的外侧面，止于髁突颈部的关节翼肌窝、关节囊和关节盘。翼外肌向后外方走行，起到稳定关节盘和张嘴的作用。翼内肌起自翼外板的内侧面、腭骨的锥突和上颌骨结节，止于下颌角内侧和翼肌粗隆，主要作用是提升下颌骨，并与咬肌具有协同作用。

鼻肌和降鼻中隔肌

鼻肌分为两部分。一部分为翼部，止于鼻翼（开大鼻孔）；另一部分为横部（缩小鼻孔）（图1-5）。降鼻中隔肌（图1-6）起自中切牙上方的上颌骨，垂直走行于上唇的中间，止于鼻中隔。它可以协调鼻尖和上唇的运动，微笑时可以缩短上唇，降低鼻尖。在鼻肌的横部注射肉毒素可以消除兔纹，在鼻肌的翼部注射肉毒素可以调整鼻孔的大小。在降鼻中隔肌注射肉毒素可以减少上唇皱纹、降低上唇高度，对于治疗露龈笑有效。

提上唇鼻翼肌

提上唇鼻翼肌起自上颌骨的额突，止于鼻翼和上唇（图1-7），起到提升上唇和鼻翼、扩张鼻孔的作用，注射肉毒素可以治疗露龈笑，同时可以使鼻唇沟变浅。我们建议注射点位在靠近鼻孔处，鼻唇沟的内侧，而不能靠外。

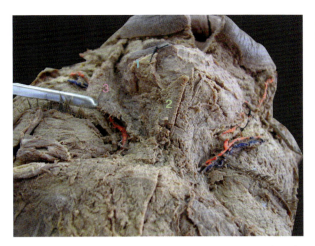 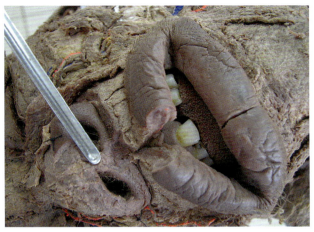

图 1-5 鼻部解剖，鼻肌分为两部分，一部分为翼部（1）（开大鼻孔），另一部分为横部（2）（缩小鼻孔），（3）为提上唇鼻翼肌

图 1-6 降鼻中隔肌起自切牙上方的上颌骨，走行于上唇的中央，止于鼻中隔

提上唇肌

提上唇肌起自眶下缘眶下孔周围，止于上唇，起到提上唇的作用。麻痹这块肌肉可以治疗上唇中部的露龈笑。但是如果提上唇肌松弛过度，上唇会变长，患者也会不满意，所以对这块肌肉治疗时注射肉毒素的量要少。

颧小肌和颧大肌

颧小肌将上唇向外上方提升，由面神经支配（图 1-8）。它起自颧上颌缝的后方，止于上唇的口轮匝肌，与颧大肌一起将口角向外上方牵拉。颧大肌起自颧骨的颞突，止于口角。除非在矫正面瘫患者的双侧不对称时要注射肉毒素至这两块肌肉上，否则肉毒素治疗过程中一定不要将肉毒素注射到这两块肌肉上。

笑肌将口角向外牵拉，可延长口裂。笑肌起自颈阔肌、咬肌和腮腺筋膜，止于口轮匝肌和口角处的皮肤。对颧大肌、颧小肌和笑肌进行肉毒素注射可以使鼻唇沟变浅，消除颊部皱纹。当这些肌肉接受肉毒素注射时，患者的笑容会发生明显的改变。

提口角肌和口轮匝肌

提升口角的肌肉叫提口角肌，起自犬牙窝，位于提上唇肌的深面，止于口角。口轮匝肌位于口周，位置表浅，止于皮肤和唇黏膜（图 1-9）。口轮匝肌为括约肌，注射肉毒素只能使其部分肌肉松弛，而不是全部肌肉松弛。如果我们想治疗上唇和下唇，注射点位应该分开；即使单纯治疗上唇，左、右两侧也要对称注射。如图 1-9 所示，我们一定要记住，口轮匝肌非常表浅而且菲薄，所以注

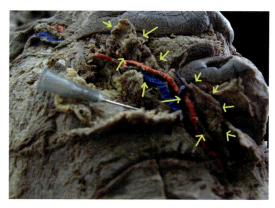
图1-7 提上唇鼻翼肌可提升上唇和鼻翼,扩大鼻孔

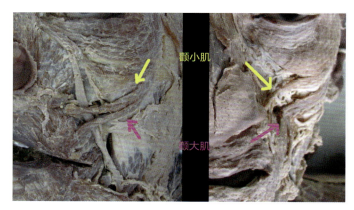
图1-8 颧小肌和颧大肌

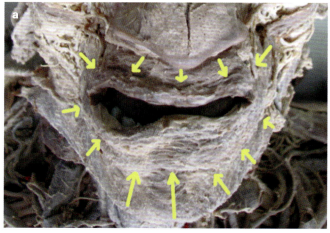
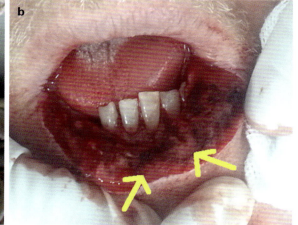
图1-9 (a、b)口轮匝肌位于口周,位置表浅,止于皮肤和唇黏膜

射深度一定要浅,而且要靠近唇缘。表浅注射可以避免影响到中下面部的其他肌肉,比如颧大肌、颧小肌、提上唇肌、提上唇鼻翼肌等提肌以及降下唇肌、颏肌和降口角肌。

颊肌和咬肌

颊肌位于面部脂肪的深面,起自翼下颌缝及牙槽的后半部分,止于口角,与口轮匝肌交织在一起。颊肌可以舒平颊部,保持颊部张力,牵拉口角,同时作为咀嚼肌的一部分,可帮助吸吮和吹口哨。颊肌与舌头和口轮匝肌联系紧密,可以让食物保持在牙齿和口腔之间。如果注射肉毒素使患者颊肌松弛或患有弗雷(Frey)综合征导致颊肌麻痹,食物会堆积在口腔前庭。我们用肉毒素注射咬肌时一定要记住这块肌肉,不要注射过深,以免波及颊肌。

咬肌位于腮腺咬肌区域,分为浅头和深头(图1-10)。浅头起自颧弓下缘前2/3;深头起自颧弓后1/3的内侧面,止于咬肌粗隆和下颌升支的外侧面。咬肌的主要作用是提升下颌骨,是人体最有力的肌肉。咬肌肥大伴有或不伴有磨牙症都会影响到下面部轮廓。

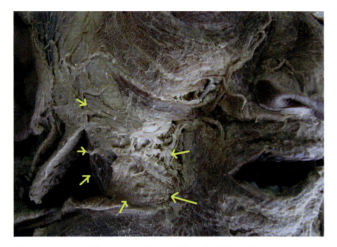

图 1-10 咬肌位于腮腺咬肌区域，分为深、浅两头

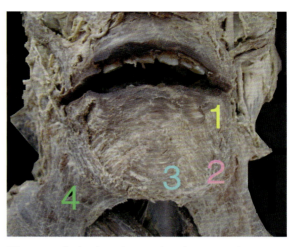

图 1-11 颏部的肌肉：1. 降口角肌；2. 降下唇肌；3. 颏肌；4. 颈阔肌

降口角肌、降下唇肌和颏肌

颏部肌肉包括降口角肌、降下唇肌和颏肌。降口角肌起自下颌骨体部的前端（第一磨牙和颏结节之间），止于口角，与唇部其他肌肉有交织。在这 3 块肌肉中位置最表浅，最靠近外侧，起到降口角的作用。降下唇肌也起自下颌骨体（降口角肌起点上方），止于下唇。颏肌起自中切牙和侧切牙下方的颏窝（颏结节的头侧端），止于下唇皮肤，收缩时可形成颏部皱纹以及使下唇前噘（图 1-11）。颏肌形态因人而异，有时需要对某些区域进行单独补充注射以达到自然的治疗效果。

口角部位的 SMAS 薄弱，降口角肌、降下唇肌和颈阔肌收缩时会形成木偶纹。

颈阔肌（图 1-11）对面部肌肉有一定的影响，当颈阔肌向下外牵拉颈部皮肤时，如果伴随降口角肌收缩，会使下颌缘向下、向外移动。颈阔肌起自胸锁关节、锁骨、肩胛骨，止于下颌骨体，部分纤维止于口角。颈阔肌一部分越过下颌骨，继续向嘴唇方向走行，到达口轴复合体。颈阔肌有时能覆盖到下颌角处。肉毒素注射前需要对颈阔肌的分布范围进行评估。

总结

- 关于面部肌肉之间的协同和拮抗作用目前仍存在一定的争论，为了达到更好的肉毒素治疗效果，需要深入掌握这方面的知识。
- 肉毒素治疗后患者面部应该看起来比较自然。
- 一些学者发表了关于肉毒素个性化治疗方面的相关文献，个性化治疗对于提高治疗效果，减少并发症非常重要。
- 肉毒素注射没有标准技术，为达到自然的治疗效果，必须掌握面部肌肉的动力学。

参考文献

[1] Altruda Filho L, C^andido PL, Larosa PRR, Cardoso EA. Anatomia topográfica da cabeça e do pescoço. Barueri:1ª Ed. Sao Paulo: Manole; 2005.

[2] Gardner E, Gray DJ, O'Rahilly R. Anatomia. 4a ed. Rio de Janeiro: Guanabara Koogan; 1978.

[3] Haddock NT, Saadeh PB, Boutros S, Thorne CH. The tear trough and lid/cheek junction: anatomy and implica-tions for surgical correction. Plast Reconstr Surg. 2009;123(4):1332–1340; discussion 1341–1342.

[4] Sobotta J, Becher H. Atlas de Anatomia Humana. Guanabara Koogan 1977 17ª. Edição Rio de Janeiro vol 1 a 3.

[5] Tamura B. Facial anatomy and the application of fillers and botulinum toxin – Part I. Surg Cosmet Dermatol. 2010a;2(3):195–204.

[6] Tamura B. Facial anatomy and the application of fillers and botulinum toxin – Part II. Surg Cosmet Dermatol. 2010b;2(4):291–303.

第 2 章　额部肉毒素注射

比阿特丽兹·罗斯曼尼霍·卡尔德拉·阿维（Beatriz Rosmaninho Caldeira Avé）

目录

前言	12
额部解剖和治疗方案	12
注射方法和注射剂量	13
副作用	14
美学原则	14
治疗方案和治疗方法	15
评论	16
总结	16
参考文献	16

摘要

目前肉毒素是治疗额纹的金标准，尽管市场上有不同品牌的肉毒素产品，但为了治疗后效果自然，需要对每个人的皱纹和额肌分布情况进行单独分析。治疗前必须对患者进行动态分析，需要注意每名患者的眉毛位置、双侧面部及皱纹的对称性、额肌的肥大程度及分布范围。在个性化治疗的基础上，医生需要将皱纹进行分类，并确定注射部位和注射剂量。治疗的目的是使治疗后表情依然保持自然，治疗效果能够维持长久，而不单单是消除皱纹。额部皱纹不同的临床表现需要不同的个性化分析和治疗。

关键词

肉毒素；额部；额纹；皱纹

B. R. C. Avé (*)
Rio de Janeiro, Brazil
e-mail: b.ave@hotmail.com

© Springer International Publishing AG, part of Springer Nature 2019
M. C. A. Issa, B. Tamura (eds.), *Botulinum Toxins, Fillers and Related Substances*, Clinical Approaches and Procedures in Cosmetic Dermatology 4, https://doi.org/10.1007/978-3-319-16802-9_2

前言

目前在临床上越来越多的患者都在寻求微创治疗方法来解决自己的皱纹，其中就包括肉毒素注射。肉毒素对于动态皱纹的治疗效果良好，起效快，维持时间长。当人的面部运动时，肌肉会发生收缩，于肌肉收缩的垂直方向形成暂时性的皱纹，表情越丰富的患者额部皱纹就越多。额肌收缩可以帮助老年患者提升眉毛，改善视野。额肌收缩也可能是惊讶或感兴趣的表现，同时额纹也可以让人看起来衰老。

应用肉毒素治疗额纹可以达到很好的治疗效果，医生治疗前需要考虑患者的额肌功能、位置及分布范围，同时也需要考虑患者眉毛的解剖、位置和形状，然后制定正确的治疗方案。

肉毒素注射对中度到重度额纹可产生持久的治疗效果，这就像一个"教育过程"，常年注射后，患者额肌的收缩力量会逐渐减弱。临床上需要根据患者的要求、患者额肌力量的大小以及上面部情况制定个性化治疗方案。治疗过程中需要注意平衡患者额肌与降眉间肌、皱眉肌和眼轮匝肌之间的力量。注射过程中一定要小心，因为额肌是唯一提升眉毛的肌肉。

额部解剖和治疗方案

额肌具有提升眉毛的作用，额肌收缩时额部会产生额纹。对额纹的治疗需要做到在治疗后保留一定的额肌运动功能，避免使额肌完全麻痹，这样治疗后额部会显得更自然，也不至于影响到眉毛和上睑的位置、高度和形态。

对于初学者来说，由于以下原因，应用肉毒素治疗额纹还是有一定难度的。

· 额肌解剖结构的个体差异。

· 额肌功能（习惯/表情）的个体差异。

· 由于一方面需要治疗后额纹减少，另一方面又要避免造成眉毛下垂，所以单独注射额肌有时无法达到理想的治疗效果。

· 过度治疗有可能导致额部僵硬，形成面具脸。

额肌是一大块垂直走行的肌肉，个体之间存在很大的差异。尽管额肌一般为扇形分布的两块肌肉，但有些人左、右两侧额肌之间会有交叉重叠。每个人的前额在垂直长度和水平宽度上也都存在不同。有些患者额部有很多细纹，而有些患者额部仅有一条深深的皱纹。

每个人的额部解剖结构不同决定了治疗方法不同。对额肌收缩方式进行分类可以为每名患者提供个性化的治疗方案提供参考，这是取得成功治疗的重要基础。

额肌位于额部，眉毛上，头皮下，与降眉间肌、皱眉肌和眼轮匝肌相互影响。额肌起自颅骨水平缝的帽状腱膜，止于眉弓，垂直走行，与降眉间肌、皱眉肌和眼轮匝肌有纤维交织。

考虑到治疗的范围和注射的部位，我们需要分析注射部位额肌的功能，一般需要注射到额肌的上半部分，在消除额纹的同时还能够维持眉毛的活动度。

布拉兹（Braz）等发表了一篇综述，分析了额肌的收缩方式，根据额肌的主要功能活跃区域对额肌进行分类。研究者将其分为 3 种收缩方式：整体收缩方式、中/内侧收缩方式及外侧收缩方式。50.6% 的人为整体收缩方式：额纹起自额部中央，向两侧走行，超过瞳孔中线，直达眉尾（图 2-1a）。25.3% 的人表现为中/内侧收缩方式：额纹出现在额部中央，位于双侧瞳孔中线之间（图 2-1b）。24% 的人表现为外侧收缩方式：额纹出现在额部外侧，位于瞳孔中线外侧（图 2-1c）。

注射方法和注射剂量

本章我们所建议的注射方法和注射剂量是建立在 Onabotulinumtoxin（OnaA）（保妥适）这种肉毒素的基础之上的。OnabotulinumtoxinA、IncobotulinumtoxinA（IncoA）、AbobotulinumtoxinA（AboA）这 3 种肉毒素之间有区别，每种肉毒素都是独一无二的，它们之间没有剂量换算关系。美国食品药品监督管理局（FDA）2009 年要求每种肉毒素产品都需要标明自己的效价单位。在日常工作中，Botox® 和 Dysport® 之间一般按照 1∶2.5 或 1∶3 的比例进行换算，就像文献中建议的那样，以便于对两种产品的临床治疗进行比较。应用这种量价转换关系适合比较产品的安全性，不适合比较治疗的效果。临床上一般应用 1∶1 的比例对 Botox® 和 Xeomin® 进行比较。但临床实际工作中，每个医生都有自己的肉毒素注射方法和注射剂量。

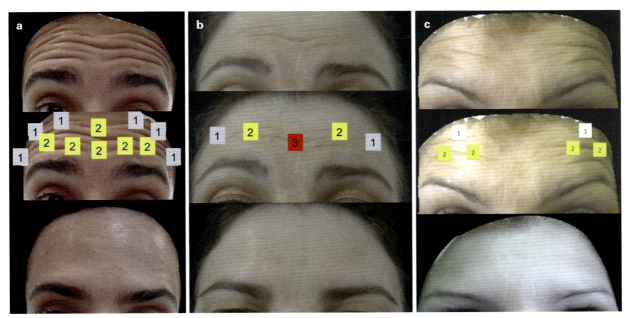

图 2-1　不同的额肌收缩方式、相应的肉毒素注射位置和注射剂量。（a）整体收缩方式。（b）中/内侧收缩方式。（c）外侧收缩方式

目前，注射溶液量与弥散度之间的相互关系人们还不太确定。通常情况下，医生一般会选择最小的注射量，以降低肉毒素的弥散度。我们一般用 1mL 的盐水来稀释 100U 的保妥适。

表面麻醉、冰敷和振动都能减轻注射过程中患者的不适感。建议应用一次性塑料注射器。注射胰岛素用的注射器由于注射器与针头之间无空隙，可以节省药物。可应用 30G 的针头，但一些医生报道应用 32G 的针头会进一步减轻疼痛。注射器的选择一般依据医生自己的喜好而定。

根据治疗的目的来确定注射点位的多少，从 2~12 个点位不等，甚至可根据目前提倡的微滴技术选择更多的注射点位。不管选择多少个注射点位，每个注射点位都必须在眉毛上方 1~2cm，以免造成眉毛下垂，尤其是对于不希望眉毛位置发生改变的患者，更要避免紧贴眉毛的皱纹注射。对于下额部的皱纹，由于不能应用肉毒素注射，可以应用注射填充剂来消除皱纹。

女性患者的初始注射剂量一般为 10~20U，先从低剂量开始。男性患者，我们的初始剂量一般为 20~30U。额肌大小之间的差异使得男性的初始剂量要大于女性。另外，男性也会接受一个平坦、弧度小的额头。每个点位一般注射 1~5U，男性的注射量要大。像其他部位一样，注射剂量多少需要根据患者的情况进行分析。皮肤的厚度和质地也是决定注射剂量的一个因素。皮下注射与肌肉内注射对额肌的麻痹效果一样，但皮下注射患者的疼痛感会更轻。对于皮肤非常薄的患者，更倾向于采用浅层皮下注射。

副作用

尽管肉毒素注射大部分的副作用与注射方法和注射剂量有关，但也与各个肉毒素的弥散度有关。弥散度与临床治疗息息相关，准确的注射可以避免出现双侧不对称、上睑下垂、视力模糊及眉毛下垂等并发症。最常见的皮下淤青与注射过程中的血管损伤有关。

额肌注射常见的不满意结果常常是由于：
- 额肌完全麻痹（面具脸），眉毛运动缺失。
- 眉毛下垂。
- 双侧肌肉松弛不对称。
- 皱纹仍存在。

美学原则

治疗前需要对面部轮廓进行整体评估，制定出合理的治疗方案，以达到面部各部位的平衡协调，而不仅仅是单独去除皱纹。在制订整体治疗方案时要认真考虑患者的要求和想法，可以避免治疗后患者因为不满意而寻找其他借口。治疗前与患者进行广泛的讨论，解释治疗的作用机制、治疗效果和维持时间，这样可以有效提高患者的满意度。

面部各表情肌之间存在解剖和生理的相互作用。治疗眉间纹、鱼尾纹和额纹时往往会导致眉毛的位置和形状发生改变。眉毛的位置和形状常常是上面部美容评估的主要指标。

性别差异导致男女之间眼眉形态有很大不同：通常情况下女性眉毛更弯曲，男性眉毛更平直。老年患者往往需要一定的额肌力量来改善视野，所以对老年患者额部进行肉毒素治疗时需要更加小心谨慎。

皱纹严重而深的患者往往对于肉毒素的治疗抱有不切实际的幻想。肉毒素对于皱纹有重要的预防作用，在早期面部表情丰富、肌肉运动力量强时应用肉毒素可以很好地治疗动态性皱纹，而肉毒素对已形成的静态性皱纹的治疗效果较差。

治疗前和治疗后进行照相可以记录治疗的效果、治疗效果维持的时间，以便于为再次补充治疗时提供参考。

再次治疗的间隔一般为3~4个月。治疗维持时间一般取决于注射的总剂量，这方面有一些文献报道。

治疗方案和治疗方法

- 分别于静态和动态情况下评估患者的表情，根据每个患者的表情纹和肌肉运动方向确定注射点位。
- 评估额肌运动的范围及额部皱纹情况。
- 判断眉毛的位置，对于女性患者，一定要考虑有无文眉。对眉毛的双侧对称性进行评估，在眉上进行1~2点注射可以矫正双侧眉毛不对称。
- 对任何的面部不对称都需要进行评估，并判断肉毒素治疗后可能出现的效果。
- 注射方法不必像前几年建议的那样，先将针头扎到骨膜，再稍微后退进行注射。眉毛的位置决定了注射部位和注射方法。
- 对于曾经施行过面部整形手术的患者，一定要小心，因为皮下解剖结构可能发生了改变。注射部位如果有瘢痕时也要小心。
- 注意不同的患者情况不同，注射剂量也不同。
- 首先应用计划的初始剂量进行注射，2周后根据具体情况再进行补充注射。
- 不要将整块肌肉完全麻痹。
- 制订整体治疗方案时要将患者的想法和文化观念结合起来考虑。
- 要考虑是否需要结合填充剂注射、激光治疗、整形手术进行联合治疗。
- 没经验的医生注射肉毒素时注射点一定要距离眉毛2cm以上。
- 注射外侧眉毛时一定要小心，注射点一定要位于眶缘上方。
- 注射位置过度集中于额部中央会导致外侧眉毛提升，因此注射范围要尽量靠外，以免引起奇怪的外观，但也要避免在额部外下部分注射。额部外侧注射可以矫正严重的眉尾上抬。

- 对降眉间肌进行小剂量肉毒素注射可以避免出现内侧眉毛下垂。
- 尽管一些解剖示意图没有画出额部中央的额肌纤维，但有些人额部中央确实存在一定的额肌纤维，因此对这些患者的额部中线处也要进行注射。
- 因为额肌是面部中上 1/3 最主要的提肌，所以不要只对额肌进行单独注射。
- 有时需要同时治疗额肌和降眉肌，以达到协调的治疗效果。然而，为了降低肉毒素的剂量，我们建议这两个肌肉的注射时间要错开，先注射降眉肌，2 周后再注射额肌，以避免短时间内重复注射。
- 额肌治疗首先从低剂量开始，避免大剂量麻痹整个额肌。这样可以使上面部治疗效果更均匀，并能够加强整个面部的协调性。

评论

额纹常常需要用肉毒素进行治疗，有些学者也会应用填充剂进行治疗，联合其他治疗方法可以达到更好的治疗效果，并延长治疗效果的维持时间。记住，大部分患者治疗后不想让人看出自己做了治疗，只是希望让自己看起来比原来更好。表情自然是我们治疗的最终目标。

总结

- 额部横纹是额肌收缩导致的结果。有些老年患者需要借助于额肌收缩来抬高下垂的上睑或眉毛，以改善视野。
- 平衡额肌与皱眉肌、降眉间肌、降眉肌以及眼轮匝肌的力量可以达到更好的美容效果。
- 额部治疗的目的是要部分保留额肌的运动，而不是完全麻痹额肌，治疗后效果要自然，不能影响眉毛和上睑的高度、位置和形态。
- 考虑到注射的区域和注射位置，我们需要具体分析额肌的运动情况，建议只对上半部额肌进行注射，在减少皱纹的同时，依然能够维持眉毛的运动功能。
- 女性的初始治疗剂量为 10~20U，剂量越小越好。男性的初始剂量为 20~30U。通常情况下，一个点位需要注射 1~5U，男性的注射剂量可以大一些。像其他任何区域一样，整个注射剂量要在治疗前通过具体分析来定。

参考文献

[1] Braz AV, Sakuma TH. Patterns of contraction of the frontalis muscle: a pilot study. Surg Cosmet Dermatol. 2010;2(3):191–194.

[2] Carruthers J, Fagien S. Matarasso SL; Botox consensus group. Consensus recommendations on the use of bot-ulinum toxin type a in facial aesthetics. Plast Reconstr Surg. 2004;114(6 Suppl):1S–22S.

[3] Cox SE, Finn JC, Stetler L, Mackowiak J, Kowalski JW. Development of the facial lines treat-ment satisfaction questionnaire and initial results for botulinum toxin type A-treated patients. Implications of facial lines. Dermatol Surg May. 2003;29(5):444–449; discussion 449.

[4] Dubina M, Tung R, Bolotin D, Mahoney AM, Tayebi B, Sato M, Mulinari-Brenner F, Jones T, West DP, Poon E, Nodzenski M, Alam M. Treatment of fore-head/glabellar rhytides complex with combination botulinum toxin A and hyaluronic acid versus botuli-num toxin A injection alone: a split face, rater-blinded, randomized control trial. J Cosmetic Dermatol. 2013;12(4):261–266.

[5] Finn JC, Ellen-Cox S. Practical anatomy of botulinum toxin. In: Carruthers A, Carruthers J, editors. Botuli-num toxin. Rio de Janeiro: Elsevier; 2005. p. 19–30.

[6] Gordin EA, et al. Subcutaneous vs intramuscular botuli-num toxin: split-face randomized study. JAMA Facial Plast Surg. 2014;16(3):193–198. https://doi.org/ 10.1001/jamafacial.2013.2458.

[7] Lorenc ZP, et al. Understanding the functional anatomy of the frontalis and glabellar complex for optimal aesthetic botulinum toxin type a therapy. Aesthet Plast Surg. 2013;37(5):975–983. https://doi.org/10.1007/s00266- 013-0178-1.

[8] Steinsapir KD, Rootman D, Wulc A, Hwang C. Cosmetic Microdroplet Botulinum Toxin A Forehead Lift: A New Treatment Paradigm. Ophthal Plast Reconstr Surg. 2015;31(4):263–268. https://doi.org/10.1097/IOP.0000000000000282.

[9] Tamura BM. Padronização dos pontos musculares da região frontal e glabelar. In: Doris Hexsel, Ada Tri-ndade de Almeida. (Org.). Uso cosmético da toxina botulínica, vol. 1. 1st ed. Porto Alegre: AGE Editora; 2002. p. 145–148.

第 3 章　眉间鼻根部肉毒素注射

布尔塔·塔穆拉（Bhertha Tamura）

目录

前言 19
眉间形态 19
降眉间肌 21
皱眉肌 22
鼻部区域 23
总结 25
参考文献 25

摘要

眉间是肉毒素注射中第一个被批准的部位，卡鲁瑟斯在治疗斜视时发现肉毒素可以松弛眉间肌肉，改善眉间形态，这个发现对于肉毒素的美容治疗具有里程碑式的意义。后来肉毒素治疗的适应证逐渐扩展到治疗额纹和鱼尾纹，但有些患者治疗后会在鼻部留下"兔纹"，有时也会在鼻根部出现横纹。塔穆拉（Tamura）2005 年发表了一种新的治疗方法，除了对鼻肌进行注射外，还对鼻根部肌肉进行注射。临床上当我们选择特定弥散度的肉毒素进行注射时，要考虑到每个人的独特表情特征，这是由每个人的肌肉特点决定的，包括肌肉的位置、力量、长度、大小。为了让肉毒素注射操作更容易，治疗效果更好，有些学者将眉间和鼻部区域的皱纹进行分型。在本章中我们也将阐述自己的注射经验。

B. Tamura (*)
Clínicas Hospital of São Paulo of the University of Sao Paulo, Sao Paulo, Brazil

Barradas and Bourroul's Ambulatório de Especialidades in Sao Paulo, Sao Paulo, Brazil

Sorocaba's Ambulatório de Especialidade in Sorocaba, Sao Paulo, Brazil
e-mail: bhertha.tamura@uol.com.br

© Springer International Publishing AG, part of Springer Nature 2019
M. C. A. Issa, B. Tamura (eds.), *Botulinum Toxins, Fillers and Related Substances,* Clinical Approaches and Procedures in Cosmetic Dermatology 4, https://doi.org/10.1007/978-3-319-16802-9_3

关键词

眉间；A 型肉毒素；兔纹；鼻肌；降眉肌；鼻横纹；提上唇鼻翼肌

前言

皱眉纹给人以粗鲁、痛苦、忧心、失败的印象。由于这个原因，眉间毫无疑问是肉毒素治疗最重要的部位之一。年轻人如果表情丰富，也应该对其眉间纹进行预防治疗，以免将来治疗起来更困难。眉间注射填充剂目前存在较多的争论，由于每个人的解剖存在变异以及眉间有丰富的血管分布，治疗后容易出现严重的并发症。

自从肉毒素被批准用来治疗眉间纹、额纹和鱼尾纹以来，鼻部皱纹和鼻横纹慢慢引起人们的重视，鼻部皱纹和鼻横纹主要是由于降眉间肌和降眉肌收缩造成的。一开始几年，人们只是针对鼻肌进行治疗以消除兔纹，但是治疗后一些患者在鼻根部仍有很多皱纹，尤其是鼻背平坦的东方女性。降眉肌和眼轮匝肌的内侧部分收缩使内眦区域出现深深的皱纹，如果在这个部位应用填充剂，效果较差，时间长了填充剂会发生移位，进一步影响局部形态。

一些文献研究了眉间肌肉、鼻根部肌肉、鼻肌以及其他一些结构的解剖，便于我们更好地了解此部位各个肌肉之间的关系。在应用肉毒素治疗时，我们需要很好地掌握这些肌肉的运动方向，以便达到更好的治疗效果。

下文中我们将先讨论眉间区域的治疗，然后再讨论鼻部区域的治疗，最后在"总结"的内容中进行综合分析。保妥适和西玛（Xeomin®）两种肉毒素的应用剂量一样，而 Speywood 肉毒素的剂量需要按照一定的比例进行换算。

眉间形态

眉间肌肉的解剖关系已经在第 1 章中进行了描述，这里我们先了解一下眉间肌肉与额肌的关系。额肌纤维在眉间区域与皱眉肌和降眉间肌紧密连接。皱眉肌尽管薄而短，但皱眉肌的力量远远大于降眉间肌。有时皱眉肌和降眉间肌的肌肉分布范围比较广，因此注射肉毒素时需要考虑每个人的个体差异。考虑到皱眉肌与额肌的关系，选择注射部位时要小心，以免造成面部表情僵硬。

降眉间肌起自鼻骨，向上止于额部皮肤，每个人降眉间肌的长度都不同。早期肉毒素在眉间的注射位置为两侧眉头与对侧内眦连线的交点处。后来人们认识到，降眉间肌不总是位于此交点处，如果每次都按照这个体表标志注射的话，则有可能导致治疗效果不佳。目前在临床上，我们先让患者皱眉，检查患者的皱纹情况，再确定降眉间肌的位置和分布范围。因此，我们需要先确定降眉间肌的起点，并检查其是一个整体还是分成了两部分（图 3-1）。降眉间肌有的比较短，有的很长，肌纤维会直达额中部（图 3-2）。

皱眉肌和降眉间肌一样，每个人的大小、分布范围和走行方向差异较大。佩萨（Pessa）发现当皱眉肌收缩时会形成眉间纹，眉间纹将皱眉肌分为内侧和外侧两部分，眉间纹的方向与肌肉的收缩方向垂直。皱眉肌可以是长条形、三角形或方形，甚至是不规则形态。皱眉肌纤维在内侧为横向走行，外侧则为斜向上走行。

几乎所有眉间肌肉强大的患者都有一个强大的降眉肌。降眉肌松弛可以使眉间呈现一个自然良好的外观，并减少眉间降低的发生率，从而改善患者疲惫的外观。降眉肌位于内上眶缘，在眉头下方，与皱眉肌横向走行的肌腹几乎垂直。有时这块肌肉非常强大，我们可以肉眼看到或用手触摸到。

一些学者对眉间皱纹进行了分型，以便于制定更简单的治疗方案。其中一个最著名的分型方法由阿尔梅达提出，他将眉间皱纹分为 5 型：U 型、V 型、聚集型、Ω 型和倒 Ω 型（图 3-3）。

这种分型非常有用，但是如果不明白肌肉的收缩动力学，治疗后也不会取得满意的结果，尤其对于复合型的患者。我们常常在患者的皱眉肌和降眉间肌收缩最强时画出其轮廓，在患者放松状态下再标记出注射点位。根据肌肉的力量，再算出肉毒素的注射剂量。

我们需要记住所有肌肉的分布范围，确定每条肌肉的力量，明白肌肉相对于额部和眉毛的收缩方向，并了解降眉肌和眼轮匝肌的内侧部分对眉间复合体的牵拉力量。图 3-4 展示了眉间肌肉收缩的不同表现形式。

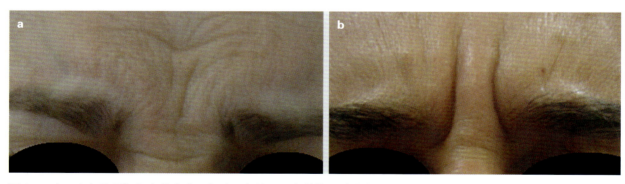

图 3-1 （a、b）降眉间肌有的分成两部分，有的是一个整体，前者应用 2 点注射效果较好

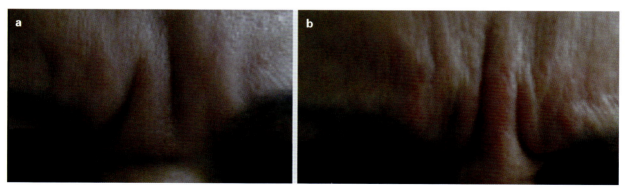

图 3-2 （a、b）降眉间肌可能很短，也可能很长，肌纤维直达额中部

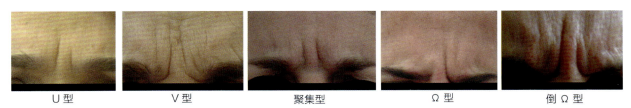

图 3-3 阿尔梅达（Almeida）眉间皱纹分型方法：U 型、V 型、聚集型、Ω 型和倒 Ω 型

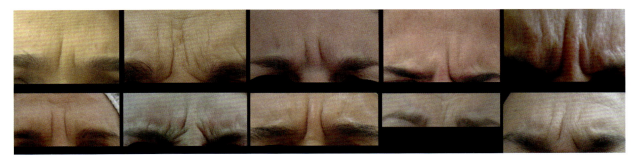

图 3-4 不同的眉间表现形态，有些是复合形态

通常情况下，我们一般在眉间注射 30U 的保妥适或 Xeomin®（或相当剂量的 Speywood），有时剂量会大一些，有时剂量会小一些。剂量的计算一般依据临床治疗经验，并对比治疗前、后照片进行验证。

图 3-5 展示的是眉间肌肉的注射方法，首先画出肌肉的分布范围，确定每部分肌肉的收缩力量，然后确定注射方法和注射剂量。我们建议，在图上黑点位置注射肉毒素时，针头要轻微向上，避免造成眉间下垂。如果两侧皱眉肌不一样，需要分别在两侧单独设计注射点位。注射点数可以为 1 点、2 点、3 点，甚至 5 点。降眉间肌的治疗方法也一样。如果降眉间肌较短，则仅注射 1 点，剂量为 5~10U；如果肌肉长，则注射 2~3 点，注射剂量应与肌肉分布的范围和力量相适应。

降眉间肌

降眉间肌起自鼻骨，止于额部皮肤，下拉眉毛，在眉间形成横纹。需要注意这块肌肉常常不是整体收缩，有些降眉间肌有 2 个肌腹，收缩时有时两侧会不同步，因此肉毒素的注射剂量两侧也可能不一致。另外还需要考虑肌肉的长度（图 3-1、图 3-2、图 3-5）。如果肌肉短，我们选择在肌肉最强壮、最突出的部位单点注射；如果肌肉长，我们则选择 3 点注射，在最上方的 1 点注射可以同时松弛额肌。当肌肉长度中等时，需要对肌肉最强壮部位的注射剂量大一些。目前的注射方法与前几年完全不同，原来选择的注射点位于两侧眉头与对侧内眦连线的交点处；但这些年我们逐渐认识到，降眉间肌最强壮的部分往往不在此体表标志处。

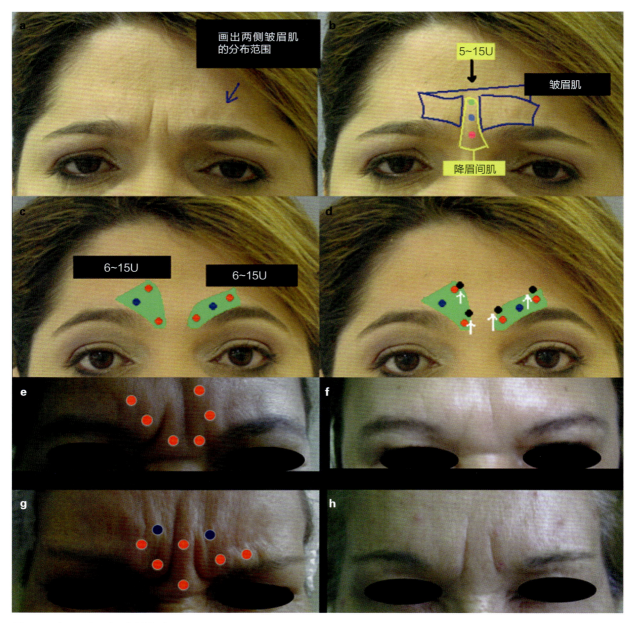

图 3-5 （a~h）眉间注射方法

皱眉肌

　　皱眉肌起自鼻额缝，止于额肌和眉部皮肤。肌肉收缩时将眉毛向中间牵拉，并降低眉间。过去我们会在眉头内侧注射第 1 点，在此点正上方注射第 2 点。1996 年我们改变了皱眉肌的注射方法，第 1 点位于内侧肌肉最强壮部位，第 2 点位于外侧肌肉部分。有些患者，由于眼轮匝肌收缩，皱眉肌在眉毛止点上方会出现 1 条皱纹。这种情况下，我们会在皱眉肌的内侧注射 7U，外侧注射 3U。目前我们发现这种注射方法对于鼻子高的患者的疗效往往不够好。因此我们会具体分析每条肌肉，注射点数可以是1点、2点、3点,甚至5点。当应用Speywood时,注射点位要少,因为这种肉毒素的弥散度大。同样由于存在解剖差异,两侧的注射点位和注射剂量会有很大的不同。

具体分析每块肌肉的收缩方向对于避免术后出现表情僵硬、眉间变宽、眼睑下垂、眼睑臃肿也非常重要。如果肌肉收缩方向向外或呈水平方向,肌肉彻底松弛会使眉间变宽。如果大部分肌肉收缩是斜向的,治疗后眉毛内侧会出现下垂,造成眼睛内侧显得沉重。如果我们注意到降眉肌的下拉力量,一并对其进行注射的话,则可以预防这种情况出现。在处理双侧眉毛不对称时,则需要对每侧肌肉的行为进行单独判断和治疗才可以取得良好的治疗效果。图3-4展示了眉间形态的复杂性。

鼻部区域

像我们曾经提到的那样,降眉肌对治疗效果也有很大的影响。对眉间和鼻根进行治疗时需要将降眉肌、眼轮匝肌以及鼻肌包括进来。眼轮匝肌起自睑眶区域,与横向的鼻肌相连,是环形肌肉。

如果患者有一个强壮而突出的眉间,需要注意降眉肌的力量,用肉毒素将其松弛,可有效避免眉间下垂,一般对每侧肌腹注射2~3U的肉毒素(图3-6)。眼轮匝肌分为内侧部分、上半部分、下半部分和外侧部分。上半部分与额肌和皱眉肌有纤维连接,有时也需要治疗。内侧部分强壮有力,与鼻肌相连,在鼻根部或眼睛之间会形成横向的皱纹。

当眉间纹、额纹、鱼尾纹进行治疗后,有些患者在鼻背会出现"兔纹"(图3-7)。这些皱纹是由于鼻肌收缩造成的,对鼻肌进行注射会取得良好的效果。

我们知道,在鼻根部,鼻肌、降眉肌、降眉间肌与眼轮匝肌的内侧部分存在相互协同作用。由于它们之间的相互关系比较复杂,需要对每个患者和每块肌肉进行单独分析。降眉间肌单独收缩或和降眉肌一起收缩时会形成鼻背横向的皱纹(图3-7)。为了理解鼻背皱纹的不同形态,我们将其分为(依据Tamura 2007分型调整):①在鼻背下半部,单独鼻肌收缩形成的皱纹为Ⅰ型,联合提上唇鼻翼肌收缩形成的皱纹为Ⅱ型。②在两眼角之间的鼻根部,由于鼻肌和眼轮匝肌内侧部分收缩形成的皱纹为Ⅲ型。③在鼻根上部(两内眼角向眉间过渡区域),由于降眉肌和眼轮匝肌内上部收缩伴

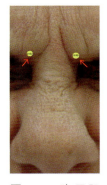

图3-6 降眉肌注射点位

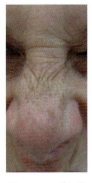

图3-7 鼻背皱纹,"兔纹"

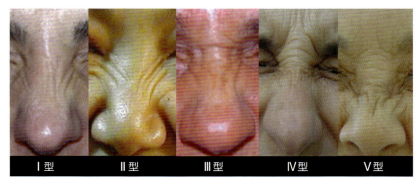

图3-8 鼻背皱纹的不同分型,Ⅰ型是经典的鼻背"兔纹",其他分型由不同的肌肉相互作用形成

有或不伴有降眉间肌收缩形成的皱纹为Ⅳ型。④整个鼻根和鼻背区域形成的皱纹为Ⅴ型（图3-8）。

Ⅰ型是典型的"兔纹"，可以根据卡鲁瑟斯（Carruthers）介绍的肌肉动力学进行治疗。我们一般两侧共注射2~4U，每侧最大量2U就足够减弱局部肌肉的力量，也不会造成鼻肌的完全麻痹。局部运动减弱后鼻子可以形成自然的外观，过度麻痹鼻肌会使鼻子在微笑时显得僵硬。

Ⅱ型皱纹一般是由于鼻肌和提上唇鼻翼肌联合收缩造成的。我们观察到有些患者鼻肌收缩时提上唇鼻翼肌也进行收缩，所以对这两种肌肉都需要进行注射。

Ⅲ型皱纹是在鼻肌治疗后，仍然存在的鼻背横纹。这些皱纹位于两眼之间，是由于眼轮匝肌内侧部分强力收缩造成的。所以在这种情况下，内侧眼轮匝肌也要进行治疗。

Ⅳ型皱纹是由于降眉肌和眼轮匝肌强力收缩造成的，伴有或不伴有眉间肌肉的影响。Ⅴ型皱纹是从眉间到鼻背，均存在的所有皱纹。对这两种类型皱纹治疗时需要每个点注射2U的肉毒素。对Ⅴ型皱纹治疗时也可以减少注射点位，增加每个点位的注射剂量到3U。图3-9展示了治疗每种类型皱纹的注射点位和注射剂量。

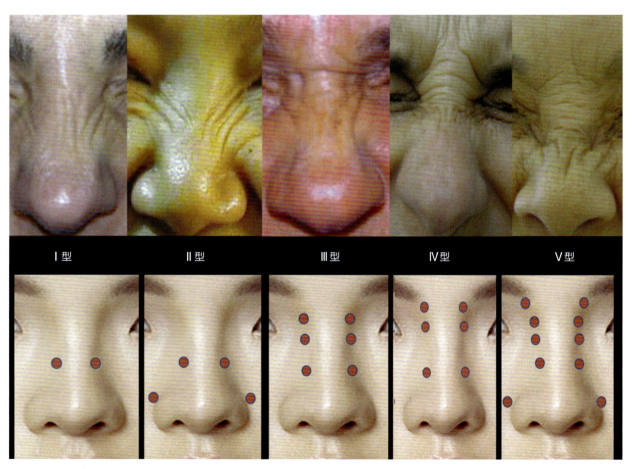

图3-9 治疗鼻根部各类型皱纹的注射点位，每点注射2U

总结

- 观察患者皱眉状态下的表情，确认各肌肉的位置和分布范围。
- 一般情况下眉间注射总量为30U，依据具体的肌肉位置、分布范围和肌肉力量酌情增加或减少注射剂量。
- 如果皱眉肌双侧不一致，两侧注射剂量也应不同，可进行1点、2点、3点甚至5点注射。
- 在皱眉肌和降眉间肌最大收缩状态下画出肌肉的分布范围，然后在放松状态下标记出注射点位。根据肌肉的力量，计算出每点的注射剂量。
- 降眉间肌如果短，注射1点，剂量5~10U就足够了。如果肌肉长，则将这些剂量分为2~3点注射。总剂量应与每侧肌肉的分布范围和力量相适应。
- 降眉肌、眼轮匝肌、降眉间肌之间具有相互协同作用。
- 对于眉间强壮而突出的患者，随时观察其降眉肌的力量，在松弛肌肉的同时可以避免造成眉间下垂，对每个肌腹可注射2~3U的肉毒素。眼轮匝肌分为内侧部分、上半部分、下半部分及外侧部分。眼轮匝肌上半部分如果与皱眉肌和额肌有交织，也应该予以治疗。眼轮匝肌内侧部分与鼻肌一起形成鼻根部的横向皱纹，表现为两眼之间有1条或多条皱纹。

参考文献

[1] AbramoAC,doAmaralTP, LessioBP,de Lima GA. Anatomy of forehead, glabellar, nasal and orbital muscles and their correlation with distinctive pat-ters of skin lines on the upper third of the face: reviewing concepts. Aesthet Plast Surg. 2016;40(6):962–971.

[2] Carruthers A, Carruthers J. Treatment of glabellar frown lines with C. botulinum-A exotoxin. J Dermatol Surg Oncol. 1992;18(1):17–21.

[3] Carruthers A, Carruthers J. Aesthetic botulinum A toxin in the mid and lower face and neck. Dermatol Surg. 2003;29(5):468–476.

[4] Carruthers A, Carruthers J. Eyebrow height after botuli-num toxin type A to the glabella. Dermatol Surg 2007;33(1 Spec no):S26-31.

[5] Carruthers J, Fagien S, Matarasso SL, Botox Consensus Group. Consensus recommendations on the use of bot-ulinum toxin type a in facial aesthetics. Plast Reconstr Surg. 2004;114(6 Suppl):1S–22S. Review.

[6] De Almeida AR, da Costa Marques ER, Banegas R, Kadunc BV. Glabellar contraction patterns: a tool to optimize botulinum toxin treatment. Dermatol Surg. 2012;38(9):1506–1515. https://doi.org/10.1111/1524-4725.2012.02505.

[7] Pessa JE, Rohrich RJ. Facial topography – clinical anatomy of the face. DiLivroso Rio de Janeiro copyright 2014.

[8] Pessa JE, Rohrich RJ. Facial Topography: Clinical Anat-omy of the face CRC Press LLC 2012.

[9] Tamura B. Concepção da beleza e da estética atual. Editora Santos, 1a. edição 2007; ISBN: 9788572886611.

[10] Tamura BM, Odo MY, Chang B, Cucé LC, Flynn TC. Treatment of nasal wrinkles with botulinum toxin. Dermatol Surg. 2006;31(3):271–275.

[11] Tamura BM, Odo MY, Chang BC, Cucé LC, Flynn Tc. Treatment of nasal wrinkles with botulinum toxin. Dermato Surg 2005;3:257–383.

第 4 章 眼周肉毒素注射

安娜·保拉·戈梅斯·梅斯基（Ana Paula Gomes Meski）

目录

前言	27
分型	27
治疗原理	27
适应证和禁忌证	27
注射技术和注射剂量	28
总结	31
参考文献	31

摘要

年老患者的外眼角常常出现鱼尾纹，注射肉毒素可以舒平皱纹，使人看起来更年轻。

尽管已发表的治疗共识可以在临床上帮助医生确定注射方法和注射剂量，但熟练的注射技巧和个性化的治疗也非常关键。这就需要评估每名患者的个体解剖特点，与患者详细讨论治疗的预期目标，只有处理好这些方面的问题，才能取得最佳的治疗效果。

肉毒素治疗成功的关键是尽量减少治疗后的并发症。本章将回顾分析文献中提到的具体的临床治疗技术以及产生不良后果的原因及预防措施。

关键词

肉毒素；眼周区域；鱼尾纹；眼角皱纹；眼轮匝肌

A. P. G. Meski (*)
Medical School, University of São Paulo, São Paulo, Brazil
e-mail: anapaula@dermatologiaintegrada.com.br

© Springer International Publishing AG, part of Springer Nature 2019
M. C. A. Issa, B. Tamura (eds.), *Botulinum Toxins, Fillers and Related Substances*, Clinical Approaches and Procedures in Cosmetic Dermatology 4, https://doi.org/10.1007/978-3-319-16802-9_4

前言

肉毒素广泛应用于面部年轻化治疗中。常常需要应用肉毒素治疗来去除眼周区域外眦部的鱼尾纹。

人们常常需要通过微笑来表达感情，所以眼周不能用大剂量的肉毒素进行治疗，以免形成不自然的外观。

分型

每个人的鱼尾纹形态都不一样，但经肉毒素治疗后都应该达到一个自然的效果。凯恩（Kane）2003年对不同的鱼尾纹形态进行了分型。在这项研究中，凯恩（Kane）将鱼尾纹分为4种类型，第一种类型也是最常见的鱼尾纹形态为扇形（47%），皱纹分布于整个外眦部，包括外侧眉毛下、上睑外侧、外眦，一直延伸到睑、颊接合处。第二种类型的鱼尾纹是皱纹单独位于下睑和上颊部区域（25%）。第三种类型的鱼尾纹是皱纹位于上睑，向下不超过外眦（18%）。第四种类型的鱼尾纹是皱纹仅位于外眦周围（10%）。研究者观察到6%的患者双侧鱼尾纹不对称。一个人的鱼尾纹的形态比较固定，一般不会随年龄的增长转变成其他类型。

治疗原理

对眼轮匝肌外侧部分进行肉毒素治疗可以减少鱼尾纹，抬高外侧眉毛。通常情况下需要注射3点。但也有注射1点和5点的情况（图4-1）。

眼轮匝肌位置表浅，菲薄，环绕眼裂。眼轮匝肌分为3部分：眶部、眶隔前部及睑板前部。眶部眼轮匝肌从眉毛上向外眦延伸，并向下达到颊部。眶部眼轮匝肌为一括约肌，与眶隔前部共同参与眨眼反射（图4-2）。

睑部眼轮匝肌的功能是自主闭眼，部分参与眨眼反射，并将泪液从外上的泪腺引流到内下的泪囊。鱼尾纹是眼轮匝肌收缩的结果，眼轮匝肌收缩同时会向下牵拉眉毛。女性眉毛的最高点在外眦上，将肉毒素注射在外侧眉毛下可达到提升眉毛的效果。

适应证和禁忌证

治疗前需要从正位和侧位来观察患者，检查静态皱纹和动态皱纹，然后嘱患者大笑，确定哪部分的眼轮匝肌会形成鱼尾纹。

人在微笑时眼轮匝肌会提升面部皮肤，光损伤严重或肤色较差的患者，在外侧眶周会形成皱褶。如果静态下患者的外眼角仍出现皱纹，治疗前需提醒患者有可能后期需要补充注射。

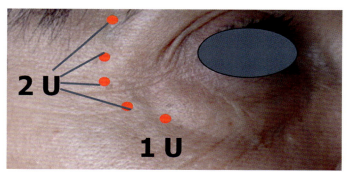
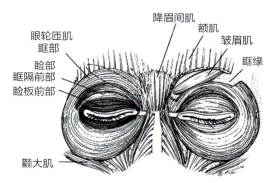

图 4-1　鱼尾纹 5 点注射方法，上面 4 点每点 2U，下面 1 点 1U　　图 4-2　眶周区域肌肉

医生需要分析患者面部的运动情况及双侧的对称性，并观察眉毛或上睑下垂的情况，才能选择合适的注射点位和注射剂量。

同时治疗前也需要询问患者眼睑和面部整形手术史，曾接受面部整形手术的患者局部解剖可能会发生改变，从而增加了注射到非目标肌肉的风险。也需要询问眼科病史，包括近视眼手术史，以免治疗后出现干眼症。

治疗禁忌证包括严重下睑皮肤松弛、下睑牵拉试验异常、眼袋、兔眼、下眼睑巩膜过度暴露、下睑外翻等。后两种情况常见于下睑整形术或下睑磨削术后。

注射技术和注射剂量

需要对患者做好治疗前的各项准备，包括术前检查、术前照相，并确认患者签署知情同意书。在皮肤表面涂抹表面麻醉药膏，不建议局部冰敷，因为冰敷容易引起血管收缩，影响注射过程中对皮下血管的辨认。

临床上常用的 3 种肉毒素无论哪一种都需要用 0.9% 氯化钠溶液进行配置，肉毒素配置的量需要根据注射部位和治疗适应证而定。100U 保妥适或西玛（Xeomin®）可以用 1mL 盐水配置，最终浓度为 10U/0.1mL，建议用 0.3mL 的注射器进行注射。也可以用 2.5mL 盐水将肉毒素稀释成 4U/0.1mL。用同样的方法对 300U 或 500U 的丽舒妥（Dysport®）进行配置，最终稀释成 1.7mL，用 0.3mL 注射器注射，如果稀释成 3.4mL，则用 1mL 注射器进行注射（表 4-1）。

每名医生注射时所用的注射器和针头都不同，建议用 0.3mL 30G 胰岛素注射器进行注射，这样可以减少患者注射过程中的疼痛感。

注射剂量因人而异，大部分情况下每个点注射 1~5U，每侧共注射 8~16U。

每侧鱼尾纹可注射 2~8 个点，依据皱纹的长度和数量而定。注射点一般距离眶缘 1cm，从颧弓上开始，延伸到眉毛下不超过角膜外侧垂线（图 4-3）。注射时针头朝向眶缘外侧，注射层次要浅，以免注射后在皮内形成皮丘。注射过程中要避开皮下静脉，避免出现淤青。

第 1 个注射点在鱼尾纹中间，第 2 个注射点在第 1 点上 0.5cm，第 3 点在第 1 点下 0.5cm。

现有文献报道的注射总量差别较大（20~75U），注射点位数量也有不同。阿谢尔（Ascher）等2009年比较了3种肉毒素注射剂量对鱼尾纹治疗的有效性和安全性，研究表明，15U、30U、45U的治疗效果都很好，大部分患者的治疗效果能维持12~16周。另一项剂量依赖关系的研究表明，30U和45U为肉毒素治疗的最佳剂量。

A型肉毒毒素的治疗效果一般于注射后24~96h开始变得明显，3~4个月开始慢慢消退。

注射者必须观察颧弓的高度和宽度。如果颧骨和眼睑之间的眼轮匝肌存在下垂的情况，肉毒素治疗后会在局部产生凹陷。对于这些患者，注射点应偏向外侧，以免治疗后肉毒素向内弥散，形成局部凹陷。

对于眶隔较弱或眶内脂肪突出的患者，不应在眼睑进行注射，因为局部张力丧失容易加重眼袋（图4-4）。

避免将肉毒素注射到颧部肌肉，否则会造成微笑时双侧出现不对称。外眦外1cm是肉毒素经常注射的部位，颧大肌与眼轮匝肌交织的位置位于法兰克福（Frankfort）水平线下1.4cm处。

提上唇肌位置较深，在眶缘下。如果肉毒素不慎注射到此处，则会使患者在微笑时出现双侧不对称和上唇下垂。眼外肌受到肉毒素的影响会使人出现复视，所以注射位置应该至少距外侧眶缘1cm。

皮内注射可矫正下睑细小的皱纹。为避免发生睑外翻，每侧下睑只注射6U的Dysport®或2U的Botox®或Xeomin®。

并发症及处理方法：

（1）最常见的并发症为淤青，注射后即刻冰敷和按压可减轻局部淤青。淤青消退的快慢取决于

表4-1 肉毒素的配置

肉毒素品牌	规格（U/瓶）	稀释量（mL）	最终浓度（U/0.1mL）
Dysport®	300	2.5	12
Dysport®	300	1	30
Dysport®	500	3.4	15
Dysport®	500	1.7	30
保妥适Botox®	100	2.5	4
保妥适Botox®	100	1	10
保妥适Botox®	50	1.25	4
Xeomin®	50	0.25~5	根据稀释量计算
Xeomin®	100	0.25~8	根据稀释量计算

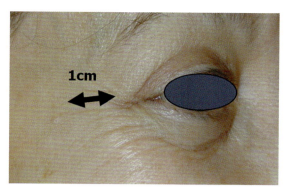
图 4-3　注射点距离眶缘 1cm

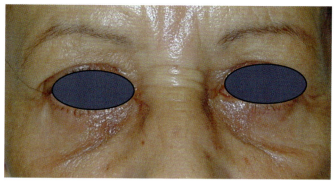
图 4-4　肉毒素治疗的禁忌证——严重的皮肤松垂

淤青的范围大小和患者自身代谢的速度。

（2）危光是由于眯眼动作减少造成的，一般不常见，程度也较轻。

（3）唇颊部下垂导致双侧不对称是由于肉毒素注射得太深、太靠下，低于颧弓，导致颧肌和提上唇肌力量减弱所致。

（4）复视。

（5）斜视：肉毒素影响到外直肌。

（6）闭眼不全，兔眼。

（6）下睑巩膜过度外露。

（8）睑缘外翻。

（9）眼睑痉挛。

（10）干眼和泪液分泌试验（Schirmer 试验）异常。泪液分泌异常是由于肉毒素影响到泪腺造成的。肉毒素对泪腺功能的影响类似于肉毒素治疗多汗症的机制。泪腺位于上睑外侧 1/3，由额骨的眶缘保护。眼泪分泌由睑板前眼轮匝肌收缩负责，将泪液挤压到泪囊。因此睑板前眼轮匝肌的部分或全部麻痹会影响泪液分泌试验（Schirmer 试验）结果。

（11）眶下畸形。帕洛马（Paloma）于 2001 年报道了 1 例肉毒素注射后 1 周出现眶内脂肪疝出、5 个月后才消退的病例，因此研究者建议只针对外侧 1/3 眼轮匝肌进行 3 点或 4 点注射，避免在下睑眼轮匝肌进行注射。米契尔（Mitchell）报道了 1 例经结膜入路下睑整形术后的患者注射肉毒素后在眶下区域形成了多条皱褶。

（12）溢泪是由于肉毒素弥散到泪泵系统导致泪液分泌障碍造成的。因此一定要避免在瞳孔中线内侧睑板前区域注射肉毒素。

（13）檐盖样外观和皱纹是由于皮肤松垂造成的，而不是眼轮匝肌收缩造成的。

（14）"米老鼠"外观——颧骨下出现 1 条明显的皱纹，是由于患者眼周皱纹治疗效果良好，但由于肤质较差，微笑时在下面部形成了皱纹。

对眼轮匝肌的下半部分进行治疗可以减少下睑皱纹，开大眼裂，使眼睛变圆，治疗睑缘下眼轮

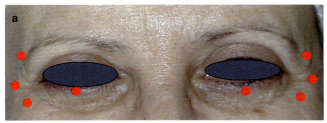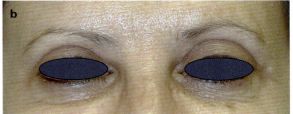

图 4-5 （a、b）下睑皱纹的治疗

匝肌肥大，俗称"卧蚕"（图 4-5）。

总结

了解面部表情肌的解剖和生理功能对于取得良好的治疗效果非常重要。医生需要时刻警惕患者的个体变异。最佳的效果应该是治疗后患者表情自然，不过度改变原有的外观。

参考文献

[1] Ascher B, Rzany BJ, Grover R. Efficacy and safety of botulinum toxin type a in the treatment of lateral crow's feet: double blind, placebo-controlled, dose ranging study. Dermatol Surg. 2009;35:1–9.

[2] Ascher B, Talarico S, Cassuto D, et al. International con-sensus recommendations on the aesthetic usage of bot-ulinum toxin type A (Speywood Unit) – part I: upper facial wrinkles. J Eur Acad Dermatol Venereol. 2010;24(11):1278–1284.

[3] Carruthers J, Fagien S, Matarasso SL. Botox consensus group. consensus recommendations on the use of bot-ulinum toxin type A in facial aesthetics. Plast Reconstr Surg. 2004;114(suppl.6):1S–22S.

[4] Kane MA. Classification of crow's feet patterns among Caucasian women: the key to individualizing treatment. Plast Reconstr Surg. 2003;112(Suppl 5): 33S–39S.

[5] Le Louran C. Botulinum toxin A and facial lines: the variable concentratio. Aesthet Plast Surg. 2001;25: 73–84.

[6] Matarasso SL. Complications of botulinum A exotoxin for hyperfunctional lines. Dermatol Surg. 1998;24:1249.

[7] Matarasso SL. Decreased tear expression with an abnormal Schirmer's test following botulinum toxin type A for the treatment of lateral canthal rhytides. Dermatol Surg. 2002;28:149–152.

[8] Mitchel PG. Festoon formation after infraorbital Botuli-num A toxin: a case report. Dermatol Surg. 2003;29:560–561.

[9] Paloma V. A complication with the aesthetic use of botox:herniation of the orbital fat. Plast Reconstr Surg. 2001;107:1315.

[10] Small R. A practical guide to botulinum toxin proce-dures. Philadelphia: Lippincott, Williams & Wilkins;2012.

[11] Spiegel JH. Treatment of periorbital rhytids with botuli-num toxin type A: Maximizing safety and results. Arch Facial Plast Surg. 2005;7:198–202.

[12] Spiegel JH, Derosa J. The anatomic relationship between the orbicularis oculi muscle and the levator labii superioris and zygomaticus muscle complexes. Plast Reconstr Surg. 2005;116(7):1937–1942.

第5章 颏部、口周肉毒素注射

玛丽亚·德尔·皮拉尔·德尔·里奥·纳瓦雷特·比奥特
(Maria Del Pilar Del Rio Navarrete Biot)

目录

前言	33
口周区域	33
口周区域的解剖	34
选择患者	35
治疗方法	35
治疗结果	36
并发症	36
颏部	37
颏部的解剖	38
选择患者	38
治疗方法	38
治疗结果	38
并发症	39
结论	39
总结	39
参考文献	40

摘要

毫无疑问,肉毒素注射是面部年轻化最流行的治疗方法。一开始人们只是将肉毒素应用于上面部,但现在人们也常常将肉毒素应用于下面部的治疗中。肉毒素应用于下面部时的主要目的是放松局部肌肉。口周区域内治疗的主要目标肌肉为口轮匝肌,口轮匝肌对于人的日常说话、喝水、吹气等动作非常重要,如果出现损伤,会出现不良后果。口轮匝肌对于演说家、音乐家、潜水员等职业的人来说非常重

M. D. P. Del Rio Navarrete Biot (*)
Clinica dermatológica maria del pilar biot, Niterói, Rio de Janeiro, Brazil
e-mail: pilarrnbiot@hotmail.com

© Springer International Publishing AG, part of Springer Nature 2019
M. C. A. Issa, B. Tamura (eds.), *Botulinum Toxins, Fillers and Related Substances*, Clinical Approaches and Procedures in Cosmetic Dermatology 4, https://doi.org/10.1007/978-3-319-16802-9_5

要。医生需要彻底掌握局部解剖结构，应用正确的注射方法，按照合适的剂量注射，这些对于提升下面部肉毒素治疗的安全性和有效性都是必需的。熟悉局部解剖结构不仅对于口周治疗非常重要，对于颏部治疗也同样非常重要，因为这两个部位紧邻，很多肌肉交织在一起。例如，当治疗颏肌时，有可能会松弛口轮匝肌。我们希望通过介绍下面部治疗的相关知识，让注射者熟练掌握下面部肉毒素的注射技术，取得更好的临床效果。

关键词

动态性皱纹；肉毒素；肌肉麻痹；下面部；吸烟纹；口周；上唇；下唇；唇红缘；鼻小柱；颏部；口轮匝肌；提口角肌；降口角肌；降下唇肌；颏部皱缩

前言

肉毒素是由肉毒杆菌分泌的外毒素，在过去几十年里，肉毒素在面部年轻化治疗中得到了广泛的应用。肉毒素可阻断神经肌肉接头的乙酰胆碱释放，阻止肌肉收缩，可用来治疗肌肉活动形成的皱纹，即"动态性皱纹"。

肉毒素已在临床上广泛应用于上面部，目前在下面部的应用也开始逐渐增多。尽管下面部治疗效果不如上面部那样明显，但对于全面部年轻化治疗也非常重要，尤其和其他治疗方法联合应用时，如注射填充剂，效果会更加明显。

嘴唇是下面部重要的结构，也是面部年轻化的重要环节。目前要求进行唇部年轻化治疗和去除口周皱纹的患者开始逐渐增多。口周皱纹又称"吸烟纹"，是由皮肤老化造成的，与口轮匝肌的收缩相关。

口周老化过程与面部其他区域一样，是由多种内部因素和外部因素造成的。外部因素包括光老化、吸烟、酗酒、饮食、空气污染等，内部因素则包括皮下脂肪和胶原蛋白流失以及骨质吸收等。在面部，表情肌收缩时会形成动态性皱纹，时间长了会形成静态性皱纹（图5-1、图5-2）。

口周区域

年轻人的唇部饱满，界线清楚，上、下唇比例为1∶1.6，下唇比上唇要厚。口腔黏膜与皮肤交界处叫作唇红缘，在上唇的中部呈M形，我们叫它丘比特（Cupid）弓。两侧的高点向上走行形成人中嵴。年轻人皮肤和红唇之间的界线显得清晰而饱满。

随着年龄的增长，人的表皮逐渐增厚，在上唇显得尤其明显。同时皮肤弹性降低，皮下脂肪减少，真皮变薄，骨骼发生重塑，出现上唇老化的外观。上唇的皮肤与红唇的交界变得平坦，红唇与鼻小柱之间的距离变长，造成白唇变宽，红唇变窄。下唇外侧部分内翻，口角下垂，下唇变薄。所

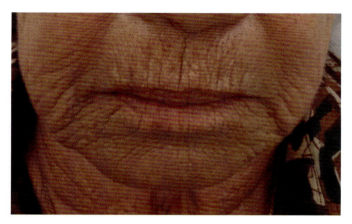
图 5-1　口周老化

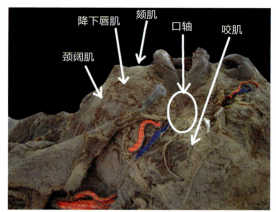
图 5-2　颏部肌肉

有这些变化再加上口轮匝肌的收缩，会使口周出现皱纹。

那些唇部饱满的人群，像非裔人，上、下唇比例较完美，在这个区域很少出现老化现象。

治疗口周皱纹时，需要考虑多方面的因素。单纯应用肉毒素治疗无法取得良好的效果，除非是治疗仅仅具有动态性皱纹的年轻患者。对于年轻患者，肉毒素治疗可以作为预防措施，防止形成静态性皱纹。一定要记住，肉毒素治疗的目的仅仅是使肌肉放松，需要在不影响唇部功能的条件下改善皱纹，而不能完全麻痹肌肉。完全麻痹肌肉对于那些依靠动嘴工作的人来说是不能接受的，所以这个部位的肉毒素治疗对于歌唱家、音乐人、潜水员、演说家等都是禁忌证。

口周区域的解剖

口周皱纹的治疗目标主要是口轮匝肌，对于医生来说，需要彻底了解口周的解剖结构以及各肌肉之间的相互关系，防止损害唇部的正常功能。下面简单描述一下这个区域的主要肌肉：

口轮匝肌：之所以这样命名是由于这些环形肌肉一层层地围绕在口周，起到括约肌的作用。目前我们知道，口轮匝肌分为4部分（上半部分、下半部分、左侧部分、右侧部分），每部分又分为肥大的外周部分和细小的唇缘部分，外周与唇缘部分的分界线相当于红唇与皮肤的交界处。肌肉纤维又分为深层纤维和浅层纤维，深层纤维收缩使上、下唇靠近牙槽弓，贴近牙齿，使嘴唇闭合。浅层纤维收缩可以让嘴唇前突。口轮匝肌对上唇和下唇持续不断的牵拉，会使口周逐渐出现皱纹。

提上唇肌和颧小肌：这两块肌肉止于鼻唇沟皮肤和上唇的口轮匝肌，一起收缩时可以开大口裂，提升上唇，使上唇外翻，并加深鼻唇沟。

颧大肌：起自颧骨的颧颞缝，斜向内下走行，止于口角，与提口角肌、口轮匝肌、降口角肌纤维交织。颧大肌将口角向后上牵拉，在大笑时起作用。

提口角肌：起自眶下孔下方的犬齿窝，止于口角，与颧肌、降口角肌、口轮匝肌的肌纤维交织在一起，部分浅层纤维止于鼻唇沟下半部分。提口角肌具有提升口角和加深鼻唇沟的作用。

笑肌：起自腮腺咬肌筋膜，向前走行在颈阔肌表面，止于口角皮肤。笑肌为一条窄的肌肉，起始处最宽，大小和形态每个人差异较大。笑肌具有开大口裂的作用。

降口角肌：起自下颌骨斜线，向上逐渐变窄，止于口角。在起点处，降口角肌与颈阔肌交织在一起；在止点处降口角肌与口轮匝肌和笑肌相连，部分肌纤维直接与提口角肌连接在一起，也有一部分肌肉纤维向对侧走行，构成颏横肌。降口角肌将口角向外下牵拉，使人表现出悲伤的面容。

降下唇肌：为一小的四边形肌肉，起自下颌联合与颏孔之间的下颌骨斜线，向上内走行，止于下唇皮肤，与口轮匝肌及对侧的降下唇肌纤维交织。在起点，降下唇肌与颈阔肌纤维联系在一起，肌纤维之间有很多黄色脂肪。降下唇肌主要是将下唇向下牵拉，并使下唇轻微外翻。降下唇肌收缩会使人呈现出讽刺、痛苦、悲伤、怀疑的表情。

颊肌：是一薄的四方形肌肉，位于侧面部，起自上颌骨和下颌骨牙槽突的外表面，相当于第三磨牙的位置，后部起自翼状下颌缝的前缘，与咽上缩肌分开。肌纤维向口角方向聚集，下半部分肌纤维与口轮匝肌上段连接，上半部分肌纤维与口轮匝肌下段连接。上、下部分肌纤维继续向前走行，不再交织，止于上下唇。颊肌挤压颊部，在咀嚼时，使食物保持在上、下牙齿之间。

口轴：在口角两侧，一些肌肉汇集到口角外侧的位置，肌纤维相互交织在一起，形成一个结实紧致可活动的纤维肌肉团，叫作口轴。口轴控制着这些肌肉，使颊部、口腔、唇、下颌一起产生三维立体运动。这些动作包括咀嚼、撕咬、吸吮、饮水、吞咽、说话以及保持口腔前庭的压力和容积、改变面部表情等。

选择患者

像其他部位的肉毒素治疗一样，选择合适的患者和适应证是取得成功治疗的关键。如我们前面所说的那样，这项治疗不适合需要靠动嘴工作的人，所以歌唱家、潜水员、演说家、演奏管乐器的音乐人不能接受这项治疗。

抱有不现实期望的患者也不适合接受这种治疗，尤其是对于那些其他部位已进行过肉毒素治疗的患者，如眉间治疗后的患者。对于上唇较薄或唇红缘与鼻小柱距离较远的患者，也不建议接受肉毒素治疗，因为这样会导致上唇变得更薄。

治疗方法

由于上唇的高度敏感性，我们强烈建议注射前在局部采用表面麻醉，以减轻注射过程中的疼痛，使患者感觉更舒适。局部冰敷也有助于减轻患者的疼痛。

注射时，患者取坐位，上唇选择 4 点，下唇选择 2 点或 4 点进行注射。两侧注射点位置要对称，避开口角，避免注射到此部位的提肌，造成外侧唇部下垂。也要避开唇部中间，以免造成丘比特弓变平。外侧注射点距离口角至少要有 1.5cm，中间点要远离人中嵴。注射点应位于唇红缘或唇红缘上 2mm。

注射层次要浅，位于真皮深层或皮下。避免直接注射到肌肉深层，因为注射的目标是浅层口轮匝肌纤维。上唇或下唇的注射总量不要超过 4U，半侧唇不要超过 2U。当应用 Dysport® 时，总量不要超过 12U，分成 4~6 点注射，每点 1~2U。

建议第一次治疗时要保守，只注射上唇，用量越少越好。不是必要情况下，尽量不要注射下唇，因为下唇注射的危险性更高。

治疗结果

当用肉毒素治疗口周皱纹时，不要想象能够达到像眉间皱纹那么好的治疗效果。改善口周皱纹，避免影响唇部功能是我们治疗的最终目的。这样就需要控制肉毒素的应用总量，因此口周皱纹的治疗结果会受到一定的影响。

只对口轮匝肌的表浅纤维进行治疗，以达到舒平动态性皱纹，丰满唇部，使唇外翻，加强唇红的形态。当表浅纤维松弛后，深层纤维收缩会使唇部显得更饱满，也会使上下唇呈现轻微外翻，尤其是在唇部运动时（图 5-3~图 5-6）。

口周肉毒素注射的治疗效果维持时间相对于其他部位如眉间、额部来说要短。增加注射剂量不会延长治疗效果的维持时间，相反会增加治疗的并发症。科恩（Cohen）等在 2012 年比较了 7.5U 和 12U 肉毒素的治疗效果，并没有发现高剂量肉毒素会使治疗效果维持时间变长。口周治疗的维持时间较短可能与口轮匝肌的频繁运动有关。

小剂量肉毒素联合其他治疗如剥脱或非剥脱激光以及填充剂注射可以达到更好的治疗效果。小剂量的肉毒素可以松弛肌肉，延长填充剂的效果维持时间。肉毒素联合玻尿酸比单纯应用肉毒素治疗或单纯应用玻尿酸填充的治疗效果都要好，维持时间更持久。单纯应用玻尿酸填充的效果比单纯应用肉毒素治疗的效果更好。

点阵激光治疗前应用肉毒素治疗可以取得更好的效果，因为肉毒素可以使肌肉放松，减少了创面愈合过程中肌肉的收缩运动。

并发症

即使是小剂量的肉毒素有时也会引起嘴唇的功能障碍，比如唇部一些简单的动作，像吹口哨、发"p"和"b"音、吐痰、用勺子吃东西、演奏管乐器、喝水以及应用潜水设备等。由于这个原因，不建议对需要准确发音或需要用嘴演奏乐器的人进行唇周肉毒素治疗。在极端情况下，治疗后会出现双侧不对称以及唇部下垂。

治疗后尽管没有存在明显的功能障碍，也看不到明显的外形不佳，但有时患者自己也会感到别扭，然而患者的吃饭、喝水、唱歌等日常动作一般不受影响。

对唇部功能的影响一般出现在治疗后 2 周，看起来具有剂量依赖性。大部分唇部功能受到影响

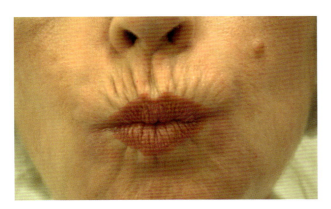

图 5-3　口轮匝肌收缩（治疗前）

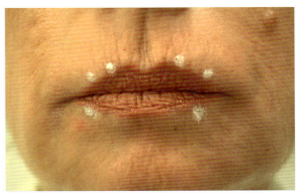

图 5-4　肉毒素注射点位。注意患者静态下的口周皱纹

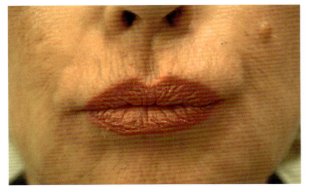

图 5-5　口轮匝肌收缩（治疗后）

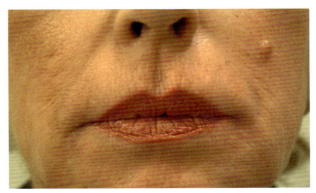

图 5-6　治疗后，口周皱纹得到改善，唇呈现轻微外翻

的患者如果继续选择肉毒素治疗，需要降低注射剂量，以免再次出现这些症状。加西亚（Gassia）等 2013 年发现，在面部肉毒素治疗中，唇部是并发症多发区域，需要降低注射剂量，一般从 15U 减少到 10U，可以使并发症的发生率从 75% 降低到 26.3%。

但另外一些学者认为，降低总的注射剂量并不是那么重要，因为只需要降低一点点剂量就可以明显减少并发症的发生。他们认为主要是患者慢慢习惯了唇部的轻度麻痹，并改变了用唇的习惯，从而使唇部重新获得了正常功能。为了获得良好的治疗效果，减少并发症，还是建议小剂量注射，注射层次要浅，两侧注射量要一致。

颏部

面部衰老后，颏部的皮下脂肪和胶原蛋白会减少，皮肤变薄，贴近颏肌。这些改变结合颏肌的功能亢进，会在颏部形成鹅卵石样外观，又称"橘皮样变""下巴皱缩""假性蜂窝织炎"。当患者说话或咀嚼时，颏肌联合口轮匝肌和降下唇肌一起运动，颏部的不规则外观会更明显。颏肌收缩使颏部突起，在下唇和突起的下颌骨之间形成深深的颏唇沟。

一些人没有意识到自己颏部会出现皱纹，因为颏部皱纹主要是在患者做表情时才会出现。最好的办法是在患者咨询时让其拿个镜子自己看。

颏部的解剖

颏肌是一小块锥形纤维束，位于下唇系带的两侧，起自下颌骨的切牙窝，止于下唇皮肤。

颏肌使下唇隆起突出，同时在下巴处形成皱纹，表现出怀疑和鄙视的表情。

选择患者

精心挑选合适的患者是治疗成功的关键。像肉毒素治疗面部表情的其他适应证一样，在患者开始咨询时医生就要对其进行评估，当患者说话时观察患者颏肌的自然收缩状态。然后让患者手拿镜子，自己观察做表情时颏部的变化情况。

肉毒素颏部治疗的适应证包括做表情时颏部皮肤出现不规则外观及较深的颏唇沟患者。

下巴皱缩伴颏肌肥大的患者，不是肉毒素治疗的适应证，因为这种情况预示着患者的口腔功能不全。

治疗方法

为了更好地确认注射位置，患者应该取坐位，将自己的下唇努力伸向自己的鼻子。

可以在颏部中央进行2点或1点注射。但很少有学者建议1点注射，大部分学者还是建议2点注射。我们的经验是1点注射容易造成双侧不对称。

颏部注射的剂量需要依据所用的肉毒素品牌而定。我们建议保妥适每点注射剂量不超过5U，总剂量不超过10U。其他学者的建议更保守，一般保妥适的总剂量不超过5U，Dysport®每点注射5~10U，Xeomin®的总剂量为6U。在我们的日常工作中，应用保妥适进行2点注射，每点2U，或用Dysport® 2点注射，每点注射6U，就能取得良好的治疗效果。

注射点位于颏突中线两侧5mm，两侧要对称。垂直皮肤进针，注射到肌肉内，针头没入皮下至少1/3（图5-7~图5-10）。

治疗结果

颏肌注射肉毒素可以预防说话做表情时下巴皮肤出现不规则外观，会使患者的面容更显年轻协调，改善过深的颏唇沟可以使唇周外观更好。年轻人应用肉毒素治疗颏肌可以起到预防衰老的作用。在我们的日常临床工作中，颏部肉毒素注射的患者满意度很高。

并发症

过量注射肉毒素会影响到口轮匝肌、降下唇肌的功能，导致嘴唇的括约肌功能受到影响，并使下唇双侧出现不对称。

下唇双侧不对称是由于肉毒素弥散到降下唇肌造成的，可用 1~2U 保妥适进行对侧肌肉注射，以减轻双侧不对称的程度。

下唇功能受影响会出现本章开头描述的那些状况，即影响患者"p"和"b"发音，出现用吸管喝水、吹气、吹口哨困难等现象。有些患者嘴唇兜不住唾液，会出现流涎的情况。

我们需要记住，当治疗下唇不对称时，注射点要远离口轮匝肌，防止出现这些并发症。

当同时治疗颏肌和降口角肌时，建议小剂量注射，尤其是对于初次接受肉毒素治疗的患者。

颏部肉毒素联合填充剂治疗并不能取得像口周那样的良好效果。尽管这样，仍有学者建议两者联合治疗。

结论

肉毒素是治疗口周皱纹的重要手段，单独治疗有时效果有限，因为不可能应用大剂量肉毒素将口轮匝肌完全麻痹，那样会出现嘴唇功能障碍。患者应该意识到这一点，尤其是那些在面部其他部位注射过肉毒素的患者。肉毒素与填充剂或激光联合治疗可以取得更好的效果。像肉毒素治疗的其他适应证一样，选择合适的患者和医生精湛的技术对于取得良好的治疗效果是必需的。

颏部肉毒素治疗可以极大提高面部年轻化治疗的效果，少量注射就能取得意想不到的结果。

总结

- 口周肉毒素治疗。
  - 认真选择患者。
  - 剂量尽可能少。
  - 对称注射。
  - 注射点距离人中嵴至少 1mm。
  - 避开嘴角。
  - 距离唇红不要超过 2mm。
  - 表浅注射。
  - 注射下唇时要小心。
  - 联合填充剂和激光治疗。

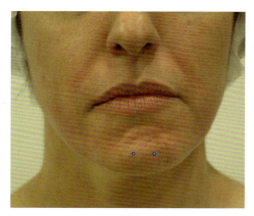

图 5-7　静态下颌部的注射点位

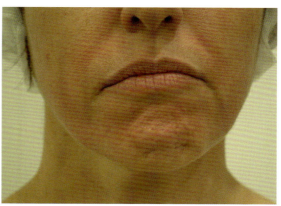

图 5-8　治疗前颏肌的收缩状态

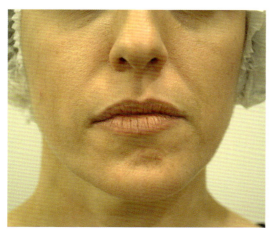

图 5-9　治疗后静态下颌部的形态

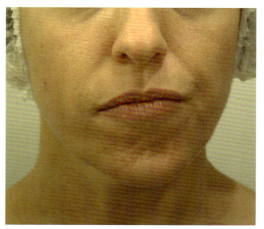

图 5-10　治疗后动态下颌部的形态

- 注射前应用冰敷和表面麻醉。
- 颏部肉毒素注射。
  - 两点对称注射。
  - 少量注射。
  - 远离下唇，避开口轮匝肌。
  - 靠近中间注射，避开降口角肌。
  - 垂直皮肤进针注射。

参考文献

[1] Ascher B, Talarico S, Cassuto D, Escobar S, Hexsel D, Jaén P, et al. International consensus recommendations on the aesthetic usage of botulinum toxin type A (Speywood unit) – part II: wrinkles on the middle and lower face, neck and chest. J Euro Acad Dermatol Venereol. 2010;24(11):1285–1295.

[2] Carruthers J, Carruthers A. Aesthetic botulinum A toxin in the mid and lower face and neck. Dermatol Surg. 2003;29(5):468–476.

[3] Carruthers A, Carruthers J, Monheit GD, Davis PG, Tardie G. Multicenter, randomized, parallel-group study of the safety and effectiveness of onabotulinumtoxin and hyaluronic acid dermal fillers (24-mg/ml smooth, cohe-sive gel) alone and in combination for lower facial rejuvenation. Dermatol Surg. 2010;36(Suppl 4): 2121–2134.

[4] Cohen JL, Dayan SH, Cox SE, Yalamanchili R, Tardie G. Onabotulinumtoxin A dose ranging study for hyper dynamic perioral lines. Dermatol Surg. 2012;38(9): 1497–1505.

[5] Gassia V, Raspaldo H, Niforos FR, Michaud T. Global 3 –dimensional approach to natural rejuvenation: recom-mendations for perioral, nose, and ear rejuvenation. J Cosmet Dermatol. 2013;12(2):123–136.

[6] Gray's Anatomia: a base anatômica da pratica clínica. 40a edição. Elsevier Editora; 2015.

[7] Hexsel D, Brum C, Porto MD, Soirefmann M, Siega C, Schilling-Souza J, et al. Full-face injections of variable total doses of abobotulinum toxin type A: a randomized phase IV clinical trial of safety and efficacy. J Drugs Dermatol. 2013;12(12):1356–1362.

[8] Mandy S. Art of the lip. Dermatol Surg. 2007;33:521–522.

[9] Pena MA, Alam M, Yoo SS. Complications with the use of botulinum toxin type A for cosmetic applications and hyperhidrosis. Semin Cutan Med Surg. 2007;26 (1):29–33.

[10] Raspaldo H, Niforos FR, Gassia V, Dallara JM, Bellity P, Bellaouari L, et al. Lower -face and neck antiaging treatment and prevention using onabotulinumtoxin A: the 2010 multidisciplinary French consensus – part 2. J Cosmet Dermatol. 2011;10(2):131–149.

[11] Semchyshyn N, Sengelmann RD. Botulinum toxin A treat-ment of perioral rhytids. Dermatol Surg. 2003;29(5):490–495.

[12] Shetty MK, Dermatosurgery Task Force. Guidelines on the use of botulinum toxin type A. Indian J Dermatol Venereol. 2008;74(Suppl:S13–22)

[13] Wollina U, Konrad H. Managing adverse events associated with botulinum toxin type A. Am J Clin Dermatol.2005;6(3):141–150.

[14] Yutskovskaya Y, Gubanova E, Khrustaleva I, Atamanov V, Saybel A, Parsagashvili E, et al. IncobotulinumtoxinA in aesthetics: Russian multidisciplinary expert consen-sus recommendations. Clin Cosmet Investig Dermatol. 2015;8:297–306.

第 6 章　下颌轮廓肉毒素注射

罗德里戈·莫雷斯·费拉兹和朱利奥·塞萨尔·戈梅斯·席尔韦拉
(Rodrigo Moraes Ferraz and Julio Cesar Gomes Silveira)

目录

前言	43
肉毒素下颌轮廓重塑	43
历史	43
解剖	44
年龄增长导致的下颌轮廓缺失	44
肉毒素治疗技术	45
并发症	46
肉毒素治疗咬肌肥大	49
历史	49
解剖	49
肉毒素治疗技术	49
并发症	50
总结	50
参考文献	51

摘要

下颌轮廓对面部容颜和年轻化非常重要。下面部肌肉和颈阔肌的持续收缩是导致下颌轮廓丧失的主要原因之一。下面部肉毒素注射可以延缓整容手术的时机，也能为不想做整容手术的患者带来年轻化的效果，在老化早期就开始不断注射肉毒素可以避免下颌轮廓的过早丧失。咬肌决定了下颌后缘的轮廓，咬肌肥大会影响到面部外形，尤其对于亚洲女性患者。肉毒素可以缩小咬肌，改变下颌缘后部的轮廓。临床上医生需要了解下面部肉毒素注射的重要性以及可能给患者带来的好处。

R. M. Ferraz (*) · J. C. G. Silveira
Belo Horizonte, MG, Brazil
e-mail: drrodrigo@rodrigoferrazdermatologia.com; drjulio@inovadermatologia.com.br

© Springer International Publishing AG, part of Springer Nature 2019
M. C. A. Issa, B. Tamura (eds.), *Botulinum Toxins, Fillers and Related Substances*, Clinical Approaches and Procedures in Cosmetic Dermatology 4, https://doi.org/10.1007/978-3-319-16802-9_6

关键词

颈阔肌；降口角肌；颏肌；下面部轮廓；下颌缘；下颌区域；降肌；纳芙蒂蒂（Nefertiti）提升术；咬肌肥大；肉毒素；A 型肉毒素

前言

随着年龄的增长，人的下颌会逐渐丧失清晰的轮廓，清晰的下颌轮廓不仅使面部显得漂亮，而且会使面部显得更年轻。尽管导致下颌轮廓改变的因素有多种，但下面部表情肌和颈阔肌的持续收缩是一个重要的原因。

早期应用肉毒素治疗下面部和颈部主要是针对降口角肌以改善木偶纹，针对颈阔肌以改善颈纹。随着临床治疗经验的积累，人们逐渐发现减少这些降肌的运动会改善下颌轮廓。人们对下颌区域老化过程的研究进一步发现，降肌的运动不仅将下面部皮肤向下牵拉，而且对局部的脂肪室和韧带也会造成负面影响。

进行下面部肉毒素注射需要具有一定的专业知识并熟悉局部解剖，应避免出现不良后果，尤其在口周治疗时。尽管下面部肉毒素治疗要远远少于上面部，但治疗后的早期效果和多次重复注射后的远期效果都非常好。

咬肌也是下面部的重要标志，其大小决定了下颌缘后部的轮廓。咬肌注射肉毒素可以改变下颌外形，对亚洲人群的效果更明显，治疗后可减少 50% 的咬肌厚度和体积。最近人们发现，肉毒素也可改善非亚洲人的面容。西方人咬肌注射肉毒素的剂量相对较少，但可以用来治疗磨牙症，改善下颌关节功能。

肉毒素下颌轮廓重塑

历史

1998 年布兰特（Brandt）和贝尔曼（Bellman）认为颈阔肌的下拉力量不仅造成颈部老化，同时会形成双下巴并导致下颌轮廓丧失。他们对患者局部注射 50~100U（个别病例超过 200U）的肉毒素能够达到提升颈部和下颌的效果，而且没有出现严重的并发症。这种应用剂量后来在很多学者之间引起了进一步的争论。有些学者报道了临床上发生的一些严重并发症，包括吞咽困难以及颈部无力，所以他们建议进行改善下面部轮廓治疗时，应该用低剂量的肉毒素进行颈阔肌注射。

2007 年利维（Levy）改进了颈阔肌的注射技术，并将他的技术命名为"纳芙蒂蒂（Nefertiti）提升术"，此命名来源于 18 世纪埃及王后的名字，她的美貌和完美的下颌轮廓出现在不同的艺术品中。在他一开始治疗的 130 个病例中，每侧颈部和下颌注射 15~20U 的肉毒素，沿着下颌缘和上半部颈阔肌束带进行注射。勒卢阿恩（LeLouarn）等认为，不仅是颈阔肌，还包括降口角肌和颏肌的联合收缩使得深部的脂肪突出到下颌缘下，从而使下颌轮廓发生改变。

解剖

下颌骨是面部最长、最强壮的骨骼。随着年龄的增长下颌骨会出现严重的骨质吸收，很多患者同时出现牙齿脱落。下颌骨的下缘确定了下面部 1/3 的轮廓，也是面部与颈部的分界线。解剖学将下颌骨分为 3 个部分：下颌骨升支、下颌骨水平支（下颌骨体部）和颏部。下颌骨水平支的后段和升支的下段形成下颌角。下颌角至颏部之间的下颌骨构成下颌轮廓。

下颌区域有 4 个皮下脂肪室，其中 2 个位于下颌缘上，分为上、下 2 个脂肪室，第 3 脂肪室正好位于下颌缘下，第 4 个脂肪室覆盖腮腺咬肌筋膜。下颌缘上的 2 个脂肪室与下颌缘下的脂肪室之间有纤维分隔。部分颈阔肌纤维与下颌骨纤维隔相融合，止于下颌骨前缘。

下面部的肌肉解剖复杂，这些肌肉位置比较近，肌肉纤维在不同的水平和深度互相融合，具有一定的协同作用。下面部轮廓重塑的目标肌肉为颈阔肌、降口角肌和颏肌。这 3 块肌肉距离笑肌、口轮匝肌、降下唇肌较近，注射肉毒素时应避免影响到后 3 块肌肉，以防出现并发症。

降口角肌是一块三角形的肌肉，在下颌骨起点处较宽，向上逐渐变浅，止于蜗轴。降口角肌收缩牵拉口裂向下，形成木偶纹。颏肌起自下颌骨，止于颏部中间的皮肤。颏肌收缩使下唇噘起前突，使颏部扁平，皮肤皱缩。颈阔肌是扁平、宽大、比较薄的一块肌肉，位于颈部皮肤下。它起自上胸部的表浅筋膜及锁骨肩峰区域，向上走行到颊中部，肌肉纤维与笑肌、降口角肌、口轮匝肌、降下唇肌、面部 SMAS 和颊部皮肤交织。颈阔肌收缩不仅使颈部组织下垂，而且会牵拉颊部皮肤和口角向下移位。颈阔肌前束使颏颈角变钝，颈阔肌后束使颈下颌角变钝，使外侧颈部变长。

年龄增长导致的下颌轮廓缺失

有多种原因会导致下颌轮廓随着年龄的增长逐渐缺失。下颌骨是面部最长、最强壮的骨骼，随着年龄的增长整个下颌骨都会发生骨质吸收、变薄，从而造成面部下垂。下颌骨的牙槽部分骨质吸收情况最严重，常常导致牙齿脱落和下颌骨的宽度变窄。随着年龄的增长，下颌骨的外侧变得扁平，下颌角与颈部逐渐融合在一起。

颊部和口周脂肪流失联合皮肤松弛造成下面部皮肤堆积，导致下颌轮廓缺失。咬肌韧带支持力度减弱，造成面部脂肪下垂到下颌缘，形成双下巴。下颌缘上方的两个脂肪室发生萎缩，下颌纤维隔松弛引起脂肪室下垂会使下颌骨下脂肪室的体积明显增加。这些脂肪室也可以突出到颈阔肌的 2 个游离缘之间，造成颏下臃肿。

下面部降肌和颈阔肌的持续收缩会向下牵拉整个下颌区域。颈阔肌的外侧束直接牵拉整个下颌区域向下，加重下颌部和下颌下脂肪的下垂。颈阔肌前束收缩使颏颈角逐渐变平（图6-1）。降口角肌收缩不仅加重鼻唇沟，而且会增加下颌区域的脂肪体积。颏肌收缩使下巴变平、下面部轮廓缺失，而且也会间接影响到降口角肌的作用（图6-2）。

另外，勒卢阿恩（LeLouarn）发现，下颌周围降肌的收缩最终导致静态下皮肤的张力增加、肌肉变短、局部结构出现老化。这些表情肌的收缩会使深部的脂肪被挤到浅层，进一步影响到下颌轮廓。

肉毒素治疗技术

下颌轮廓的治疗目的是为了形成一个清晰的面颈分界。像前面讨论的那样，降低下面部降肌的力量可以减弱这些肌肉对下颌区域皮肤、脂肪、韧带等结构的下拉力量，同时可以增加颧肌提升口角的力量，从而达到提升下面部的效果。当考虑到颈阔肌、降口角肌、颏肌在人的一生中都会对下颌区域持续进行牵拉，我们相信尽早且持续的肉毒素治疗不仅可以短期改善面部下1/3的外观，而且也可以预防下颌区域的进一步老化，防止下颌轮廓的过早缺失。

严重皮肤松弛或下颌下脂肪明显堆积的患者不适合进行肉毒素治疗，更适合采用手术方法进行矫正。肉毒素还可以治疗木偶纹，也可以作为下颌区域玻尿酸填充的一个辅助手段，因为肉毒素可以减少肌肉的运动，增加玻尿酸填充的维持时间。如前面讨论的那样，下颌区域骨质吸收和脂肪流失也是下面部老化的一个重要病理生理因素。

肉毒素应该在面部容量缺失不明显时尽早注射，可以起到预防衰老的作用。另一方面，当面部容量缺失明显时，肉毒素联合玻尿酸注射可以起到明显的协同作用，用来增加面部容量，重塑下颌结构，恢复年轻化的外观。

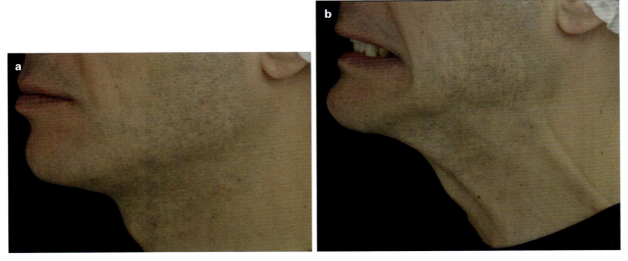

图6-1　（a）30多岁患者静态下的下颌轮廓。（b）颈阔肌收缩时的下颌轮廓。注意年轻患者颈阔肌对下颌区域的牵拉力量

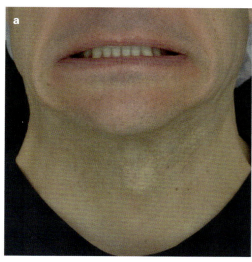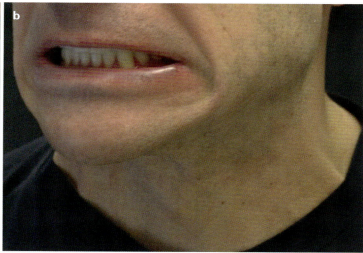

图 6-2 （a）降口角肌收缩牵拉下颌前区域。（b）颏肌收缩牵拉下颌前区域

颈阔肌束带：嘱患者收缩颈阔肌，根据颈阔肌的长度和力量，在每条束带上标记 2~3 个注射点，外侧束带注射可改善下颌轮廓，如果前侧束带对下颌牵拉也明显，并且局部皮肤没有严重松弛（如果皮肤松弛严重的话，注射肉毒素会进一步加重皮肤下垂），也可以注射肉毒素。同时可以沿下颌边缘颈阔肌附着部位再注射 2~3 点。我们常规沿颈阔肌束带每点注射 5SU 的 Dysport®，总量不超过 100SU，以免出现并发症。最后在颈阔肌束带之间小剂量注射 2.5SU 的肉毒素。由于颈阔肌较薄，如果不能确定将肉毒素注射到肌肉内，则应该进行浅层注射。3 周后让患者来院复诊，如又出现双侧不对称，则应补充注射（图 6-3）。

降口角肌：让患者收缩降口角肌，露出下牙。在降口角肌靠近下颌缘的起点位置注射是安全的。如果患者收缩降口角肌时肌肉外形不明显，可以沿鼻唇沟至下颌缘画 1 条直线，两者的交界处为具体的注射位置。每侧注射 1 点，每点注射 5~7.5SU（图 6-3）。

颏肌：让患者收缩颏部或抬高下唇，可以辨认出颏肌体部和最强壮的中央部。在颏肌的中下部每侧对称注射 5~7.5SU（图 6-3）。

图 6-4 显示了这 3 块肌肉注射肉毒素后的情况。图 6-5 和图 6-6 分别为肉毒素注射后下颌轮廓在静态和动态下的形状。

并发症

下面部肉毒素治疗的并发症主要与注射剂量过大有关。口周肉毒素注射可能导致进食功能障碍、微笑时双侧出现不对称、流涎、面颊松弛、说话困难及噘嘴困难等表现。如果误注射到降下唇肌，常常会导致患者双侧不对称的情况出现，这是注射降口角肌和颏肌时最常见的并发症。

在颈部，大剂量肉毒素注射会导致吞咽功能损害及局部肌力降低。吞咽苦难是由于直接注射到

第 6 章 下颌轮廓肉毒素注射

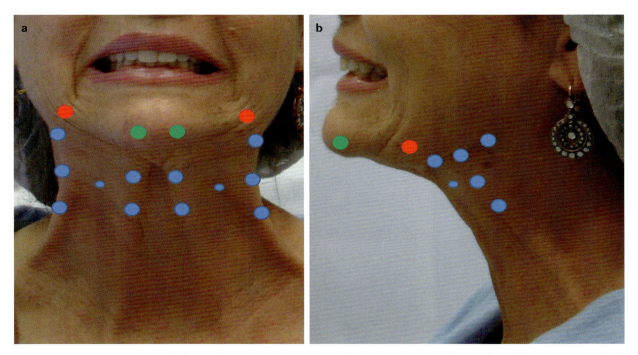

图 6-3 （a、b）下颌轮廓治疗的注射点位。蓝色标记点代表颈阔肌注射点位（圆圈大小代表剂量多少），红色标记点为降口角肌注射点位，绿色标记点为颏肌注射点位

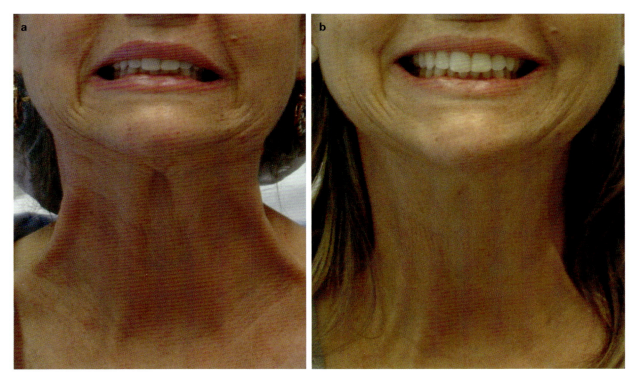

图 6-4 肉毒素治疗前后降口角肌、颏肌和颈阔肌的收缩情况。（a）治疗前。（b）治疗后

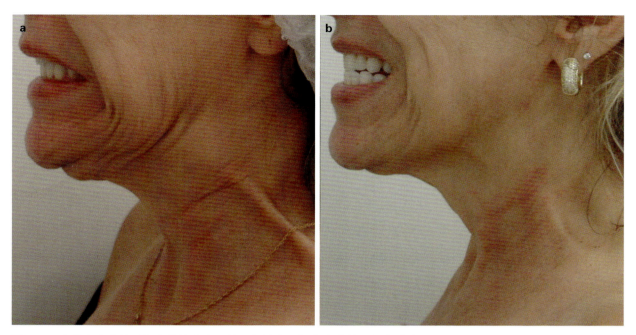

图 6-5　肉毒素治疗前后肌肉收缩状态下的下颌轮廓。(a) 治疗前。(b) 治疗后

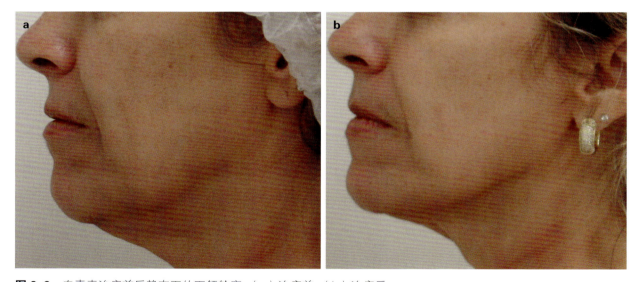

图 6-6　肉毒素治疗前后静态下的下颌轮廓。(a) 治疗前。(b) 治疗后

胸锁乳突肌和肩胛舌骨肌，或肉毒素弥散到负责吞咽的肌肉所致。患者也常常抱怨自己颈部无力，尤其在仰卧位抬头时，这种情况是由于胸锁乳突肌受到影响造成的。一旦出现这些并发症，并没有很好的办法进行治疗，所以医生注射时要保证注射点位准确，避免剂量过大。

肉毒素治疗咬肌肥大

历史

咬肌肥大表现为下面部宽大，临床上不太常见。男女均可发生，常见于二三十岁的人群，双侧或单侧均可发生。颞下颌关节功能障碍、夜间磨牙、嚼口香糖、长期的牙齿矫正都可能引起咬肌肥大，多见于西方人。东方人的咬肌肥大一般都是原发性的。咬肌肥大的诊断需要依靠触诊来判断咬肌的大小，或者让患者咬牙以观察咬肌的大小。鉴别诊断包括唾液腺肿瘤和骨肿瘤、淋巴结疾病或淋巴瘤。超声和 CT 可以帮助临床诊断。

下颌骨的形态和咬肌大小对于下面部形态非常重要。咬肌肥大可以使下面部变宽，形成方脸。在亚洲女性中，这种外观常常使得患者显得男性化。

咬肌肥大的治疗方法包括保守治疗、手术切除和近些年开始流行的肉毒素治疗。应用肌肉松弛剂和咬合夹板是保守的治疗方法。手术治疗包括口内切口咬肌部分切除术或口外切口咬肌部分切除术。然而手术危险性高，容易损伤面神经的下颌缘支，也常伴有出血、疼痛、瘢痕和牙关紧闭等并发症。1994 年肉毒素被用来治疗咬肌肥大，这种方法被认为是一种简单可代替手术的治疗方法。

解剖

咬肌是一种咀嚼肌，位于面部两侧。浅头起自颧弓下缘前 2/3，深头起自颧弓下缘后 1/3 的深面。浅头和深头止于下颌角和下颌骨升支。腮腺紧邻咬肌，腮腺导管连接腮腺和口腔。从耳屏到口角连线的中间 1/3 部分是腮腺导管最常见的体表位置。

肉毒素治疗方法

与肉毒素治疗面部动态性皱纹不同，咬肌肥大的治疗是由于肉毒素阻断了神经肌肉接头的乙酰胆碱释放，从而引起肌肉萎缩，所以治疗效果需要更长的时间才能体现。动物实验发现，注射后最快 10~14 天出现肌肉萎缩，治疗效果能够维持 4~6 周。肌纤维的萎缩是可逆的，通常 4~6 个月恢复。

当治疗咬肌肥大时，患者往往在注射后 3 个月发现咬肌明显变小，面部轮廓得到明显改善，治疗效果能够维持 3~6 个月（图 6-7），大部分患者 9 个月后出现反弹。除了能够取得良好的美容效果外，患者的咬牙和磨牙症状也会得到明显缓解。

咬肌肥大的有效治疗剂量一般为每侧 100~200SU。咬肌下半部分是安全注射区域，可以避免影响到笑肌、颧肌和损伤腮腺导管。当标记注射点位时，让患者咬牙，标记出咬肌的前缘和后缘（图

6-8）。腮腺导管的体表投影为耳屏与口角连线的中 1/3 部分。注射位置要位于此连线下方，注射到肌肉突出的地方。我们一般选择 5~6 点注射，每点间隔 1cm，每点注射 30~40SU，注射到肌肉深部。避免单点注射，因为没注射到的部位在咀嚼时咬肌会出现不规则突出，需要再次补充注射。

并发症

注射部位疼痛是最常见的并发症。患者最初几周会出现吃东西无力，一般 3 周后其他肌肉会出现代偿，这种无力症状逐渐缓解。应该告知患者最初几周吃硬东西时会出现咀嚼困难，也可能出现说话障碍，但这种症状一般持续时间较短，1~4 周后自行消退。微笑时口裂变小有可能是由于肉毒素影响到颊肌或笑肌，所以注射点需要距离咬肌前缘至少 1cm。3 个月后瘦脸效果明显时可能出现双侧不对称，需要对突出的一侧进行补充注射。对颊部突出的患者进行肉毒素瘦脸时要小心，因为咬肌萎缩会进一步加重颊部突出。另外，如果注射位置太靠上或太靠近咬肌前缘，会出现颊部凹陷，注射位置靠下可以有效避免出现这种情况。最严重的并发症是针头穿破腮腺导管或将肉毒素注射到腮腺中，这样会造成唾液外漏，甚至形成皮肤瘘管，需要进行手术矫正，来阻断腮腺分泌唾液，直到肉毒素的作用消失。为了避免出现这些并发症，注射位置一定要在耳屏与口角连线之下。

总结

- 对下面部降肌的早期治疗可以预防下颌轮廓的缺失。
- 肌肉收缩是下颌轮廓缺失的主要因素之一。
- 治疗下面部的肉毒素剂量相比上面部治疗时要少。
- 降口角肌、颏肌和颈阔肌纤维在下颌区交织在一起，具有一定的协同作用。

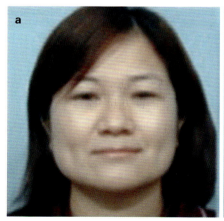

图 6-7　（a）肉毒素注射前。（b）肉毒素注射后 3 个月

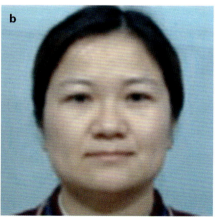

图 6-8　咬肌注射点位

- 治疗咬肌肥大时多点注射要比单点注射效果好。
- 注射位置要在咬肌的下半部分，距离咬肌前缘至少 1cm，在耳屏与口角连线下方。
- 咬肌肥大的治疗效果一般在注射后 3 个月时最明显，治疗效果能够维持 9 个月左右。
- 对于颊部突出的患者，应避免对其咬肌注射肉毒素。

参考文献

[1] Brandt F, Bellman B. Cosmetic use of botulinum exotoxin for the aging neck. Dermatol Surg. 1998;24(11):1232–1234.

[2] Braz AV, Sakuma T. Preenchedores: Contorno Facial e Região Mentual. 1ªth ed. Rio de Janeiro: GEN; 2013. 237p.

[3] Carruthers J, Carruthers A. Aesthetic botulinum toxin in the mid and lower face and neck. Dermatol Surg. 2003;29(5):468–476.

[4] Carruthers J, Carruthers A. Botulinum toxin in facial reju-venation: an update. Dermatol Clin. 2009;27(4):417–425.

[5] Chang CS, Bergeron L, Yu CC, Chen PK, Chen YR. Mandible changes evaluated by computed tomog-raphy following botulinum toxin A injections in square-faced patients. Aesth Plast Surg. 2011;35: 452–455.

[6] Choe SW, Cho WI, Lee CK, Seo SJ. Effects of botulinum toxin type A on contouring of the lower face. Dermatol Surg. 2005;31:501–7. discussion 507–508.

[7] Coleman SR, Grover R. The anatomy of the aging face: volume loss and changes in 3-dimensional topography. Aesthet Surg J. 2006;26(1S):S4–9.

[8] Klein AW. Contraindications and complications with the use of botulinum toxin. Clin Dermatol. 2004; 22(1):66–75.

[9] Le Louarn C. Can the botulinum toxin prevent aging? Ann Dermatol Venereol. 2009;136 Suppl 4:S92–103.

[10] Le Louarn C, Buthiuau D, Buis J. Structural aging: the face recurve concept. Aesthet Plast Surg. 2007;31(3):213–218.

[11] Levy PM. The 'Nefertiti lift': a new technique for specific re-contouring of the jawline. J Cosmet Laser Ther. 2007;9(4):249–252.

[12] Levy PM. Neurotoxins: current concepts in cosmetic use on the face and neck-jawline contouring/platysma bands/necklace lines. Plast Reconstr Surg. 2015; 136(5 Suppl):80S–83.

[13] Liew S, Dart A. Nonsurgical reshaping of the lower face. Aesthet Surg J. 2008;28(3):251–257.

[14] Nácul AJ. Contour of the lower third of the face using an intramuscular injectable implant. Aesthet Plast Surg. 2005;29(4):222–229.

[15] Park MY, Ahn KY, Jung DS. Botulinum toxin type A treatment for contouring of the lower face. Dermatol Surg. 2003;29:477–483.

[16] Tamura BM. Anatomia da face aplicada aos preenchedores e à toxina botulínica – Parte II. Surg Cosmet Dermatol. 2010;2:291–303.

[17] Tamura BM. Região masseteriana e contorno mandibular. In: Ruy Santos editor. Toxina Botulínica: concepção de beleza e da estética atual. Santos Editora; 2007. P. 79–82.

[18] Trévidic P, Sykes J, Criollo-Lamilla G. Anatomy of the lower face and botulinum toxin injections. Plast Reconstr Surg. 2015;136(5 Suppl):84S–91.

[19] Yu CC, Chen PK, Chen YR. Botulinum toxin A for lower facial contouring: a prospective study. Aesth Plast Surg. 2007;31:445–451. discussion 452–453.

第 7 章 颈部肉毒素注射

罗德里戈·比亚乔尼·里贝罗·德·阿布鲁·迈亚和阿德里安娜·比亚乔尼·阿尔梅达·麦哲伦·卡内罗（Rodrigo Biagioni Ribeiro de Abreu Maia and Adriana Biagioni de Almeida Magalhães Carneiro）

目录

前言	53
解剖	53
老化过程	54
A 型肉毒素	54
垂直颈阔肌束带的治疗	55
AboA 治疗技术	55
OnaA 治疗技术	55
颈部横纹的治疗	55
AboA 治疗技术	55
OnaA 治疗技术	55
并发症	56
禁忌证	56
总结	57
参考文献	58

R. B. R. de Abreu Maia (*)
Clínica da Pele, Cabelos e Unhas, Belo Horizonte, MG, Brazil

Clinical and Aesthetic Dermatology, Clinica da Pele, Belo Horizonte, MG, Brazil
e-mail: rodrigo@clinicadapele.com.br

A. B. de Almeida Magalhães Carneiro
Clínica da Pele, Cabelos e Unhas, Belo Horizonte, MG, Brazil
e-mail: adriana@clinicadapele.com.br

© Springer International Publishing AG, part of Springer Nature 2019
M. C. A. Issa, B. Tamura (eds.), *Botulinum Toxins, Fillers and Related Substances*, Clinical Approaches and Procedures in Cosmetic Dermatology 4, https://doi.org/10.1007/978-3-319-16802-9_7

摘要

由于肉毒素治疗起效快、恢复时间短、安全性高，其在美容治疗方面的应用越来越受到患者的欢迎。由于人们对颈阔肌在颈部老化过程中的作用了解得越来越深入，应用肉毒素对颈部横纹和竖纹的治疗也越来越普遍。颈阔肌的下拉作用导致颈部和下颌轮廓丧失，使人出现双下巴，并在颈部形成横纹和垂直束带。颈部肉毒素治疗可以有效减弱颈阔肌对下面部结构的牵拉，使鼻唇沟变浅，使侧面部轮廓得到改善。掌握颈部解剖结构、熟悉肉毒素注射方法、具有丰富的临床治疗经验是取得良好效果的关键。本章将讨论肉毒素治疗颈部垂直束带和颈部横纹的相关问题。

关键词

肉毒素；颈部；颈阔肌束带；颈部横纹；下颌；下颌缘；垂直束带；下面部；颈阔肌；水平横纹

前言

肉毒素目前广泛应用于面部美容，然而其在美容方面的治疗不仅仅限于面部，在某些国家，肉毒素治疗逐渐扩展到颈部等其他部位。

肉毒素在中下面部和颈部应用的增加不仅是由于肉毒素治疗的安全有效性，也是由于我们对颈部老化过程中肌肉收缩和容量缺失情况有了更全面而深入的了解。

解剖

颈阔肌是面积最大的表情肌，起自上胸部、锁骨和胸骨旁区域的表浅筋膜，起点时常出现变异，有时起点在锁骨上，有时起点呈倒 V 形，外侧部分起自胸大肌筋膜，中间部分起自乳沟。颈阔肌覆盖颈部的前侧和外侧，有些人颈部中间没有颈阔肌覆盖。当中线部位无颈阔肌纤维时，颈阔肌会呈现出 2 条单独的束带。部分患者两侧颈阔肌有交叉，有些人随着年龄的增长颈阔肌会逐渐覆盖到颈部中间区域。颈阔肌向上越过下颌骨，连接下面部 SAMS 筋膜，与降口角肌、颏肌、笑肌和口轮匝肌纤维交织在一起。

负责喉部运动和吞咽的肌肉在颈阔肌深面，此部位颈阔肌较薄。如果在颈部中间舌骨上、下深层注射时，注射剂量过大或所应用的肉毒素弥散度较大，有可能引起严重的并发症。舌骨上肌群包括二腹肌、茎突舌骨肌、下颌舌骨肌、胸锁乳突肌，舌骨下肌群包括胸骨舌骨肌、肩胛舌骨肌、甲状舌骨肌。下颌和锁骨之间的肌群和胸锁乳突肌、颈阔肌一起参与颈部的运动，尤其是低头和抬头动作，并部分负责吞咽功能。这些肌肉的损伤会造成患者吞咽苦难、抬头无力，尤其是卧位抬头时，也会出现呼吸功能障碍。

根据文献报道，颈阔肌一般有 3 种甚至更多种解剖形态，颈阔肌的分布也会常常超过正常的止点（图 7-1）。

老化过程

颈阔肌收缩在颈部形成横纹和竖纹，颈阔肌也与颈部半圆形皱纹——项链纹有关。颈部肉毒素治疗可有效减弱颈阔肌对下面部的牵拉力量，使鼻唇沟变浅，并改善侧面部的轮廓。

颈部皮下软组织较薄，皮肤也缺乏一定的弹性，造成颈阔肌收缩时肌肉外形变得比较明显。随着年龄的老化，两侧的颈阔肌前束逐渐分离，每侧肌纤维聚集在一起，形成结实的竖条肌肉束带——颈阔肌束带。

颈部老化可能伴有下颌缘降低、下颌下腺脱垂、下颌骨质吸收。这些患者往往同时存在局部脂肪堆积，肉毒素治疗反而会进一步加重局部老化外观。但是对于脖子较长的患者，肉毒素治疗可以改善颈部横纹。因此进行颈部肉毒素治疗需要认真选择患者，那些有明显的颈阔肌束带、皮肤弹性好、脂肪无明显下垂的患者是肉毒素治疗的合适人群，治疗后效果良好。

A 型肉毒毒素

目前市场上至少有 4 种 A 型肉毒毒素产品：Botox®(OnabotulinumtoxinA，OnaA)、Dysport®(AbobotulinumtoxinA，AboA)、Xeomin®（IncobotulinumtoxinA,IncoA）和 Prosigne®。因为各厂家

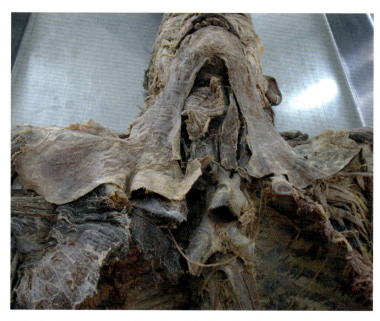

图 7-1 颈阔肌及周围相关肌肉（dr. Bhertha Tamura）

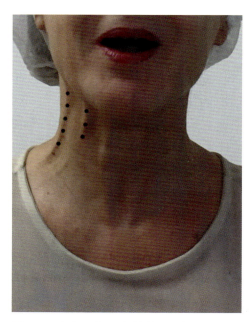

图 7-2 绷紧颈阔肌束带进行注射

所用的生物制剂不同，导致它们之间的剂量单位不同。曾有大量的体内体外实验试图明确两种最常用的肉毒素产品 Botox® 和 Speywood 之间的单位换算。研究者建议按照 1：2.5 的比例进行换算，有经验的医生常用这种换算关系，临床上按照这种换算关系治疗的话，两种肉毒素产品的治疗效果差不多。

垂直颈阔肌束带的治疗

AboA 治疗技术

每条颈阔肌束带注射 2~5 点，每点注射 2~4U，从下颌缘开始，逐渐走向尾侧端，每点间隔 1.5~2cm，皮内注射。注射时嘱患者收紧颈阔肌，注射者用手捏紧每条束带（图 7-2）。

每条束带的注射剂量不超过 25U。为控制注射总量，每次治疗不超过 3 条束带。小心不要注射得太深，注射剂量不要过大（不超过 100U）。

OnaA 治疗技术

每个人的颈阔肌力量、分布范围都不同，所以治疗颈阔肌束带和颈纹时，需要对每个人的颈阔肌解剖进行具体分析。我们常常捏起患者的颈阔肌束带，每隔 1.5~2cm 注射 1 点，每点注射 1~2U，靠近下颌缘每点注射 2U，靠近锁骨每点注射 1U。通常情况下我们也会注射外侧的颈阔肌束带，因为内侧颈阔肌束带治疗后，外侧束带会显得更明显。所有束带的最大注射剂量都不超过 30U。

颈部横纹的治疗

AboA 治疗技术

颈部横纹是由于颈部表浅肌肉筋膜系统造成的，可以沿着皱纹多点注射肉毒素进行治疗（图 7-2）。沿着横纹在皮内深层注射，每点 1~2U，两点之间间隔 1cm。不建议进行皮下注射，因为有深部静脉穿支，容易导致出血，治疗后也有可能影响到吞咽肌肉、喉肌和胸锁乳突肌。每次治疗剂量为 15~20U。

OnaA 治疗技术

早期我们一般沿着颈部横纹上下 0.5cm 进行注射，每点注射 0.5~1U，两点之间间隔 1~1.5cm，但治疗效果不稳定，有些患者治疗效果良好，有些患者治疗效果欠佳。后来我们改进了注射技术，注射时让患者绷紧颈阔肌，判断出肌肉最强壮部位，首先在下颌缘注射3~6U，向下逐渐减量至3~4U，最下端注射点仅注射1U。即使总剂量25~30U也有可能出现颈部运动障碍，所以避免用50U的注射量（图7-3）。

并发症

肉毒素的美容治疗通常是安全的，出现的并发症也是短暂的，包括轻度疼痛、红斑、散在水肿、淤青、局部感染、肌肉力量减弱、短暂麻木、出现过敏反应等。

大剂量（50~100U）肉毒素颈部注射会导致患者出现吞咽困难、声音嘶哑、低头时力量减弱，这是由于肉毒素弥散或直接注射到胸锁乳突肌、喉部肌肉、肩胛舌骨肌或者吞咽肌肉造成的。如果出现吞咽困难，嘱患者日常饮食改为半流食。甲氧氟普胺（胃复安）可以促进上消化道蠕动，可以改善有些患者的吞咽困难的症状。

禁忌证

绝对禁忌证包括对肉毒素或其中成分如白蛋白过敏的患者、注射部位有感染灶者、孕妇和哺乳

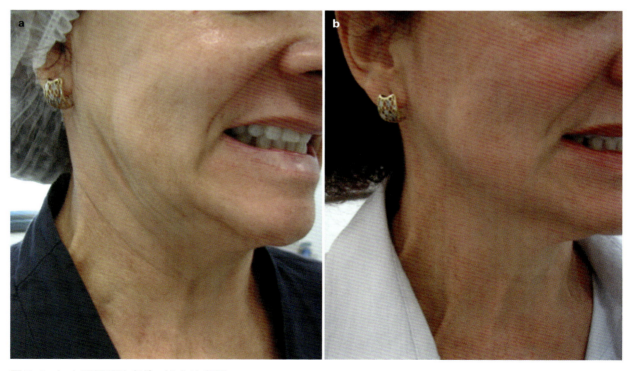

图7-3 （a）颈阔肌治疗前。（b）治疗后

期妇女以及对治疗效果抱有不现实期望的患者。相对禁忌证包括一些神经肌肉疾病、注射前 4 周内服用过协同作用的药物（如氨基糖苷类药物、钙离子通道阻滞剂）、阿司匹林和非甾体消炎药及相关凝血机制障碍的患者。

总结

- 颈阔肌起自上胸部表浅筋膜以及锁骨和胸骨旁区域，覆盖颈前和颈外侧部分，中线处往往肌纤维阙如。颈阔肌向上跨过下颌骨，与面部表浅肌肉筋膜系统连接，与下面部表情肌交织。喉部肌肉和吞咽肌肉位于颈阔肌深面。
- 在颈部处于特定姿势下，颈阔肌收缩时可以在颈部形成横纹和竖纹，两侧颈阔肌前束分离和每侧肌纤维聚集形成紧张的垂直束带。
- 颈部肉毒素治疗可以减轻颈阔肌对下面部的牵拉力量，从而减轻鼻唇沟，改善侧面部轮廓。
- 对于具有双下巴、下颌下腺脱垂和下颌骨质吸收的患者，肉毒素治疗反而会加重肌肉束带。行颈部治疗前需要认真筛选患者，那些有明显的颈阔肌束带、皮肤弹性良好、脂肪无明显下垂的患者是合适人选。
- 研究者建议 OnaA 和 AboA 两种肉毒素的剂量换算比例为 1∶2.5，这是目前临床上最常用的换算比例，按照这种比例关系进行对比，两种肉毒素的临床治疗效果相当。
- 每条垂直颈阔肌束带注射 2~5 点，每点 2~4U，从下颌缘开始，逐渐向尾侧端走行，两点之间间隔 1.5~2cm。注射时让患者绷紧颈阔肌，注射者用手捏起垂直束带。
- 每条束带的注射剂量控制在 25U 以下。每次治疗 3~4 条束带。每次注射时不要太深，注射剂量不要太大（不要超过 100U AboA）。
- 治疗颈部横纹可沿着皱纹两侧皮内注射，每点注射 1~2U，两点间隔 1cm。
- 避免皮下注射，以免造成出血，并影响深层的吞咽肌肉、喉部肌肉和胸锁乳突肌。
- 每次治疗颈部横纹时，AboA 用量为 15~20U。
- 颈部肉毒素治疗后出现的并发症持续时间短暂，包括轻度疼痛、红斑、局部肿胀、淤青、局部感染、肌力丧失、短暂麻木、过敏等。
- 注射剂量超过 100U 时患者会出现吞咽困难、声音嘶哑、低头困难，这是由于肉毒素弥散到或直接注射到胸锁乳突肌、喉部肌肉、肩胛舌骨肌或吞咽肌肉所致。
- 绝对禁忌证包括对药物过敏者、注射部位有感染灶者、孕妇及哺乳期妇女及对治疗抱有不现实期望值的患者。
- 相对禁忌证包括患有一些神经肌肉疾病、治疗前 4 周内服用阿司匹林、非甾体消炎药以及凝血机制障碍的患者。

参考文献

[1] Becker-Wegerich PM, Rauch L, Ruzicka T. Botulinum toxin A: successful décolleté rejuvenation. Dermatol Surg. 2002;28:168–171.

[2] Carruthers A, Carruthers J. Aesthetic botulinum a toxin in the mid and lower face and neck. Dermatol Surg. 2003;29:468–476.

[3] Cartee TV, Monheit GD. An overview of botulinum toxins: past, present and future. Clin Plast Surg. 2011;38:409–426. https://doi.org/10.1016/j.cps.2011.03.010.

[4] Kane MAC. Nonsurgical treatment of platysmal bands with injection of botulinum toxin a. Plast Reconstr Surg. 1999;103:656–663.

[5] Klein AW. Complications, adverse reactions, and insights with the use of botulinum toxin. Dermatol Surg. 2003;29:549–556.

[6] Matarasso A, Matarasso SL, Brandt FS, Bellman B. Botu-linum a exotoxin for the management of platysma bands. Plast Reconstr Surg. 1999;103:643–652.

[7] Sarrabayrose AMA. Indications and limitations for the use of botulinum toxin for the treatment of facial wrinkle. Aesthet Plast Surg. 2002;26:233–238. https://doi.org/ 10.1007/s00266-002-2030-x.

[8] Sorensen EP, Urman C. Cosmetic complications: rare and serious events following botulinum toxin and soft tissue filler administration. J Drugs Dermatol. 2015;14(5):486–491.

[9] Spósito MM. New indications for botulinum toxin type a in treating facial wrinkles of the mouth and neck. Aesthet Plast Surg. 2002;26:89–98. https://doi.org/10.1007/s00266-002-1491-2.

[10] Stephan S, Wang TD. Botulinum toxin: clinical techniques, applications, and complications. Facial Plast Surg. 2011;27:529–539. https://doi.org/10.1055/s-0031-1298 786.

[11] Tamura B. The effect of botulinum toxin on platysma muscle. Curr Dermatol Rep. 2012;1(2):89–95.

第 8 章　上胸部 V 形领口区域的肉毒素治疗

布尔塔·塔穆拉（Bhertha Tamura）

目录

前言 60
解剖 60
注射技术 61
讨论 61
并发症 62
总结 62
参考文献 63

摘要

当我们讨论应用肉毒素治疗颈纹和颈阔肌束带时，也要探讨一下对上胸部 V 形领口区域的治疗。颈阔肌是治疗颈纹、颈部束带、改善面部轮廓最重要的目标肌肉，因此我们需要了解颈阔肌的解剖特征，以确定其是否为造成上胸部 V 形领口区域皱纹形成的主要原因。除了肉毒素治疗外，目前对这个部位还有很多种其他的治疗方法，比如激光、光子、填充剂、超声设备等。

关键词

上胸部 V 形领口区域；颈阔肌；V 形；肉毒素；颈部

B. Tamura (*)
Clínicas Hospital of São Paulo of the University of Sao Paulo, Sao Paulo, Brazil

Barradas and Bourroul's Ambulatório de Especialidades in Sao Paulo, Sao Paulo, Brazil

Sorocaba's Ambulatório de Especialidade in Sorocaba, Sao Paulo, Brazil
e-mail: bhertha.tamura@uol.com.br

© Springer International Publishing AG, part of Springer Nature 2019
M. C. A. Issa, B. Tamura (eds.), *Botulinum Toxins, Fillers and Related Substances*, Clinical Approaches and Procedures in Cosmetic Dermatology 4, https://doi.org/10.1007/978-3-319-16802-9_8

前言

随着面颈部美容技术的提高，人们又逐渐开始要求对其他部位进行年轻化治疗，比如上胸部区域、胳膊、手背、肚脐、大腿、小腿等。然而，对于这些新的治疗适应证，我们需要了解局部解剖以及正确的治疗方法，才能取得理想的效果。早期我们仅仅针对颈部进行治疗，而忽略了上胸部领口区域，人们并没有意识到在颈阔肌收缩时颈部和上胸部其实是一个整体结构。很少有患者单独要求治疗上胸部V形领口区域的皱纹，大部分中年患者就诊时往往只要求治疗上胸部的皮肤萎缩、黑色病、皮肤角化病、弹性组织变性等。治疗这种临床症状需要综合性年轻化治疗措施，因为单纯肉毒素治疗仅能取得轻度改善。

解剖

颈阔肌覆盖部分下面部、颈部、胸部、胸大肌、三角肌，与胸锁乳突肌有交叉，越过锁骨，沿着颈部侧面斜向内上走行（图8-1）。术语platys源自希腊语，有"宽大"的意思。颈阔肌起自第一肋骨或第二肋骨水平处胸大肌和三角肌表面的皮下组织和筋膜，止于下颌骨、笑肌和下面部的皮肤以及颧肌和口轮匝肌。当咬紧牙齿时，颈阔肌会降低下唇，在颈部和上胸部形成皱纹。颈阔肌由面神经支配。

每侧颈阔肌纤维在颏部联合下方交织在一起。颏部联合不是真正的联合，因为左、右两侧之间没有软骨。颈阔肌深面有颈外静脉从下颌角向锁骨走行。

颈阔肌在面部及锁骨上和肩上的分布有各种变异，在颈前双侧肌纤维有交织，也可能没有交织。颈阔肌附着于锁骨、颞骨的乳突以及枕骨上。颈部束带随着年龄的增长会逐渐变得明显，尤其在患者提重物或做面部表情时。

喉部肌肉及吞咽肌肉在颈阔肌的深面，颈阔肌内侧非常薄，所以我们需要记住这个区域的主要

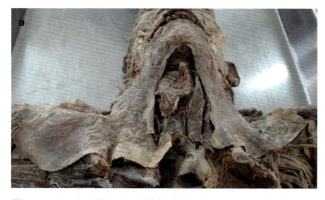 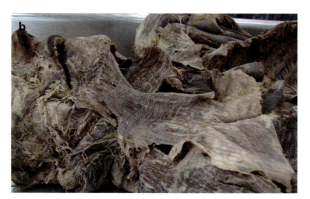

图 8-1 （a）颈阔肌分布范围广，止于下颌，分为左、右两块。（b）颈阔肌侧面观

第 8 章 上胸部 V 形领口区域的肉毒素治疗

肌肉。舌骨上肌群：二腹肌、茎突舌骨肌、下颌舌骨肌、胸锁乳突肌。舌骨下肌群：胸骨舌骨肌、甲状舌骨肌、肩胛舌骨肌。下颌至锁骨之间的肌肉联合胸锁乳突肌和颈阔肌参与颈部的运动，尤其是低头和抬头动作，同时也参与吞咽动作。这些肌肉的损伤会造成患者吞咽困难，颈部运动无力，也会造成呼吸功能障碍。

注射技术

除了了解局部解剖，医生治疗前还得判断哪些患者的上胸部皱纹可以通过肉毒素注射得到改善。根据临床表现，我们将上胸部皱纹分为 3 型：Ⅰ形，颈阔肌收缩时皱纹明显，伴有或不伴有中度的老化迹象；Ⅱ型，颈阔肌收缩时皱纹明显，伴有严重的老化迹象；Ⅲ型，颈阔肌没有任何动作时就存在静态皱纹，伴有轻、中、重度老化。判断上胸部皱纹分型及颈阔肌的分布和力量相对比较困难，需要注意肉毒素不会改善静态皱纹。

检查时让患者咬紧牙齿，努力降低嘴角，收缩颈阔肌可以让我们基本判断出颈阔肌的分布及其在上胸部皱纹形成中的作用。如果皱纹分布与颈阔肌分布一致，画出治疗范围，标记出注射点，每点间隔 1.5~2cm，每点注射 1~2U。如果颈阔肌力量较强，两点间距离可以稍短。注射深度应该在真皮深层，如图 8-2 所示。图 8-3 显示的是颈阔肌收缩时颈部和上胸部的形态。

需要对颈阔肌的各个部位都进行治疗，才能取得良好的效果。应用肉毒素治疗上胸部时，颈部也要进行注射才能取得最佳效果。

讨论

为取得良好的治疗效果，在分析治疗适应证和治疗技术时，有一些因素需要考虑在内。首先控制患者对治疗的预期非常重要。根据上胸部皱纹的分型，建议采用如下治疗方法：

- Ⅰ型：上胸部皱纹在颈阔肌收缩时变得明显，伴有或不伴有中等程度的老化表现。肉毒素联合其他治疗方法的治疗效果更好。

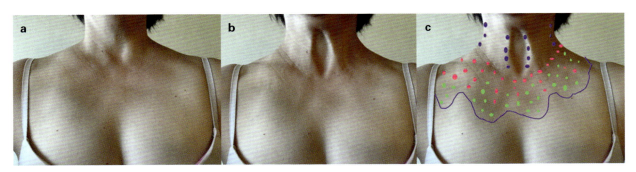

图 8-2 （a~c）颈阔肌在颈部和胸部的分布情况。紫色标记点代表颈部注射点位，粉红色标记点和绿色标记点代表胸部注射点位。紫色标记点每点注射 2U，粉红色标记点和绿色标记点每点注射 1U

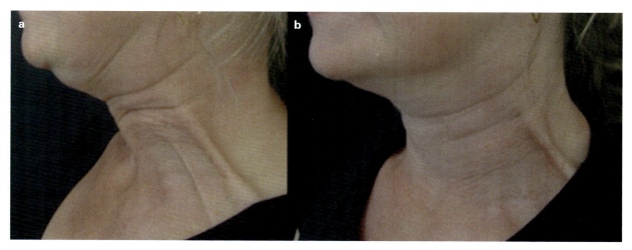

图 8-3 （a）颈阔肌收缩时颈部的形态。（b）上胸部的形态

- Ⅱ型：颈阔肌收缩时皮肤皱纹变得明显，伴有明显的老化表现。治疗方法包括外用乳膏、光电设备、射频、皮肤剥脱、胶原蛋白刺激剂、组织填充剂、水光治疗。如果皱纹轻微，仅进行皮肤治疗即可改善；如果由于颈阔肌收缩皱纹显得较深，需要应用肉毒素治疗。
- Ⅲ型：颈阔肌不收缩时就存在静态皱纹，伴有轻度、中度、重度的皮肤老化。治疗方法包括光电设备、射频、皮肤磨削、胶原蛋白刺激剂、组织填充剂、水光治疗。也可以用一些外用乳膏。不建议应用肉毒素治疗。

并发症

最常见的并发症为皮下淤青。

下颌骨至锁骨之间的肌肉联合颈阔肌和胸锁乳突肌一起负责颈部运动，尤其是低头动作和抬头动作，并部分参与吞咽动作。这些肌肉损伤会导致患者吞咽困难、颈部运动无力以及呼吸功能障碍。这些并发症往往是颈部肉毒素治疗的并发症，而不是胸部治疗的结果。

总结

- 上胸部老化需要联合应用多种治疗技术，单纯注射肉毒素治疗效果不明显。
- 颈阔肌起自第一肋或第二肋水平的胸大肌和三角肌筋膜，止于下颌缘和颏部联合，有时会继续向上走行，止于笑肌、下面部皮肤、颧肌和口轮匝肌。当咬紧牙齿时，颈阔肌会降低下唇，在颈部和上胸部形成皱纹。
- 颈阔肌在面部、锁骨和肩部的分布存在变异，颈前一般无颈阔肌分布，有时左、右两侧肌纤维互相交织。颈阔肌附着在锁骨、颞骨乳突和枕骨上。

- 医生除了需要了解局部解剖外，治疗前还需要判断肉毒素治疗对哪些患者的上胸部皱纹有效果。
- 如果皱纹与颈阔肌的分布一致，我们应该画出皱纹的范围，标记出注射点位，两点之间间隔1.5~2cm，每点注射 1~2U。
- 在选择合适的适应证和注射技术时，应该考虑多方面的因素。首先需要了解患者的治疗目的，并控制患者的期望值，这一点很重要。可根据患者上胸部皱纹的分型来选择最好的治疗方法。

参考文献

[1] Becker-Wegerich PM, Rauch L, Ruzicka T. Botulinum toxin A: successful décolleté rejuvenation. Dermatol Surg. 2002;28:168–171.
[2] Carruthers A, Carruthers J. Aesthetic Botulinum A toxin in the mid and lower face and neck. Dermatol Surg. 2003;29:468–476.
[3] De Almeida AR, Romiti A, Carruthers JD. The facial platysma and its underappreciated role in lower face dynamics and contour. Dermatol Surg. 2017 Apr 6; https://doi.org/10.1097/DSS.0000000000001135.
[4] Gray H. Gray's anatomy 20th edition public domain. Phil-adelphia: Lea and Febiger; 2008. p. 440.
[5] Kane MAC. Nonsurgical treatment of platysmal bands with injection of botulinum toxin A. Plast Reconstr Surg. 1999;103:656–663.
[6] Klein AW. Complications, adverse reactions, and insights with the use of botulinum toxin. Dermatol Surg. 2003;29:549–556.
[7] Labbé D, Rocha CS, de Souza Rocha F. Cervico-Mental angle suspensory ligament: the keystone to understand the cervico-mental angle and the aging process of the neck. Aesthetic Plastic Surg. 2017; https://doi.org/ 10.1007/s0026-017-0861-8.
[8] Matarasso A, Matarasso SL, Brandt FS, Bellman B. Botulinum A exotoxin for the management of platysma bands. Plast Reconstr Surg. 1999;103: 643–652.
[9] Spósito MM. New indications for botulinum toxin type A in treating facial wrinkles of the mouth and neck. Aesth Plast Surg. 2002;26:89–98. https://doi.org/10.1007/s00266-002-1491-2.
[10] Tamura B. The effect of botulinum toxin on platysma muscle. Current Dermatol Rep. 2012;1(2): 89–95.
[11] Tamura B, Anatomia d. Face aplicada aos preenchedores e à toxina botulínica. Parte I. Surg Cosmet Dermatol. 2010a;2(3):195–204.
[12] Tamura B, Anatomia d. Face aplicada aos preenchedores e à toxina botulínica. Parte II. Surg. Cosmet Dermatol. 2010b;2(4):291–303.

第 9 章 肉毒素对腋下多汗症的治疗

阿达·雷吉娜·特林达德·德·阿尔梅达和苏伦·蒙塔纳
（Ada Regina Trindade de Almeida and Suelen Montagner）

目录

前言	65
肉毒素的应用历史及分型	65
肉毒素的配置	67
评估方法	68
对生活质量的影响	69
注射方法	71
其他注射方法	72
无针肉毒素注射	72
结论	73
总结	73
参考文献	73

摘要

腋下多汗症会影响患者的工作和生活，临床上腋下多汗症真正的发病率也许被我们低估了。肉毒素治疗腋下多汗症是一种安全有效的方法。尽管对这种疾病的病理生理过程人们目前还不是很了解且有很多争论，但大家都知道肉毒素具有暂时抑制局部出汗的效果。

Conflict of Interest: Dr. *Ada has been a consultant in Allergan, Inc. and participated in clinical trials for Allergan and Galderma.*

A. R. Trindade de Almeida (*)
Department of Dermatology, Hospital do Servidor Público Municipal de São Paulo (SP), São Paulo, Brazil e-mail: trindade.almeida2013@gmail.com;
artrindal@uol.com.br

S. Montagner
University of São Paulo, Campinas, São Paulo, Brazil e-mail: suelen_montagner@yahoo.com.br

© Springer International Publishing AG, part of Springer Nature 2019
M. C. A. Issa, B. Tamura (eds.), *Botulinum Toxins, Fillers and Related Substances*, Clinical Approaches and Procedures in Cosmetic Dermatology 4, https://doi.org/10.1007/978-3-319-16802-9_9

治疗前，我们首先需要明确出汗的具体范围，目的是为了提高治疗效果，避免浪费药液，同时避免遗漏个别区域，因为多汗部位往往与腋毛分布区域并不一致。

药物的配置和注射方法因人而异。目前已有的临床证据支持肉毒素是治疗多汗症的 A 级推荐方法。

关键词

腋下多汗症；肉毒素；保妥适；神经调节剂

前言

腋下多汗症会影响到很多人的工作和生活，一般在青春期发病，男性和女性都会出现。当伴有腋下狐臭味时，我们称其为腋臭。

腋下多汗症的病理生理目前尚不明了。一方面可能是由于外分泌汗腺的过度分泌造成的，但有些学者认为致病原因也包括顶泌汗腺功能异常。

外分泌汗腺几乎分布于人体整个皮肤表面，在手掌、足底、前额、腋下和颊部分布较多。它们由胆碱能节后交感神经支配，分泌汗液，参与体温调节。将多汗症患者与正常人对照，未发现两者的汗腺在形态学上存在差异，也未见多汗症患者的汗腺数量增多、体积增大。然而另一项研究发现，汗腺的透明细胞对液体的运输起到主要作用，只有这种细胞存在共转运体和水通道，因此这种细胞的功能异常有可能是多汗症的发病原因。

另一方面，顶分泌汗腺一般仅位于会阴区和腋下，由肾上腺素和去甲肾上腺素神经调节。顶分泌汗腺分泌出一种黏稠物质，经微生物分解后，产生臭味。

无分泌功能汗腺由佐藤（Sato）等在 1987 年发现，与外分泌汗腺和顶分泌汗腺形态近似，占腋下汗腺数量的 10%~45%。它们也可能由胆碱能神经支配，并对肾上腺素和异丙肾上腺素有反应。然而后来的一些研究并没有进一步证明腋下区域存在这种汗腺，关于这种汗腺存在与否目前仍有争论。

肉毒素的应用历史及分型

从 1996 年开始，肉毒素开始用于多汗症的治疗，实践证明这是一种安全有效的治疗方法，患者的满意率也非常高。A 型肉毒素和 B 型肉毒素都曾用于腋下多汗症的治疗，两种肉毒素的治疗效果都非常良好，但它们的作用目标不同。A 型肉毒素与突触结合蛋白（SNAP-25）结合，而 B 型肉毒素作用于囊泡相关膜蛋白（VAMP），两者都能阻断支配汗腺的胆碱能神经乙酰胆碱的释放。

2004 年美国 FDA 批准了将 A 型肉毒毒素用来治疗腋下多汗症，从此以后一系列的研究证明这种方法是非常有效的，而且副作用很少。

全球有多款 A 型肉毒素产品。各产品的配方不同，效力也不一样，所以临床应用时需要小心辨别。为了对各种肉毒素产品进行区别，FDA 对每种肉毒素给予了特殊的化学名称，表 9-1 列出了多种肉毒素产品信息。

各肉毒素之间没有明确的单位换算关系。在已发表的相关文献中，最常用的单位换算关系为 1U OnaA = 1U IncoA = 1U BoNT-A (Lanzhou) = 1U Medy-Tox = 2.5~3U AboA。

B 型肉毒素产品有欧洲的 NeuroBloc® 和美国的 Myobloc®。不像 A 型肉毒素，B 型肉毒素在临床上应用较少，所以关于这种类型的肉毒素治疗腋下多汗症的相关文献不多。很少有 B 型肉毒素远期并发症的文献报道，包括干眼症和嘴干症，这种副作用 A 型肉毒素也不常见。A 型肉毒素（OneA）与 B 型肉毒素（RimabotulinumtoxinB，RimaB）之间的单位换算一般为 1U∶20~100U。

诺曼（Naumann）等对肉毒素治疗多汗症进行了循证学研究，发现两篇 I 类研究（前瞻性、随机、对照、双盲临床结果评估）文献——一篇关于 OnaA，另一篇关于 AboA。还有 5 篇 A 型肉毒素治疗腋下多汗症的 II 类研究（类似于 I 类研究，只不过缺少 1 条或多条严格标准）文献。根据临床证据，他们将 BoNT-A 肉毒素治疗腋下多汗症推荐为 A 级治疗方法，将 OnaA 和 AboA 两种肉毒素推荐为 B 级治疗方法，将 RimaB 和 IncoA 推荐为 U 级治疗方法。

其他一些关于肉毒素治疗腋下多汗症的对比研究将在下面章节中详细讨论。

表 9-1　A 型肉毒素商业产品

肉毒素	商品名	产地
OnabotulinumtoxinA (OnaA)	Botox®	（美国艾尔建）产地：美国
AbobotulinumtoxinA (AboA)	Dysport®	（伊普森生化公司，英国）产地：美国、欧洲和拉丁美洲
BoNT-A	衡力	（中国兰州）产地：亚洲、拉丁美洲
BoNT-A	Neuronox® Botulift®	（梅迪毒化公司，韩国）产地：亚洲、拉丁美洲
IncobotulinumtoxinA (IncoA)	Xeomin®	（梅尔茨制药公司，德国）产地：德国、加拿大、美国、拉丁美洲
BoNT-A	PureTox	（曼托公司，加州圣巴巴拉）单纯肉毒素，目前处于 III 期临床研究阶段

A 型肉毒素之间的对比研究：

卡尔纳（Kalner）进行了一项同一患者左、右两侧分别应用 OnaA 和 AboA 的前瞻性对比研究。两种肉毒素换算比例为 1U∶3U，结果发现，OnaA 治疗后 1 周内就出现了效果，维持时间长达 9 个月，而 AboA 治疗后 2 周才起效，维持时间为 6 个月。在另一项 2007 年开展的 10 名患者的研究中，塔拉里科 – 菲罗（Alarico-Filho）并没有发现这两种肉毒素治疗腋下多汗症时的起效时间和维持时间有明显的统计学差异。

德雷斯勒（Dressler）在一项 46 例患者的双盲研究中，于患者一侧腋下注射了 50U OnaA，于患者另一侧腋下注射了 50U IncoA，两种肉毒素之间治疗效果、起效时间、效果维持时间以及并发症的发生率无明显差别。两种肉毒素的规格均为 100U/瓶，都用盐水配置成 10mL 注射 (10U/mL)。

A 型肉毒素与 B 型肉毒素的对比研究：

2011 年，弗拉松（Frasson）等对 10 例腋下多汗症的患者进行了治疗，于患者一侧腋下注射了 2500U RimaB，于患者另一侧腋下注射了 50U OnaA(50U RimaB∶1U OnaA)。他们认为 B 型肉毒素比 A 型肉毒素在减少汗液分泌方面起效更快，维持时间更长，治疗效果更满意，没有发现系统性并发症。研究者认为，他们的发现与其他文献报道的不一样，主要原因是其他研究采用了较低的换算剂量 (40∶1 或 20∶1) 和更大的稀释浓度。

在 2015 年的另一项研究中，安（An）等对 24 例患者进行了治疗，于患者一侧腋下应用 1500U RimaB，于患者另一侧腋下应用 50U OnaA，剂量换算比例为 30∶1。观察 20 周后，他们发现两者在减少汗液分泌方面没有明显差别，两者的起效时间、效果维持时间基本相同，也没有发现任何并发症，患者的满意率在两者之间也基本一致。

为了提高治疗效果，减少并发症，需要进一步的研究来制定相关的临床治疗标准。目前在临床上，肉毒素的选择一般根据治疗经验，由医生自己进行选择。

肉毒素的配置

一项回顾性研究发现，在治疗局灶性多汗症时肉毒素的配置没有统一的标准，稀释 OnaA 所用的盐水量从 1mL 到 10mL 不等（大部分医生应用的盐水量为 2~5mL）。而 AboA 的稀释量为 1.25~10mL（大部分为 2.5~5mL）。在唯一一项关于 IncoA 治疗多汗症的研究中，肉毒素的稀释浓度为 10U/mL。表 9-2 列举了文献中肉毒素的稀释浓度。

本章作者更倾向于用 2mL 的生理盐水来稀释 100U 的 OnaA，最终浓度为 50U/mL。

文献回顾中也发现，在治疗腋下多汗症时有时也会添加一些对肉毒素无损害的其他药物，如玻尿酸溶解酶、利多卡因和肾上腺素等。

在这些添加的药品中，最常见的是利多卡因。一项对 8 例患者的双盲随机对照研究中，于患者一侧腋下所用的 50U 肉毒素用 0.5mL 盐水进行了稀释，并加用了 1mL 2% 的利多卡因，而另一侧只用 1.5mL 的生理盐水进行了稀释。瓦杜德 - 塞耶迪（Vadoud-Seyedi）2007 年应用类似方法治疗了 29 例患者，肉毒素稀释量为 5mL。两项研究都发现加不加利多卡因，肉毒素的治疗效果都一样，但加入利多卡因后会减少注射过程中的疼痛，所以建议在治疗腋下多汗症时注射液中可加入利多卡因。

当肉毒素用生理盐水稀释并加用玻尿酸溶解酶后，腋下注射后 2 周即出现效果，汗液分泌减少的范围更广。

评估方法

应用肉毒素治疗腋下多汗症时，重要的一步是确定治疗范围。碘 - 淀粉试验（Minori 试验）可以帮助我们确定多汗的范围，但是这种方法不会提供准确的出汗量信息。

这种试验方法费用便宜、操作简单，常常在表面麻醉或局部麻醉前进行。首先用吸水纸将局部汗液吸干，然后将 3%~5% 的碘溶液涂抹到腋下，等一会儿晾干。对于一些持续出汗的患者，在应用淀粉之前，务必再次将汗液擦干，以免对结果造成偏差（图 9-1）。

当淀粉与碘接触后，汗液会呈现黑紫色，很容易看出。需要注意的是商用 PVPI 溶液中含有 10% 的聚维酮碘，碘浓度仅为 1%。所以，当用这种试剂进行试验时，结果就不会很理想。

另一个重要细节是腋下多汗区域并不是与腋毛分布范围一致。如果多汗位置仅局限在腋毛内一小部分（图 9-2、图 9-3），对整个腋毛区域进行肉毒素治疗势必会造成不必要的浪费。另外有一些人，多汗区域会超过腋毛范围，或多汗区域在腋毛分布范围以外，如图 9-4 所示。这种情况下，如果肉毒素治疗仅局限在腋毛分布范围内，则会遗漏部分多汗区域，影响治疗后的效果。个别情况下多汗区域形状古怪，如呈"M""S""8"等形状。这种情况下多汗区域也可以通过碘 - 淀粉试验判断出来。Minor 试验对于准确地判定多汗区域是必需的，可以帮助我们优化肉毒素注射方案，保证治

表 9-2　文献中报道的肉毒素在治疗多汗症时的稀释方法

肉毒素	稀释范围	常用稀释量
OnabotulinumtoxinA	1~10mL	2~5mL
AbobotulinumtoxinA	1.25~10mL	2.5~5mL
IncobotulinumtoxinA	1~10mL	10mL

第 9 章 肉毒素对腋下多汗症的治疗

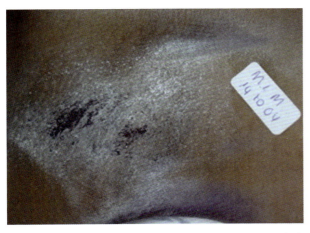

图 9-1 当淀粉与碘接触后，汗液会呈现黑紫色，在腋窝中部很明显。正常区域需要保持干燥，以免出现假阳性，腋窝下方即为假阳性区域

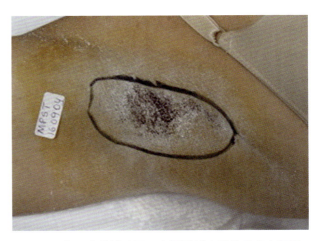

图 9-2 碘-淀粉试验显示多汗区域小于腋毛分布范围

疗效果。

对碘过敏的患者，使用胭脂红（Ponceau）红药水是一种替代方法。红药水与淀粉混合后，当接触到汗液时，会呈现粉红色。上述两种方法检查后均应照相记录出汗的分布范围，以便于治疗前后进行对比。

另一个有意义的试验方法为出汗量的测试。在日常临床工作中，很少用到这种方法，因为检测时间比较长，而且需要准确的测量工具。这种方法需要在特定的温度下，测量出一定时间内的出汗量。首先用吸水纸擦干测量区域，再把 1 张称过重量的滤纸放到检测区域，放置一段时间后再次称重，出汗量通过试验前与试验后滤纸重量的差异得出。文献中每名学者的测量时间都不同：赫克曼（Heckmann）等所用时间为 1min；诺曼（Naumann）、洛韦（Lowe）和洪特（Hund）等建议检测时间为 5min；巴默（Bahmer）和萨克瑟（Sachser）建议检测时间为 10min；奥德森（Odderson）建议检测时间为 15min。

多汗症面积和严重程度指数（HASI）由出汗量试验和 Minor 试验计算得出，由巴默（Bahmer）等提出。检查时先在腋下放置 1 个透明方格网，1 个方格边长为 1cm，表示 1 个出汗点。再用滤纸测量出汗量，10min 内的出汗量除以出汗点的数量就得出 HASI。HASI 值的单位为 $mg/(cm^2 \cdot min)$。当 HASI 值达到 $1 mg/(cm^2 \cdot min)$ 时就可以确定为腋下多汗症。

对生活质量的影响

多汗症会在多方面影响到患者的日常生活，如影响患者的人际关系、工作、娱乐以及患者的自信。患者常常遭人嫌弃，因此会感到羞辱、沮丧和烦恼。

多汗症对个人生活质量 (QoL) 的影响可通过一些指标来量化。常用的是多汗症严重程度量表

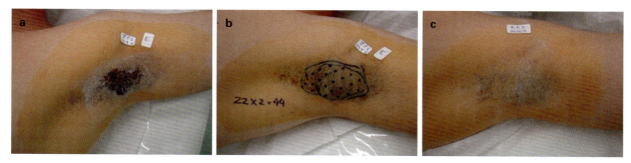

图 9-3 （a~c）多汗区域小于腋毛范围，在腋窝中央，用 44U 的 OnaA 进行注射及治疗后的效果

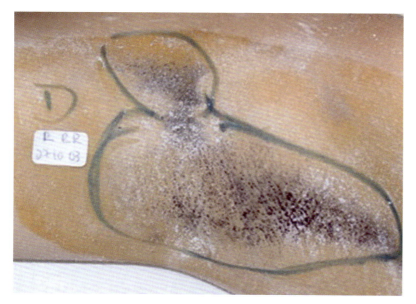

图 9-4 多汗区域超出腋毛范围，标记出治疗范围可以帮助取得良好的治疗效果

（HDSS），3~4 分为重度多汗症，2 分为中度多汗症，1 分为无多汗症。HDSS 是通过一个简单问题来判断多汗症对日常生活的影响的：你对自己多汗症的严重程度如何评价？我们有可能得到 4 种回答：从来没注意到自己多汗，也从来没影响到我的生活（1 分）；出的汗可以忍受，但有时会影响到我的生活（2 分）；出的汗几乎无法忍受，经常影响到我的生活（3 分）；出的汗无法忍受，总是影响到我的生活（4 分）。

另一种由坎波斯（Campos）及其同事介绍的方法叫生活质量临床标准。调查问卷包括 1 个影响整个生活质量的一般性问题和 4 个生活方面的 20 个问题，包括对社会活动的影响、人际关系的影响、情绪的影响以及在特定场合的影响。对患者的回答进行评分，最终将结果分成 5 个 QoL 级别。

最常用的判断皮肤疾病对生活质量影响的调查问卷是皮肤病生活质量调查问卷（DLQI）。它通常包括 10 个问题，涵盖患者的症状、感受、日常娱乐、工作、学校生活、人际关系、治疗等方面。每个问题有 4 个答案，分值为 0~3 分，总分为 0~30 分。

还有其他一些判定多汗症对日常生活影响的方法，但到目前为止，还没有任何一种方法适合所有人群。

注射方法

当确定了多汗区域、并拍照记录后，用记号笔或龙胆紫标记出注射范围和注射点位。这时候可以在皮肤表面涂抹一些表面麻醉乳膏，减少注射过程中患者的不适感。如果提前涂抹表面麻醉乳膏的话，则会影响对出汗范围的判断。

斯基维伦（Skiveren）等观察了 38 例用肉毒素治疗腋下多汗症的患者，对比了 30G 和 27G 针头的疼痛强度，发现 30G 针头的疼痛指数要小于 27G 的针头，因此研究者建议采用细针头注射来减轻患者的不适感。

注射层次为皮内，用 30G 针头连接 0.3mL 或 0.5mL 的胰岛素注射器，这样会消除针头与注射器之间的空隙，也可以避免注射过程中针头脱落。注射点位数量和注射剂量取决于注射范围。

注射时，中央区域注射的浓度要高一些，周边区域注射的浓度可以低一些。各点之间的距离应保证注射的肉毒素作用范围能够形成交叉融合，以达到最大的治疗效果。

表 9-3 列出了文献中常用的肉毒素注射剂量。

每侧腋下注射 10~20 点，两点之间间隔 1~2cm，每点注射 0.1~0.2mL（总剂量：50~100U OnaA）。肉毒素也可以注射到浅层脂肪，这样做并不会增加并发症的发生率或影响治疗效果。

大部分患者的肉毒素治疗效果都很好。注射后 2~4 天开始起效，维持 6~9 个月，有些患者，治疗效果可维持 1 年以上。在我们的临床经验中，准确判定出汗最多位置可以有助于延长治疗效果维持时间。如果在碘 - 淀粉试验过程中患者没有出汗，则注射区域只能选在腋毛范围之内，有些患者的治疗效果维持时间就会缩短。

布雷梅尔（Brehmer）最近发表了 1 篇文章，总结了一些学者的临床经验，发现肉毒素重复治疗可以明显增强腋下多汗症的治疗效果。研究者对 101 例腋下多汗症患者进行了回顾性研究，患者每侧腋下注射 50U 的 OnaA，共进行了 3 次治疗，治疗后对每次的治疗效果维持时间进行了判定。3 次的治疗效果维持时间平均为 4 个月、4.5 个月和 5 个月。然而，这项研究中在每次治疗前没有测量患者的出汗量。

表 9-3　每种肉毒素每侧腋下的平均注射剂量

肉毒素	平均剂量
OnabotulinumtoxinA	50~100U
AbobotulinumtoxinA	100~300U
IncobotulinumtoxinA	50U
RimabotulinumtoxinB	2500~5000U

其他注射方法

一些新的注射方法可替代传统的注射方法。

有学者应用治疗斑秃的带 5~7 个 27G 针头的排针进行注射，根据他们的描述，这种方法注射速度快，注射均匀一致，避免了在治疗部位一个点一个点地注射。

有学者用由弹性硅胶片制成的多孔标记网进行治疗前标记，每孔之间间隔 1cm(Exmoor Plastics Ltd–Taunton, UK)。将标记网放置到出汗区域，用记号笔沿着标记网的孔画出各注射点。

辛格（Singh）建议采用目前流行的微针技术进行注射，又安全、痛苦又少。

然而应用这些新技术需要特殊设备，而传统的注射方法简单易行，只不过需要医生经验丰富，训练有素。

表 9-4 概述了肉毒素治疗腋下多汗症的所有实用信息。

表 9-4 肉毒素治疗腋下多汗症的实用信息

肉毒素注射前都要进行 Minor 试验
Minor 试验要在涂表面麻醉药膏前进行
标记出治疗区域
治疗前拍照，以便于将来进行对比
两个注射点之间间隔 1~2cm
治疗后起效时间 2~4 天
治疗效果维持 6~9 个月

无针肉毒素注射

A 型肉毒素分子较大，无法经皮吸收。但人们目前正在研究 1 种无针注射方法，可以让肉毒素经皮吸收，从而达到安全有效的治疗效果。

有一家生化医药公司 (Revance Therapeutics,Inc.) 目前发明了一种新型制剂，可以让大分子物质经皮吸收。这种制剂包含有 1 种转录蛋白激活因子，可以制成 A 型肉毒素表面剂型。这种转运蛋白可以让肉毒素分子经皮吸收。

在一项小型临床对照研究中，柳（Chow）和维尔德（Wilde）发现，经生理盐水稀释后的 OnaA 肉毒素联合转运蛋白可以明显减少 12 例患者的腋下汗液分泌。但是该项研究没有提及治疗效果维持时间。

这种创新性的治疗方法有希望成为多汗症的革命性治疗方法，未来也有希望应用到其他治疗领域。

结论

尽管人们目前对多汗症的病理生理还不完全清楚，但肉毒素治疗多汗症已被证明是安全有效的。根据循证医学发现的证据，研究者们支持 A 型肉毒素为治疗腋下多汗症的 A 级推荐方法。

总结

- 腋下多汗症会影响到人们的日常生活和工作，它的发病率有可能存在一定程度的低估。肉毒素是一种治疗腋下多汗症安全有效的方法。
- 每种 A 型肉毒素的配方不尽相同，效用也不一样，应用时需要小心。
- 文献中报道 OnaA 肉毒素稀释量为 1~10mL（大部分医生的稀释量为 2~5mL），而 AboA 的稀释量为 1.25~10mL（大部分医生的稀释量为 2.5~5mL）。在唯一一篇应用 IncoA 治疗腋下多汗症的报道中，肉毒素的稀释浓度为 10U/mL。
- 多汗症在很多方面影响着人们的日常生活，如患者的人际关系、工作、娱乐以及患者的自信。患者常常遭人嫌弃，因此会感到羞辱、沮丧和烦恼。
- 肉毒素治疗多汗症被证明是安全有效的，尽管其病理生理目前尚存在一些争论。

参考文献

[1] An JS, Hyun Won C, Si Han J, Park HS, Seo KK. Comparison of onabotulinumtoxinA and rimabotulinumtoxinB for the treatment of axillary hyperhidrosis. Dermatol Surg. 2015;41(8):960–967.

[2] Atkins JL, Butler PEM. Hyperhidrosis: a review of current management. Plast Reconstr Surg. 2002;110:222–228.

[3] Bahmer F, Sachse M. Hyperhidrosis area and severity index (letter). Dermatol Surg. 2008;34:1744–1745.

[4] Baumann L, et al. Pilot study of the safety and efficacy of MyoblocTM (botulinum toxin type B) for treatment of axillary hyperhidrosis. Int J Dermatol. 2005;44: 418–424.

[5] Bechara F. Do we have apocrine sweat glands? Int J Cosmet Sci. 2008;30:67–68.

[6] Bovell DL, Clunes MT, Elder HY, Milsom J, Mc Ewan Jenkinson D. Ultrastructure of the hyperhidrotic eccrine sweat gland. Br J Dermatol. 2001;145:298–301.

[7] Bovell D, Corbett A, Holmes S, et al. The absence of apocrine glands in the human axilla has disease pathogenetic implications, including axillary hyperhidrosis. Br J Dermatol. 2007;156:1278–1286.

[8] Bovell DL, et al. The secretory clear cell of the eccrine sweat gland as the probable source of excess sweat production in hyperhidrosis. Exp Dermatol. 2011; 20(12):1017–1020.

[9] Brehmer F, Lockmann A, Grönemeyer LL, Kretschmer L, Schön MP, Thoms KM. Repetitive injections of botulinum toxin A continuously increase the duration of efficacy in primary axillary hyperhidrosis: a retrospective analysis in 101 patients. J Dtsch Dermatol Ges. 2015;13(8):799–805.

[10] Burks RI. Povidone-iodine solution in wound treatment. Phys Ther. 1998;78(2):212–218.

[11] Bushara KO, Park DM. Botulinum toxin and sweating (Letter). J Neurol Neurosurg Psychiatry. 1994;54(11): 1437.

[12] Carruthers A, Alastair J. You want to inject what? Dermatol Surg. 2015;41:S2–8.

[13] Chow A, Wilder-Smith EP. Effect of transdermal botulinum toxin on sweat secretion in subjects with idiopathic palmar

hyperhidrosis. Br J Dermatol. 2009; 160(3):721–723.

[14] Cohen JL, Cohen G, Solish N, et al. Diagnosis, impact, and management of focal hyperhidrosis: treatment review including botulinum toxin therapy. Facial Plast Surg Clin North Am. 2007;15:17–30, v–vi.

[15] De Campos JR, Kauffman P, Werebe Ede C, et al. Quality of life, before and after thoracic sympathectomy: report on 378 operated patients. Ann Thorac Surg. 2003;76:886–891.

[16] Doft MA, Kasten JL, Ascherman JA. Treatment of axillary hyperhidrosis with botulinum toxin: a single surgeon's experience with 53 consecutive patients. Aesthet Plast Surg. 2011;35:1079–1086.

[17] Dressler D. Comparing Botox and Xeomin for axillar hyperhidrosis. J Neural Transm. 2010;117:317–319.

[18] Dressler D, Adib Saberi F, Benecke R. Botulinum toxin type B for treatment of axillar hyperhidrosis. J Neurol. 2002;249(12):1729–1732.

[19] Finlay AY, Khan GK. Dermatology Life Quality Index (DLQI): a simple practical measure for routine clinical use. Clin Exp Dermatol. 1994;19:210–216.

[20] Frasson E, Brigo F, Acler M, Didine G, Vicentini S, Bertolase L. Botulinum toxin type A vs type B for axillary hyperhidrosis in a case series of patients observed for 6 months. Arch Dermatol. 2011;147(1): 122–123.

[21] Glaser DA, Hebert AA, Pariser DM, Solish N. Primary focal hyperhidrosis: scope of the problem. Cutis. 2007;79(5):5–17.

[22] Glogau R. Hyperhidrosis and botulinum toxin A: patient selection and techniques. Clin Dermatol. 2004;22: 45–52.

[23] Glogau RG. Topically applied botulinum toxin type A for the treatment of primary axillary hyperhidrosis: results of a randomized, blinded, vehicle-controlled study. Dermatol Surg. 2007;33(1):S76–80.

[24] Glogau R, Blitzer A, Brandt F, Kane M, Monheit GD, Waugh JM. Results of a randomized, double-blind, placebo-controlled study to evaluate the efficacy and safety of a botulinum toxin type A topical gel for the treatment of moderate-to-severe lateral canthal lines. J Drugs Dermatol. 2012;11(1):38–45.

[25] Goodman G. Diffusion and short-term efficacy of botulinum toxin A after addition of hyaluronidase and its possible application for the treatment of axillary hyperhidrosis. Dermatol Surg. 2003;29:533–538.

[26] Grimalt R, Moreno-Arias GA, Ferrando J. Multi-Injection plate for botulinum toxin application in the treatment of axillary hyperhidrosis. Dermatol Surg. 2001;27:543–544.

[27] Grunfeld A, Murray CA, Solish N. Botulinum toxin for hyperhidrosis: a review. Am J Clin Dermatol. 2009; 10(2):87–102.

[28] Gülec AT. Dilution of botulinum toxin A in lidocaine vs. in normal saline for the treatment of primary axillary hyperhidrosis: a double-blind, randomized, comparative preliminary study. J Eur Acad Dermatol Venereol. 2012;26:314–318.

[29] Hamm H, Naumann MK, Kowalski JW, Kutt S, Kozma C, Teale C. Primary focal hyperhidrosis: disease characteristics and functional impairment. Dermatology. 2006;212:343–353.

[30] Heckmann M, Ceballos-Baumann AO, Plewig G. Botulinum toxin A for axillary hyperhidrosis (excessive sweating). N Engl J Med. 2001;344(7):488–493.

[31] Hornberger J, Grimes K, Naumann M, Glaser DA, Lowe NJ, Naver H, Ahn S, Stolman LR. Recognition, diagnosis, and treatment of primary focal hyperhidrosis. J Am Acad Dermatol. 2004;51:274–286.

[32] Hund M, Kinkelin I, Naumann M, et al. Definition of axillary hyperhidrosis by gravimetric assessment. Arch Dermatol. 2002;138:539–541.

[33] Jain S. A new multiple site marking grid for botulinum toxin application in the treatment of axillary hyperhidrosis. Br J Dermatol. 2006;154:375–391.

[34] Kalner IJ. Same-patient prospective comparison of Botox versus Dysport for treatment of primary axillary hyperhidrosis and review of literature. J Drugs Dermatol. 2011;10(9):1013–1015.

[35] Klein AW. Complication, adverse reaction, and insights with the use of botulinum toxin. Dermatol Surg. 2003;29:549–556.

[36] Kreyden O, Scheidegger E. Anatomy of the sweat glands, pharmacology of botulinum toxin, and distinctive syndromes associated with hyperhidrosis. Clin Dermatol. 2004;22:40–44.

[37] Lakraj AAD, Moghimi N, Jabbari B. Hyperhidrosis: anatomy, pathophysiology and treatment with emphasis on the role of botulinum toxins. Toxins. 2013;5:821–840.

[38] Lecouflet M, Leux C, Fenot M, Celerier P, Maillard H. Duration of efficacy increases with the repetition of botulinum toxin A injections in primary axillary hyperhidrosis: a study in 83 patients. J Am Acad Dermatol. 2013;69(6):960–964.

[39] Lindsay SL, Holmes S, Corbett AD, Harker M, Bovell DL. Innervation and receptor profiles of the human apocrine (epitrichial) sweat gland: routes for intervention in bromhidrosis. Br J Dermatol. 2008;159:653–660.

[40] Lowe NJ, Glaser DA, Eadie N, et al. Botulinum toxin type A in the treatment of primary axillary hyperhidrosis: a 52-week multicenter double-blind, randomized, placebo-controlled study of eficacy and safety. J Am Acad Dermatol. 2007;56(4):604–611.

[41] Mota JJ, Sotto MN. Anatomy and histology of sweat glands. In: Almeida ART, Hexsel DM. editors. Hyperhidrosis and botulinum toxin, vol. 1. Edition of authors. São Paulo; 2004. p. 3–6.

[42] Naumann M, Lowe NJ. Botulinum toxin type A in treatment of bilateral primary axillary hyperhidrosis: randomised, parallel group, double blind, placebo controlled trial. Br Med J. 2001;323(7):596–599.

[43] Naumann M, et al. Evidence-based review and assessment of botulinum neurotoxin for the treatment of secretory disorders. Toxicon. 2013;67:141–152.

[44] Nelson L, Bachoo P, Holmes J. Botulinum toxin type B: a new therapy for axillary hyperhidrosis. Br J Plast Surg. 2005;58:228–232.

[45] Odderson IR. Long-term quantitative benefits of botulinum toxin A in the treatment of axillary hyperhidrosis. Dermatol Surg. 2002;28:480–483.

[46] Rosell K, Hymnelius K, Swartling C. Botulinum toxin type A and B improve quality of life in patients with axillary and palmar hyperhidrosis. Acta Derm Venereol. 2013;93:335–339.

[47] Sato K, Kang WH, Saga KT. Biology of sweat glands and their disorders I. Normal sweat gland function. J Am Acad Dermatol. 1989a;20:537–563.

[48] Sato K, Kang WT, Saga KT. Biology of sweat glands and their disorders II. Disorders of sweat gland function. J Am Acad Dermatol. 1989b;20:713–726.

[49] Scamoni S, Valdatta L, Frigo C, Maggiulli F, Cherubino M. Treatment of primary axillary hyperhidrosis with botulinum toxin type A: our experience in 50 patients from 2007 to 2010. ISRN Dermatol. 2012;2012:1–5.

[50] Singh S, Davis H, Wilson P. Axillary hyperhidrosis: a review of the extent of the problem and treatment modalities. Surgeon. 2015;13(5):279–285.

[51] Skiveren J, Larsen HN, Kjaerby E, Larsen R. The influence of needle size on pain perception in patients treated with botulinum toxin A injections for axillary hyperhidrosis. Acta Derm Venereol. 2011;91:72–74.

[52] Strutton DR, Kowalski JW, Glaser DA, et al. US prevalence of hyperhidrosis and impact on individuals with axillary hyperhidrosis: results from a national survey. J Am Acad Dermatol. 2004;51:241–248.

[53] Talarico-Filho S, Mendonça DO, Nascimento M, Sperandeo DE Macedo F, DE Sanctis Pecora C. A double-blind, randomized, comparative study of two type A botulinum toxins in the treatment of primary axillary hyperhidrosis. Dermatol Surg. 2007;33(1):44–50.

[54] Trindade De Almeida AR, Secco LC, Carruthers A. Handling botulinum toxins: an updated literature review. Dermatol Surg. 2011;37(11):1553–1565.

[55] Vadoud-Seyedi J, Simonart T. Treatment of axillary hyperhidrosis with botulinum toxin type A reconstituted in lidocaine or in normal saline: a randomized, side-byside, double-blind study. Br J Dermatol. 2007;156: 986–989.

[56] Wolosker N, Munia MA, Kauffman P, et al. Is gender a predictive for satisfaction among patients undergoing sympathectomy to treat palmar hyperhidrosis? Clinics. 2010;65:583–586.

第 10 章 肉毒素对手掌多汗症的治疗

埃洛伊萨·莱丝·艾尔斯和玛丽亚·克劳迪娅·阿尔梅达·伊萨
(Eloisa Leis Ayres and Maria Claudia Almeida Issa)

目录

前言	77
分类	77
诊断	78
治疗	78
局部用药	78
离子导入	79
全身用药	79
手术方法	80
仪器治疗	80
肉毒素治疗	80
止痛措施	81
注射方法	81
禁忌证	82
并发症	82
点阵激光辅助下的肉毒素治疗多汗症	82
笔者自己的治疗方法	83
临床效果	84
并发症	84
讨论	84
总结	84
参考文献	85

E. L. Ayres (*)
Department of Clinical Medicine, Fluminense Federal University, Niteroi, RJ, Brazil

Universidade Federal Fluminense, Niterói, RJ, Brazil
e-mail: Eloisalayres@gmail.com

M. C. A. Issa
Department of Clinical Medicine (Dermatology),
Fluminense Federal University, Niterói, Rio de Janeiro,Brazil
e-mail: dr.mariaissa@gmail.com; maria@mariaissa.com.br

© Springer International Publishing AG, part of Springer Nature 2019
M. C. A. Issa, B. Tamura (eds.), *Botulinum Toxins, Fillers and Related Substances*, Clinical Approaches andProcedures in Cosmetic Dermatology 4, https://doi.org/10.1007/978-3-319-16802-9_11

摘要

多汗症是指皮肤分泌出超过正常体温调节所需的汗液,在儿童时期或青春期就会发病,男性或女性都可能发生。据估计,多汗症影响到大约 3% 的美国人,常见于手掌和足底,对患者的生活和工作造成影响,治疗起来有难度,治疗效果有限。临床上肉毒素治疗多汗症已经有 20 多年的历史,被证明是安全有效的。下面我们将讨论文献中报道的肉毒素治疗多汗症的各种治疗方法。

关键词

出汗;多汗症;肉毒素

前言

汗液由汗腺分泌,并由交感神经支配。它的主要功能是调节体温,在天气热时或情绪焦虑时会分泌汗液。如果出汗过多,超过正常的生理反应,就是多汗症(图 10-1)。多汗症影响到大约 3% 的美国人,对人们的日常生活和工作造成负面影响。

汗腺分布最多的区域为手掌、足底和腋下,也是多汗症最好发的部位。

多汗症特殊的临床表现形式包括味觉出汗(Frey 综合征)、前额多汗、腹股沟多汗和肛周多汗等。

多汗症除了影响人们的日常生活外,往往也与一些疾病有联系,如狐臭、湿疹、慢性感染、点状角质松解症等。

从 1996 年开始就有应用肉毒素治疗多汗症的报道,但是直到 2004 年 FDA 才正式批准将肉毒素用于腋下多汗症的治疗,但在临床上肉毒素也常常超范围应用于其他部位多汗症的治疗。

分类

多汗症可分为原发性多汗症和继发性多汗症,也可以分为局部多汗症和全身多汗症。局部多汗症只发生在身体局部,可以由局部发热或食用某些食物引起,或表现为原发性。全身多汗症影响到全身皮肤,往往是继发性的,病因可能为高温暴晒、服用药物、患有代谢性疾病和发热性疾病等。

- 原发性或特发性多汗症:这种多汗症没有明显的诱因,有研究表明 30%~50% 的患者有家族史,这意味着多汗症存在遗传因素。也有证据表明患者往往有自主神经系统功能障碍,常常由情绪异常诱发,导致腋下 (51%)、躯干 (30%)、手掌 (24%)、面部 (10%) 多汗。男女均可发生,常常在儿童时期和青春期开始发病。诊断标准包括过去 6 个月无明显诱因的多汗,并存在以下两种以上的临床表现:影响日常生活、双侧或对称性出汗、每周至少发生 1 次、25 岁以前开始发病、睡觉时停止、有家族史。

- 继发性多汗症:可以局部发病,也可以全身发病。可以由以下原因诱发:更年期、感染、恶性肿瘤、服用药物、先天性综合征、神经系统疾病、内分泌系统疾病、血管性疾病等。

诊断

一般根据临床表现来进行诊断，医生需要详细询问患者病史，以排除继发性原因。同时需要填写皮肤病生活质量调查问卷（DLQI）和多汗症严重程度量表（HDSS）以测定多汗症对患者生活质量的影响程度，并进行出汗量测定和 Minor 试验。

进行出汗量测试时，首先要称出滤纸的重量，然后将其平铺到手掌上，1~5min 后，将滤纸取下，再称出滤纸的重量。根据索尔拉休斯（Thorlacius）等报道的结果，前后 5min 重量差别超过 100mg，无论男女，即可诊断为多汗症。

临床工作中常用碘-淀粉试验，又称 Minor 试验来检测多汗症。它可以定性检测局部的出汗量，并帮助评估治疗的效果。首先将 3%~5% 的碘酒涂到检测部位，再将玉米淀粉撒在上面。当汗液与碘酒和淀粉接触后，会呈现紫色，然后标记出多汗范围（图 10-2）。

治疗

多汗症的治疗方法有多种，包括保守治疗和手术治疗，每种治疗方法都有自己的不足和并发症。根据多汗部位和多汗程度以及基于 DLQI 和 HDSS 的检查结果，医生应该为每名患者选择最佳的治疗方案。下面我们将讨论原发性多汗症的治疗方法，尤其是肉毒素对手掌多汗症的治疗方法。

局部用药

局部用药是手掌多汗症的治疗首选，因为简单易行、花费低、效果相对满意。然而这种方法需

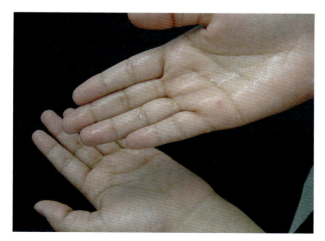

图 10-1　手掌多汗症

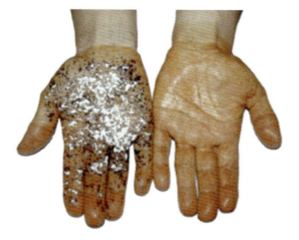

图 10-2　应用碘酒-淀粉试验确定手掌多汗区域

要在人的大半生中持续不断地用药，并且随着治疗时间的延长，用药浓度会越来越高，容易导致皮肤发干、发痒，出现湿疹。止汗药的作用原理是机械性阻断汗液的分泌，从而减少出汗量。

含有 20%~50% 氯化铝的酒精或水杨酸凝胶是最常用、最有效的止汗剂。患者晚上可将药剂涂抹到手掌或足底，早晨再去掉，一般应用 6~8h。每晚坚持应用，直到汗液减少，然后改为 1~3 周用 1 次。这种方法可以与离子导入和肉毒素联合应用，尤其对于病情严重的患者，或单一治疗方法效果不好的患者。

离子导入

离子导入疗法是重度多汗症的一线治疗方法、中度多汗症的二线治疗方法，可以和局部用药联合治疗。这种治疗方法简单，安全有效，患者耐受性好。但是需要多个疗程，患者的依从性会慢慢降低。这种治疗方法的原理目前仍不清楚。

这种方法是用电流将电离物质导入到皮肤内，在严重病例中，一般应用含抗胆碱药的溶液。目前没有应用肉毒素导入治疗的报道。一些文献中报道格隆溴铵（胃长宁）用水溶液导入的治疗效果更好，尽管可能出现全身性药物吸收导致的并发症。肉毒素离子导入不是常规的临床操作，但最近发表的一些文献表明，这种方法止汗的治疗效果比单纯水离子导入更长久。

索利什（Solish）等在 2007 年建议离子导入每次治疗 20~30min，每周治疗 3~4 次，应用的电流为 15~20mA。治疗后 6~15 天出汗会得到控制，以后每 1~4 周治疗 1 次。治疗效果维持时间一般为 2~14 个月。

卡卡（Kacar）等 2014 年发表的回顾性研究表明，离子导入疗法对儿童手掌多汗症是一项有效的治疗方法，但是每个疗程之间的间隔时间还需要进一步明确。

离子导入疗法的并发症很少，程度轻，包括皮肤干燥、脱皮、红斑；然而也有可能发生抗胆碱药物的全身性吸收，导致口干、视物模糊、尿潴留等并发症。

离子导入疗法的禁忌证包括孕妇和心律失常的人以及带有心脏起搏器、宫内节育器、金属植入体的患者。

全身用药

抗胆碱药的全身用药可用来治疗多汗症，因为汗腺是由交感神经系统的胆碱能分支支配的，这些药物可以成为突触连接处的乙酰胆碱的竞争性抑制剂。对于严重的手掌多汗症，可以单独用药。对于氯化铝局部用药或电离子导入治疗或肉毒素治疗效果不佳的患者，抗胆碱药也可以作为辅助用药。根据索利什（Solish）等的报道，全身用药的并发症包括口干、便秘、尿潴留、心悸、瞳孔扩大、发热、抽搐等。即使这样，一些研究表明，抗胆碱药对于治疗手掌多汗症的效果良好，也相对安全，可以作为治疗腋下多汗症和手掌多汗症的第二选择。

奥昔布宁目前在临床上的应用逐渐增多，是一种有前途的治疗用药，儿童也可以应用。根据沃勒斯科（Wolosker）等 2014 年的报道，80% 的患者应用后可以改善临床症状和生活质量。这种药物的主要并发症为口干，文献报道中只有一名儿童出现嗜睡。根据研究者的经验，这个新型药物费用不高，安全有效。他们建议一开始每天服用 1 次，剂量为 2.5mg，以后逐渐增加到每天 2 次，每次 5mg，持续服药 12 周。

格隆溴铵（胃长宁）是另一种潜在的二线用药，每天服用 2~6mg 可改善 70% 多汗症患者的症状。2012 年帕勒（Paller）等进行了一项回顾性分析表明，70% 的儿童多汗症患者应用格隆溴铵（胃长宁）后治疗效果良好，并发症主要为口眼发干，这种并发症呈剂量依赖性。古马尔（Kumar）等在 2014 年的研究进一步证明了格隆溴铵（胃长宁）对于儿童多汗症患者治疗的重要性。

手术方法

内镜下胸交感神经切断术：只有当所有的治疗方法都失败时才考虑应用这种方法，因为需要考虑到其并发症问题。代偿性多汗症是这种手术的主要并发症，超过 60% 的患者都会发生。

这种方法的治疗效果持久而且安全。最近的研究表明，单侧胸部交感神经切断术相比双侧切断术对于手掌多汗症的治疗效果更好，代偿性多汗症的发生率也明显降低。

仪器治疗

最近应用一些能量设备如射频治疗原发性腋下多汗症的研究表明，这些能量设备可以明显减少患者的出汗量。然而公开发表的文献很少，尚缺乏对于手掌多汗症治疗的研究。

肉毒素治疗

肉毒素可以抑制交感神经末梢释放乙酰胆碱，对汗腺起到短暂可逆的化学去神经支配作用，从而减少汗液分泌。

肉毒素对于重度多汗症是一线治疗选择，对于中度多汗症是二线治疗选择。桑托斯（Santos）等、库里斯（Kouris）等以及高登（Gordon）和希尔（Hill）的研究表明，肉毒素对于多汗症是一项革命性的治疗方法，大部分患者的治疗效果好，满意度高，甚至对于儿童患者也一样。然而，这种方法的治疗效果仅维持几个月，花费也比较高，治疗过程中疼痛感明显，尤其在手掌、手指等神经分布丰富的位置，使得这项技术的临床应用面临一定的挑战。

止痛措施

尽管这种治疗方法被认为是安全的，但对于患者来说，治疗过程会非常疼痛。疼痛是限制这项技术临床广泛应用的一个因素，所以治疗过程中需要一定的止痛措施。止痛方法有多种，但尚没有一个理想的标准方法。每个人对疼痛的敏感度不同，所以对每名患者的止痛方法需要单独考虑。文献中报道的方法包括局部应用表面麻醉药膏、将手伸进冰水中、振动麻醉、冷冻镇痛、二氯四氟乙烷喷雾剂、冰敷、应用无针注射系统如Med-Jet®、内侧尺神经阻滞麻醉或所罗门（Solomon）阻滞麻醉以及最近报道的一氧化氮吸入麻醉等。

研究者建议局部应用表面麻醉剂30min后，注射前再直接对皮肤进行冰敷（图10-3）。

对于手掌多汗症的患者，采用上述方法止痛效果不佳时，如果患者没有禁忌证，可以采用神经阻滞麻醉。正中神经主要负责手掌的感觉，尺神经和桡神经主要负责手掌尺侧和拇指桡侧的感觉（图10-4）。正中神经位于手掌屈肌腱和桡侧腕屈肌之间，桡侧腕屈肌在手腕屈曲状态下可以肉眼看得见。在腕横纹上1cm注射3~5mL利多卡因可以阻滞正中神经。尺神经阻滞麻醉可以采用同量的麻醉药，注射到腕横纹上1cm尺骨茎突处尺动脉和尺侧腕屈肌之间。如果需要阻滞桡神经，依据桡动脉的位置，将麻药注射到腕横纹的侧面，小心不要注射到桡动脉中，因为桡神经和桡动脉位置紧挨着。

注射方法

注射区域要仅限于Minor试验阳性的位置，治疗前进行拍照以便于治疗前后进行对比。通常整个手掌都会受到影响，包括指尖。手掌出汗的面积较大，治疗时首先对出汗量最多的部位进行注射。

用2~4mL 0.9%的盐水稀释100U的OnaA，每点注射1~3U，注射到真皮内，两点之间间隔1~2cm（图10-5）。

治疗手掌多汗症的OnaA总剂量一般为100~200U。治疗2天后出汗开始减少，2周后可以再次进行Minor试验，以便观察治疗效果（图10-6）。如果出汗仍然较多，可以再次补充注射。

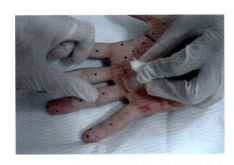

图10-3　每针注射前冰敷，以减轻疼痛

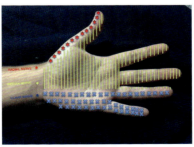

图10-4　手掌的感觉神经分布

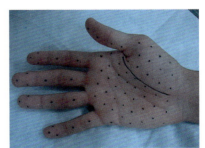

图10-5　肉毒素注射点位

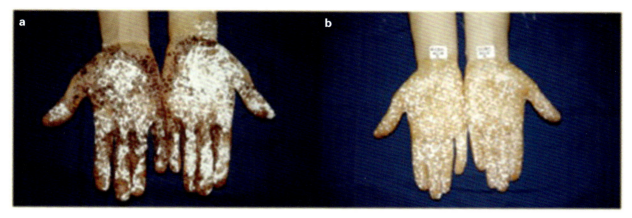

图 10-6 （a、b）手掌多汗症治疗前和治疗后 2 周的碘 – 淀粉试验结果

塔穆拉（Tamura）等在 2004 年建议将 100U 的 OnaA 用盐水稀释成 4~5mL 再进行注射。1 只穿 35 码鞋的脚如果有轻到中度的多汗症，一般需要注射 50U 的肉毒素。

手掌多汗症的治疗效果维持时间比腋下多汗症的维持时间要短，一般为 4~12 个月，平均为 6 个月。

禁忌证

肉毒素治疗的禁忌证包括孕妇、哺乳期妇女、对白蛋白过敏者、神经肌肉疾病患者［如重症肌无力和兰伯特–伊顿（Lambert-Eaton）疾病以及外周运动神经疾病（侧索硬化症）患者］。

并发症

肉毒素治疗的并发症包括局部疼痛、淤青、重复治疗后出现抗体，后者有可能与大剂量频繁注射有关。5%~77% 的患者会出现暂时性的手掌、手指无力，10~42 天自愈，具有剂量依赖性，与皮下注射有关。研究者建议进行小剂量浅层真皮内注射，在大鱼际和小鱼际位置每平方厘米注射量不超过 1U。

尽管肉毒素对手掌多汗症的治疗是安全有效的，但有些患者无法忍受注射过程的疼痛。因此有学者发明了一些新的治疗方法，比如肉毒素离子导入方法和肉毒素外用方法，后者目前处于 3 期临床试验阶段，不久的将来有望应用于临床。伊萨（Issa）等最近的研究表明，点阵激光辅助肉毒素吸收对于治疗手掌多汗症是一种新的治疗方法。

点阵激光辅助下的肉毒素治疗多汗症

皮肤对于亲水性分子和带电的分子几乎不通透，500Da 分子量是亲脂性分子被动弥散穿透皮肤的上限。因此人们对增强皮肤渗透的技术抱有很大的兴趣。

最近，有学者应用剥脱性点阵射频或 CO_2 激光联合高压力超声将药物导入到皮内来治疗妊娠纹、增生性瘢痕和秃发。

肉毒素治疗多汗症非常有效，但是治疗过程中的疼痛限制了其临床应用。莱塔达（Letada）等在 2010 年报道了应用点阵激光辅助导入氨基乙酰丙酸来治疗手掌多汗症，在文献中作者对这种方法也进行了评估。

笔者自己的治疗方法

每次治疗前，在治疗区域首先用酒精消毒，再用生理盐水清洗，施行必要的麻醉，治疗过程中局部需要空气制冷。

TED 治疗过程分为 3 步：①点阵 CO_2 激光局部照射。②将肉毒素溶液涂抹到皮肤表面。③在超声波的帮助下使肉毒素穿透到皮肤下（图 10-7）。

本方法应用的点阵 CO_2 激光有一个滚动探头，可在皮肤表面滑动。通过特殊分光镜将激光分散成短脉冲激光束，每束激光为 7×1 像素。治疗参数：激光照射功率为 60W，50mJ/像素，间隔距离 1mm。照射后在皮肤上会产生深 150~3000μm、直径 120~1500μm 的微孔。超声设备包括 1 个传感器、1 个声呐管、1 个远端空心管。操作模式是根据超声波产生的机械压力和扭矩，在肉毒素、皮肤和声呐管之间产生锤击效应。超声波参数：每 2cm×2cm 范围内 50Hz（冲击频率），冲击强度

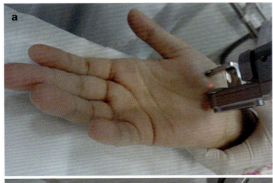
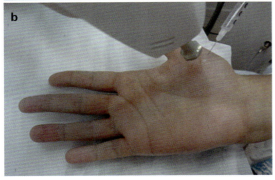

图 10-7 （a、b）TED 治疗过程，首先应用点阵 CO_2 激光照射皮肤，再将肉毒素涂抹到皮肤表面，最后用超声波将肉毒素导入到皮下

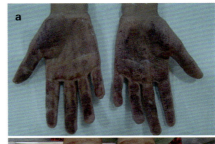
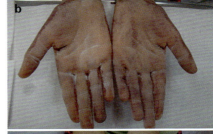
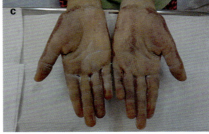

图 10-8 （a）TED 治疗前。（b）治疗后 30 天的碘-淀粉试验结果。（c）治疗后 3 个月的碘-淀粉试验结果

50%，持续 5s。

将 100U 的 900kDa 肉毒素 (Botox®) 用 0.9% 生理盐水稀释成 2mL，然后在激光治疗后涂抹到皮肤上 (2 U/2cm^2)。

为了将这种方法的治疗效果与标准的肉毒素注射方法进行对比，我们在一只手上用这种方法将 50U 肉毒素导入到皮肤内，另一只手上用注射方法将 50U 肉毒素注射到皮内。治疗后，让患者戴上乳胶手套，4h 后再洗手。

临床效果

大部分患者在治疗后 1~3 个月，出汗疾病严重程度量表的检测结果显示双手（注射方法和激光辅助方法）的分值都可以提高 2 分（减少 80% 的出汗量），治疗效果都可以维持 6 个月（图 10-8）。有意思的是碘 – 淀粉试验显示两侧出汗量减少程度基本一致。

并发症

这种治疗方法的并发症包括治疗过程中和治疗后 4h 内手掌出现散在性红斑、轻度疼痛（烧灼感）等。

讨论

这种新的治疗方法对于疼痛敏感的患者是一个很好的选择，临床上需要更进一步的研究来明确治疗参数和标准治疗方案。

总结

- 尽管人们对原发性多汗症的病理生理目前尚未完全明了，但很多证据表明，多汗症与自主神经系统功能障碍有关，也与遗传因素有关。
- 治疗方法分为手术方法和非手术方法。非手术方法包括表面止汗剂、离子导入、全身用药等。手术方法包括内镜下胸部交感神经切断术、腋下皮肤切除术。
- 肉毒素是治疗手掌多汗症的重要方法，尤其对于保守治疗效果不佳的患者。
- 为了避免出现手部的肌肉无力，肉毒素应注射到表浅真皮内，注射量要小，每平方厘米不超过 1U，尤其在大鱼际和小鱼际位置。
- 晕针患者或对疼痛敏感的患者可以辅助离子导入或点阵激光治疗。
- 点阵激光辅助下应用肉毒素治疗多汗症是一种新的方法，需要进一步的临床试验研究。

参考文献

[1] Almeida AR, Kadunc BV, de Oliveira EM. Improving botulinum toxin therapy for palmar hyperhidrosis: wrist block and technical considerations. Dermatol Surg. 2001;27(1):34–36.

[2] Ayres EL. Up date no tratamento clínico das hiperidroses. In: Kede e Sabatovitch. Dermatologia Estética. 3rd ed. Rio de Janeiro: Atheneu; 2015.

[3] Ayres EL, Sandoval MHL. Toxina Botulínica na Dermatologia. 1st ed. Rio de Janeiro: Guanabara Koogan; 2016.

[4] Benohanian A. What stands in the way of treating palmar hyperhidrosis as effectively as axillary hyperhidrosis with botulinum toxin type A. Dermatol Online J. 2009;15(4):12.

[5] Brown AL, Gordon J, Hill S. Hyperhidrosis: review of recent advances and new therapeutic options for primary hyperhidrosis. Curr Opin Pediatr. 2014;26(4): 460–465.

[6] Campanati A, Penna L, Guzzo T, Menotta L, Silvestri B, Lagalla G, Gesuita R, Offidani A. Quality-of-life assessment in patients with hyperhidrosis before and after treatment with botulinum toxin: results of an open-label study. Clin Ther. 2003;25(1):298–308.

[7] Chia HY, Tan AS, Chong WS, Tey HL. Efficacy of iontophoresis with glycopyrronium bromide for treatment of primary palmar hyperhidrosis. J Eur Acad Dermatol Venereol. 2012;26(9):1167–1170.

[8] Davarian S, Kalantari KK, Rezasoltani A, Rahimi A. Effect and persistency of botulinum toxin iontophoresis in the treatment of palmar hyperhidrosis. Aust J Dermatol. 2008;49(2):75–79.

[9] D'Epiro S, Macaluso L, Salvi M, Luci C, Mattozzi C, Marzocca F, Salvo V, Scarnò M, Calvieri S, Richetta A. Safety and prolonged efficacy of Botulinum Toxin A in a primary hyperhidrosis. Clin Ter. 2014;165(6): e395–400.

[10] Doft MA, Hardy KL, Ascherman JA. Treatment of hyperhidrosis with botulinum toxin. Aesthet Surg J. 2012;32(2): 238–244.

[11] El Kahky HM, Diab HM, Aly DG, Farag NM. Efficacy of onabotulinum toxin A (Botox) versus abobotulinum toxin A (Dysport) using a conversion factor (1 : 2.5) in treatment of primary palmar hyperhidrosis. Dermatol Res Pract. 2013;2013:686329.

[12] Gordon JR, Hill SE. Update on pediatric hyperhidrosis. Dermatol Ther. 2013;26(6):452–461.

[13] Grunfeld A, Murray CA, Solish N. Botulinum toxin for hyperhidrosis a review. Am J Clin Dermatol. 2009;10(2): 87–102.

[14] Haak CS, Bhayana B, Farinelli WA, Rox Anderson R, Haedersdal M. The impact of treatment density and molecular weight for fractional laser-assisted drug delivery. J Control Release. 2012;163:335–341.

[15] International Hyperidrosis Society. http://www.sweathelp. org. Accessed May 2016.

[16] Issa MCA, Kassuga LEB, Chevrand NS, Barbosa LN, Luiz RR, Pantaleão L, Vilar EG, Rochael MC. Transepidermal retinoic acid delivery using ablative fractional radiofrequency associated with acoustic pressure ultrasound for stretch marks treatment. Lasers Surg Med; 2012. [Epub ahead of print].

[17] Issa MCA, Kassuga LEBP, Chevrand NS, Pires MTF. Topical delivery of triamcinolone via skin pretreated with ablative radiofrequency: a new method in hypertrophic scar treatment. Int J Dermatol. 2013;52: 367–370.

[18] Issa MCA, Pires M, Silveira P, et al. Transepidermal drug delivery: a new treatment option for areata alopecia. J Cosmet Laser Ther. 2015;17:37–40.

[19] Kacar SD, Ozuguz P, Eroglu S, Polat S, Karaca S. Treatment of primary hyperhidrosis with tap water iontophoresis in paediatric patients: a retrospective analysis. Cutan Ocul Toxicol. 2014;33(4):313–316.

[20] Kouris A, Armyra K, Stefanaki C, Christodoulou C, Karimali P, Kontochristopoulos G. Quality of life and social isolation in Greek adolescents with primary focal hyperhidrosis treated with botulinum toxin type A: a case series. Pediatr Dermatol. 2015;32(2):226–230.

[21] Kumar MG, Foreman RS, Berk DR, Bayliss SJ. Oral glycopyrrolate for refractory pediatric and adolescent hyperhidrosis. Pediatr Dermatol. 2014;31(1):e28–30.

[22] Letada PR, Shumaker PR, Uebelhoer NS. Demonstration of protoporphyrin IX (PpIX) localized to areas of palmar skin injected with 5-aminolevulinic acid (ALA) and pre-treated with a fractionated CO2 laser prior to topically applied ALA. Photodiagn Photodyn Ther. 2010;7(2):120–122.

[23] Paller AS, Shah PR, Silverio AM,Wagner A, Chamlin SL, Mancini AJ. Oral glycopyrrolate as second-line treatment for primary pediatric hyperhidrosis. J Am Acad Dermatol. 2012;67(5):918–923.

[24] Santos LHC, Gomes AM, Giraldi S, Abagge KT, Marinoni LP. Palmar hyperhidrosis: long-term follow-up of nine children and adolescents treated with botulinum toxin type A. Pediatr Dermatol. 2009;26(4):439–444.

[25] Solish N, Bertucci V, Dansereau A, Hong HC, Lynde C, Lupin M, Smith KC, Storwick G. A comprehensive approach to the

recognition, diagnosis, and severitybased treatment of focal hyperhidrosis: recommendations of the Canadian Hyperhidrosis Advisory Committee. Dermatol Surg. 2007;33(8):908–923.

[26] Tamura BM, Cucé LC, Souza RL, Levites J. Plantar hyperhidrosis and pitted keratolysis treated with botulinum toxin injection. Dermatol Surg. 2004;30(12 Pt 2): 1510–1514.

[27] Thorlacius L, Gyldenløve M, Zachariae C, Carlsen BC. Distinguishing hyperhidrosis and normal physiological sweat production: new data and review of hyperhidrosis data for 1980-2013. Int J Dermatol. 2015;54:e409–415.

[28] Wolosker N, Schvartsman C, Krutman M, Campbell TP, Kauffman P, de Campos JR, Puech-Leão P. Efficacy and quality of life outcomes of oxybutynin for treating palmar hyperhidrosis in children younger than 14 years old. Pediatric Dermatol. 2014;31(1):48–53.

第 11 章　头面部多汗症的肉毒素治疗

埃里卡·O. 德·蒙泰罗（Érica O. de Monteiro）

目录

前言	87
病理生理和临床表现	88
诊断	88
治疗	89
头面部多汗症的治疗	90
经皮肉毒素应用	90
结论	91
总结	91
参考文献	92

摘要

头面部多汗症不常见，但对患者来说也需要医生进行认真治疗。很少有关于面部单个区域多汗症治疗的报道，例如额部、鼻部、头顶区域等。面部和头皮多汗症的患者也可以通过真皮内注射肉毒素进行治疗。

关键词

汗腺；多汗症；头面部多汗症

前言

汗腺是皮肤内的一种管状结构，负责分泌汗液。多汗症的患者往往出汗过多。局部多汗症往往为原发性疾病，常常出现在腋下、手掌、足底、前额等部位。面部其他部位多汗症不常见，但是对

É. O. de Monteiro (*)
Dermatology and Cosmetic Dermatology Brazilian
Magazine - RBM, São Paulo, Brazil
e-mail: erica@dermatologia.com.br

© Springer International Publishing AG, part of Springer Nature 2019
M. C. A. Issa, B. Tamura (eds.), *Botulinum Toxins, Fillers and Related Substances*, Clinical Approaches and Procedures in Cosmetic Dermatology 4, https://doi.org/10.1007/978-3-319-16802-9_12

于患者来说也属于需要认真治疗的疾病。

多汗症可见于所有种族的人群，患者往往存在严重的生理表现，如手掌湿冷、脱水、皮肤浸渍形成慢性感染等。多汗症也会对患者造成严重的心理影响，扰乱患者的正常工作和社会交往。

幸运的是，目前医学的发展为我们提供了多种多汗症的治疗方法，包括全身用药、局部应用止汗剂、离子导入、应用肉毒素、进行手术等。面部多汗症和头皮多汗症的患者也可以通过肉毒素真皮内注射进行治疗。

病理生理和临床表现

原发性多汗症多见于手掌、足底和腋下，但也会发生于面部、头皮、后背、颈部、乳房下、腹股沟、大腿和臀部。常常双侧同时发生，一般在青春期甚至儿童时期发病。正常情况下睡觉时不会发生。同一家庭的其他成员也会出现。发病原因不清楚，但情绪焦虑会加重病情。尽管病情短期内不会自行好转，但随着患者年龄的增长病情逐渐减轻。

继发性多汗症会影响到全身（全身多汗症）或某一特定区域，也可能仅仅影响到身体的一侧。继发性多汗症的患者睡觉时也会出汗。发病原因包括全身性疾病或感染、肥胖、内分泌系统紊乱（如甲亢）、更年期、糖尿病等，也可由于服用药物引起，如抗抑郁药（氟西汀）。诊断原发性多汗症时必须排除继发性多汗症的可能。

腋窝、手掌、足底的真皮深层富有汗腺。汗腺由神经节后交感神经支配，神经传递介质为乙酰胆碱（图 11-1）。

原发性多汗症的发病原因不明，大部分学者认为与交感神经功能亢进，尤其是脊柱旁的胸链交感神经节有关。这些神经节控制着汗腺，负责身体出汗。不同的神经节功能发生亢进，使身体的相应部位出现多汗症状。

头面部多汗症常常也影响到颈部，造成皮肤油腻，给人汗淋淋的感觉。

诊断

多汗症的发生部位可以由碘-淀粉试验（Minor 试验）予以确认，通过这种方法也可以对治疗的效果进行判断。首先用滤纸将需要检测的部位汗液吸干，再将 3%~5% 的碘酒涂抹到皮肤上，然后撒上玉米淀粉。当与汗液接触后，淀粉会呈现紫色，从而可以确定多汗的部位（图 11-2）。

治疗前局部麻醉可以让患者治疗过程中感觉更舒适。注射过程一般很安全，不会出现明显的并发症，不过在面部注射时患者往往感觉比较疼痛。注射后 24~72h 开始起效，治疗效果一般维持 4~9 个月。根据临床检查结果确定再次注射的时机。

第 11 章 头面部多汗症的肉毒素治疗

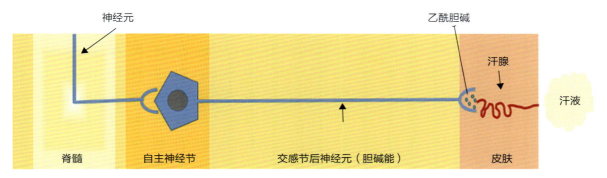

图 11-1 汗腺的交感神经支配示意图

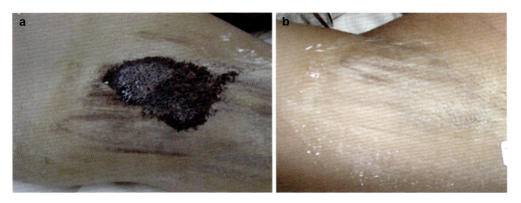

图 11-2 肉毒素治疗前后的 Minor 试验结果。(a) 治疗前。(b) 治疗后

治疗

根据多汗症的病因、发生部位、患者的耐受度选择合适的治疗方法。表 11-1 和表 11-2 列举了相应的治疗方法和多汗症的发病原因。

表 11-1　多汗症的治疗方法

身体部位 \ 治疗方法	止汗剂	离子导入	注射肉毒素	吸脂	内镜下胸交感神经切除术(*)
头 / 面部	☺		☺		
腋下	☺	☺	☺	☺	☺
手掌	☺	☺	☺		☺
足底	☺	☺	☺		

根据 2016 年 7 月国际多汗症学会在 Hyperhidrosis www.sweathelp.org 网站发布的信息，在腋下多汗症的治疗方法中，针对个别患者，笔者建议行离子导入疗法。
(*) 只有在疗法无效后才施行

表 11-2 全身性多汗症的发病原因

发病原因	
感染	急性病毒性或细菌性感染，慢性感染，如结核、疟疾、布鲁氏菌病
药物	酒精、可卡因、海洛因（包括戒断）、环丙沙星、阿昔洛韦、埃索美拉唑、舍曲林及抗抑郁药
内分泌疾病	糖尿病、甲亢、更年期、怀孕、类癌综合征、垂体功能减退、嗜铬细胞瘤、肢端肥大症
神经系统疾病	卒中、脊髓损伤、腮腺切除术、帕金森病
其他原因	淋巴瘤和其他骨髓增生性疾病、充血性心力衰竭、焦虑、肥胖

头面部多汗症的治疗

头面部多汗症给人的生活造成很大的影响。男性多见，因为男性更容易受到情绪和食物刺激的影响。常常为特发性或原发性。

可以用 1%~2% 的格隆溴铵（胃长宁）乳膏进行局部治疗，但治疗后有可能出现全身性的并发症如口干、视物模糊和瞳孔扩大。

每日给予 10mg 的奥昔布宁可以减少面部出汗。注意口干、阴茎勃起功能障碍、头疼和尿潴留等并发症。

也有 A 型肉毒素治疗头面部多汗症成功的案例。首先采用 Minor 试验确定治疗部位，每点注射 1~2U 的 Botox®、Prosigne®、Xeomin®、Botulift® 或者 3~6U 的 Dysport®。每个注射点间隔 1.5~2.0cm。注意避免面部一些并发症的发生，如双侧不对称、笑容不自然、口轮匝肌无力等，治疗前需要与患者进行详细沟通。

头皮注射，每点一般注射 2~4U 的 Botox®、Prosigne®、Xeomin®、Botulift® 或 6~18U 的 Dysport®。每点间隔 2~2.5cm（图 11-3~图 11-5）。

减少肉毒素的弥散范围可以降低并发症的发生率，在注射位置离肌肉近时尤其要注意。弥散度受肉毒素剂量、注射部位、注射浓度及注射技术的影响。

经皮肉毒素应用

一种新的多肽转运系统（经皮转运）可以将皮肤表面的肉毒素转运到皮内，这种方法在面部多汗症的治疗方面具有一定的前景。

结论

多汗症主要为出汗过多，有多种临床表现，发病区域一般为腋下、手掌、足底、头面部。面部多汗症影响患者的社会活动，导致心理障碍，应该采取尽可能的治疗方法来减少多汗症对患者的影响。

总结

- 面部多汗症不多见。
- 很少有肉毒素治疗面部单个区域如前额、鼻部、头部多汗症的文献报道。
- 肉毒素治疗面部多汗症效果很好。

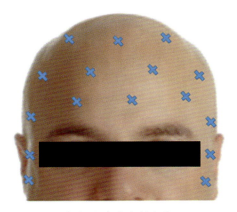

图 11-3 额部肉毒素注射点位

注射剂量：

Botox®、Prosigne®、Xeomin®、Botulift® 每瓶 100U。用 1.0mL 非防腐盐水溶解，最终浓度为 1U/0.1mL。Minor 试验后，每点注射 1~2U，两点之间间隔 1~1.5cm

Dysport® 每瓶 500U。考虑到 Dysport® 和 Botox® 之间 3∶1 的剂量换算关系，用 1.66mL 非防腐盐水进行溶解。Minor 试验后，每点注射 1~2U。两点之间间隔 1~1.5cm

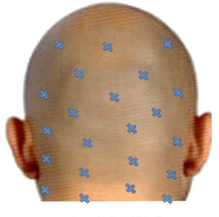

图 11-4 头部肉毒素注射点位

注射剂量：

Botox®、Prosigne®、Xeomin®、Botulift® 每瓶 100U。用 1.0mL 非防腐盐水溶解，最终浓度为 1U/0.1mL。Minor 试验后，每点注射 1~2U，两点之间间隔 1~1.5cm

Dysport® 每瓶 500U。考虑到 Dysport® 和 Botox® 之间 3∶1 的剂量换算关系，用 1.66mL 非防腐盐水进行溶解。Minor 试验后，每点注射 1~2U。两点之间间隔 1~1.5cm

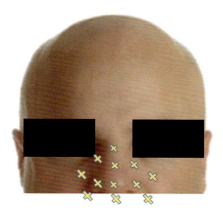

注射剂量：

Botox®、Prosigne®、Xeomin®、Botulift® 每瓶 100U。用 1.0mL 非防腐盐水溶解，最终浓度为 0.5~1U/0.1mL。Minor 试验后，每点注射 0.5~12U，两点之间间隔 1~1.5cm

Dysport® 每瓶 500U。考虑到 Dysport® 和 Botox® 之间 3∶1 的剂量换算关系，用 1.66mL 非防腐盐水进行溶解。Minor 试验后，每点注射 0.5~1U。两点之间间隔 1~1.5cm

图 11-5 鼻部肉毒素注射点位

参考文献

[1] Benson RA, Palin R, Holt PJ, Loftus IM. Diagnosis and management of hyperhidrosis. BMJ. 2013;347:f6800.
[2] Costa, A., Talarico Filho, S., Arruda, L. H., de Sanctis Pecora, C., Ortolan, D. G., de Oliveira Monteiro, É., & Patriota, R. C. R. Estudo clínico multicêntrico, prospectivo, comparativo, randomizado e duplo cego, entre duas formulações de toxina botulínica tipo A registradas no Brasil para o tratamento das rugas da glabela. Surg & Cosmet Dermatol 2016;8(1):33–40.
[3] Lauchli S, Burg G. Treatment of hyperhidrosis with botulinum toxin A. Skin Ther Lett. 2003;8(7):1–4.
[4] Modified protocol for the application of botulinum toxin type A for hyperhidrosis of the nose. Available from: https://www.researchgate.net/publication/258114721_Modified_protocol_for_the_application_of_botulinum_toxin_type_A_for_hyperhidrosis_of_the_nose. Accessed 7 Aug 2016.
[5] Monteiro ÉDO. Anestésicos tópicos:[revisão]. RBM Rev Bras Med. 2008;65(esp):12–18.
[6] Monteiro ÉDO. Uso avançado da toxina botulínica do tipo A na face. RBM Rev Bras Med. 2009;66.
[7] Solish N, Bertucci V, Dansereau A, Hong HC, Lynde C, Lupin M, Smith KC, Storwick G, Canadian Hyperhidrosis Advisory Committee. A comprehensive approach to the recognition, diagnosis, and severity based treatment of focal hyperhidrosis. Dermatol Surg. 2007;33(8):908–923.
[8] Talarico Filho S, Bagatin E, de Oliveira Monteiro É, Pinheiro MVB, Hassun KM. Eficácia e segurança da neurotoxina botulínica tipo A* no tratamento de linhas de expressão glabelares. RBM Rev Bras Med. 2008;65:28–33.
[9] Wolosker N, Teivelis MP, Krutman M, Campbell TPDDA, Kauffman P, Campos JRD, Puech-Leão P. Long-term results of oxybutynin use in treating facial hyperhidrosis. An Bras Dermatol. 2014;89(6):912–916.

第 12 章 肉毒素微滴注射技术

布尔塔·塔穆拉（Bhertha Tamura）

目录

前言	94
基本技术	95
适应证	96
治疗步骤	96
并发症	97
讨论和结论	98
总结	99
参考文献	99

摘要

肉毒素微滴注射技术又称 Microbotox 或 Mesobotox，是将稀释后的肉毒素溶液采用微滴的方法注射到皮内或皮下浅层。这种技术可以看作是肉毒素治疗的一种新方法，因此需要进一步的研究以确定治疗标准。这种治疗方法的适应证与常规的肉毒素治疗适应证类似，但是在有些情况下有可能是最好的选择，因为肉毒素微滴注射技术可以减少肌肉的过度麻痹。由于注射点位较多，患者往往比较疼痛，所以治疗前可以采用局部麻醉。本章主要总结文献中对肉毒素微滴方法的建议和相关的具体技术，并阐述我们自己的临床经验。我们于 2004 年开始应用这种技术，并发表了相关文献，主要报道了肉毒素微滴注射技术的临床应用效果，同时也论述了表情肌纤维与 SMAS 之间的密切关系。

B. Tamura (*)
Clínicas Hospital of São Paulo of the University of
Sao Paulo, Sao Paulo, Brazil

Barradas and Bourroul's Ambulatório de Especialidades in
Sao Paulo, Sao Paulo, Brazil

Sorocaba's Ambulatório de Especialidade in Sorocaba,
Sao Paulo, Brazil
e-mail: bhertha.tamura@uol.com.br

© Springer International Publishing AG, part of Springer Nature 2019
M. C. A. Issa, B. Tamura (eds.), *Botulinum Toxins, Fillers and Related Substances*, Clinical Approaches and Procedures in Cosmetic Dermatology 4, https://doi.org/10.1007/978-3-319-16802-9_35

关键词

肉毒素微滴注射技术；中胚层疗法；SMAS；肉毒素表面应用

前言

Microbotox 这个名词首先由吴博士（Dr. Wu）提出，指的是将稀释后的肉毒素采用微滴的方法注射到皮内或皮下浅层。这种治疗方法的目的是减少汗腺和皮脂腺的分泌，改善皮肤的质地和光泽；如果针对皮下的肌肉浅层进行治疗，则可以减少面部皱纹。

这种技术最初应用的肉毒素是 OnaA 肉毒素，因为在有些国家只批准了这种肉毒素的临床应用，但考虑到肉毒素的生物学特性，我们相信这种技术也适合应用其他肉毒素。Microbotox 和 Mesobotox 不能真正地反映整个治疗过程，因为这两种名词仅仅指的是 Botox® 这个肉毒素产品。我们认为将这种技术命名为 Botulinum Toxin Microdroplets 或 Microbotulinum Toxin 较好，因为这种技术不单单应用 OnaA 肉毒素，也可应用 AboA 肉毒素或 IncoA 肉毒素。名词"Mesotherapy"也不适合，因为 Mesotherapy 常常用于描述将多种物质注射到皮内的操作，而这种技术只是将肉毒素一种物质注射到皮内。

塔穆拉（Tamura）等在 2004 年报道了肉毒素注射治疗皮肤松弛症的良好效果。研究者认为肉毒素不仅作用于表情肌，而且对表情肌纤维与皮肤的交界部位也有作用，研究者报道了浅层表情肌纤维与 SMAS 之间的关系。然而研究者并没有足够重视附着于皮下、引起皱纹的所谓"皮肌"。

几年后，随着新的解剖部位和解剖层次的发现，肉毒素注射技术也取得了进一步的发展，包括单个部位低剂量注射技术。2007 年，塔穆拉（Tamura）报道了肉毒素的浅层小剂量注射技术。这种治疗方法的治疗目的仅仅是为了"阻断"附着于皮肤的肌肉纤维，而不会对整块肌肉造成麻痹。通过这种方法，可以达到一个自然的治疗效果，而不会使面部显得僵硬。这种方法首先应用于眉毛的外上部分（眉毛的外上部分常常有 1 条细小的皱纹）。最初在临床上医生为了避免肉毒素治疗后出现眉毛外侧下垂，还不敢对额部的外侧区域进行治疗，但这样势必在肉毒素治疗后形成眉尾上扬、面部狰狞的外观。后来医生开始慢慢尝试在眉毛外上区域进行注射，尽管眉毛会出现一定程度的下垂，但可以避免这种狰狞面容的出现。尽管额部外侧的皱纹得到了治疗，但一些患者的外侧眉毛上仍会有 1 条皱纹，造成患者不满意。因此我们冒险对这条皱纹进行微滴表浅皮内注射（0.5~1U），准确地将肉毒素注射到肌肉皮肤交界处。这种方法在取得满意的美容效果的同时，避免了眉毛的过度下垂，也避免了上睑出现臃肿外观。

在取得初步成功后，我们开始对眉毛进行肉毒素注射，注射位置在眉毛的瞳孔中线处，在皮内浅层注射，以松弛眼轮匝肌的上半部。同时我们也开始对颧弓下的鱼尾纹及颊部皱纹进行治疗，也没有影响到颧肌。那时我们在外眼角、嘴角、鼻孔和耳屏之间的区域进行注射，每点注射量较大。

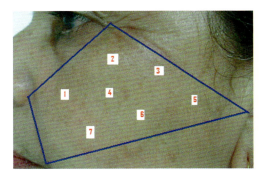 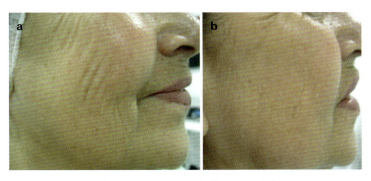

图 12-1　在外眼角、嘴角、鼻孔、耳屏之间画出注射范围及注射点位

图 12-2　颊部肉毒素治疗。（a）治疗前。（b）治疗后

我们也尝试对笑肌进行注射，注射层次位于肌肉在皮肤的止点处。两点之间间隔 1.5cm，每点注射 2U（图 12-1）。这样皱纹虽然得到了改善，但表情有时仍然显得不自然（图 12-2）。

尽管注射层次比较浅，肉毒素注射量比较小，但仍存在面部肌肉麻痹的风险。由于这个原因，外用肉毒素是一个很好的替代疗法，可能很快 FDA 就会批准一种新型的外用肉毒素。RT001 已经开始在临床试验中用来治疗鱼尾纹，未来很有希望在临床上正式得到批准应用。此类产品可以做成乳膏，在医生办公室中就可以对患者进行治疗，治疗时间 15~30min。这种治疗方法完全无痛，可代替注射方法。

这种表面应用技术也可以尝试着用于其他方面的治疗，如腋下多汗症、偏头疼和鼻炎。还有文献报道将这种方法超适应证范围用于治疗痤疮和整个面颈部皮肤的改善。但是对于肌肉纤维位置较深的区域（眉间纹和抬头纹），还是需要采用注射的方法。外用肉毒素对于上唇吸烟纹的治疗效果目前还没有报道。

基本技术

全世界每个医生的治疗方法可能都不同。我们认为，由于微滴注射治疗层次表浅，所以可用于身体所有部位。

为了获得良好的治疗效果，我们需要记住，这种治疗方法的目的仅仅是为了麻痹表浅皮肌，所以需要选择合适的部位，进行表浅注射，注射剂量要小。相比于传统肉毒素注射用量，微滴注射用的剂量要小得多。

治疗前，我们需要询问患者的出血疾病史或日常用药史，以减少皮下淤青的发生。患者的既往史对于我们施行任何一项美容治疗都非常重要。这种治疗方法的缺点是容易造成大面积的皮下淤青，从而引起患者的不满意。

适应证

根据我们的临床经验，最佳适应证如下：

（1）患者皮肤菲薄，皱纹较多。

（2）患者上睑臃肿，并且不乐意接受手术矫正。

（3）治疗颧部大而饱满的患者的鱼尾纹时，这种方法可避免进一步抬高颧部，形成卡通动画中的"Topo Gigio"脸或迪士尼动画中的人物笑容。

（4）对于已做过上睑整形手术的患者，采用这种方法治疗鱼尾纹，可避免颞肌萎缩。颞肌萎缩会使睑颧沟进一步加重。

（5）应用注射填充剂或中度/深度皮肤磨削前可以先用这种方法治疗口周皱纹。

（6）口轴区肌肉收缩形成的独特下颌前S形态的患者。

（7）治疗颈纹以改善面部轮廓。对颈部的治疗很难决定是选择微滴技术好，还是传统技术好（见第7章）。治疗下面部和颈部时，微滴技术将肉毒素注射到真皮或皮下浅层，可以改善肤质，舒平皱纹，矫正颈部垂直束带，达到改善下颌轮廓的效果。尽管微滴技术的治疗效果很好，但我们也曾遇到过一些并发症，因此治疗前对颈部肌肉解剖的了解非常重要。

（8）微滴技术对上胸部的治疗效果也很好。然而，在我们的治疗经验中，只有上胸部V形领口区域有颈阔肌纤维分布时，治疗效果才较好。可以让患者收缩颈阔肌，观察胸部皱纹的情况，以确定颈阔肌的分布范围。上胸部是治疗的安全区域，很少有危险发生。

（9）微滴注射的目标肌肉是所谓的皮肌。这种方法也可以改善重要肌肉的止点区域，如笑肌、降口角肌和颏肌止点部位。另外，这种方法可以改善额纹、鱼尾纹和口周纹。

（10）微滴注射也可以治疗活动性痤疮和痤疮瘢痕。

治疗步骤

吴博士（Dr. Wu）建议按照常规方法用盐水将100U的OnaA稀释成2.5mL，里面可以加一点儿利多卡因，这样1mL的溶液中就会含有20~28U的肉毒素，分成100~200点注射以改善下颌轮廓。下面部和颈部每侧一般需要注射1mL。用30G或32G的针头进行皮内注射，每个点形成一个小小的白色皮丘。研究者一般用这种方法对以下区域进行治疗：额部、眉间、鱼尾纹、眶下、颊部和颈部。

我们一般将100U的OnaBTXA或IncoBTXA稀释成1mL，然后用0.3mL注射器抽出5U的肉毒素，再加0.25mL的盐水，这样就形成了总量0.3mL含有5U肉毒素的溶液。

我们首先确定整个注射区域的准确剂量，对每名患者采用个性化的治疗方法，确定每个注射部位、每条肌肉的注射剂量。我们也可以预测注射后的效果及维持时间。每次记录下每个部位的注射剂量，以便于下一次注射时进行参考。

我们将这种方法命名为"计划性微滴注射技术"。当患者再次治疗时,无论应用哪种肉毒素,我们都能复制出良好的治疗效果。如图 12-3 所示,我们先让患者做表情,以判断额部静态皱纹和动态皱纹的情况。图 12-4 是我们设计的注射点位。图 12-5 显示的是治疗后的效果。

皮内注射会在局部形成白色皮丘。每点之间间隔 5mm,每点注射 0.01mL。那些没有经验的医生,可以采用局部麻醉、振动止痛、冷敷的方法以减少患者的不适。一开始,注射过程中容易丢失部分药液。我们不建议采用"午间美容"技术,因为这种方法无法准确定量,注射过程中容易丢失药液。

廖(Liew)在 2015 年甚至将 10U 的 OnaA 与 1mL 的非交联玻尿酸(12mg)混合在一起应用。整张脸和颈部注射的针眼相对较少,一般为 50~100 个,治疗效果更好。根据我们的临床经验,这确实是个好方法。但我们需要注意这种方法只能用非交联玻尿酸,而不能用交联玻尿酸,因为交联玻尿酸不能用于浅层注射。

并发症

由于肉毒素微滴注射不是一个标准的治疗技术,所以没有固定的稀释浓度和注射点数,每个注

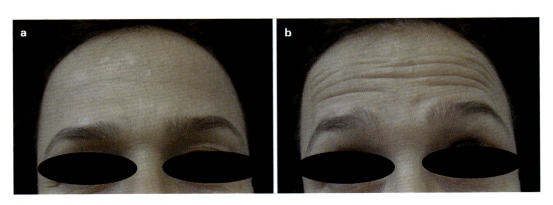

图 12-3 (a、b)额部治疗前

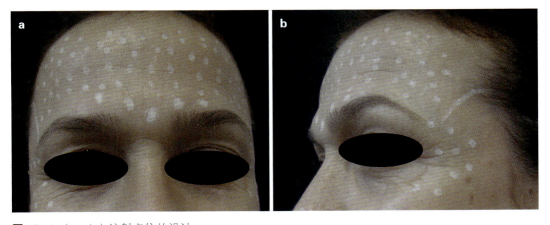

图 12-4 (a、b)注射点位的设计

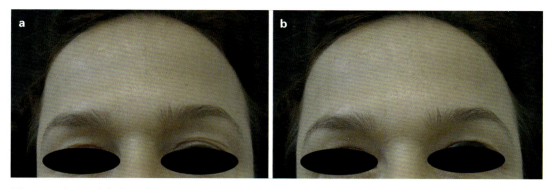

图 12-5 （a、b）额部治疗后

射点也没有固定的注射剂量，这样往往会影响标准治疗方案的制定以及治疗后效果的对比。这种治疗方法往往使患者比较疼痛，治疗后也常常发生淤青。

采用这种注射方法，我们一般只需要常规治疗用量的 2/3，就可以达到明显的临床效果，但治疗效果维持时间较短。因为表情肌没有得到有效松弛，所以会影响治疗效果的维持时间。

如果肉毒素溶液配制不均匀，则会造成肌肉的松弛效果不一致。所以我们一般对微滴技术所用的溶液进行单独配置，而不是单纯在注射器内加盐水进行稀释，后者容易造成各注射点药物浓度不同。

采用廖（Liew）的技术，注射后会出现皮肤皮丘，这种现象一般维持几小时到 2 天，时间长短取决于所用的玻尿酸的成分。如果玻尿酸比较纯，皮丘吸收就会快；如果玻尿酸含有甘露醇或甘油，皮丘会持续出现 24~72h。

含有甘露醇或甘油的玻尿酸一般用于治疗老化或光损害的皮肤，因为其维持时间长，理论上可以吸收更多的水分使皮肤保湿。

讨论和结论

目前"Botox®"应用的最新技术叫"Microbotox"，将稀释后的肉毒素进行多点、少量、浅层注射。一般情况下人们认为肉毒素的作用范围远超过注射位置，微滴注射会降低过度治疗的概率。

我们认为微滴技术治疗效果最好的部位是额部，治疗后效果最自然，可避免出现表情僵硬。吴（Wu）、廖（Liew）和斯坦斯皮尔(Steinsapir)报道了肉毒素微滴技术对颈部老化的治疗，发现可以改善颈部皱纹及颈部肤质。

应用微滴注射技术可以避免传统肉毒素注射技术治疗颈阔肌束带引起的一些严重并发症，如吞咽困难、呼吸功能障碍、说话困难等。实际上，微滴注射方法可看作治疗颈部和面部轮廓的理想技术。

如果我们不能确定哪块肌肉需要治疗，我们可以仅仅考虑表浅"皮肌"，即那些止于皮肤的肌肉需要首先考虑。有时我们不必对整块肌肉进行治疗，只是对肌肉止于皮肤的部分进行注射，比如在降口角肌止于嘴唇外侧的位置进行注射。

肉毒素联合其他物质注射可以达到真正的美塑治疗效果，也可以通过"午间美容"技术进行皮内注射。微滴注射对皮肤也具有微针治疗作用。有文献报道，肉毒素对胶原蛋白具有刺激作用。因此我们可以进一步认为，采用微滴注射技术，可以获得良好的肌肉松弛和皮肤改善效果。

目前人们对肉毒素微滴注射技术还没有达成共识，尚需要开展进一步的临床研究。可以确定的是，肉毒素微滴注射技术是一项创新性、有前景的技术，开创了肉毒素治疗技术的新领域。肉毒素微滴注射联合玻尿酸注射（微针技术、美塑技术）可以促进新生胶原蛋白的形成。

总结

- 实际上全球许多医生采用的肉毒素注射的方法都不同。但是我们需要认可表浅皮内注射这种观念。
- 微滴注射技术的优点是在治疗皱纹时不用麻痹整块肌肉。治疗的目的是麻痹肌肉止于皮肤的浅层纤维。
- 微滴注射技术的最佳适应证为皮肤菲薄皱纹较多的患者，治疗部位一般为额部、鱼尾纹处、颈纹处、下颌、上胸部。
- 采用微滴技术，我们可以对患者进行个性化治疗，对每个区域、每条肌肉进行定量注射。
- 皮内小剂量注射很重要，只在局部产生一个小小的白色皮丘。每点注射后均能看到这种小皮丘。
- 微滴注射技术可看作是肉毒素治疗的一项新技术，需要开展进一步的临床试验进行研究。

参考文献

[1] Doddaballapur S. Microneedling with dermaroller. J Cutan Aesthet Surg. 2009;2(2):110–1. https://doi.org/10.4103/0974-2077.58529.

[2] Jager C, Brenner C, Habicht J, Wallich R. Bioactive reagents used in mesotherapy for skin rejuvenation in vivo induce diverse physiological processes in human skin fibroblasts in vitro– a pilot study. Exp Dermatol. 2012;21(1):72–75.

[3] Lee J, Kennedy P, Waugh JM. Experiences with CPP-based self assembling peptide systems for topical delivery of botulinum toxin. Methods Mol Biol. 2015;1324:397–415. https://doi.org/10.1007/978-1-4939-2806-4_27.

[4] Liew S. Discussion:Microbotox of the lower face and neck: evolution of a personal technique and its clinical effects. Plast Reconstr Surg. 2015;136(Suppl 5):101S–3S. https://doi.org/10.1097/PRS.0000000000001840.

[5] Oh S, Lee Y, Seo Y, Lee J, Young JD, Chung HY, Chi BC. The potential effect of botulinum toxin type a on human dermal fibroblasts: an in vitro study. Dermatol Surg. 2012;38(10):1689–1694.

[6] Steinsapir KD, Rootman D, Wulc A, Hwang C. Cosmetic microdroplet botulinum toxin A. Forehead lift: a new treatment paradigm. Ophthal Plast Reconstr Surg. 2015;31(4):263–8. https://doi.org/10.1097/IOP.0000000000000282.

[7] Tamura B. Concepção da beleza e da estética atual. 1a. edição. Editora Santos; 2007. ISBN: 9788572886611.

[8] Tamura BM, Lourenço LM, Platt A, Pertel P, Santos LF, Levites J. Cutis laxa: improvement of facial aesthetics by using botulinum toxin. Dermatol Surg. 2004;30(12 Pt 2): 1518–1520.

[9] Wu WT. Microbotox of the lower face and neck: evolution of a personal technique and its clinical effects. Plast Reconstr Surg. 2015;136(Suppl 5):92S–100S. https://doi.org/10.1097/PRS.0000000000001827. Review.

第 13 章　肉毒素治疗的新的适应证

多丽丝·赫克塞尔、帕特丽夏·卡斯帕里和卡罗来纳·西加
(Doris Hexsel, Patricia Caspary and Carolina Siega)

目录

前言	101
肉毒素目前的应用现状	101
肉毒素微滴注射技术	102
面部不对称的肉毒素治疗	102
咬肌肥大的肉毒素治疗	103
多汗症的肉毒素治疗	103
抑郁症的肉毒素治疗	104
面部潮红和酒渣鼻的肉毒素治疗	104
油性皮肤及相关疾病的肉毒素治疗	105
创伤愈合和瘢痕的肉毒素治疗	106
雷诺氏（Raynaud's）病的肉毒素治疗	107
总结	107
参考文献	107

摘要

自从 FDA 批准将肉毒素用于治疗眉间纹后，肉毒素注射很快成为最受欢迎的美容治疗项目之一。过去 10 年，肉毒素注射的治疗方法逐渐得到改进，治疗的适应证也不断得到扩展，包括治疗面部双侧

D. Hexsel (*)
Department of Dermatology, Brazilian Center for Studies
in Dermatology, Porto Alegre / Rio de Janeiro, RS / RJ, Brazil

Hexsel Dermatology Clinic, Porto Alegre, Rio de Janeiro, Brazil
e-mail: doris@hexsel.com.br

P. Caspary · C. Siega
Brazilian Center for Studies in Dermatology, Porto Alegre, Brazil
e-mail: patriciacaspary@gmail.com;
cientifico@cbed.org.br

© Springer International Publishing AG, part of Springer Nature 2019
M. C. A. Issa, B. Tamura (eds.), *Botulinum Toxins, Fillers and Related Substances*, Clinical Approaches and Procedures in Cosmetic Dermatology 4, https://doi.org/10.1007/978-3-319-16802-9_14

不对称、肌肉肥大、多汗症、瘢痕疙瘩、抑郁、酒渣鼻、油性皮肤及雷诺氏（Raynaud's）病等。在将来，肉毒素治疗也可能会出现其他新的适应证。

关键词

肉毒素；年轻化；面部不对称；海利-海利病（Hailey-Hailey disease）；反转型银屑病；抑郁症；酒渣鼻；皮脂；油性皮肤；增生性瘢痕；瘢痕疙瘩；瘢痕；雷诺氏病

前言

A 型肉毒素注射目前成为全球最受欢迎的美容项目之一。自从将肉毒素应用于美容治疗以来，肉毒素治疗的适应证逐渐增多，这主要归因于肉毒素在临床上的广泛应用、相关文献的大量发表以及迅速发展的治疗技术。

如今，肉毒素的美容治疗越来越要求治疗后效果自然。肉毒素不仅可以使肌肉去神经支配，而且可以调节汗腺和皮脂腺的功能，减少汗腺和皮脂腺的分泌，并具有调节血管的功能。

本章主要讨论 2016 年以前文献中提到的肉毒素治疗的新方法和新的适应证。

肉毒素目前的应用现状

肉毒素的第 1 个美容治疗的适应证为眉间纹，紧接着是面部其他区域的动态性皱纹。有经验的医生目前不仅仅用肉毒素来治疗眉间、眶周、鼻部、口周、颈部、上胸部的皱纹，而且也将肉毒素用来治疗咬肌肥大、露龈笑、不对称微笑，并将其用来改变眉毛的位置和形状，治疗肌肉造成的面部不对称等。

在最初相当长的时间内，肉毒素治疗后出现面部僵硬被认为是治疗效果到位。而目前，患者要求治疗后面部皱纹和皮肤质地不仅要得到改善，而且不能影响面部表情。如今患者更加追求外观自然的肉毒素美容治疗效果，尽管目前人们对自然美的定义仍存有争论。治疗前对一个人的面部表情和面部轮廓进行评判，需要考虑患者面部的三维立体外观、患者的习惯表情等。

对每名患者进行认真的评估及制定个性化的治疗方案是取得良好效果的保证，因此医生需要注意如下几方面的问题：

· 避免造成表情僵硬或面具脸：对某些面部肌肉进行部分治疗可以获得更自然的效果。额肌是面部表情肌中的重要肌肉。低剂量和对额肌进行部分治疗对某些患者来说是最佳选择。只对上半部额肌进行治疗，减少注射点位，降低注射剂量可以使治疗后表情更自然。

- 避免形成"保妥适脸"。对上面部进行治疗后，有时会加重微笑时鼻肌的过度收缩。上面部治疗同时应该对鼻肌进行治疗，可以使治疗后面部显得更协调，尤其是对于治疗前就存在鼻纹的患者。
- 预防出现并发症：关于注射方法和注射剂量方面的共识，文献中已有报道，我们常常需要考虑患者的面部解剖和患者的期望。例如注射位置处于颧弓颧突下会触到颧肌，造成颧部抬高。一定要避免注射到颧大肌，因为这样会造成口角下垂。口周多点大剂量注射会出现一些并发症，所以建议低剂量注射。当治疗露龈笑时，剂量太大则容易造成"小丑笑容"。
- 治疗双侧不对称：对自然存在的双侧不对称进行治疗可以取得更协调的效果。
- 保留性别特征：德·梅奥（de Maio）2015 年对男性和女性的性别特征进行了描述，这一点对美容治疗非常关键。眉间肉毒素注射会改变患者的眉毛形状和位置，有可能造成不满意的结果。男性的眉毛平直，应避免使男性患者治疗后看起来像女性那样，形成柳叶眉或眉尾抬高。
- 联合治疗：肉毒素和玻尿酸联合注射的效果维持时间比单纯肉毒素治疗的效果维持时间长。深的眉间纹需要联合其他方法一起治疗，如 Subcision® 或 / 和玻尿酸填充。眶周皱纹同样可以联合玻尿酸填充、激光磨削、光子治疗和皮肤磨削等方法进行治疗。为了取得更好、更自然的效果，口周区域最好联合激光磨削或玻尿酸填充进行治疗。

肉毒素微滴注射技术

肉毒素微滴注射技术已在第 12 章中进行了详细讨论。Microbotox 技术是应用微量肉毒素进行注射，治疗后效果自然。这种技术采用多点皮内或皮下注射，将稀释的肉毒素注射到皮肤和面颈部肌肉的浅层。这种技术可改善上面部的皮肤，而不会像传统注射技术那样造成额部僵硬。斯坦斯皮（Steinsapi）等将 100U 的肉毒素 (OnaA) 用盐水稀释成 3mL，然后抽取 1mL 的溶液分成 60~100 个微滴进行注射，每滴 0.01~0.02 mL，每点 0.33~0.66U，每名患者总用量为 33U。根据研究者的报道，含有小剂量肉毒素的溶液可以准确注射到目标肌肉，药物分布更均匀，而不像传统注射方法那样造成额部的过度麻痹或僵硬。伊索（Iozzo）等报道了额部、眶周、眉间和鼻部的微滴注射经验。他们治疗了 223 例患者，每名患者用药量平均为 125U 的 AboA 肉毒素，肌肉内注射每点 3U，皮内和皮下注射每点 2U。患者的满意度很高。研究者发现，改变注射的深度可以调节肌肉的麻痹效果。

面部不对称的肉毒素治疗

每个人的面部都存在一定程度的不对称。双侧不对称不单单是先天造成的，外伤或疾病也会造成双侧不对称，像卒中、面瘫等。有些不对称会影响患者的生活质量，甚至面部功能和外观，因此必须进行治疗，治疗时常常要考虑患者的个体解剖差异。

A型肉毒素治疗双侧肌肉收缩造成的不对称是安全有效的。将肉毒素注射到不同的肌肉中，应用不同的剂量，采用不同的注射位置，可以治疗不同程度的双眼不对称、双侧嘴唇不对称和眉毛不对称。根据目标肌肉不同、对称程度不同及肌肉功能不同，注射剂量也不同。

对于有些患者，为了平衡双侧眉毛的位置，可以在降眉肌和额肌的特定位置进行注射。可以仅在一侧肌肉内进行注射，减少肌肉力量，从而使双侧看起来更对称。贝内代托（Benedetto）应用小剂量肉毒素注射，成功对5例由于单侧降下唇肌功能障碍造成的微笑不对称的患者进行了治疗，治疗结果令人满意。

肿瘤或外科手术造成的不对称，应用肉毒素治疗，也可以取得满意的效果，有时也可以联合填充剂进行治疗。

咬肌肥大的肉毒素治疗

咬肌位于侧面部，当双侧不一样大时，面部就会出现不对称，当双侧咬肌肥大时，脸就会呈方形。将肉毒素注射到咬肌，可以造成咬肌部分萎缩。查（Cha）等应用肉毒素注射治疗了10例单侧咬肌肥大的患者。他们将25U的OnaA分成2点注射到咬肌的下半部分。12周后对咬肌的厚度和体积进行了测量，发现咬肌明显变薄，体积变小，双侧不对称得到矫正。其他一些学者同样报道了对咬肌注射肉毒素后导致咬肌体积变小，尤其是对于双侧不对称的患者。但是缺乏确实可靠的证据来证明肉毒素注射治疗双侧良性咬肌肥大的有效性和安全性。

多汗症的肉毒素治疗

肉毒素可以通过阻断交感神经来减少出汗量。出汗过多在局部容易形成导致皮肤感染的微环境，从而加重原有的皮肤疾病，如海利-海利（Hailey-Hailey）病和反转型银屑病。

海利-海利（Hailey-Hailey）病又称家族性慢性良性天疱疮，表现为棘皮松解症和松弛性水泡以及腋下或腹股沟区皮肤溃烂。曾有文献报道，应用肉毒素治疗后局部出汗减少，患者的病情得到改善。迄今还没有其他临床试验来研究这种方法治疗效果的维持时间。

反转型银屑病，又称屈侧银屑病，表现为界线清楚、薄而光亮的红斑，常常伴有瘙痒或灼痛的症状。它只出现在身体的屈侧，表现为慢性皮肤糜烂。这种银屑病常常缺乏常见斑块状银屑病的分型。赞奇（Zanchi）等报道了应用OnaA对15例这类患者进行治疗，每点注射2.4U，每点之间间隔 2.8cm，总剂量 50~100U，结果患者的症状得到了改善。研究者认为，减少出汗不是改善症状的唯一机制。萨博（Saber）等报道了 1 例反转型银屑病同时伴有腋下多汗症的患者，经肉毒素治疗后症状好转。研究者认为减少出汗是腋下反转型银屑病好转的原因。

抑郁症的肉毒素治疗

严重抑郁症（MDD）是一种常见疾病，终生患病率估计高达 15%。它会直接影响到人的情绪，造成人体功能损害，导致生活质量下降，甚至出现死亡风险。尽管临床上有很多新型安全的抗抑郁药，但有些患者仍无法完全控制自己的症状。

过去 10 年，人们发现肉毒素可以改变人的情绪，减轻抑郁症状。但是直到最近才有关于眉间注射肉毒素改善 MDD 临床症状的随机对照研究。这些研究表明，应用肉毒素在眉间注射可以缓解 MDD 患者的抑郁症状。治疗组患者治疗后症状明显改善，而对照组患者无明显变化。女性的治疗剂量为 29U，男性的治疗剂量为 39~40U。每次试验都选取不同的时间段进行评估，随访时间为 6~24 周。

人们对肉毒素改善 MDD 症状的机制目前还不完全明确。一种假设认为是面部表情会影响人的情绪。眉间纹往往是悲伤和其他负面情绪的表现，肉毒素治疗会减轻这种负面情绪。最近的一项研究证明，面部肌肉不仅表达感情，而且也会调节情绪。其他研究表明，有些患者应用肉毒素治疗皱纹的效果消失后抑郁症状仍有改善。因此肉毒素对 MDD 的治疗有可能还存在其他的神经调节机制。

到目前为止，人们只评估了 OnaA 对 MDD 的治疗效果。临床上还需要进一步的随机、双盲、对照研究以确定其他肉毒素的治疗效果。

部分学者提出了关于肉毒素治疗 MDD 的其他一些问题。克鲁格（Kruger）和沃尔默（Wollmer）推测，其他肌肉也对悲伤的表情起作用，如颏肌和降口角肌，这些肌肉在肉毒素治疗抑郁症时也需要被注射。所以，还需要更进一步的研究来探索和明确肉毒素治疗 MDD 的一些问题。

面部潮红和酒渣鼻的肉毒素治疗

酒渣鼻是常见的皮肤病，临床上有多种表现形式。我们一般将酒渣鼻分为 4 种亚型。毛细血管扩张红斑型表现为持续不退的鼻部红斑和毛细血管扩张。这种类型的酒渣鼻常常采用激光、光子、口服四环素、局部免疫疗法、溴莫尼定外用凝胶等方法来治疗。

肉毒素注射是治疗酒渣鼻的一种新的方法。斯坦罗迪莫斯（Sterodimas）等报道，每平方厘米注射 2U 肉毒素可以改善前胸和颈部的潮红症状。1 年后的另一篇相关文献报道，发现肉毒素注射可改善面部潮红症状。1 名患者总的用药剂量为 10U。2 篇文献均发现注射后 2 周患者开始出现明显的治疗效果。

关于肉毒素皮内注射治疗面部潮红和红斑也有成功报道。达杨（Dayan）将 8~12U 的 OnaA 分成 0.05U 的微滴进行注射，每点之间间隔 0.5cm。帕克（Park）等在第 1 次治疗时每侧颊部应用 15U 的 OnaA，1 周后进行第 2 次治疗，每侧颊部用量为 5U，各注射点之间间隔 1cm。另一项研究表明，治疗后 3 个月，15 例患者的红斑指数明显改善。根据病情的严重程度，患者的用药量一般为 15~45U。

治疗面部红斑和潮红的肉毒素用量要比面部其他美容治疗的量少，主要是为了避免注射部位的肌肉受到影响，产生一些并发症。肉毒素配置的溶液量要大，文献报道的 OnaA 浓度为 2U/0.1mL，AboA 为 10U/0.1mL，总的用量根据治疗部位不同而不同。每侧颊部可以用到 10~15U，颏部建议用量 5U，颈部和前胸，剂量可以达到 100U。每个注射点之间间隔 0.5~1cm。

肉毒素治疗面部潮红的作用机制可能与肉毒素抑制了乙酰胆碱释放，造成血管化学性去神经支配有关；也可能是肉毒素干扰了皮肤血管扩张过程中的其他介质的释放。其他可能的机制还包括卡恩（Khan）等提出的肉毒素引起人体热反应降低、注射形成的短暂创伤干扰等。然而另一项应用 B 型肉毒素进行的研究表明其对面部潮红的治疗无明显效果。

尽管上述研究表明，肉毒素皮内注射可有效治疗酒渣鼻，但仍需要进一步的研究以明确肉毒素对各种类型酒渣鼻的治疗效果以及其作用机制和治疗效果维持时间。

油性皮肤及相关疾病的肉毒素治疗

油脂分泌是皮肤正常的生理功能，然而过度的油脂分泌会使人感觉不舒服，甚至造成毛孔粗大、痤疮、脂溢性皮炎等疾病。2008 年沙阿（Shah）首先尝试应用肉毒素皮内注射治疗油性皮肤，研究者对 20 例油性皮肤的患者进行了回顾性研究，发现 17 例患者应用 OnaA 注射后，油性分泌明显减少，但是本项研究没有采用客观的方法对治疗效果进行评价。另外 2 项研究采用了客观标准对治疗效果进行了评价，发现肉毒素注射可以明显减少皮肤的油脂分泌。其中的 1 项研究针对 25 例患者的额部进行了肉毒素注射，包括男性 5 名、女性 20 名，额部都存在轻度到中度油脂分泌。研究者应用 30~45U 的 AboA 在额部分进行了 10 点皮内注射，1 个月后，皮肤的油脂分泌量可减少 80%，大部分患者对治疗效果表示满意。

同时，敏（Min）等对肉毒素治疗额纹后患者的皮肤油脂分泌情况进行了评估。肉毒素治疗按照标准的 5 点进行注射，研究者比较了 10U 和 20U 这两组油脂的分泌情况，8 周后发现额部皮肤的油脂分泌量明显减少，两组之间无明显差异，油脂的分泌与肉毒素注射剂量无明显相关性。另外，研究者还发现，皮肤的油脂分泌量与测量部位和肉毒素注射位置之间的距离呈正相关，距离越近，油脂分泌量越少。

人们对肉毒素减少皮肤油脂分泌的作用机制目前尚不明了。罗斯（Rose）和高登伯格（Goldberg）认为是肉毒素阻断了毛囊皮脂腺的 Ach 受体，从而影响了皮脂腺的分泌。实际上，Ach 在皮脂分泌过程中确实扮演了重要的角色。

创伤愈合和瘢痕的肉毒素治疗

创伤后机体有一个创面愈合过程，如果愈合过程中出现问题，就会形成增生性瘢痕和瘢痕疙瘩。增生性瘢痕和瘢痕疙瘩是临床上一个棘手的问题，因为都伴有瘢痕组织的过度形成，影响到患者的外观。目前常规采用的治疗方法包括手术切除、冷冻治疗、激素注射、激光治疗等，但这些治疗方法效果常常欠佳。

增生性瘢痕和瘢痕疙瘩会影响患者的外观，人们对目前的治疗方法往往不满意，使得人们不断地寻求新的治疗方法。目前有研究发现，向瘢痕内注射肉毒素可以有效治疗增生性瘢痕和瘢痕疙瘩。

以前的另一项研究报道了 4 例瘢痕疙瘩患者在病灶内注射肉毒素的治疗情况，研究者并没有发现明显的治疗效果。沙拉维（Shaarawy）等对 24 例患者进行了 1 项随机双盲研究，一组 12 例患者每 4 周注射 1 次 10mg/mL 的曲氨耐德，另一组 12 例患者每 8 周注射 1 次 5U 的肉毒素，两组连续注射 6 个月。他们发现两组的治疗效果相当，后者的患者满意度更高。近期有其他研究表明，肉毒素会影响瘢痕疙瘩成纤维细胞的 5 个侵袭性生长基因。然而在另一项体外的试验研究中，并没有发现肉毒素对瘢痕疙瘩成纤维细胞的增殖、细胞因子和生长因子的表达有任何影响。

文献中还有其他一些研究也报道了肉毒素对增生性瘢痕的影响。2009 年，肖（Xiao）等报道了 19 例增生性瘢痕患者的肉毒素治疗情况，他们在每平方厘米的瘢痕内注射 2.5U 的肉毒素（中国兰州生化公司），每名患者注射总量不超过 100U。每 3 个月治疗 1 次，随访 6 个月，发现肉毒素对增生性瘢痕有明显的治疗作用。

我们知道，病理性瘢痕好发于身体的活动部位。加斯纳（Gassner）等进行了 1 项随机、双盲、空白对照的前瞻性研究，以评估肉毒素对额部外伤愈合过程中瘢痕形成的影响。研究者发现，肉毒素可以改善愈合后的瘢痕外观。其他的一些研究也发现，肉毒素可以改善面部外伤后的瘢痕外观。在其中 1 项研究中研究者将 30 例患者进行了随机分组，一组接受了肉毒素治疗，另一组完全不接受肉毒素治疗。肉毒素平均治疗量为 20U，缝合后 72h 开始进行注射。研究者发现，创伤愈合早期进行肉毒素治疗可以促进创面愈合。肉毒素也可以改善唇裂修复手术后的瘢痕外观，包括儿童患者，对甲状腺手术患者的瘢痕也有作用。尽管很多研究都发现肉毒素可以改善瘢痕外观，但 1 项包含 10 篇文献的回顾性研究认为，目前的证据还不足以支持应用肉毒素治疗瘢痕的这项技术。

目前人们还不完全明了肉毒素治疗瘢痕的作用机制。一种最行得通的解释是肉毒素会减少伤口周围皮肤的张力，从而减少创伤愈合过程的炎症和微创伤刺激。另外一些体外试验发现，肉毒素能够影响成纤维细胞的生长分化周期。然而这方面还需要进一步的试验予以验证，因为最近的 1 项研究并没有发现肉毒素对创伤愈合过程中成纤维细胞的生长及细胞因子和生长因子的表达有任何影响。

看起来肉毒素对改善瘢痕的外观有作用，但尚需要进一步的试验研究，以明确肉毒素治疗瘢痕的作用到底是与创面周围的皮肤张力减少有关，还是与细胞生长周期的变化有关。不管最终是什么样的作用机制，临床上肉毒素治疗时都需要合适的剂量和治疗周期，以免肉毒素过量造成一些并发症。

雷诺氏（Raynaud's）病的肉毒素治疗

雷诺氏（Raynaud's）病常常影响到患者手指和脚趾的颜色和温度，手指或脚趾的血管发生痉挛，引起指端血供减少，从而出现皮肤颜色发白、发绀，有时导致疼痛、活动障碍、皮肤溃疡，严重的病例甚至需要截肢。雷诺氏（Raynaud's）病可以是原发性的，也可以继发于其他疾病。

最近有报道认为，肉毒素可以治疗这种疾病，能够明显改善临床症状，治疗过程也相对安全。肉毒素对继发性雷诺氏（Raynaud's）病也有治疗作用。

文献中报道的治疗剂量有多种，张（Zhang）等2015年在临床上应用50U的肉毒素沿着动脉的走行路径进行注射。赵（Zhao）和连（Lian）对2例顽固性的雷诺氏病患者进行了肉毒素治疗，2例患者双手总的治疗剂量分别为200U和280U，每个指节分4点注射，每点注射20U，治疗后效果良好。目前也有应用低剂量肉毒素注射治疗雷诺氏病的文献报道。但尚需要进一步的研究以明确这项治疗技术的原理，并规范临床治疗方法。

总结

- 近些年很多学者报道了不同的肉毒素美容治疗的新技术和新方法。
- 肉毒素可以作为治疗一些疑难疾病的替代疗法，在很多种情况下，常常作为疾病的辅助治疗手段。
- 肉毒素治疗的新适应证必须得有随机、双盲试验提供支持。
- 本章所述的一些新的治疗适应证目前尚未得到行政部门的批准，因此这些适应证被认为是超范围适应证。

参考文献

[1] Alam M, Barrett KC, Hodapp RM, Arndt KA. Botulinum toxin and the facial feedback hypothesis: can looking better make you feel happier? J Am Acad Dermatol. 2008;58:1061–72. https://doi.org/10.1016/j.jaad.2007.10.649.

[2] Ascher B, Talarico S, Cassuto D, Escobar S, Hexsel D, Jaén P, et al. International consensus recommendation on the aesthetic usage of botulinum toxin type A (Speywood unit)-part one: upper facial wrinkles. J Eur Acad Dermatol Venereol.

2010;24(11):1278–84. https://doi.org/10.1111/j.1468-3083.2010.03631.x.

[3] Bartoli D, Battisti A, Cassoni A, Terenzi V, Della Monaca M, Pagnoni M, et al. Contralateral botulinum injections in patients with residual facial asymmetry and contralateral hyperkinesis after primary facial palsy surgery. Ann Ital Chir. 2015;86(3): 201–206.

[4] Benedetto AV. Asymmetrical smiles corrected by botulinum toxin serotype A. Dermatol Surg. 2007;33 (1 Spec No):S32–6. https://doi.org/10.1111/j.1524-4725.2006.32329.x.

[5] Bessa GR, Grazziotin TC, Manzoni AP, Weber MP, Bonamigo RR. Hailey-Hailey disease treatment with botulinum toxin type A. An Bras Dermatol. 2010; 85(5):717–722.

[6] Bhattacharjee K, Singh M, Bhattacharjee H. Extended effect after a single dose of type A botulinum toxin for asymmetric masseter muscle hypertrophy. Indian J Plast Surg. 2015;48(2):196–199. https://doi.org/10.4103/ 0970-0358.163061.

[7] Bloom BS, Payongayong L, Mourin A, Goldberg DJ. Impact of intradermal abobotulinumtoxinA on facial erythema of rosacea. Dermatol Surg. 2015;41 Suppl 1:S9–16. https://doi.org/10.1097/ DSS.0000000000000277.

[8] Carruthers JD, Carruthers JA. Treatment of glabellar frown lines with C. botulinum-A exotoxin. J Dermatol Surg Oncol. 1992;18(1):17–21.

[9] Carruthers J, Carruthers A. The effect of full-face broadband light treatments alone and in combination with bilateral crow's feet botulinum toxin type A chemodenervation. Dermatol Surg. 2004;30(3): 355–366.

[10] Carruthers JD, Glogau RG, Blitzer A. Advances in facial rejuvenation: botulinum toxin type A, hyaluronic acid dermal fillers, and combination therapiesconsensus recommendations. Plast Reconstr Surg. 2008;121(5 Suppl):5S–30. https://doi.org/10.1097/ PRS.0b013e31816de8d0.

[11] Carruthers A, Carruthers J, Monheit G, Davis P, Tardie G. Multicenter, randomized, parallel-group study of the safety and effectiveness of onabotulinumtoxinA and hyaluronic acid dermal fillers (24-mg/mL smooth, cohesive gel) alone and in combination for lower facial rejuvenation. Dermatol Surg. 2010;36:2121–2134. https://doi.org/10.1111/j.1524-4725.2010.01705.x.

[12] Cha YR, Kim YG, Kim JH, Kim ST. Effect of unilateral injection of botulinum toxin on lower facial asymmetry as evaluated using three-dimensional laser scanning. Dermatol Surg. 2013;39(6):900–906. https://doi.org/10.1111/dsu.12171.

[13] Chang CS, Wallace CG, Hsiao YC, Chang CJ, Chen PK. Botulinum toxin to improve results in cleft lip repair: a double-blinded, randomized, vehiclecontrolled clinical trial. PLoS One. 2014;9(12), e115690. https://doi.org/10.1371/journal.pone.0115690. eCollection 2014.

[14] Chiaravalloti A, Payette M. Hailey-Hailey disease and review of management. J Drugs Dermatol. 2014;13(10):1254–1257.

[15] Coleman KR, Carruthers J. Combination therapy with BOTOX and fillers: the new rejuvenation paradigm. Dermatol Ther. 2006;19(3):177–188. https://doi.org/ 10.1111/j.1529-8019.2006.00072.x.

[16] Davis SA, Feldman SR, McMichael AJ. Management of keloids in the United States, 1990–2009: an analysis of the National Ambulatory Medical Care Survey. Dermatol Surg. 2013;39(7):988–994. https://doi.org/ 10.1111/dsu.12182.

[17] Dayan SH, Ashourian N. Considerations for achieving a natural face in cosmetic procedures. JAMA Facial Plast Surg. 2015;17(6):395. https://doi.org/10.1001/ jamafacial.2015.1004.

[18] Dayan SH, Pritzker RN, Arkins JP. A new treatment regimen for rosacea: onabotulinumtoxinA. J Drugs Dermatol. 2012;11(12):e76–79.

[19] de Maio M. Ethnic and gender considerations in the use of facial injectables: male patients. Plast Reconstr Surg. 2015;136(5 Suppl):40S–43. https://doi.org/10.1097/ PRS.0000000000001729.

[20] Fedorowicz Z, van Zuuren EJ, Schoones J. Botulinum toxin for masseter hypertrohphy. Cochrane Database Syst Rev. 2013;9:CD007510. https://doi.org/10.1002/ 14651858.CD007510.pub3.

[21] Finzi E, Rosenthal NE. Treatment of depression with onabotulinumtoxinA: a randomized, double-blind, placebo controlled trial. J Psychiatr Res. 2014;52:1–6. https://doi.org/10.1016/j.jpsychires.2013.11.006.

[22] Finzi E, Wasserman E. Treatment of depression with botulinum toxin A: a case series. Dermatol Surg. 2006;32(5):645–649; discussion 649–650. https://doi.org/ 10.1111/j.1524-4725.2006.32136.x.

[23] Fregene A, Ditmars D, Siddiqui A. Botulinum toxin type A: a treatment option for digital ischemia in patients with Raynaud's phenomenon. J Hand Surg [Am]. 2009;34(3):446–452. https://doi.org/10.1016/j. jhsa.2008.11.026.

[24] Gassia V, Raspaldo H, Niforos FR, Michaud T. Global 3-dimensional approach to natural rejuvenation: recommendations for perioral, nose, and ear rejuvenation. J Cosmet Dermatol. 2013;12(2):123–136. https://doi.org/10.1111/jocd.12035.

[25] Gassner HG, Brissett AE, Otley CC, Boahene DK, Boggust AJ, Weaver AL, et al. Botulinum toxin to improve facial wound healing: a prospective, blinded, placebocontrolled study. Mayo Clin Proc. 2006;81(8):1023–1028. https://doi.org/10.4065/81.8.1023.

[26] Gauglitz GG, Bureik D, Dombrowski Y, Pavicic T, Ruzicka T, Schauber J. Botulinum toxin A for the treatment of keloids. Skin Pharmacol Physiol. 2012;25(6): 313–318. https://doi.org/10.1159/000342125.

[27] Haubner F, Ohmann E, Müller-Vogt U, Kummer P, Strutz J, Gassner HG. Effects of botulinum toxin a on cytokine synthesis in a cell culture model of cutaneous scarring. Arch Facial Plast Surg. 2012;14(2):122–126. https://doi.org/10.1001/archfacial.2011.734.

[28] Haubner F, Leyh M, Ohmann E, Sadick H, Gassner HG. Effects of botulinum toxin A on patient-specific keloid fibroblasts in vitro. Laryngoscope. 2014;124(6): 1344–1351. https://doi.org/10.1002/lary.24456.

[29] Heckmann M, Teichmann B, Schröder U, Sprengelmeyer R, Ceballos-Baumann AO. Pharmacologic denervation of frown muscles enhances baseline expression of happiness and decreases baseline expression of anger, sadness, and fear. J Am Acad Dermatol. 2003;49(2):213–216. https://doi.org/10.1067/S0190-9622 (03)00909-5.

[30] Hexsel D. Combining procedures with botulinum toxin in dermatology and dermatological surgery. In: Hexsel D, Almeida AT, editors. Cosmetic use of botulinum toxin. São Paulo: AGE; 2002. p. 211–215.

[31] Hexsel D, Brum C, Siega C, Schilling-Souza J, Dal'Forno T, Heckmann M, et al. Evaluation of self-esteem and depression symptoms in depressed and nondepressed subjects treated with onabotulinumtoxinA for glabellar lines. Dermatol Surg. 2013;39(7):1088–1096. https://doi.org/10.1111/dsu.12175.

[32] Ho D, Jagdeo J. Successful botulinum toxin (onabotulinumtoxinA) treatment of Hailey-Hailey disease. J Drugs Dermatol. 2015;14(1):68–70.

[33] Hohl D, Mauro T, Görög JP. Genodermatoses: Darier's disease and Hailey-Hailey disease. In: Bolognia JL, Jorizzo JL, Rapini R, editors. Dermatology. vol. I. Edinburgh: Mosby; 2003. p. 823–833.

[34] Iorio ML, Masden DL, Higgins JP. Botulinum toxin A treatment of Raynaud's phenomenon: a review. Semin Arthritis Rheum. 2012;41(4):599–603. https://doi.org/10.1016/j.semarthrit.2011.07.006.

[35] Iozzo I, Tengattini V, Antonucci VA. Multipoint and multilevel injection technique of botulinum toxin A in facial aesthetics. J Cosmet Dermatol. 2014;13(2):135–142. https://doi.org/10.1111/jocd.12090.

[36] Jeong HS, Lee BH, Sung HM, Park SY, Ahn DK, Jung MS, et al. Effect of Botulinum toxin type A on differentiation of fibroblasts derived from scar tissue. Plast Reconstr Surg. 2015;136(2):171e–178. https://doi.org/10.1097/PRS.0000000000001438.

[37] Katon WJ. Epidemiology and treatment of depression in patients with chronic medical illness. Dialogues Clin Neurosci. 2011;13:7–23.

[38] Kessler RC, Berglund P, Demler O, Jin R, Koretz D, Merikangas KR, et al. National Comorbidity Survey Replication. The epidemiology of major depressive disorder: results from the National Comorbidity Survey Replication (NCS-R). JAMA. 2003;289(23):3095–3105. https://doi.org/10.1001/jama.289.23.3095.

[39] Khan TT, Herne K, Dayan SH, Woodward JA. Facial blanching due to neurotoxins: proposed mechanisms. Dermatol Surg. 2013;39(1 Pt 1):24–29. https://doi.org/10.1111/dsu.12057.

[40] Kim YS, Lee HJ, Cho S, Lee JD, Kim HS. Early postoperative treatment of thyroidectomy scars using botulinum toxin: a split-scar, double-blind randomized controlled trial. Wound Repair Regen. 2014;22(5):605–612. https://doi.org/10.1111/wrr.12204.

[41] Klein FH, Brenner FM, Sato MS, Robert FM, Helmer KA. Lower facial remodeling with botulinum toxin type A for the treatment of masseter hypertrophy. An Bras Dermatol. 2014;89(6):878–884. https://doi.org/10.1590/abd1806-4841.20143200.

[42] Koeyers WJ, Van Der Geer S, Krekels G. Botulinum toxin type A as an adjuvant treatment modality for extensive Hailey-Hailey disease. J Dermatolog Treat. 2008;19(4):251–254. https://doi.org/10.1080/09546630801955135.

[43] Kruger TH, Wollmer MA. Depression – an emerging indication for botulinum toxin treatment. Toxicon. 2015;pii: S0041-0101(15)30094-5. https://doi.org/10.1016/j.toxicon.2015.09.035.

[44] Landau M. Combination of chemical peelings with botulinum toxin injections and dermal fillers. J Cosmet Dermatol. 2006;5(2):121–126. https://doi.org/10.1111/j.1473-2165.2006.00237.x.

[45] Lapiere JC, Hirsh A, Gordon KB, Cook B, Montalvo A. Botulinum toxin type A for the treatment of axillary Hailey-Hailey disease. Dermatol Surg. 2000;26(4):371–374.

[46] Lee DH, Jin SP, Cho S, Feneran A, Youn CS, Won CH, et al. RimabotulinumtoxinB versus onabotulinumtoxinA in the treatment of masseter hypertrophy: a 24-week double-blind randomized split-face study. Dermatology. 2013;226(3):227–232. https://doi.org/10.1159/000349984.

[47] Lewis MB, Bowler PJ. Botulinum toxin cosmetic therapy correlates with a more positive mood. Cosmet Dermatol. 2009;8(1):24–26. https://doi.org/10.1111/j.1473-2165.2009.00419.x.

[48] Li ZJ, Park SB, Sohn KC, Lee Y, Seo YJ, Kim CD, et al. Regulation of lipid production by acetylcholine signalling in human sebaceous glands. J Dermatol Sci. 2013;72(2):116–122. https://doi.org/10.1016/j.jdermsci.2013.06.009.

[49] López-Ferrer A, Alomar A. Botulinum toxin A for the treatment of familial benign pemphigus. Actas Dermosifiliogr. 2012;103(6):532–535. https://doi.org/10.1016/j.ad.2011.05.015.

[50] Magid M, Reichenberg JS, Poth PE, Robertson HT, LaViolette AK, Kruger TH, et al. Treatment of major depressive disorder using botulinum toxin A:a 24-week randomized, double-blind, placebo-controlled study. J Clin Psychiatry. 2014;75(8):837–844. https://doi.org/10.4088/JCP.13m08845.

[51] Min P, Xi W, Grassetti L, Trisliana Perdanasari A, Torresetti M, Feng S, et al. Sebum production alteration after Botulinum toxin type A injections for the treatment of forehead rhytides: a prospective randomized double-blind dose-comparative clinical investigation.Aesthet Surg J. 2015;35(5):600–610. https://doi.org/10.1093/asj/sju150.

[52] Motegi SI, Yamada K, Toki S, Uchiyama A, Kubota Y, Nakamura T, Ishikawa O. Beneficial effect of botulinum toxin A on Raynaud's phenomenon in Japanese patients with systemic sclerosis: a prospective, case series study. J Dermatol. 2015. https://doi.org/10.1111/1346-8138.13030.

[53] Neumeister MW. Botulinum toxin type A in the treatment of Raynaud's phenomenon. J Hand Surg [Am]. 2010;35(12):2085–2092. https://doi.org/10.1016/j.jhsa.2010.09.019.

[54] Oh YJ, Lee NY, Suh DH, Koh JS, Lee SJ, Shin MK. A split-face study using botulinum toxin type B to decrease facial erythema index. J Cosmet Laser Ther. 2011;13(5):243–248. https://doi.org/10.3109/14764172.2011.613479.

[55] Park KY, Hyun MY, Jeong SY, Kim BJ, Kim MN, Hong CK. Botulinum toxin for the treatment of refractory 110 D. Hexsel et al. erythema and flushing of rosacea. Dermatology. 2015;230:299–301. https://doi.org/10.1159/000368773.

[56] Prodromidou A, Frountzas M, Vlachos DE, Vlachos GD, Bakoyiannis I, Perrea D, et al. Botulinum toxin for the prevention and healing of wound scars: a systematic review of the literature. Plast Surg (Oakv). 2015;23(4):260–264.

[57] Raspaldo H, Niforos FR, Gassia V, Dallara JM, Bellity P, Baspeyras M, et al. Lower-face and neck antiaging treatment and prevention using onabotulinumtoxin A:the 2010 multidisciplinary French consensus – part 2.J Cosmet Dermatol. 2011;10(2):131–149. https://doi.org/10.1111/j.1473-2165.2011.00560.x.

[58] Rose AE, Goldberg DJ. Safety and efficacy of intradermal injection of botulinum toxin for the treatment of oily skin. Dermatol Surg. 2013;39(3 Pt 1):443–448. https://doi.org/10.1111/dsu.12097.

[59] Saber M, Brassard D, Benohanian A. Inverse psoriasis and hyperhidrosis of the axillae responding to botulinum toxin type A. Arch Dermatol. 2011;147(5):629–630.https://doi.org/10.1001/archdermatol.2011.111.

[60] Sadiq SA, Khwaja S, Saeed SR. Botulinum toxin to improve lower facial symmetry in facial nerve palsy.Eye(Lond). 2012;26(11):1431–1436. https://doi.org/10.1038/eye.2012.189.

[61] Semchyshyn NL, Kilmer SL. Does laser inactivate botulinum toxin? Dermatol Surg. 2005;31(4):399–404.

[62] Serri J, Legré R, Veit V, Guardia C, Gay AM. Botulinum toxin type A contribution in the treatment of Raynaud's phenomenon due to systemic sclerosis. Ann Chir Plast Esthet. 2013;58(6):658–662. https://doi.org/10.1016/j.anplas.2011.11.001.

[63] Shaarawy E, Hegazy RA, Abdel Hay RM. Intralesional botulinum toxin type A equally effective and better tolerated than intralesional steroid in the treatment of keloids: a randomized controlled trial. J Cosmet Dermatol. 2015;14(2):161–166. https://doi.org/10.1111/jocd.12134.

[64] Shah AR. Use of intradermal botulinum toxin to reduce sebum production and facial pore size. J Drugs Dermatol. 2008;7(9):847–850.

[65] Steinsapir KD, Rootman D, Wulc A, Hwang C. Cosmetic microdroplet Botulinum toxin A forehead lift: a new treatment paradigm. Ophthal Plast Reconstr Surg.2015;31(4):263–268. https://doi.org/10.1097/IOP.0000000000000282.

[66] Sterodimas A, Nicolaou M, Paes TR. Successful use of Botulinum toxin-A for the treatment of neck and anterior chest wall flushing. Clin Exp Dermatol.2003;28(6):592–594.

[67] Tiryaki T, Ciloglu NS. Eyebrow asymmetry: definition and symmetrical correction using botulinum toxin A. Aesthet Surg J. 2007;27(5):513–517. https://doi.org/10.1016/j.asj.2007.06.005.

[68] Tollefson TT, Senders CM, Sykes JM, Byorth PJ. Botulinum toxin to improve results in cleft lip repair. Arch Facial Plast Surg. 2006;8(3):221–222.https://doi.org/10.1001/archfaci.8.3.221.

[69] Uppal L, Dhaliwal K, Butler PE. A prospective study of the use of botulinum toxin injections in the treatment of Raynaud's syndrome associated with scleroderma. J Hand Surg Eur Vol. 2014;39(8):876–880. https://doi.org/10.1177/1753193413516242.

[70] Van de Kerkhof. Psoriasis. In: Bolognia JL, Jorizzo JL, Rapini R, editors. Dermatology. vol. I. Edinburgh: Mosby; 2003. p. 125–149.

[71] Walling HW. Primary hyperhidrosis increases the risk of cutaneous infection: a case–control study of 387 patients. J Am Acad Dermatol. 2009;61(2):242–246. https://doi.org/10.1016/j.jaad.2009.02.038.

[72] Wang G, Li C, Gao T, Liu Y. Clinical analysis of 48 cases of inverse psoriasis: a hospital-based study. Eur J Dermatol. 2005;15(3):176–178.

[73] WeinkleAP, DoktorV, Emer J.Update on themanagement of rosacea. Clin Cosmet Investig Dermatol. 2015;8:159–177. https://doi.org/10.2147/CCID.S58940. eCollection 2015.
[74] Wilkin J, Dahl M, Detmar M, Drake L, Liang MH, Odom R, Powell F, National Rosacea Society Expert Committee. Standard grading system for rosacea:report of the National Rosacea Society Expert Committee on the classification and staging of rosacea. J Am Acad Dermatol. 2004;50(6):907–912. https://doi.org/10.1016/j.jaad.2004.01.048.
[75] Williams DR, González HM, Neighbors H, Nesse R, Abelson JM, Sweetman J, et al. Prevalence and distribution of major depressive disorder in African Americans,Caribbean blacks, and non-Hispanic whites:results from the national survey of American life.Arch Gen Psychiatry. 2007;64(3):305–315. https://doi.org/10.1001/archpsyc.64.3.305.
[76] Wollmer MA, de Boer C, Kalak N, Beck J, Götz T,Schmidt T, et al. Facing depression with botulinum toxin: a randomized controlled trial. J Psychiatr Res.2012;46(5):574–581. https://doi.org/10.1016/j.jpsychires.2012.01.027.
[77] WT W. Microbotox of the lower face and neck: evolution of a personal technique and its clinical effects. Plast Reconstr Surg. 2015;136(5 Suppl):92S–100. https://doi.org/10.1097/PRS.0000000000001827.
[78] Xiao Z, Zhang F, Cui Z. Treatment of hypertrophic scars with intralesional botulinum toxin type A injections: a preliminary report. Aesthetic Plast Surg. 2009;33(3):409–412.https://doi.org/10.1007/s00266-009-9334-z.
[79] Xiao Z, Zhang F, Lin W, Zhang M, Liu Y. Effect of botulinumtoxin type A on transforming growth factor beta1 in fibroblasts derived from hypertrophic scar: a preliminary report. Aesthetic Plast Surg. 2010;34(4):424–427. https://doi.org/10.1007/s00266-009-9423-z.
[80] Xiao Z, Zhang M, Liu Y, Ren L. Botulinum toxin type a inhibits connective tissue growth factor expression in fibroblasts derived from hypertrophic scar. Aesthetic Plast Surg. 2011;35(5):802–807. https://doi.org/10.1007/s00266-011-9690-3.
[81] XiaoxueW, Xi C, Zhibo X. Effects of botulinum toxin type A on expression of genes in keloid fibroblasts. Aesthet Surg J. 2014;34(1):154–159. https://doi.org/10.1177/1090820X13482938.
[82] Yuraitis M, Jacob CI. Botulinum toxin for the treatment of facial flushing. Dermatol Surg. 2004;30(1):102–104.
[83] Zanchi M, Favot F, Bizzarini M, Piai M, Donini M, Sedona P. Botulinum toxin type-A for the treatment of inverse psoriasis. J Eur Acad Dermatol Venereol.2008;22(4):431–436. https://doi.org/10.1111/j.1468-3083.2007.02457.x.
[84] Zhang X, Hu Y, Nie Z, Song Y, Pan Y, Liu Y, Jin L. Treatment of Raynaud's phenomenon with botulinum toxin type A. Neurol Sci. 2015;36(7):1225–1231.https://doi.org/10.1007/s10072-015-2084-6.
[85] Zhao H, Lian Y. Clinical and image improvement of Raynaud's phenomenon after botulinum toxin type A treatment. Australas J Dermatol. 2015;56(3):202–205.https://doi.org/10.1111/ajd.12326.
[86] Zhibo X, Miaobo ZJ. Botulinum toxin type A affects cell cycle distribution of fibroblasts derived from hypertrophic scar. J Plast Reconstr Aesthet Surg.2008;61(9):1128–1129. https://doi.org/10.1016/j.bjps.2008.05.003.
[87] Ziade M, Domergue S, Batifol D, Jreige R, Sebbane M, Goudot P, et al. Use of botulinum toxin type A to improve treatment of facial wounds: a prospective randomised study. J Plast Reconstr Aesthet Surg. 2013;66(2):209–214. https://doi.org/10.1016/j.bjps.2012.09.012.

第 14 章 肉毒素治疗偏头痛

玛丽亚·爱德华达·诺布尔、马塞洛·塞德里克·西西亚雷利和雅诺·阿尔维斯·苏扎 (Maria Eduarda Nobre, Marcelo Cedrinho Ciciarelli and Jano Alves Souza)

目录

前言	113
历史	113
偏头痛	114
肉毒素治疗偏头痛	116
OnaA 治疗与口服药物治疗效果对比	116
OnaA 治疗偏头痛的作用机制	117
评论	118
总结	119
参考文献	119

摘要

1997 年人们开始将 OnaA 尝试性用于偏头痛或其他头痛的治疗，同时，一些学者也开始探索 OnaA 治疗偏头痛的作用机制。

后来，用肉毒素治疗慢性偏头痛的临床效果得到证实，并在 2 项研究的基础上得到了 FDA 的批

M. E. Nobre
Neurological Clinic Maria Eduarda Nobre, Rio de Janeiro, Brazil
e-mail: nobreme@globo.com

M. C. Ciciarelli
Faculdade de Medicina Barão de Mauá, Ribeirão Preto, São Paulo, Brazil
e-mail: marcelo@ciciarelli.com.br

J. A. Souza (*)
Universidade Federal Fluminense, Niterói, Brazil
e-mail: souzajano@gmail.com

© Springer International Publishing AG, part of Springer Nature 2019
M. C. A. Issa, B. Tamura (eds.), *Botulinum Toxins, Fillers and Related Substances*, Clinical Approaches and Procedures in Cosmetic Dermatology 4, https://doi.org/10.1007/978-3-319-16802-9_42

准。这些研究包括 24 周的随机、双盲、空白对照研究和 32 周的开放性研究。临床治疗的注射点位为 7 块头颈部肌肉（降眉间肌、皱眉肌、额肌、颞肌、枕肌、颈椎旁肌和斜方肌）的 31 个固定位置和 8 个选择性位置。

OnaA 对于慢性偏头痛的预防性治疗是安全有效的。准确的注射位置、注射角度、注射深度对于取得良好的治疗效果、减少并发症是非常必要的。

关键词

头痛；慢性偏头痛；A 型肉毒素

前言

肉毒素对周围运动神经的麻痹作用是肉毒杆菌中毒的主要作用机制。多年前，临床上就开始应用肉毒素治疗斜视，随后肉毒素的治疗范围越来越广。美国 FDA 于 1989 年首先批准了将 OnaA 用于治疗眼睑痉挛和斜视。目前临床上 OnaA 除了可用于美容治疗外，还广泛地用于其他疾病的治疗，包括斜颈、严重原发性腋下多汗症、上肢痉挛、尿频、神经性逼尿肌过度活动尿失禁以及慢性偏头痛等。

据估计，全球有 1.1%~2.4% 的人群患有偏头痛，由此导致患者出现身体残疾、功能障碍、生活质量下降。在一项开创性的研究中，美国的 FDA 批准了将 OnaA 用于偏头痛的预防性治疗，并于 2010 年被英国药品和保健品管理局（MHRA）正式批准用于偏头痛的临床治疗。

历史

在 19 世纪早期，贾斯汀斯·克纳（Justinus Kerner）首次发表了肉毒杆菌中毒的研究报告，报道了从腐败香肠中提取出的肉毒素在临床上的应用效果，发现肉毒素可以麻痹周围自主运动神经系统。几十年之后，在 1895 年，根特大学的一个细菌学家埃米尔·皮埃尔 – 玛丽·范·埃门格姆（Emile Pierre-Marie van Ermengem）首先在实验室中分离出肉毒杆菌菌株。

1919 年，斯坦福大学的乔治娜·伯克（Georgina Burke）教授将肉毒素分为 A 型和 B 型两个亚型。20 世纪 20 年代，一些专家在实验室中提纯出了结晶的肉毒素，在 20 世纪中叶，肉毒素的分离和提纯技术不断得到改进。

将近 60 年之后，眼科医生阿兰·斯科特（Alan Scott）报道了肉毒素对斜视的治疗作用，由此开启了肉毒素在医学方面的广泛应用。斯科特（Scott）早期用的肉毒素叫 Oculinum，后来改名为 Botox，在 2011 年，美国 FDA 将这种肉毒素的非专利名称命名为 OnabotulinumtoxinA（OnaA）。

1989年，美国FDA首次批准了将OnaA用于两种疾病的治疗：眼睑痉挛和斜视。如今，OnaA在其他一些疾病的治疗方面也得到了广泛的应用，包括斜颈、严重原发性腋下多汗症、上肢痉挛、膀胱刺激征、神经性逼尿肌过度活动性尿失禁以及慢性偏头痛。

在20世纪90年代，一名整形医生在应用肉毒素进行面部美容治疗时，发现一些偏头痛患者的偏头痛发作频率减少，病情减轻，甚至头痛症状会彻底消失。1998年，针对OnaA治疗偏头痛开展的第1项开放性研究表明，其对经常性偏头痛患者有临床治疗作用，并于2000年发表于同行评议杂志上。

同时，其他一些临床研究也评估了肉毒素对于偏头痛和其他头痛的治疗作用。一些实验室研究发现了肉毒素治疗偏头痛的作用机制，从而支持肉毒素治疗偏头痛的临床应用，并最终得到了法律的允许。Ⅱ期临床研究结果表明，肉毒素治疗后一些患者的头痛症状得到明显缓解，患者也可以忍受治疗过程中的不适感。Ⅱ期临床研究同时发现，肉毒素只对于那些严重偏头痛的患者治疗效果良好，治疗结果稳定，患者每月头痛发作次数减少，头痛症状减轻。因此，一些特定患者被筛选出来进行Ⅲ期临床研究，最终建议OnaA注射可作为转换型偏头痛患者的一个治疗方法，而转换型偏头痛可进一步定义为慢性偏头痛。直到现在，这些严重而复杂的偏头痛患者还没有很好的临床治疗方法。

偏头痛

偏头痛是一种常见的致残性原发性头痛疾病，在全球影响到大约18%的女性、7%的男性和4%的儿童，是致残的病因之一。偏头痛患者常常活动受限，劳动效率低下，经常旷工、旷课。偏头痛可以导致生活质量下降，并引起抑郁。偏头痛每年对社会造成数十几亿美元的损失，包括治疗疾病的花费和疾病本身造成的行动无能、劳动力低下及旷工等间接损失。

偏头痛主要分为两种类型：①无先兆性偏头痛，一种具有明显特征的临床综合征。②先兆性偏头痛，表现为短暂的局灶型神经症状，病情逐渐发展，有时伴有头痛。偏头痛反复发作，一般持续4~72h，典型症状为单侧头痛、跳痛、中度到重度疼痛，日常活动时加重，伴有恶心和/或畏光、畏声。

偏头痛累及三叉神经血管系统，其受刺激后在软脑膜和颅外血管周围释放血管活性神经肽，主要为降钙素相关肽（CGRP）和血管活性肠肽（VIP）。据推测，由于三叉神经反复刺激导致颅骨疼痛传导通路变得敏感，从而导致偏头痛发作。

据估计偏头痛会影响全球1.4%~2.2%的人群，常常造成实质性残疾、功能障碍和生活质量下降，很多患者往往过度依赖药物治疗。根据国际头痛疾病分类，偏头痛诊断标准为头痛每月发作至少15天，具有偏头痛特征的头痛每月发作至少8天，连续发作3个月以上。最近的分类将慢性偏头痛包括进来，见图14-1中代码1.3。

临床分类
ICHD-3 诊断代码
1 偏头痛
1.1 无先兆性偏头痛
1.2 先兆性偏头痛
    1.2.1 典型先兆性偏头痛
        1.2.1.1 典型先兆伴有头痛
        1.2.1.2 典型先兆不伴有头痛
    1.2.2 偏头痛伴脑干先兆
    1.2.3 偏瘫性偏头痛
        1.2.3.1 家族性偏瘫性偏头痛（FHM）
            1.2.3.1.1 家族性偏瘫性偏头痛 1 型（FHM1）
            1.2.3.1.2 家族性偏瘫性偏头痛 2 型（FHM2）
            1.2.3.1.3 家族性偏瘫性偏头痛 3 型（FHM3）
            1.2.3.1.4 家族性偏瘫性偏头痛，其他位点
        1.2.3.2 散发性偏瘫性偏头痛（SHM）
    1.2.4 视网膜偏头痛
1.3 慢性偏头痛
1.4 偏头痛并发症
    1.4.1 偏头痛状态
    1.4.2 无梗死的持续性先兆
    1.4.3 偏头痛性脑梗死
    1.4.4 偏头痛先兆发作
1.5 疑似偏头痛
    1.5.1 无先兆性疑似偏头痛
    1.5.2 先兆性疑似偏头痛
1.6 可能与偏头痛相关的阵发性综合征
    1.6.1 反复胃肠道紊乱
        1.6.1.1 周期性呕吐综合征
        1.6.1.2 腹型偏头痛
    1.6.2 良性阵发性眩晕
    1.6.3 良性阵发性斜颈

图 14-1 ICHD-3 偏头痛诊断代码

  病情的进展受到可变因素和不可变因素的影响。不可变因素包括老年人、女性患者、高加索人、受教育程度、社会经济条件以及遗传因素等。偏头痛发作也受一些可变因素的影响，如肥胖患者比正常人的发病率高 2~5 倍，睡觉打呼噜的人更可能发生偏头痛。其他危险因素包括头颈部损伤、抑郁症（尤其是中度或重度抑郁症）、生活压力较大、生活发生巨变等。

治疗偏头痛主要从三方面入手：改变日常生活方式、控制诱发因素、紧急治疗（偏头痛发作或慢性偏头痛加重时采取的措施）及预防性治疗（服用药物及采取其他预防措施）。尽管很多患者发现调整生活节奏如改变饮食和睡眠规律可以减少偏头痛的发作次数，但一些药物对于慢性偏头痛的治疗是必需的，很多药物对于预防性治疗偏头痛非常有效。偏头痛的类型、伴发的其他疾病、患者的耐受性、药物的致畸性、可能的并发症、用药的难易程度及患者的选择会不同程度地影响治疗方法的选择。

如果一线或二线治疗方法失败，患者则应到专科头痛门诊进行进一步就诊，考虑采用其他方法进行治疗，如枕大神经阻滞及 OnaA 注射等。

肉毒素治疗偏头痛

作为一项开创性的治疗方法，美国 FDA 批准了将 OnaA 用于慢性偏头痛的预防性治疗。英国药物和保健品管理局（MHRA）2010 年 7 月也特意批准将肉毒素用来治疗慢性偏头痛。尽管肉毒素对其他类型的头痛没有明显效果，如阵发性头痛、紧张型头痛、丛集性头痛等，但仍有学者在开展一些相关性研究。

以前偏头痛的治疗并没有聚焦于慢性偏头痛，治疗方法分为急性治疗（应用止痛药、曲坦类药物、鸦片类药物、麦角碱衍生物等）和预防性治疗（应用 β-受体阻滞剂、钙通道阻滞剂、抗癫痫药、抗抑郁药）。然而，这些治疗方法有相当多的并发症，对慢性偏头痛的治疗效果也不好。

如今，美国 FDA 批准的唯一预防性治疗慢性偏头痛的方法为 OnaA 治疗，此方法是建立在两次Ⅲ期临床研究基础之上的，包括 PREEMPT 1(Phase Ⅲ Research Evaluating Migraine Prophylaxis Therapy) 和 PREEMPT 2 临床研究 (NCT00156910;NCT00168428)。这些研究包括 24 周的随机双盲空白对照研究及随后 32 周的开放性研究，同时作为个体研究和实验总结进行发表。PREEMPT 1 中患者为 556 名北美人，PREEMPT 2 中的患者为 66 名欧洲和北美人。

治疗方法包括对头颈部 7 块肌肉（降眉间肌、皱眉肌、额肌、颞肌、枕肌、颈旁肌肉和斜方肌）的 31 个固定点位和 8 个选择性点位进行注射，每点注射 5U（总共 155~195U，平均 165U）（图 14-2）。

OnaA 治疗与口服药物治疗效果对比

一些研究对比了肉毒素注射与口服药物对慢性偏头痛的预防性治疗效果。其中一项研究将 72 例患者分成两组，分别给予 25mg 或 50mg 阿米替林口服和 250U 肉毒素注射。发现两组的治疗效果一致，在头痛发作次数减少 50% 的患者比例及疼痛减轻程度方面两组之间无明显差别。

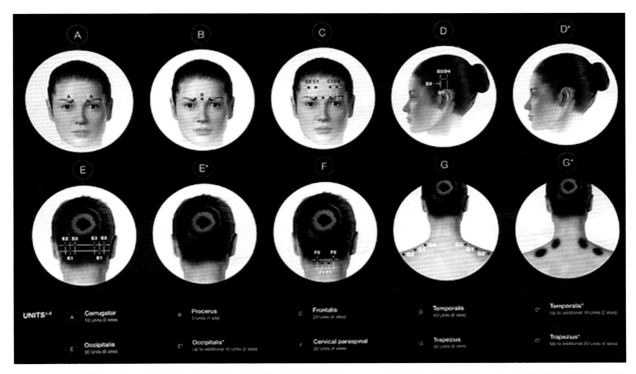

图 14-2 慢性偏头痛治疗的建议注射点位和剂量（由艾尔建（Allegan）提供，因图片虚，导致注释无法翻译，敬请原谅）

除了 OnaA，托吡酯是另一种唯一接受双盲空白对照研究的预防性治疗慢性偏头痛的药物。研究者采集了 PREEMPT 实验和托吡酯实验数据，对 OnaA 和托吡酯治疗慢性偏头痛的安全性和有效性进行了比较，并提到了这种交叉对比方法的局限性。他们对比了 2 项实验的实验方案、测量方法及疼痛减轻程度（IMMPACT），发现无论 OnaA 还是托吡酯都具有明显的临床治疗效果，两者对慢性偏头痛的预防性治疗效果相似。因此研究者建议临床上最终的治疗方法应该由患者自己选择。

OnaA 治疗偏头痛的作用机制

OnaA 治疗偏疼痛的作用机制可能与抑制传入神经元的疼痛介质释放有关，从而减少了周围疼痛信号向大脑中枢的传导。OnaA 对预防性治疗慢性偏头痛的作用机制主要是由于减少了神经肽的释放，从而降低了脑膜受体的敏感度。

应用治疗剂量进行肌肉内注射，OnaA 会产生临时性的肌肉去神经化作用，造成肌肉的局部松弛，减少了肌肉的运动。OnaA 对感觉神经元的影响建立在相同的生化机制之上，通过 SNAP-25 对突触囊泡融合部位造成破坏，减少了 CGRP、外周 P 物质及中枢谷氨酸的释放，从而可以调节疼痛传导的信号，就像在非临床疼痛模型中见到的那样。尽管人们对 OnaA 预防性治疗慢性偏头痛的作用机制目前尚未完全明了，但一致的观点认为其主要是通过抑制外周三叉神经神经肽和神经递质的释放，降低了外周神经及中枢神经的敏感度。面颈部外周神经的分布如图 14-3 所示。

评论

目前 OnaA 对偏头痛的治疗只限于在一些头痛专科开展，并仅批准用于慢性偏头痛的治疗。不过随着时间的延长，将来会有越来越多的专业培训医生参与到这项临床治疗工作中来。肉毒素对于其他头痛及面部疼痛可能也有治疗效果。

注射医生应该接受专业培训，根据经过验证的 PREEMPT 方案对偏头痛进行诊断和治疗。本方案强调了对局部解剖的掌握，以便达到最好的治疗效果，并尽可能减少不必要的并发症。

基于 PREEMPT 临床研究资料，最常见的临床注射并发症包括颈部疼痛、肌肉无力、眼睑下垂、

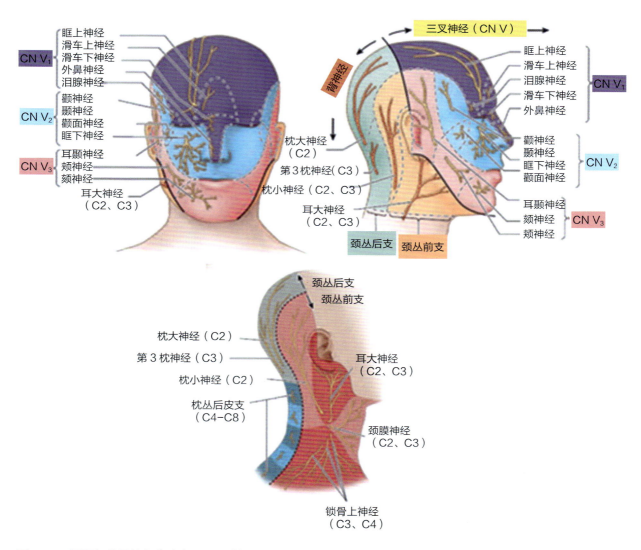

图 14-3 面颈部外周神经的分布。三叉神经（CN V）、枕神经（C2、C3）及颈神经（C2、C3）

头痛等。为了尽可能减少这些并发症，不仅需要正确地辨认注射点位及掌握正确的操作技巧，还需要在治疗前对患者进行全面的检查。

第1次注射前，需要对患者的头颈部解剖进行判断，因为解剖变异会导致目标肌肉的位置发生变化。

治疗前需要向患者交代清楚治疗效果，包括可能发生的并发症，尽量避免遗漏一些必要的注射点位。

OnaA预防性治疗慢性偏头痛是安全有效的。临床治疗中需要准确判断目标肌肉的位置、注射角度和注射深度，以达到理想的治疗效果，减少不必要的并发症。牢固掌握面颈部肌肉的功能性解剖是非常必要的。

总结

- OnaA对偏头痛的治疗作用首先由一名整形医生在进行面部美容治疗时发现，一些有偏头痛疾病史的患者在肉毒素注射后发现自己的偏头痛发作频率减少甚至消失。
- OnaA对于慢性偏头痛的治疗机制可能是抑制了神经肽和谷氨酸的释放，从而避免了神经性炎症的发生。
- 肉毒素目前只被批准用于慢性偏头痛的治疗。
- 目前人们已证明A型肉毒素预防性治疗慢性偏头痛是安全有效的。
- OnaA也被批准用来治疗其他神经性疾病，如眼睑痉挛、斜视、斜颈、肌肉痉挛、膀胱刺激征、神经性逼尿肌过度运动性尿失禁等。
- 注射者需要接受正规的培训，依据PREEMPT计划进行诊断和治疗，并掌握注射位置的解剖，以便于达到最理想的效果，尽可能减少并发症的发生。

参考文献

[1] Aurora SK, et al. OnabotulinumtoxinA for treatment of chronic migraine: results from the double-blind, randomized, placebo-controlled phase of the PREEMPT1 trial. Cephalalgia. 2010;30:793–803.

[2] Binder WJ, Blitzer A, Brin MF. Treatment of hyperfunctional lines of the face with botulinum toxin A. Dermatol Surg. 1998a;24:1198–1205.

[3] Binder WJ, et al. Botulinum toxin type A (BTX-A) for migraine: an open label assessment. Mov Disord.1998b;13:241.(Abstract)

[4] Binder WJ, et al. Botulinum toxin type A (BOTOX) for treatment of migraine headaches: an open-label study.Otolaryngol Head Neck Surg. 2000;123:669–676.

[5] Blumenfeld A, Bloudek L, Becker W, Buse D, Varon S,Maglinte G. Patterns of use and reasons for discontinuation of prophylactic medications for episodic migraine and chronic migraine: results from the second international burden of migraine study (IBMS-II).Headache. 2013;53:644–655.

[6] Blumenfeld AM, Silberstein SD, Dodick DW, Aurora SK,Brin MF, Binder WJ. Insights into the functional anatomy behind the PREEMPT injection paradigm: guidance on achieving optimal outcomes. Headache.2017;57:766–777.

[7] Brin MF, Blitzer A. History of onabotulinumtoxinA therapeutic.In: Carruthers A, Carruthers J, editors. Botulinum toxin. London: Saunders Elsevier; 2013. p. 6–12.

[8] Diener HC, Bussone G, Van Oene JC, TOPMAT-MIG-201(TOP-CHROME) Study Group, et al. Topiramate reduces headache days in chronic migraine: A randomized, double-blind, placebo-controlled study.Cephalalgia. 2007;27:814–823. Erratum in: Cephalalgia 2007; 27(8):962.

[9] Diener HC, et al. OnabotulinumtoxinA for treatment of chronic migraine: results from the double-blind, randomized,placebo-controlled phase of the PREEMPT 2 trial. Cephalalgia. 2010;30:804–814.

[10] Erbguth FJ, Naumann M. Historical aspects of botulinum toxin: Justinus Kerner (1786–1862) and the "sausage poison". Neurology. 1999;53:1850–1853.

[11] Headache Classification Committee of the International Headache Society (IHS). The international classification of headache disorders, 3rd edition. Cephalalgia.2018;38(1):1–211.

[12] Ho TW, Edvinsson L, Goadsby PJ. CGRP and its receptors provide new insights into migraine pathophysiology.Nat Rev Neurol. 2010;6(10):573–582.

[13] Lamanna C, McElroy OE, Eklund HW. The purification and crystallization of Clostridium botulinum type A toxin. Science. 1946;103:613–614.

[14] Lawrence GW, Dolly JO. Multiple forms of SNARE complexes in exocytosis from chromaffin cells: effects of Ca (2+), MgATP and botulinum toxin type A. J Cell Sci. 2002;115:667–673.

[15] Lipton RB, Silberstein SD. Episodic and chronic migraine headache: breaking down barriers to optimal treatment and prevention. Headache. 2015;55(Suppl 2):103–22.quiz 123–126.

[16] Lipton RB, Stewart WF, Diamond S, Diamond ML, Reed M. Prevalence and burden of migraine in the United States: data from the American Migraine Study II. Headache. 2001;41:646–657.

[17] Lipton RB, Scher AI, Kolodner K, Liberman J, Steiner TJ, Stewart WF. Migraine in the United States: epidemiology and patterns of health care use. Neurology.2002;58:885–894.

[18] Magalhaes E, Menezes C, Cardeal M, et al. Botulinum toxin type A versus amitriptyline for the treatment of chronic daily migraine. Clin Neurol Neurosurg.2010;112:463–466.

[19] Mathew NT, et al. Botulinum toxin type A (BOTOX) for the prophylactic treatment of chronic daily headache: a randomized, double-blind, placebo-controlled trial.Headache. 2005;45:293–307.

[20] Riesco N, Cernuda-Morollon E, Martınez-Camblor P, Perez-Alvarez AI, Verano L, Garcıa-Cabo C, Serrano-Pertierra E, Pascual J. Relationship between serum levels of VIP, but not of CGRP, and cranial autonomic parasympathetic symptoms: a study in chronic migraine patients. Cephalalgia. 2017;37(9):823–827.

[21] Scott AB. Botulinum toxin injection in to extraocular muscles as an alternative to strabismus surgery. J Pediatr Ophthalmol Strabismus. 1980;17:21–25.

[22] Straube A, Pfaffenrath V, Ladwig KH, et al. Prevalence of chronic migraine and medication overuse headache in Germany – the German DMKG headache study.Cephalalgia. 2010;30:207–213.

[23] Weatherall MW. The diagnosis and treatment of chronic migraine. Ther Adv Chronic Dis. 2015;6(3):115–123.

第 15 章　肉毒素治疗并发症的防治

玛丽莎·冈萨加·达·库尼亚、安娜·卢西亚·冈萨加·达·库尼亚和布尔塔·塔穆拉 (Marisa Gonzaga da Cunha, Ana Lúcia Gonzaga da Cunha and Bhertha Tamura)

目录

前言	122
药物相关性并发症	123
过敏	123
恶心和流感样症状	124
头痛	124
注射技术相关性并发症	124
疼痛	124
皮下淤青和血肿	124
注射到血管中	125
水肿和红斑	125
局部感染	125
其他并发症	125
肌肉运动障碍	125

M. G. da Cunha (*)
Cosmetic Dermatology, Faculdade de Medicina do ABC in Santo André, São Paulo, Brazil

A. L. G. da Cunha
Faculdade de Medicina do ABC in Santo André,
São Paulo, Brazil

B. Tamura
Clínicas Hospital of São Paulo of the University of Sao Paulo, Sao Paulo, Brazil

Barradas and Bourroul's Ambulatório de Especialidades in Sao Paulo, Sao Paulo, Brazil

Sorocaba's Ambulatório de Especialidade in Sorocaba, Sao Paulo, Brazil
e-mail: bhertha.tamura@uol.com.br

© Springer International Publishing AG, part of Springer Nature 2019
M. C. A. Issa, B. Tamura (eds.), *Botulinum Toxins, Fillers and Related Substances*, Clinical Approaches and Procedures in Cosmetic Dermatology 4, https://doi.org/10.1007/978-3-319-16802-9_15

眉毛下垂	126
上睑下垂	126
眉毛形状改变	127
眼袋加重	127
复视	127
"高原型微笑"或"托波·吉乔(Topo Gigio)样微笑"	128
面部不对称	128
上唇下垂	129
笑容改变	129
口角㖞斜	129
口内食物残留	130
下巴突出	130
咀嚼无力、说话困难	130
吞咽困难、颈肌无力、呼吸困难	131
溢泪	131
感觉功能障碍	**131**
眼睛发干和不适	131
其他感觉功能障碍	131
疗效的问题	132
总结	**133**
参考文献	**133**

摘要

2014年，国际美容整形外科学会统计了全球非手术美容治疗的数据，发现最受欢迎的项目为A型肉毒素（BTXA）注射。这项治疗最受欢迎，相关的并发症也不多，这主要归因于不断开展的解剖研究、临床研究以及医生注射技术的提高。由于BTXA特殊的作用机制，治疗后出现的并发症一般都是暂时性的，持续时间较短。但是一旦出现也会给患者的生活造成影响，所以应该尽可能避免。医生应该掌握面部相关解剖知识、熟悉注射技术及并发症的发生情况。本章我们将讨论BTXA治疗可能出现的并发症以及相关的预防处理措施。

关键词

肉毒素；并发症；上睑下垂；双侧不对称；过敏；OnabotulinumtoxinA 肉毒素；AbobotulinumtoxinA 肉毒素；IncobotulinumtoxinA 肉毒素；疼痛

前言

过去30年，很少有药物像BTXA那样，人们对它的安全性和有效性研究得如此之多，无论是在美容领域还是治疗领域。BTXA治疗的有效性毋庸置疑，但是像其他任何药物一样，治疗后也会出现并发症。如果用于治疗疾病，这些并发症尚可以接受，但是对于美容治疗，人们往往无法接受。尽管这些并发症持续时间短，但却会影响患者的生活，尤其是出现双侧不对称时。并发症一旦出现几乎没有很好的治疗方法，常常需要一定的时间来等待BTXA对肌肉的麻痹效果慢慢消退才能逐渐得到改善。

根据国际美容整形外科学会的统计(2014)，BTXA注射在全球是最受欢迎的美容项目。尽管在全球得到广泛应用，但是其并发症的发生却很少，主要是由于人们逐渐熟悉了局部解剖结构、不断地开展临床研究以及更好的培训体系，从而减少了并发症的发生。最近发表的一项研究阐述了肉毒素在美容方面超范围应用出现的并发症，研究者同时发现治疗领域出现的并发症要比美容领域高7倍。

关于BTXA在美容治疗方面并发症的相关文献较少，一些报道的并发症主要与上面部注射相关。关于下面部治疗并发症的文献数量更少，但看起来这个部位并发症的发生率比面部其他区域更高。文献检索发现OnabotulinumtoxinA、AbobotulinumtoxinA或IncobotulinumtoxinA这3种肉毒素引起的并发症发生率类似，只不过在持续时间、严重程度、发生频率、使用剂量方面存在一定的差异。本章所描述的一部分并发症是我们在多年临床上应用BTXA进行美容治疗时发现的。

出于教学目的，我们可以将这些并发症分成药物相关性并发症和血管损伤及注射相关性并发症，如非目标肌肉麻痹、感觉功能障碍、注射本身引起的并发症等。

患者对治疗后效果不满意也可认为是肉毒素治疗后的并发症，预防这种并发症的最好办法是在治疗前彻底地询问病史并了解患者对治疗效果的预期。拍照记录患者的各种静态表情和动态表情，体位包括正面照、侧面照、斜45°照。如果患者犹豫，或有心理问题，则应该采集患者的视频资料，更准确地记录患者的各种表情以及面部的各种不对称情况。需要重点指出患者本身存在的问题，与患者讨论可能的治疗结果，确认患者的治疗目的，纠正患者不现实的治疗预期，避免过度治疗，制定合理的治疗方案，以便达到自然的治疗效果。

药物相关性并发症

药物相关性并发症与注射技术无关，而是与患者对选择的BTXA敏感度有关。需要说明的是，不同品牌的肉毒素所用辅料不同，需要用盐水稀释的量也不同。需要认真检查配置好的药液，因为医生往往会用利多卡因或防腐盐水进行配置，而我们常常忘了这两种溶液也会引起机体出现一些反应。有时患者对治疗前后所用的表面麻醉膏或消毒液也有可能出现反应。

过敏

美容治疗所用的BTXA往往剂量低，少有过敏情况出现。一旦发生，一般与所含的辅料有关。

据一些研究报道，有些肉毒素含有的乳糖和明胶会导致皮肤颜色发生改变，出现皮疹、荨麻疹，药物中含有的类毒素（毒素的非活性部分）也会引起过敏反应。

过敏反应一般在注射后几分钟内发生，常常出现在以前对肉毒素敏感的患者，尤其是那些不正规频繁应用肉毒素的患者。这种过敏反应往往与剂量无关，表现为注射部位出现红斑型丘疹或皮疹。过敏性反应也可一开始仅表现为小的荨麻疹，也有可能出现全身性水肿，伴随眩晕，最终导致休克。如果抢救及时，患者会很快恢复。抢救时要用到可的松、抗组胺药、肾上腺素等。IncobotulinumtoxinA 肉毒素是一种比较纯的肉毒素，没有添加蛋白复合物，只有人体白蛋白作为辅料，对于敏感患者是最佳选择。人体白蛋白虽然不被认为是过敏原，但常常会被其他病毒污染，但是目前在临床上还未有这种肉毒素感染的病例报道，所以值得我们信赖。

恶心和流感样症状

一些患者会出现恶心和流感样症状，发生原因不明，可能与辅料或肉毒素引起的人体过敏反应有关。这些症状持续时间短，没必要进行治疗。

头痛

尽管 BTXA 可以用来治疗偏头痛和张力性头痛，但 16% 的眉间纹患者会在治疗后出现轻度到中度的头痛。头痛会持续几个小时到几天，止痛药效果不佳，但可以自行痊愈。病因尚不完全明了，可能与注射针头损伤骨膜、肌肉内血肿、患者焦虑、短暂性肌肉痉挛等有关。在手掌注射过肉毒素的患者也出现过头痛现象。

注射技术相关性并发症

疼痛

穿刺和注射过程中出现的疼痛可以应用表面麻醉来缓解，也可以在溶液中加入不同浓度的利多卡因、普鲁卡因或丙胺卡因来缓解，冰敷、振动止痛、选择特殊的细针头等方法也能够减轻疼痛。然而这些方法无法缓解药液引起肌肉膨胀导致的疼痛，因此只能让患者尽量放松，并放慢注射速度。

皮下淤青和血肿

皮下血肿很少见，皮下淤青常见于皮下血管丰富的部位。这种情况除了造成外观不佳外，也会造成肉毒素向周围扩散，影响到其他肌肉，从而出现双侧不对称、面部麻痹、上睑下垂等并发症。

所以治疗前不要忘记检查患者是否服用了影响凝血的药物及维生素等。注射前可局部冷敷或冰敷，注射完毕立即局部按压。IPL 或其他光疗设备对于减少皮肤淤青或血肿可能有用，尤其在下睑区域。

注射到血管中

尽管将肉毒素注射到血管中不用担心会形成栓子，但频繁地将肉毒素注射到血管中会导致机体形成中和抗体，引起全身反应。由于用于美容治疗的肉毒素用量太小，所以迄今为止，临床上并没有在患者体内发现中和抗体的形成。

水肿和红斑

水肿和红斑一般持续时间短，恢复快。水肿一般与注射溶液的量有关，比如肉毒素的稀释量大于 1mL 时。如果水肿严重，不能很快消退，应考虑患者是否有过敏反应或变态反应。

局部感染

肉毒素注射引起的局部感染很少见，往往与注射部位消毒不严格，或注射后针眼污染有关。因此除了正确的局部消毒，还需要叮嘱患者治疗后不要涂防晒霜，不要化妆，以免污染注射针眼。另外，肉毒素注射对皮肤的创伤有可能引起单纯疱疹。

其他并发症

曾有文献报道，注射部位皮肤发生颜色改变。另外，在早期肉毒素应用过程中，曾有学者报道了在注射部位发生骨质增生的罕见病例。当时额部注射方法是将针头首先抵到额骨上，然后将针头回撤进行注射。

肌肉运动障碍

肌肉运动障碍是肉毒素注射最令人担心的并发症，因为会直接影响到美容效果和患者的生活质量，使得患者生活圈子里的人一眼就能看得出其做了整形。这种并发症可能由以下原因造成：肉毒素注射到非目标肌肉里、患者的解剖变异、注射位置不准确、注射剂量有误、注射技术不佳、知识欠缺、稀释盐水用量过多、对所用的肉毒素不熟悉等。弥散度是肉毒素本身所具有的特性，淤青和血肿或水肿也会导致肉毒素的弥散度增加，尤其是在肉毒素治疗后的部位继续进行皮肤剥脱、激光治疗或注射填充时更容易出现。

需要注意的是，关于上面部治疗的并发症报道较多，但对于中下面部和颈部治疗的并发症报道较少,因为这些区域目前仍是肉毒素超适应证治疗范围。但目前也有吞咽困难、颈项肌力、口干、发音困难、吞咽困难、颞浅动脉假动脉瘤等并发症的相关报道。

眉毛下垂

眉毛下垂是肉毒素治疗上面部皱纹时最常见的并发症,患者常常认为自己出现了上睑下垂或眼睑水肿。眉毛下垂与额肌的过度麻痹有关,尤其是靠近眉毛的额肌,这部分额肌常常起到提升眉毛的作用。眉上区域额肌的过度松弛会造成眉毛提升无力,形成"疲惫"外观,上睑显得臃肿下垂,但是睁眼动作正常(图15-1)。

预防眉毛下垂的方法首先需要在治疗前确定额肌的分布范围和力量,并认真检查眉毛的运动情况,肉毒素注射剂量要适当,一般需要小剂量注射,以达到消除皱纹而不麻痹额肌的效果。

上睑下垂

上睑下垂表现为睁眼无力,主要是由于肉毒素不小心弥散到上睑提肌引起肌肉麻痹的结果。在肉毒素治疗的早期,这种并发症还是比较常见的,发生率高达10%。现在由于对局部解剖的掌握及注射技术的提高,这种并发症已经不太常见(图15-2)。上睑提肌走行于眶上壁,并没有走行在皱眉肌的下方或与皱眉肌有交叉,也不与眼轮匝肌相连,在眉毛水平位于眶内深面。熟悉局部解剖是避免上睑下垂的最好方法。以前人们认为应该避免在瞳孔垂线眉毛上2cm内进行注射,但这种观念目前已被摒弃。现在多采用眉上多点注射以消除眉上垂直皱纹,并进行眼轮匝肌内注射以抬高眉毛,调整眉形,使治疗后外形显得更漂亮,甚至在治疗鱼尾纹时注射点位也可以靠近眉毛,但并没有发生1例上睑下垂。

为了避免引起上睑下垂,我们需要明白在上面部哪些部位能够注射肉毒素,哪些部位不能注射肉毒素,具体注射时该怎样操作。塔穆拉(Tamura)以及塔穆拉(Tamura)和奥多(Odo)认为,肉毒素注射造成上睑下垂有3种原因:肉毒素注射位置不准确,误注射到我们所认为的"皱眉肌"

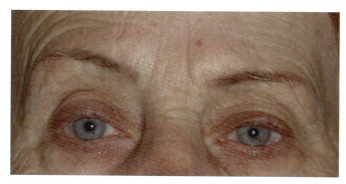

图 15-1　左侧眉毛下垂

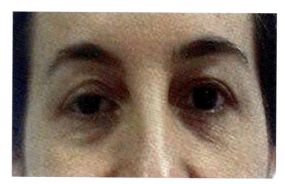

图 15-2　右侧上睑下垂

内；注射到骨膜层；没考虑到不同肉毒素的弥散度。因此建议皱眉肌肉毒素注射时首先确定肌肉和眶上缘的位置，然后用手指捏起肌肉，将针头斜向上方扎进肌肉，避免注射到骨膜和上眼睑，在注射肌肉外侧部分时要小心。

需要牢牢记住，眉毛位置不是指导安全注射的体表标志，因为眉毛位置有时在眶缘上方，有时与眶缘平齐，有时在眶缘下方。注射时应首先触摸到眶缘，然后将皱眉肌向上推，以避开上睑提肌。避免注射到骨膜，因为药液会顺着眶上缘骨膜向下扩散，流到眶内，影响到提上睑肌。应用弥散度大的肉毒素注射皱眉肌时注射位置要高，避免注射眼轮匝肌以提升眉毛，也可以降低注射剂量。

阿哌拉克隆定、去氧肾上腺素或溴莫尼定滴眼液可以促进米勒（Müller）肌收缩，后者位于提上睑肌下面，由非乙酰胆碱介导的神经支配。在我们的经验中，应用微电流或超声对眶上缘进行刺激也会引起米勒（Müller）肌和上睑提肌收缩。

眉毛形状改变

眉毛呈倒 V 形或面部凶相是由于各部位额肌力量失衡造成的。倒 V 形可出现在眉毛中间或外侧，这取决于额肌收缩力量更强的位置。亚洲患者常常在眉毛中间出现倒 V 形，形成小丑样外观。为了避免这种现象，我们建议对于平眉或亚洲患者，注射位置首先从瞳孔垂线眉毛上 2cm 开始。如果患者初次就诊时眉毛外侧出现成角畸形，注射位置首先从额肌牵拉眉毛力量最强处开始。标记出这些关键点位后，再间隔 1.5~2.0cm 标记出其他注射点位，额肌力量最强处每点注射 2U。

面部凶相是早期肉毒素额部治疗常见的并发症，因为以前人们认为瞳孔垂线外侧的额部是肉毒素治疗的禁区。后来有些医生开始对外侧肌肉力量较强的患者在额部外侧进行注射，以避免出现这种并发症。我们建议在眉毛上方 1.5cm 注射 1~2U 肉毒素以便治疗后外观自然，并避免出现外侧眉毛下垂（图 15-3）。

眼袋加重

对眼轮匝肌下半部分或靠近泪骨区域的眼轮匝肌进行治疗时会影响这个部位的眼轮匝肌张力，造成眼袋或泪沟加重，使人出现疲惫外观（图 15-4），或在眶下缘下方出现 2 条皱纹。因此在对下睑内侧细小皱纹进行注射时，肉毒素注射量要小于 1U。如果在眶下缘下方出现 2 条皱纹，则在鼻背肌外侧的提上唇鼻翼肌处注射 2U 肉毒素。

复视

复视是由于肉毒素直接注射到眼外肌或肉毒素弥散到眼外肌造成的。眼外肌负责眼球的运动，肌肉麻痹会造成视物模糊或出现重影，临床表现为斜视。为了避免出现这种并发症，眼周注射时应

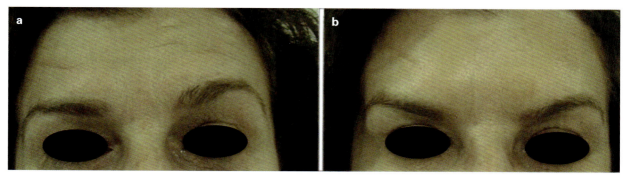

图 15-3 （a）眉毛下垂，肉毒素治疗前。（b）治疗后

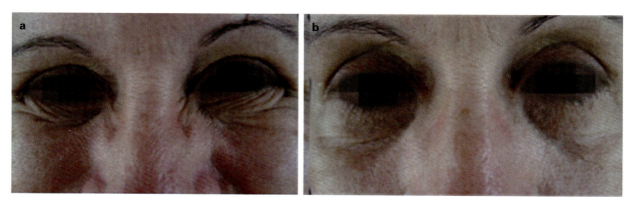

图 15-4 肉毒素治疗后眼袋加重。（a）治疗前。（b）治疗后

该远离眶缘。如果注射点需要靠近眶缘，则应该小剂量注射，常常少于1U，而且注射层次要表浅。每次注射时都要先触摸到眶缘，因为每个人的解剖结构都存在一定的细微差异。目前对这种复视尚没有有效的治疗方法，只能等待肉毒素的药效慢慢消失。

"高原型微笑"或"托波·吉乔（Topo Gigio）样微笑"

应用肉毒素治疗鱼尾纹时常会出现"高原型微笑"或"托波·吉乔（Topo Gigio）样微笑"，表现为外眼角非常平坦，皱纹彻底消失。当患者微笑时，颧部抬高，在颧内侧形成皱纹，颧部变圆，出现"高原型微笑"或卡通人物托波·吉乔（Topo Gigio）样微笑。可通过多点注射来减轻这种现象的发生。治疗前我们可通过一个简单的方法来预测一下这种现象发生的可能性：用手指压住双侧鱼尾纹区域，让患者努力微笑，这样我们就会知道治疗后的效果到底会怎样。一般颧部比较圆的患者治疗后更容易出现这种情况。

面部不对称

所有面部肌肉都容易受到肉毒素的影响，尤其是颧大肌，这些肌肉的麻痹会造成半侧面部缺乏表情。临床上，无论是双侧还是单侧颧肌受到影响都会出现面部不对称。如果影响到单侧颧肌，会出现鱼尾纹减轻，颊部下垂，很像面神经（Bell）瘫痪。如果双侧出现颧肌麻痹，患者会面无表情。治疗鱼尾纹时如果第3个注射点太靠近外侧，接近颧骨，或第4个注射点位于颧弓下缘，就容易造成颧肌麻痹。这个部位的安全注射方法是注射点要位于颧弓上，而不能位于颧弓下方或侧面。

鼻根部治疗的常见并发症是出现双侧不对称。这个部位的眼轮匝肌非常薄，很容易将肉毒素注射到骨膜层而并非在眼轮匝肌内，从而肉毒素弥散造成双侧不对称。预防的办法是将肉毒素准确注射到活动的肌肉内。

肉毒素注射鼻肌也可能造成提上唇鼻翼肌或提口角肌麻痹，预防的办法是将肉毒素注射到鼻翼垂线的内侧。

对于口周皱纹，又称"吸烟纹"，有不同的治疗方法，有不同的注射点位和不同的注射剂量。我们的经验是在上唇注射4U，下唇注射2~4U足够改善皱纹，而不引起口周肌肉力量的变化，不会造成患者闭嘴无力、口内无法含住食物、发"b""p"音困难或噘嘴费力等情况。每个学者的治疗技术差别较大，但都需要掌握面部的综合解剖知识。在嘴唇的外侧区域，肉毒素注射可能影响到提口角肌、颧肌和笑肌等，导致功能和外形受损。我们一般只是使口周肌肉轻度松弛，因此需要减少注射点位和注射剂量。但是也有一种特殊情况，需要稍大剂量注射肉毒素：对口周皱纹进行皮肤磨削、化学剥脱、CO_2激光磨削前先用肉毒素进行初步治疗时。

上唇下垂

在皮肤磨削、化学剥脱、CO_2激光磨削治疗上唇皱纹前2周，可以用肉毒素对提上唇肌进行注射，有时需要较大注射量，以使肌肉完全麻痹。这是一种比较特殊的情况。用肉毒素治疗露龈笑时，如果注射过量，也会造成上唇下垂。对口周肌肉的过度治疗也会造成上唇变长，人中变浅，上唇变薄，从而加重口周老化现象（图15-5）。

笑容改变

当采用微滴注射技术治疗口周皱纹或麻痹颧肌、提上唇肌、提口角肌、降下唇肌、降口角肌、颏肌时，患者的笑容会发生改变。如果仅对一侧肌肉造成松弛，就会出现双侧不对称。如果双侧肌肉都造成麻痹，则患者会丧失表情，出现苦笑面容。

口角㖞斜

当降口角肌麻痹后，提口角肌会将口角向上牵拉。当双侧降口角肌过度麻痹后，会形成"小丑样微笑"，如果一侧降口角肌麻痹，则会出现双侧不对称的情况（图15-6）。我们治疗降口角肌主要是为了解决口角下垂，所以需要在治疗剂量和治疗效果之间寻求力量平衡。一般应用2U肉毒素进

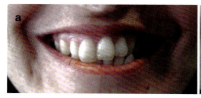
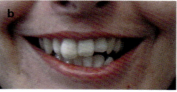

图 15-5 （a、b）肉毒素治疗后上唇变薄

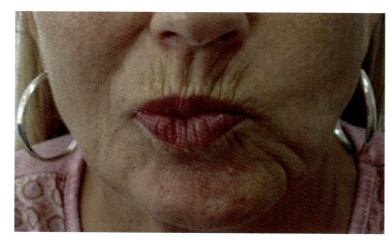

图 15-6 降口角肌治疗后造成的双侧不对称

行注射，如果剂量不够，再追加 0.5U 于肌肉与皮肤交界处进行皮内注射，这样可以进一步松弛肌肉而不会使肌肉完全麻痹。现在对降下唇肌和颏肌的注射剂量一般不超过 2U。当治疗颈阔肌束带时，应避免出现下巴僵硬、说起话来低声下气、牙齿嘎吱作响等情况。

口内食物残留

降口角肌和咬肌麻痹会导致食物在牙齿和下唇之间残留，患者需要用舌头将残留食物清除。为了避免出现这种情况，注射时需要减少注射量，或者需要向患者解释清楚要取得一定的治疗效果需要付出一定的并发症代价。

下巴突出

肉毒素治疗后出现的一个奇怪而难看的并发症是下巴突出（图 15-7），这是由于颏肌的下半部分松弛、降下唇肌收缩引起的，有时还受到降口角肌收缩的影响。我们建议治疗颏肌时注射 2 点，每点注射 2U，或总量 4U。当复诊检查发现患者仍有一些肌肉收缩时，可于肌肉收缩最明显处补充注射 1U。下面部肌肉对肉毒素比较敏感，对整个肌肉群的控制难度较大，常常会导致整个下面部肌肉麻痹和咬肌无力。所以为安全起见，还是使用低剂量注射。

咀嚼无力、说话困难

咀嚼无力和说话困难是肉毒素治疗咬肌肥大常见的并发症，常常是由于肉毒素注射量过大造成的。

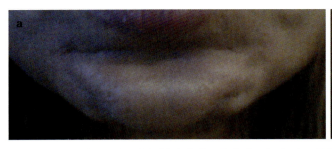 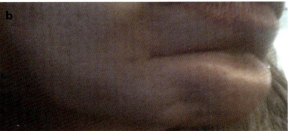

图 15-7 （a）颏肌的下半部松弛造成下巴突出。（b）降下唇肌收缩造成下巴突出

吞咽困难、颈肌无力、呼吸困难

　　治疗颈阔肌时，如果肉毒素用量太大，注射技术较差，注射层次较深，或者肉毒素大范围弥散，都会导致吞咽困难、颈肌无力、呼吸困难等情况的发生。颈部注射层次应该表浅，注射者应该明白颈部的中间部分是注射危险区域，这个位置有很多重要的负责吞咽的肌肉（茎突舌骨肌、胸骨舌骨肌、甲状舌骨肌、舌骨舌肌）。对这个部位注射时除了注射层次要浅以外，还需要降低注射剂量，减少注射点位，并选择弥散度小的肉毒素。

溢泪

　　曾有一些文献对溢泪这种并发症进行过报道，本文作者在自己的临床实践中也曾遇到过这种情况。这种现象一般 1~2 周后会自行消失。

感觉功能障碍

眼睛发干和不适

　　眼睛发干和不适常常出现于眉间治疗后以及降眉肌和鼻内侧眼轮匝肌注射后。肉毒素注射量过大往往会形成眉间下垂，导致用力闭眼困难。这种现象不常见，一般几天后就会缓解。人工泪液可以帮助缓解症状。表浅注射和低剂量注射可以避免这种并发症的发生。

其他感觉功能障碍

　　如果注射过程中损伤感觉神经，会出现其他感觉方面的并发症包括局部烧灼感、感觉异常、感觉麻木等。这种症状持续时间短，最好的预防方法是熟悉局部的解剖。另外，如果注射过程中患者感觉到剧痛，则需要引起重视，应及时改变针头的注射位置和方向，以防出现严重问题。实际上，出于美容目的的肉毒素治疗，浅层注射就已足够，因为治疗的目的是麻痹表情肌，而不是麻痹肌肉深部的神经。

如今对于整形外科医生和皮肤科医生来说很少出现注射位置错误、注射剂量不足的情况，对解剖知识不了解的情况也已不多见。肉毒素品牌的选择因人而异，选用 AbobotulinumtoxinA 这种弥散度大的肉毒素时要小心，这种肉毒素应避免用于下半面部和颈部的治疗。对潜在并发症的了解可以减少术后并发症的发生，也会增加患者对治疗的信心。对于治疗后出现的水肿、发热、红斑现象的处理需要小心，因为会影响到肉毒素的治疗效果。

疗效的问题

治疗后出现完全或部分无效可发生于初次接受治疗的患者，也可发生于治疗几次后的患者。对于初次治疗即无效的患者，需要考虑多方面的问题，因为大部分情况都是理论假设或个案报道。理论上这种情况可以在以前感染过肉毒杆菌的患者身上出现，或者出现于先天性某种酶缺乏的患者，如神经肌肉接头位置负责乙酰胆碱结合、吸收、阻断的一些酶缺乏的患者。肉毒素治疗效果的维持时间一般为 3~6 个月，平均维持时间为 4 个月（大部分研究的随访时间都选择 120 天）。其他重要的影响因素包括注射剂量、肌肉力量、注射点位的多少，但如果按照一些治疗共识中所建议的最低剂量进行治疗的话，治疗效果应该维持在 4 个月左右。

一些患者治疗后可能出现效果维持时间短或者根本没有效果的情况。这也许与患者以前曾感染过肉毒杆菌，体内形成中和抗体有关；或者由于理论上患者体内先天性神经受体酶缺乏或体内存在对肉毒素制剂中蛋白复合体敏感的抗体。如果肉毒素治疗几年后出现治疗无效，则应检查一下患者体内是否真的出现了肉毒素的中和抗体。为避免出现治疗效果维持时间缩短或避免刺激形成中和抗体，建议 2 次治疗间隔 3 个月，即使需要极少剂量的补充注射也要间隔 1 个月。最近研究者建议选用 IncobotulinumtoxinA 肉毒素，因为其抗原性低，纯度高。海夫特（Hefter）等 2012 年发表了一篇很有意思的文章，报道了体内出现肉毒素抗体的患者或对 OnabotulinumtoxinA 和 AbobotulinumtoxinA 肉毒素治疗无效的患者，采用 IncobotulinumtoxinA 肉毒素治疗后效果仍然良好。但其他大部分的研究并没有在长期肉毒素美容治疗的患者体内检测到中和抗体和非中和抗体，肉毒素治疗效果维持时间也并没有缩短。

理论上，服用治疗疟疾或关节疾病的 4- 氨基奎宁类药物会降低肉毒素的治疗效果，而服用氨基糖苷类抗生素会增加肉毒素的治疗效果。影响神经冲动传导的药物如筒箭毒碱理论上也会增加肉毒素治疗效果的维持时间。

临床上还发现患者注射肉毒素后继续进行光电治疗或射频治疗并没有影响到肉毒素的治疗效果，所以看起来加热并没有弱化肉毒素在注射部位的作用。

总之，我们并不能因为 AbobotulinumtoxinA 这一种肉毒素由于弥散度较大会引起一些并发症而回避所有的肉毒素治疗，这个问题不仅仅是理论和技术的问题。注射形成的局部水肿造成肉毒素扩散，出现双侧不对称是另一个话题。为避免肉毒素治疗后出现抗药性，建议注射治疗不要太频繁，保持 2 次注射间隔在 3 个月以上。

总结

- 肉毒素美容治疗的并发症少见，即使出现也是短暂的，持续时间短，但是却会对患者的生活造成很大的影响。
- 大部分的并发症是由于注射位置和注射深度不准确、治疗不足或治疗过度、不了解所用肉毒素的弥散度、不掌握注射技术和当地流行趋势、对男人与女人以及不同种族和年龄的患者需求不了解等原因造成的，所以加强对解剖知识的掌握以及对注射者进行正确的培训可以减少并发症的发生。
- 避免频繁地补充注射，注射间隔应在 3 个月以上，尽可能避免肉毒素治疗敏感度的降低。

参考文献

[1] Cavallini M, et al. Safety of botulinum toxin A in aesthetic treatments: asystematic review of clinical studies. Dermatol Surg. 2014;40(5):525–536.

[2] Coté TR, Mohan AK, Polder JA, Walton MK, et al. Botulinum toxin type A injections: adverse events reported to the US Food and Drug Administration in therapeutic and cosmetic cases. J Am Acad Dermatol. 2005;53(3):407–415.

[3] Dayan SH. Complications from toxins and fillers in the dermatology clinic: recognition, prevention and treatment.Facial Plast Surg Clin North Am. 2013;21(4):663–673.

[4] Ferreira MC, Sales AG, Gimenez R, Soares MF. Complications with the use of botulinum toxin type A in facial rejuvenation: report of 8 cases. Aesthet Plast Surg. 2004;28(6):441–444.

[5] Gassia V. Prevention and management of locoregional complications of botulinum A toxin injections in cosmetic treatment. Ann Dermatol Venereol. 2009;136(Suppl 4):S146–151.

[6] Hassouneh B, Newman JP. Lasers, fillers and neurotoxins:avoiding complications in the cosmetic facial practice.Facial Plast Surg Clin North Am. 2013;21(4):585–598.

[7] Hefter H, Hartmann C, Kahlen U, Moll M, Bigalke H. Prospective analysis of neutralizing antibody titers in secondary non-responders under continuous treatment with a botulinum toxin type A preparation free of complexing proteins – a single cohort 4-year followup study. BMJ Open. 2012;2:e000646.

[8] Hexsel D, De Almeida AT. Cosmetic uses of botulinum toxin. Editora AGE: Porto Alegre; 2002.

[9] International Society of Aesthetic Plastic Surgery. ISAPS global statistics. 2014. http://www.isaps.org/news/isaps-global-statistics. Accessed 15 Oct 2015.

[10] Kim JW, Baek S. Functional and histologic changes in the lacrimal gland after botulinum toxin injection. J Craniofac Surg. 2013;24(6):1960–1969. https://doi.org/10.1097/SCS.0b013e31829ac655.

[11] Kim MM, Byrne PJ. Facial skin rejuvenation in Asian patient. Facial Plast Surg Clin North Am. 2007;15(3):381–386.

[12] Kirkpatrick CA, Shriver EM, Clark TJ, Kardon RH. Upper eyelid response to 0.5% apraclonidine.Ophthal Plast Reconstr Surg. 2016; https://doi.org/10.1097/IOP.0000000000000843.

[13] Klein AW. Complications and adverse reactions with use of botulinum toxin. Dis Mon. 2002;48(5):295–383.

[14] Klein AW. Contraindications and complications with the use of botulinum toxin. Clin Dermatol. 2004;22(1):66–75.

[15] Lolis M, et al. Patient safety in procedural dermatology.Part II. Safety related to cosmetic procedures. J Am Acad Dermatol. 2015;73(1):15–24.

[16] Lorenc ZP, Kenkel JM, Fagien S, et al. Consensus panel's assessment and recommendations on the use of 3 botulinum toxin type

A products in facial aesthetics. Aesthet Surg J. 2013;33(1 Suppl):35S–40S. https://doi.org/10.1177/1090820X13480479.

[17] Lowe NJ, Ascher B, Heckmann M, et al. Double-blind, randomized, placebo-controlled, dose–response study of the safety and efficacy of botulinum toxin type A in subjects with crow's feet. Dermatol Surg. 2005;31:257–262.

[18] Molgó J, Lemeignan M, Thesleff S. Aminoglycosides and 3,4-diaminopyridine on neuromuscular block caused by botulinum type A toxin. Muscle Nerve. 1987;10(5):464–470.

[19] Naumann M, et al. Immunogenicity of botulinum toxins. J Neural Transm. 2013;120(2):275–290. https://doi.org/10.1007/s00702-012-0893-9.

[20] Ozgur OK, Murariu D, Parsa AA, Parsa FD. Dry eye syndrome due to botulinum toxin type-A injection:guideline for prevention. Hawaii J Med Public Health.2012;71(5):120–123.

[21] Park MY, Ahn KY, Jung DS. Botulinum toxin type A treatment for contouring of the lower face. Dermatol Surg. 2003;29(5):477–483.

[22] Pena MA, Alam M, Yoo SS. Complications with the use of botulinum toxin type A for cosmetic applications and hyperhidrosis. Semin Cutan Med Surg. 2007;26(1):29–33.

[23] Ricciardi L, Bovea F, Fasanoa A. Xeomin® use in patients with systemic immune reactions to other botulinum toxins type A. Eur J Neurol. 2013;20:e45–46.

[24] Santos JI, Swensen P, Glasgow LA. Potentiation of Clostridium botulinum toxin aminoglycoside antibiotics:clinical and laboratory observations. Pediatrics.1981;68(1):50–54.

[25] Schlessinger J, Dover JS, Joesph J, et al. Long-term safety of abobotulinum toxin A for the treatment of glabellar lines: results from a 36-month, multicenter open-label extension study. Dermatol Surg. 2014;40(1):176–183.

[26] Skaf GS, Domloj NT, Salameh JA, Atiyeh B. Pseudoaneurysm of the superficial temporal artery:a complication of botulinum toxin injection. Aesthet Plast Surg. 2012;36(4):982–985.

[27] Tamura B. Estudo imuno-histoquímico da pele antes e após tratamento da hiperidrose axillar com a toxina botulínica [doctorate thesis]. 2005.

[28] Tamura B. Toxina botulínica: concepção de beleza e da estética atual. Editora Santos: São Paulo; 2007.

[29] Tamura B. Anatomia da face aplicada aos preenchedores e à toxina botulínica. Parte I. Surg Cosmet Derm.2010a;2(3):195–204.

[30] Tamura B. Anatomia da face aplicada aos preenchedores e à toxina botulínica. Parte II. Surg Cosmet Derm.2010b;2(4):291–303.

[31] Tamura B. The effect of botulinum toxin on platysma muscle. Curr Derm Rep. 2012;1(2):89–95.

[32] Tamura B, Odo MY. Classificação das rugas periorbitárias e tratamento com a toxina botulínica tipo A. Surg Cosmet Derm. 2011;3(2):129–133.

[33] Tamura BM, Cucé LC, Rodrigues CJ. Allergic reaction to botulinum toxin: positive intradermal test. Dermatol Surg. 2008;34(8):1117–1119. https://doi.org/10.1111/j.1524-4725.2008.34223.x.

[34] Vartanian AJ, Dayan SH. Complications of botulinum toxin A use in facial rejuvenation. Facial Plast Surg Clin North Am. 2005;13:1–10.

[35] West TB, Alster TS. Effect of botulinum toxin type A on movement associated rhytides following CO2 laser resurfacing. Dermatol Surg. 1999;25(4):259–261.

[36] Zagui RM, Matayoshi S, Moura FC. Efeitos adversos associados à aplicação de toxina botulínica na face:revisão sistemática com meta-análise. Arq Bras Oftalmol. 2008;71(6):894–901.

第 16 章　肉毒素治疗的个人经验分享

玛丽娅·谢（Mary Sheu）

目录

前言	136
临床操作技术	136
溶液配制	136
注射体位	137
治疗前与患者的沟通	137
治疗后注意事项	138
各解剖部位的注射技巧	138
上面部	138
形成眉间纹的其他肌肉	139
下面部	141
肉毒素和其他方法联合治疗	143
总结	143
参考文献	144

摘要

肉毒素注射可以产生明显而自然的美容效果，但需要注射者掌握面部的静态和动态解剖结构。治疗前应与患者充分沟通治疗后的效果，调整患者的治疗预期，向患者交代清楚这种治疗方法的不足，因为这些都会影响到患者治疗后的满意度。本章主要讲述了面颈部肉毒素美容治疗的临床关键技术要点，并分享一些我们自己在临床治疗中的经验如肉毒素溶液的配置、肉毒素的注射技术和治疗前后患者的教育等。

关键词

肉毒素；神经毒素；注射技术；眉间纹；眉毛提升；实用技巧；配制；稀释；联合疗法

M. Sheu (*) therapies
Johns Hopkins School of Medicine, Baltimore, MD, USA
e-mail: Msheu3@jhmi.edu; msheu3@jhmi.edu

© Springer International Publishing AG, part of Springer Nature 2019
M. C. A. Issa, B. Tamura (eds.), *Botulinum Toxins, Fillers and Related Substances*, Clinical Approaches and Procedures in Cosmetic Dermatology 4, https://doi.org/10.1007/978-3-319-16802-9_36

前言

自从 40 多年前肉毒素开始应用于美容治疗以来，在临床上逐渐受到患者广泛的欢迎。据估计，在全球范围内，肉毒素治疗占到微创治疗的 45% 以上。在美国，肉毒素治疗病例数量从 2000 年至 2014 年增加了 700%。

肉毒素注射常常是患者和美容机构第一个尝试的美容项目。对患者来说，这种治疗方法快速，不适感很少，治疗效果几天后即可出现。对于小心谨慎的患者来说这是一个理想的治疗方法：几乎不会耽误工作，在不改变自己基本面貌的情况下使容貌得到提升、变得年轻。对于美容机构来说，肉毒素注射是个入门级的治疗项目，不需要特殊设备，启动资金也很少。然而将这项技术当作一项"简单"的操作会使医生忽略了每名患者之间的个体差异。要进行正规的临床操作，取得良好的治疗效果，需要根据每名患者的解剖特点和要求进行个性化治疗。因而，注射者对面颈部解剖结构及面部肌肉之间相互关系的掌握显得尤其重要。

本章是对前面肉毒素知识的进一步补充，并提供了一些面颈部治疗的实用技术。在本章中，名词 Botulinum Toxin、Neurotoxin、Neuromodulator 和 Toxin 交替使用。剂量上使用 OnabotulinumtoxinA 和 IncobotulinumtoxinA 单位，因为供应商之间关于 AbobotulinumtoxinA 与其他肉毒素之间的单位换算关系意见不统一。本章内容将从一般临床操作技术开始，逐渐过渡到特殊解剖部位的治疗。

临床操作技术

溶液配制

在笔者所在的诊所里，我们一般用 1mL 生理盐水来稀释 100U 的肉毒素，以配置成高浓度的肉毒素溶液，也常用 2~2.5mL 生理盐水来进行稀释，以配置浓度较低的溶液。高浓度溶液的优点是会降低肉毒素的弥散度，形成更高效的作用半径。采用高浓度溶液治疗时，准确注射显得尤其重要。注射者必须能够非常熟练地应用小注射器进行精细操作，因为 0.01mL 溶液中就含有 1U 的肉毒素。我们一般将高浓度的肉毒素溶液吸到 0.3mL 结核菌素注射器中，操作过程中小心针头不要碰到玻璃瓶壁，避免弄弯针头。我们鼓励那些刚开始用这种注射器的医生在治疗患者前，先反复进行抽吸盐水训练，因为这对于习惯了应用 1mL 注射器的医生来说需要一个慢慢熟悉的过程。

在笔者所在的诊所里有 3 种 FDA 批准的肉毒素：OnabotulinumtoxinA、AbobotulinumtoxinA 和 IncobotulinumtoxinA。关于它们之间的单位转换，OnabotulinumtoxinA 和 AbobotulinumtoxinA 之间我们采用 1：3 的换算比例（通常认同的换算比例为 1：2~3），OnabotulinumtoxinA 和 IncobotulinumtoxinA 之间的换算比率为 1：1。我们同样用 1mL 的生理盐水稀释 300U 的

AbobotulinumtoxinA，以便于简化注射器的准备工作，这样的话，每毫升溶液中就含有相同功能单位的肉毒素，避免使用过程中出现错误。

OnabotulinumtoxinA 和 IncobotulinumtoxinA 肉毒素各有 100U 和 50U 两种规格。如果你的诊所中这两种规格的肉毒素都有，需要叮嘱相关工作人员，以便对每种规格的肉毒素进行准确配制。

注射体位

患者体位对于治疗结果也非常重要。合适的患者体位可以使患者及注射者都感觉到舒服。我经常让患者坐到一个可调整位置的座椅上，后背基本垂直（可有极轻度的后仰），头后放置 1 个头枕，以便于头部与水平面垂直。这可以让患者头部彻底放松，并使之固定，减少活动。这种体位对于眉间纹注射非常有帮助，因为眉间注射需要针头垂直扎进皮肤，将药液精准注射到目标肌肉内。针尖到达的位置要准确，而不是进针点，这决定了肉毒素注射的实际位置。

应用非注射手固定需要注射的肌肉。为了增加实习生和新手以及那些有手抖习惯的人注射的稳定性，可将注射手的小指放到非注射手的大拇指上，后者用来固定注射的肌肉。对于不希望出现药物弥散的区域，小心不要按压注射区域。这一点对于皱眉肌注射尤其重要，以免将肉毒素弥散到周围肌肉。对于需要药物弥散的区域，像降眉间肌和外侧的眼轮匝肌，轻轻按摩可以促进药物的扩散。

治疗前与患者的沟通

注射肉毒素前，需要明确患者的治疗目的，保证患者对治疗效果有一个合理的预期，了解患者对治疗后眉毛位置和形状的要求，告诉患者治疗效果维持的时间及这种治疗方法的局限性。例如，对于眉间纹较深的患者，可能需要多次治疗才能消除皱纹，或者需要联合填充剂注射来解决问题。

但在与患者沟通时，避免使用"麻痹"或"僵硬"等词语，因为这些词语预示着过度治疗后的一种表现。我们一般将肉毒素注射叫作"除皱针"，可以松弛过度收缩的肌肉，减少压抑、忧虑的面部表情。

术前签署知情同意书，让患者了解治疗的风险和潜在的并发症。患者治疗后如果出现问题应该知道如何与医生及时取得联系，治疗后能够再联系上医生对于留住患者非常重要。

肉毒素治疗后不会立即显效，需要过几天治疗效果才能慢慢出现。如果对治疗效果不满意，患者有可能不再复诊或不再联系医生给予反馈。由于肉毒素治疗效果不会很快消失，所以治疗时需要保守，不要过度治疗。对于疑难病例，或注射者是新手，则应让患者治疗后 10~14 天来院复诊，以观察治疗效果，必要时再补充注射。我一般让我的患者需要补充注射或有其他问题时及时联系我。

治疗前需要记录下患者的表情及各种异常情况，如眼睑和眉毛下垂情况，尽管下垂程度可能轻微，但也要告诉患者，这一点很重要。患者的静态或动态表情可能存在双侧不对称，这一点治疗前需要指出来，并与患者进行讨论。强烈建议术前、术后进行照相。

治疗后注意事项

为了避免治疗后肉毒素出现不必要的扩散，我们一般嘱咐患者治疗后第 1 天不要做剧烈运动，或者让患者保持直立位 3h。我们同时告诉患者治疗后避免局部按压，2 周内不要做面部护理、皮肤磨削或激光治疗等。

各解剖部位的注射技巧

上面部

眉间

眉间纹注射常常是患者选择进行肉毒素治疗的第 1 个项目。一个平滑的眉毛眉间复合体是年轻、从容、自信的象征。静态皱纹常常使患者看起来疲惫、压抑、悲伤、生气，但患者实际上并不是这样。每个人的眉间解剖和皱纹形态千差万别。肉毒素产品说明书所列的标准 5 点注射法对每个患者并不都适合。至少有 2 篇文献发表了眉间皱纹的分型及各自的注射方法。由于每个人的眉间皱纹分型有很大不同，所以需要对每个人的静态和动态皱纹进行综合判断，以确定最有效的注射位置。我一般让患者在治疗前做皱眉、耸鼻、抬高眉毛等动作，有时让患者重复做几遍，以便于正确判断患者的肌肉结构。

降眉间肌：降眉间肌呈扇形分布，起自鼻骨表面，止于眉间皮肤，肌纤维与额肌和皱眉肌有交织。连接双眼内眦与对侧眉头，形成 X 形连线，连线的交叉点为降眉间肌的标准注射位置。注意此注射点不在眉毛内侧水平线上，一般位于其下方。注射位置过高会导致肉毒素弥散到额肌，出现内侧眉毛下垂。注射深度在皮下 3~4mm，注射剂量一般为 4~5U。向外侧按摩可以让肉毒素弥散到降眉肌，可以出现内侧眉毛提升。有些患者，尤其是女性，降眉间肌较长，眉间水平皱纹会一直向下分布到鼻背。对于降眉间肌长而向下分布的患者，需要第 2 个偏下的注射点位，注射剂量为 2~5U。对于一些鼻梁上的顽固横纹，需要有另外 2 个侧方的注射点位，每点注射 2U，以进一步加强肌肉的阻滞。

皱眉肌：除了降眉间肌，皱眉肌是另一块形成眉间纹的主要肌肉。根据皱眉肌的长度和大小，每侧需要 1~3 个注射点位。皱眉肌内侧部分最厚，向外逐渐变薄；因此，我通常在内侧注射剂量偏大（4~5U），外侧部分注射剂量偏少（1~3U）。皱眉肌内侧位于额肌深面，因此在内侧注射层次要深。内侧注射位置一般在内眦上方眶缘外侧。有些患者的皱眉肌较短，走行方向更垂直；另一些人的皱眉肌较长，走行方向更趋于水平。治疗前需要让患者做皱眉动作，判断皱眉肌外侧的止点。如果皱眉肌呈水平方向分布，则需要另外第 2 个甚至第 3 个注射点（每点 1~4U，越向外肌肉越薄，注射剂量越少）。当患者皱眉时，可观察到皱眉肌的外侧止点，注射位置应位于肌肉止点的内侧。外侧注射层次应该表浅，因为皱眉肌外侧止于皮下浅层。如果皱眉肌分布偏垂直方向，则需要对皱眉肌的上半部分进行注射。

对于皱眉肌短而细小的患者，则仅需要在内侧部分注射 1 点即可。如果担心肉毒素会弥散到额肌引起内侧眉毛下垂（尤其对于老年患者），我一般只在皱眉肌内侧注射 1 点，避免在皱眉肌外侧注射。如果患者希望治疗后外观更自然，眉间需要保留一些肌肉运动，也只对皱眉肌内侧进行注射。

注射皱眉肌时，避免对"危险区域"进行注射，即眶缘上方 1cm 内的区域，以防肉毒素弥散到提上睑肌，形成上睑下垂。眉毛位置不是一个可靠的解剖标志，因为每个人的眉毛位置差异很大，也会随着年龄和眉毛修饰而出现变化。因此最好应用眶缘骨性标志来判断，这样更可靠。

如果患者以前曾施行过上睑整形术，眶隔常常会遭到破坏，肉毒素更容易弥散到上睑提肌。对于这些患者，注射位置需要更靠上，以进一步避开危险区域。

形成眉间纹的其他肌肉

降眉肌较小，位于鼻梁外侧，主要作用为降低内侧眉毛。降眉肌注射可以使内侧眉毛轻度抬高（每侧 1~2U）。有些患者眼轮匝肌的内上部分也参与眉间纹的形成。有些患者皱眉时甚至动员眉毛上外侧部分的眼轮匝肌，在眉毛上方形成垂直或环形的皱纹。采用微滴注射技术在眉毛上方浅层注射可消除这些皱纹，注射剂量一定要少，并要避开危险区域，以免形成上睑下垂。在这个位置注射时一定要考虑会不会加重原有的眉毛下垂，同时避免在额部外侧注射。

鼻肌

所谓的"兔纹"是由鼻肌收缩造成的，可能一开始就存在，也可能是在眉间注射后，鼻肌代偿性收缩造成的。每侧注射 1~2 点，每点注射 2U，就能取得良好的治疗效果。注射位置要限制在鼻侧壁，更偏向中间，远离鼻唇沟。注射位置太靠外会使肉毒素弥散到提上唇肌，造成上唇下垂。

前额

额部肉毒素注射时要非常小心，因为会影响到眉毛的位置，从而改变整个面部容貌。注射前与患者深入探讨注射的目的，以便取得良好的治疗效果。

过去几十年，肉毒素治疗取得了很大的进步，治疗的目的已经不是单纯将额肌彻底麻痹。在我们的实践中，大部分患者还是喜欢自然的治疗效果，因此治疗后需要保留一些额部的肌肉运动。当然也有个别患者希望治疗后额部彻底不会运动。

一些解剖因素会影响到额部的注射点位和注射剂量，包括额部的高度和宽度、额肌大小、额肌分布范围、眉毛位置高低等。需要注意的是额部治疗效果的维持时间比面部其他部位要长。

通常情况下，对于额肌厚度和额部宽度、高度正常的女性患者，8~12U 的肉毒素用量就能达到减少额部皱纹的效果，也可以避免出现面部僵硬。男性患者，由于额肌更大，则需要更大的注射剂量。对于额头窄小的患者或额肌纤维细小的患者，一开始治疗时应采用较少的注射剂量。

在眉毛上方 2cm 区域内治疗时一定要小心，因为这部分额肌的残存力量决定了眉毛的形状。注射位置过低会造成眉弓变平、眉毛下垂。

治疗时一定要考虑到患者眉毛形状的性别差异。通常情况下，要避免男性的眉毛女性化，所以对于男性患者在额部外侧也需要进行注射，以维持眉毛平直。女性患者眉毛自然弯曲，她们希望治疗后维持这种眉毛形态，所以要避免在眉峰（常常位于角膜外侧垂线）上方的额部进行过量注射。然而有些女性患者一开始眉毛就是平直的，不希望治疗后眉毛变得弯曲。因此治疗前需要反复和患者沟通予以确认。

有时候，对眉间或额部内侧进行肉毒素注射会造成外侧额肌代偿性肌力增加，导致眉尾过度抬高。这个问题很好解决，可在外上额部注射 1~2U 肉毒素即可。同样，一个过度弯曲的眉毛也会显得不自然，可在眉毛弯曲处上方的额部注射 1~2U 肉毒素来解决。另外在额肌外侧中上部注射 1~2U 的肉毒素，可治疗或预防眉间治疗后的眉间距增宽。

老年患者以及上睑下垂或眉下垂的患者，常常需要依靠额肌的收缩来将眉毛维持在适当的位置，治疗前我会告诉他们治疗后需要保留一定的额肌力量，以防出现眉毛下垂。大部分患者还是希望将眉毛保留在合适的位置，尽管额部仍会有一些皱纹，但眉毛不会出现下垂。

对于大部分患者，我不会只在额部进行注射，而不进行眉间注射，因为这样会导致降眉肌失去额肌的对抗，造成眉头下垂。除非是年轻患者，额部仅有轻度皱纹，而没有眉间纹，也不存在眉毛下垂，对于这些患者我也是建议在额部进行低剂量注射。

有些患者发现额部肉毒素注射后会在额的下半部分出现动态性皱纹，尤其是眉毛的外上方。并不是每个患者都适合在这个位置进行注射，治疗前需要与患者沟通。如果患者一开始没有眉毛下垂，也并不希望改变眉毛的位置，可以考虑在此部位注射少量（0.5~1U）的肉毒素来消除皱纹。一定要让患者知道，这样做仍有可能导致眉毛下垂，或改变眉毛弧度。注射前，我会给患者一面镜子，让患者亲自看一下治疗后眉毛位置和上睑形态可能出现的变化。如果患者一开始就有眉毛下垂，或者患者不希望眉毛形状发生改变，可采取其他方法来消除皱纹，提升眉毛，包括注射填充剂、进行仪器治疗或行眉毛提升手术等。

鱼尾纹 / 眼周区域

每个人的眼周皱纹都不一样，对每名患者都需要进行个性化治疗。有些人外眼角上方皱纹较多，而有些人外眼角下方皱纹较多，也有一些人整个眼周皱纹都较多。每侧平均注射量一般为 12U（6~18U）。有些患者需要 2 排注射点才能达到满意的效果。

眼周肉毒素注射层次要表浅，注意避开表浅血管以免治疗后产生淤青。第 1 个注射点要离眶缘至少 1cm，另外 2 个上、下注射点要沿着眼轮匝肌的弧度设计。我一般用非注射手触摸到眶缘，将注射手固定到非注射手上，这种做法也会让患者放松。如果患者头部发生移动，注射手也会随着移动。针头呈 45°穿透皮肤，进行皮下表浅注射。这个注射位置皮肤比较敏感，富含皮神经，注射时患者会不自然地躲闪，因此注射时最好使针头远离眼球，以防发生误伤。

在眶下区域，一定要保证表浅注射，以免肉毒素弥散到提上唇肌和颧肌，导致治疗后患者笑容不自然。在这个部位我一般每点注射 1~2U，以进一步缩小肉毒素的弥散范围。

下睑（睫毛根部下 2~3mm）注射少量（2U）肉毒素会减轻过度肥大的眼轮匝肌，使眼睛变大，同时也可以减少这个部位的皱纹。注射前需要进行下睑牵拉弹回试验，以防止治疗后出现下睑外翻或加重干眼症。有些患者，在这个位置注射后会出现短暂的皮肤隆起，这一点需要向患者提前交代清楚。这可能是暂时性水肿造成的，几天后就能恢复；也有可能是由于眼轮匝肌肌力降低、皮肤松弛造成的，这样的话恢复时间就要长一些。

对于下睑松弛严重的患者，外侧眼轮匝肌的过度治疗会造成下睑皱纹加重，因为眼轮匝肌的张力降低，无法维持皮肤正常的紧张度。对于这些患者，建议外侧注射量要少。

眉毛提升

应用肉毒素提升眉毛可增大眉眼间距，改善患者容貌。眉毛位置是由降低眉毛的肌肉和提升眉毛的肌肉之间力量的平衡决定的，眉下注射肉毒素可对眉毛起到一个中等程度的提升作用。

内侧降眉肌肉（降眉间肌、降眉肌、皱眉肌、眼轮匝肌的内侧部分）的松弛会引起眉毛内侧部分中等程度的提升。

外侧眼轮匝肌收缩时会牵拉眉毛向下，这部分肌肉的松弛会使外侧眉毛提升。注射眉尾时要小心，避免注射到外侧额肌，造成眉毛下垂。因此注射位置要偏颞线外侧，一般每侧注射 2~4U。

下面部

颏肌

注射颏肌可降低颏部的紧张度，因为有些人日常生活中会不自主地收缩颏肌，导致颏部出现鹅卵石样外观。颏肌松弛也会使颏部的突出度增加。颏肌的注射位置要靠下、靠内，注射位置太靠上、靠外会使肉毒素弥散到降下唇肌（DLI），降下唇肌位置紧靠颏肌的外侧。一般颏部注射 2 点，每点注射 3U。对于颏肌较大或病情顽固的患者，可加大注射剂量。如果肉毒素弥散到降下唇肌，患者微笑时会出现两侧不对称，因为受影响的一侧下唇无法降低，露出牙齿。如果出现这种情况，需要在对侧的降下唇肌注射少量肉毒素，以使两侧笑容对称。

降口角肌

降口角肌（DAO）是一块三角形的肌肉。三角形的底位于颏部外侧的下颌骨处，三角形的尖止于口角处。降口角肌注射可以降低口角的下拉力量，提升口角，改善唇部形态，使人显得表情愉悦。有些患者在微笑、说话甚至不做表情时，降口角肌会不自主收缩，随着时间的延长，会使嘴唇向下弯曲，局部出现水平皱纹，影响外观。降口角肌不自主收缩有时也会影响患者说话。一般在降口角肌的外下边缘处注射 2~3U 肉毒素。降口角肌注射一般与木偶纹填充联合操作，以便更好地改善下面部外观。降口角肌和颏肌有时会同时收缩，引起下面部紧绷，所以我常常对这两个部位同时进行注射。我一般采用 3 种方法来确定降口角肌的位置：

（1）让患者使劲闭嘴，下拉口角。你可以做个样子给患者看，也可以把其他患者的照片给他/她看。如果患者做这种表情困难，我会让患者将其下唇向外下牵拉，暴露出他们的下尖牙和前磨牙。降口角肌收缩会让我们看到肌肉的边缘，注射位置应该在肌肉的外下部分，垂直进针到肌肉后，再将针尖偏向外侧，以避开降下唇肌。

（2）让患者咬牙，触摸咬肌前缘。降口角肌的注射位置应该在咬肌前缘前方 1cm 或 1 横指的位置。在患者无法自主收缩降口角肌的情况下，我一般采用这种方法确定降下唇肌的位置。

（3）沿着鼻唇沟向下画线，此线与下颌骨相交处相当于降口角肌的外侧部分。我一般将这种定位方法和上述两种方法联合起来应用，但我发现上面两种方法更可靠。

口周皱纹

口轮匝肌是围绕口周的括约肌，肌肉收缩会形成放射状皱纹。距唇红缘 2mm 注射少量肉毒素会减少口轮匝肌的过度活动，改善唇部皱纹。口轮匝肌放松后也会使得唇部显得饱满。口轮匝肌注射剂量要少，过高的剂量会影响患者的说话和唇部功能。注射位置在唇红缘的外侧，上、下唇各注射 2~4 点，每点注射 0.5U。我一般避开丘比特弓的位置，以维持唇部的正常形态。我一般将肉毒素注射和填充物表浅注射联合起来应用，研究表明，两种方法联合治疗比单纯一种方法治疗的效果要好，患者满意度也高。治疗前需要告知患者治疗后嘴唇做一些特殊动作时可能比较费力，比如用吸管喝水、吹口哨、吹口琴时。

咬肌

肉毒素咬肌注射可以达到瘦脸的效果。咬肌肥大可以是正常的生理表现，也可能是由夜间磨牙造成的。对于女性来说，瘦脸可以使一个人的面部显得更女性化，使脸型呈椭圆形，下面部变窄。对于男性来说，咬肌肥大会造成明显的方脸畸形。有些人会出现一侧咬肌肥大，使得双侧面部轮廓不对称。肉毒素治疗后 1~2 周，咬肌松弛会使面部轮廓得到轻度改善，几个月后，咬肌会发生萎缩，面部轮廓改善得更明显。注射咬肌时，药物的稀释量要大，以便于肉毒素在咬肌内弥散范围更广。另外注射针头要长，以便于将药液准确注射到咬肌内。当患者咬紧牙关时，可触摸到咬肌的位置和边缘。我一般对每侧咬肌注射 15~30U 的肉毒素，分 3 点注射，注射后局部按摩，使药液分布均匀。每 1~2 个月注射 1 次，直到达到理想的效果，以后再次注射时间间隔可以拉长。咬肌注射后可能出现食物残留在下外侧牙龈沟内的情况，所以需要告知患者吃完东西后要漱口。

颈部

颈部肉毒素注射可改善颈部和下颌缘轮廓。随着年龄的增长，颈部常常会出现颈阔肌束带，影响颈部的外观。束带可出现在颈部前方或外侧。如果束带位于颈部前面，治疗时应该减少注射量，避免剂量过大，引起吞咽困难。注射时我们常用拇指和食指捏起皮肤，沿着束带每隔 1~1.5cm 注射 1 点，每点 2U。

有些患者，颈阔肌收缩会在颈部前面形成明显的横纹，呈手风琴样外观。肉毒素多点注射会使颈阔肌松弛，改善颈部横纹（每 1~1.5cm 注射 2U）。

颈阔肌向上止于下颌缘。对于有些患者，沿着下颌骨下缘注射会改善下颌缘轮廓，一般每间隔 1~1.5cm 注射 2U。

肉毒素和其他方法联合治疗

肉毒素和其他方法联合治疗已成为临床上常规的治疗方法。肉毒素和填充物联合治疗能起到协同作用，肉毒素可以延长填充物的治疗维持时间。研究表明，两种方法联合治疗比单一方法治疗效果要好，比如对唇周皱纹治疗时。关于联合治疗的先后顺序，当肉毒素和填充物注射同时施行时，应该先注射填充物，再注射肉毒素。注射填充物时，我先让患者取半卧位，当注射肉毒素后，再让患者维持直立位 3h 以上，所以肉毒素需要最后注射。我也经常在注射填充物后进行局部按摩，而注射肉毒素后则需要尽量避免进行局部按摩，以免造成肉毒素不必要的弥散。在治疗眉间皱纹和唇周皱纹时，如果患者希望肉毒素和填充物注射分开施行的话，最好先注射肉毒素，间隔 1 周，待肌肉出现松弛后再注射填充物。这样可以让注射物在注射部位待的时间长一些，因为肌肉运动可以使填充物出现移位。

肉毒素也可以增加激光和皮肤磨削的治疗效果。肉毒素可以减少磨削部位的动态性皱纹，另外胶原再生更容易发生于光滑的皮肤上。当对同一个部位或相邻部位联合肉毒素和激光或化学剥脱治疗时，最好两种治疗分开施行，以免引起肉毒素不必要的弥散（激光或化学剥脱时出现血流增加、炎症、水肿会引起肉毒素弥散）。一般皮肤磨削治疗前至少 2 周就开始进行肉毒素注射。

总结

- 对面部解剖的掌握是肉毒素成功治疗的关键，同时也要注意每个人的面部解剖差异。
- 避免在危险区域进行注射，预防出现严重并发症。
- 遵循治疗后的护理原则。
- 知道怎样处理治疗后出现的并发症。
- 为了提高患者的满意度，需要倾听患者的想法，明确患者的治疗目的，告知患者肉毒素治疗的不足和可能出现的问题。治疗后要及时对患者进行随访。

参考文献

[1] Benedetto AV, Lahti JG. Measurement of the anatomic position of the corrugator supercilii. Dermatol Surg.2005;31(8 Pt 1):923–927.

[2] Carruthers A, Carruthers J. Eyebrow height after botulinum toxin type A to the glabella. Dermatol Surg.2007;33(1):S26–31.

[3] Carruthers A, Carruthers J, Monheit GD, Davis PG, Tardie G. Multicenter, randomized, parallel-group study of the safety and effectiveness of onabotulinumtoxinA and hyaluronic acid dermal fillers (24-mg/ml smooth, cohesive gel) alone and in combination for lower facial rejuvenation.Dermatol Surg. 2010;36(Suppl 4):2121–2134.

[4] Cosmetic Plastic Surgery Statistics Report. American Society of Plastic Surgeons. http://www.plasticsurgery.org/Documents/news-resources/statistics/2014-statistics/plas tic-surgery-statsitics-full-report.pdf. Accessed 12 Oct 2015.

[5] de Almeida AR, da Costa Marques ER, Banegas R,Kadunc BV. Glabellar contraction patterns: a tool to optimize botulinum toxin treatment. Dermatol Surg.2012;38(9):1506–1515.

[6] ISAPS. International Survey on Aesthetic/Cosmetic Procedures Performed in 2014. International Society of Aesthetic Plastic Surgery. http://www.isaps.org/news/isaps-global-statistics. Accessed 30 Jan 2016.

[7] Kim HS, Kim C, Cho H, Hwang JY, Kim YS. A study on glabellar wrinkle patterns in Koreans. J Eur Acad Dermatol Venereol. 2014;28(10):1332–1339.

[8] Macdonald MR, Spiegel JH, Raven RB, Kabaker SS,Maas CS. An anatomical approach to glabellar rhytids. Arch Otolaryngol Head Neck Surg.1998;124(12):1315–1320.

[9] West TB, Alster TS. Effect of botulinum toxin type A on movement-associated rhytides following CO2 laser resurfacing. Dermatol Surg. 1999;25(4):259–261.

第二部分

与填充剂和胶原刺激剂治疗相关的解剖、适应证和并发症

第 17 章 注射填充的相关面部解剖

布尔塔·塔穆拉（Bhertha Tamura）

目录

前言	148
皮肤的解剖	149
面部真皮和皮下组织	149
面部分区	154
面部骨骼	155
额部	156
眶部	156
颧突	156
鼻骨	157
上颌骨	157
下颌骨	158
颞骨	158
颞窝	159
面部主要肌肉的解剖	160
面部感觉神经	164
额部	164
眼睑	164
鼻部	164

B. Tamura (*)

Clínicas Hospital of São Paulo of the University of Sao Paulo, Sao Paulo, Brazil

Barradas and Bourroul's Ambulatório de Especialidades in Sao Paulo, Sao Paulo, Brazil

Sorocaba's Ambulatório de Especialidade in Sorocaba, Sao Paulo, Brazil
e-mail: bhertha.tamura@uol.com.br

© Springer International Publishing AG, part of Springer Nature 2019
M. C. A. Issa, B. Tamura (eds.), *Botulinum Toxins, Fillers and Related Substances*, Clinical Approaches and Procedures in Cosmetic Dermatology 4, https://doi.org/10.1007/978-3-319-16802-9_16

耳颞部、颊部、下颌部和上颌部 165
颊部 166
面部运动神经（面神经）... 167
面部血管 168
关于视网膜的血供 170
淋巴系统 172
总结 173
参考文献 173

摘要

面部年轻化的治疗方法随时代的发展而取得了巨大的进步。目前注射填充材料发展得很快，治疗技术也发生了改变，所以我们需要对面部解剖进行进一步的了解。面部脂肪萎缩和骨质吸收是造成面部老化的主要原因，因此，了解它们对面部年轻化治疗非常重要。与面部老化治疗相关的重要解剖对象包括面部脂肪室、血管系统和骨骼等，但也需要对肌肉之间的关系、神经复合体、皮下及整个皮肤层进行研究。治疗后出现的血管栓塞问题一直困扰着医生。因此，为了取得良好的治疗效果，减少并发症，我们需要对每个患者的面部解剖进行单独分析，确认具体的填充部位，以达到最佳面部提升效果。对某些特定部位进行注射填充可以使面部提升效果更明显。

关键词

填充剂；解剖；动脉堵塞；视力受损；副作用；假体；面部解剖；年轻化；老化；骨骼；血管；坏死

前言

过去几十年，面部年轻化技术得到很大的发展，新技术和新方法在临床上得到广泛应用。在临床治疗中，我们主要需要考虑以下几方面的问题：骨质吸收、表情肌收缩和脂肪萎缩。这些都受到环境和患者生活习惯的影响。需要特别注意眉间、眶周和鼻部，在这些部位进行注射填充容易损伤血管，导致血管堵塞和栓子形成。

肉毒素对动态性皱纹的治疗在美容皮肤科已应用多年，但是不同类型的注射填充剂的发明改变了注射填充的一些观念。如今，填充物不单单用来填充、矫正面部脂肪的萎缩，也可以对面部轮廓进行重塑。应用好这些新技术需要我们对面部解剖进行更深入的了解，以免出现严重的并发症，如血管栓塞等。

皮肤的解剖

皮肤是人身体最大的屏障，除了起到保护作用外，还能防止水分流失。皮肤的角质层，可通过化学和机械方法进行磨削，也可以用激光进行剥脱。重新上皮化需要有完整的基底层和毛囊皮脂腺单位。表皮的基底层含有黑色素细胞、朗罕氏（Langerhans）细胞和默克尔（Merkel）细胞。

真皮层是最重要的一层结构，含有胶原蛋白和弹性纤维及不同的细胞成分和血管，在皮肤皱纹的产生中扮演了重要角色。真皮层结实、致密、有弹性，针扎有阻力。由于含有敏感的痛觉神经，所以人会感到疼痛。注射到真皮层会形成痛而表浅的皮丘。

皮下层含有脂肪组织，位于真皮层下，分为网状层和板状层，网状层含有丰富的血管和神经，两层之间有一层薄薄的筋膜。皮下层中有筋膜包绕的多个脂肪室。皮肤的厚度、脂肪室的大小和位置在面部老化过程中都发生了明显的变化。

本章中我们不讨论皮肤解剖的详细的组织学知识，而是介绍为了掌握治疗皮肤皱纹的注射深度和注射技巧而学习的皮肤的解剖知识。阿莱特（Arlette）和特罗特（Trotter）在2008年发现鼻唇沟的皮肤厚度为1.32～1.55mm。考虑到针尖长度为0.75～0.95mm，针头直径0.3～0.4mm，所以他们认为注射时针头呈30°会达到真皮浅层，呈45°会达到真皮深层，也可以透过皮肤观察针尖的具体位置。但目前这种注射方法已经过时了，因为面部不同部位的皮肤厚度也不同。大部分情况下，填充剂都是注射到皮下浅层，而不是真皮层，即使是非常有经验的医生也不容易做到。

面部真皮和皮下组织

额部的皮肤要比下面部皮肤厚，皮下包括：皮下组织、帽状腱膜、部分SMAS、腱膜下蜂窝组织和骨膜。由于局部解剖的原因，治疗额纹时，注射剂量稍多一些就容易出现皮丘、结节或线条，很容易让人发现。但随着新产品的不断发明，如非颗粒状玻尿酸以及新的注射方法的不断出现，额部填充的治疗效果越来越好。

颞部区域，皮肤相对较薄，常常可以看到跳动的颞浅动脉。颞部的皮下结缔组织厚，有深、浅两个脂肪室。浅脂肪室可向下延伸到耳前，而深脂肪室可向内延伸到颊部。在皮下层，有大量的颞动脉分支与颞神经分支相伴走行。填充剂注射到血管内会形成游走性栓子到达面部任何区域甚至颅内，造成视力障碍或皮肤坏死。由于这种解剖特点，有些医生喜欢用钝针注射，或在骨膜层单点注射，注射位置在颞窝上方，一般距离眉毛和颞线各1cm。这个部位注射比较安全，正好避开了颞浅动脉。当注射量大时，也可以避免填充剂游走到面部其他区域。面部表浅脂肪层有致密的纤维组织，在额部、眉间、眶周和颞部较薄（图17-1）。

眼轮匝肌下脂肪（SOOF）位于颧弓肌肉下，通过一层薄薄的眶颧隔膜与眶内脂肪分开。SOOF

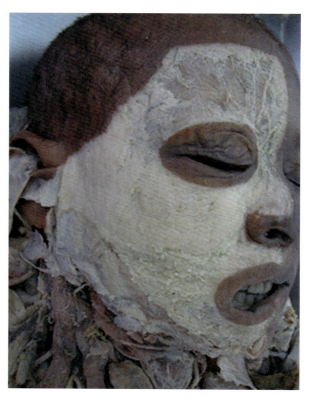

图 17-1　表浅脂肪层有致密的纤维组织，在额部、眉间、眶周和颞部较薄

下垂会导致眶缘外侧的组织臃肿。当对内侧的泪沟和外侧睑颧沟进行注射时，需要注意内眦韧带和外眦韧带的位置（图 17-2）。这些韧带不仅在我们治疗内侧泪沟和外侧睑颧沟时需要注意，就是治疗上眶缘时也要注意。上、下眶缘需要分开单独进行注射填充，因为注射过程中填充物不会通过内、外眦韧带在上、下眶缘之间移动。

眉毛位置有自己的标准参数。当在面部填充、肉毒素注射和面部雕塑时需要予以考虑。眉毛位置应该在发际缘下 5～6cm 处，眉头应该在鼻翼缘垂线内眦上 1cm 处，眉尾在口角至外眦的连线

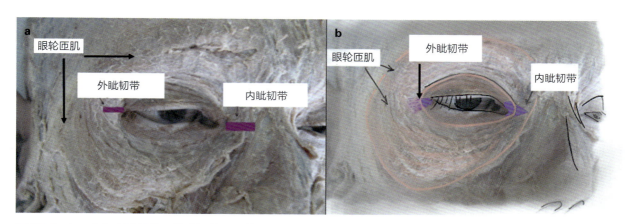

图 17-2　（a、b）内眦韧带、外眦韧带及眼轮匝肌

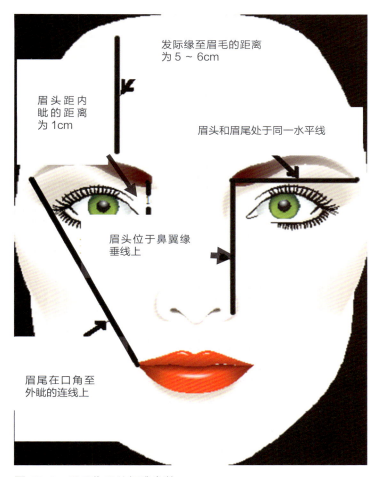

图 17-3 眉毛位置的标准参数

上。眉毛的内外侧应该在同一个水平线上（图17-3）。女性的眉毛位于眶缘上方，呈弧形，最高点在角膜外侧垂线上，即眉毛内 2/3 与外 1/3 交界处。男性眉毛较短，位于眶上缘稍下方。

颧部、鼻唇沟和颏部的脂肪组织致密。颧部脂肪垫分为颊部和下颌部，在肌肉之间可见此脂肪垫的深部。颊脂肪垫位于咬肌前缘，颊筋膜的深面。注射填充时需要分析这些解剖位置，以平衡面部轮廓和注射量及注射深度之间的关系，达到自然的整形效果，而不是让人一眼就看出是个整形脸。也应该适当考虑男性与女性之间的轮廓差别。

在颧突位置，我们需要考虑肌皮穿支血管以及颧神经孔，后者有的人有 2 个。随着年龄的增长，SOOF 和眶内脂肪会下垂，使人出现眼袋。颧部松弛会形成颧部前下脂肪下垂，外上脂肪流失，使鼻唇沟加深，微笑时在颊部出现多条皱纹，颧下出现皱褶。面部软组织下垂也会导致颧骨轮廓显现，这些都需要通过注射填充的方法进行矫正。图 17-4 显示的是面部脂肪垫。

笑肌和颈阔肌在腮腺咬肌区与皮肤粘连。面神经（图17-5）和腮腺导管（图17-6）位于 SMAS 下、咬肌和颊脂肪垫前方。当在这个部位进行注射填充时，需要记住，腮腺导管正好位于口

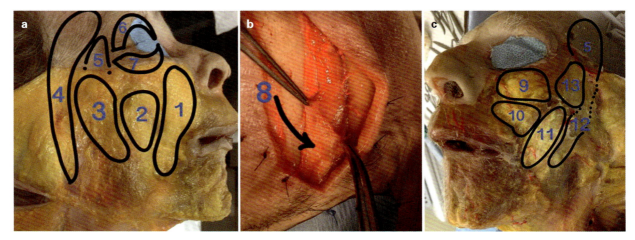

图17-4 （a）显示的是浅层脂肪室。（b）箭头指的是眼轮匝肌后脂肪（ROOF）。（c）显示的是深层脂肪室。1.鼻唇脂肪室；2.颊内侧脂肪室；3.颊中部脂肪室；4.外侧颞颊脂肪室；5.颞脂肪室；6.表浅睑脂肪；7.下睑脂肪；8.眼轮匝肌下脂肪（内侧部分）；9.内侧深脂肪室（内侧部分）；10.内侧深脂肪室（外侧部分）；11.颊脂肪垫的颊突；12.眼轮匝肌下脂肪（外侧部分）

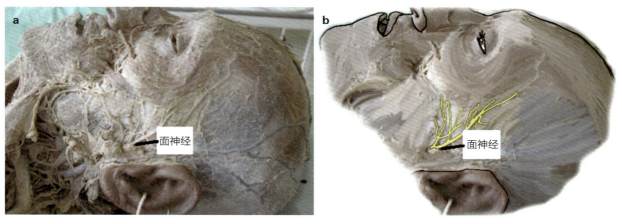

图 17-5 （a、b）面神经

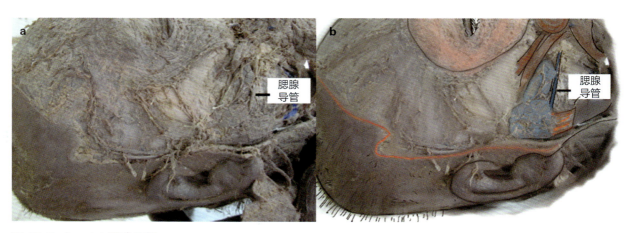

图 17-6 （a、b）腮腺导管

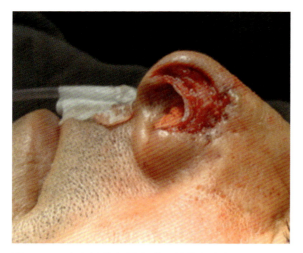

图 17-7　鼻部结构包括皮肤、软骨和鼻骨

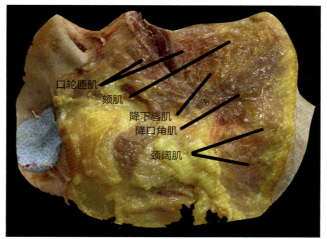

图 17-8　颏肌、降下唇肌、降口角肌和颈阔肌在颏部联系紧密

角与耳屏连线下。需要小心避开腮腺导管，以免造成腮腺瘘。腮腺咬肌筋膜（结缔组织层）为笑肌的起点，前者包绕腮腺和咬肌。

皮肤、软骨、鼻骨以及结缔组织和韧带形成完整的鼻部组织结构。鼻部中下 1/3 的皮肤厚，移动度小，而上 2/3 皮肤薄，移动度大（图 17-7）。尽管鼻部各组织结构紧紧地联系在一起，但在鼻部进行注射填充时一点问题也没有，选择好适应证，注射后填充剂很少发生游走（取决于注射的量、注射技术以及所用产品）。

唇周的皮肤厚。唇红缘是唇部黏膜和皮肤的过渡区域，表皮薄而细腻。在外侧口角，肌肉和唇黏膜紧紧粘连在一起。在人体老化过程中，嘴唇的不断运动导致口周皱纹的出现，俗称"吸烟纹"。嘴唇的内侧部分有血管走行，黏膜与肌肉紧紧贴在一起，所以注射填充时需要在真皮层内进行。医生需要选择合适的注射填充剂以达到理想的治疗效果，避免过度矫正。唇部血管走行迂曲，注射过程中容易损伤血管，导致血肿的出现。

颏部皮肤薄，颏肌正好位于皮下，降下唇肌位于颏肌两侧，再靠外为降口角肌和颈阔肌（图 17-8）。颏部脂肪组织位于 SMAS 浅面，通过纤维组织与皮肤紧密连接，再向外侧，各种组织通过支持韧带固定到下颌骨上。由于这种结构特点，当在颏部进行大剂量填充注射时，患者会很长时间感觉不舒服。

耳垂也可以进行注射填充，以矫正年龄性耳垂松垂，或对再造的耳廓进行塑形。注射填充不仅可以丰耳垂，对耳垂塑形，而且可以改善耳部的轮廓。耳垂结构精细，表皮较薄，真皮和皮下组织厚度适中。皮下组织中的血管较细，分布均匀。

面部分区

上面部的分界线为耳屏至外眦、眉毛及鼻根的连线。中面部的下界为耳屏与口角连线,沿着上唇至对侧耳屏。下面部的边界为颏部至下颌缘(图17-9)。

颞部的前界为颧骨的颞突,后界为乳突上嵴,上界为颞线,下界为颧弓。颞部的骨骼包括额骨、蝶骨、顶骨和颞骨。

颞肌筋膜下有一层潜在的间隙。颞部脂肪分为浅层脂肪室和深层脂肪室。颞深脂肪室位于颞肌表面,颞肌筋膜下,与咬肌和颊部相交通。

颞下区域的上界为蝶骨大翼,下界为下颌骨体,外侧为下颌骨升支的内侧面,内侧为翼突外侧板及喉内肌和喉外肌,前面为上颌结节,后面为腮腺。

眶部分为外眦部、内眦部及上下眼睑部。

眶下和颧颊部的前界为鼻部、鼻唇沟、唇颊沟,后界为咬肌前缘,上界为眶下缘,下界为下颌骨体。颊部的上界为颧复合体,下界为下颌骨,它的形状取决于腮腺、肌肉和颊脂肪垫。在颧颊部的肌肉深面,为口腔黏膜,分布于口腔上下前庭及骨膜表面。

颧突的标准位置在外眦垂直线外10mm,水平线下15mm。颧突发育不良会使上颌骨变长,在大多数情况下,会使中面部显得凹陷。颧下三角为倒三角形,上界为颧突,内侧为鼻唇沟,外侧为咬肌。

腮腺咬肌区的前界为咬肌前缘,后界为颞骨的乳突和胸锁乳突肌的前缘,上界为颧弓与外耳道

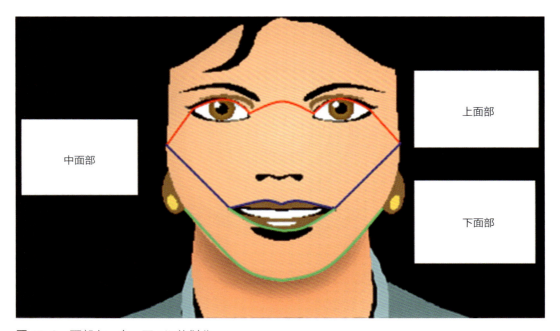

图17-9 面部上、中、下1/3的划分

的连线，下界为下颌骨体与乳突的连线。翼腭窝位于面部深面，腭骨的上方，蝶窦的下方，翼窝的前方，眼眶和上颌窦的后方，鼻腔的外侧，颞下窝的内侧。翼腭窝呈倒金字塔形，底在上方，尖在下方，有4个壁。

鼻部的上界为双侧眉头连线，下界为鼻翼基底，外侧为内眼角和鼻唇沟。鼻部分为鼻根、鼻背、鼻尖和鼻孔。鼻背包括左、右两个侧壁，鼻孔对应于鼻背的下半部。鼻唇角男性为90°～100°，女性为100°～110°。

嘴唇的上界为鼻基底，外侧为鼻唇沟，下界为颏唇沟，下外侧为唇颊沟。嘴唇不单单指红唇部分，嘴唇上至鼻子，下至颏部。唇部的精细结构包括白线（为唇黏膜和皮肤的过渡区）、唇珠、丘比特弓（呈V形）、唇红缘、口角（轻度上扬）。上、下唇比例为1∶1.618。人中位于上唇中部，有2条垂直的人中嵴，人中的下部凹陷，形成丘比特弓。

颏部的上界为颏唇沟，下界为下颌骨体，外侧为唇颊沟。颏部是两侧颏孔之间的下颌骨部分，再向外为下颌骨体后半部，包括下颌角和下颌骨升支。颏下区域位于颏部下方，两侧颈阔肌束带之间，形成颏颈角。

面部骨骼

构成颅腔的骨骼包括额骨、筛骨、枕骨、颞骨和顶骨，颞骨和顶骨为成对骨。额骨、鼻骨、泪骨、颧骨、上颌骨和下颌骨为面部的骨骼。犁骨形状奇特，腭骨和下鼻甲骨为成对骨，位置较深。鼻部、颧部和颏部的假体植入和注射填充位置要深，一般位于骨骼的表面（图17-10～图1-12）。

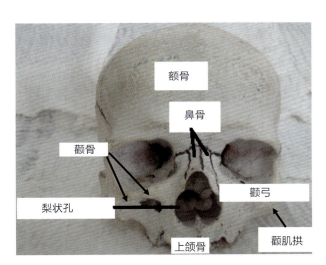

图17-10 面部骨骼

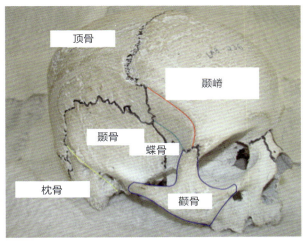

图17-11 颅骨侧面观

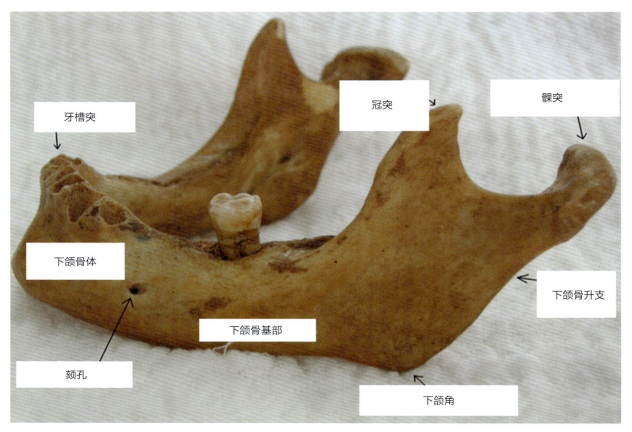

图 17-12 下颌骨。下颌角位于下第 3 磨牙的下后方

额部

前额部的骨骼为额骨，在尾侧端与鼻骨连接。鼻根（图 17-13）是额骨与鼻骨的交界处，鼻根与眉毛之间的区域为眉间。眉毛从眉间开始向两侧延伸。

眶部

眼球位于眶腔内，眼眶分为上、下、内、外 4 个边缘。

额骨构成上眶缘，眶上血管神经从眶上切迹发出（图 17-13）。如今，临床上常将瞳孔中线定为面部 3 个神经孔的体表标志，而不再采用角膜内侧垂线作为面神经孔的体表标志。眶上缘外侧止于额骨的颧突。在每侧的眶上缘，附着有眼轮匝肌。眶下缘为颧骨和上颌骨，眶内侧缘为上颌骨、泪骨和额骨。在眶下缘下方瞳孔中线上有眶下孔（图 17-12），有眶下血管神经穿出。

颧突

颧骨在眶缘的外下方形成颧突，下方为上颌骨。因此颧骨有一个外侧面和眶面，分别形成颞窝

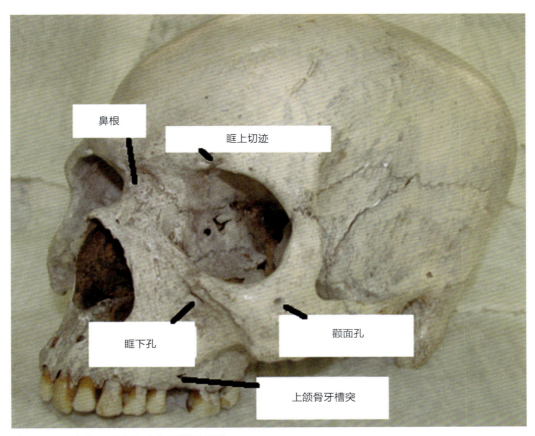

图 17-13　鼻根，眶上切迹和面部的骨孔

和眶外下壁。颧骨的额突和额骨的颧突相连接。颧骨的外侧有颧面孔（图17-13），在此部位阻滞麻醉可以减轻颧部治疗时的疼痛感。

鼻骨

鼻骨与上颌骨连接，前端形成梨状孔（图17-10）。双侧鼻软骨通过纤维组织固定在梨状孔周围。下外侧软骨的内侧脚和外侧脚过渡部分为穹隆，是形成鼻尖的解剖基础，皮肤、韧带和软骨联合在一起对鼻尖提供支持。鼻骨的上界为鼻额缝，外下与上颌骨连接。鼻腔由鼻中隔分为左、右两侧。鼻中隔的前半部分由软骨构成，后半部分由筛骨和犁骨构成。鼻腔的侧壁有3~4个弯曲的骨性结构，为鼻甲。每个鼻甲的下方通道叫作鼻道。梨状孔下缘的中间部位是鼻前嵴（图17-14）。

上颌骨

双侧的上颌骨形成上颌，在6~12岁，上颌骨的生长决定了面部的长度。随着年龄的老化，上颌骨缓慢发生骨质吸收，颊部脂肪也会出现下垂和萎缩，造成整个面部的下垂。

上颌骨有上颌窦；上颌骨的颧突与颧骨相接，额突向上与额骨相接，腭突于水平方向与对侧相

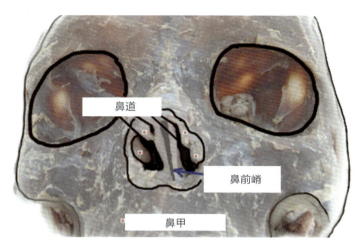

图 17-14 鼻腔的外侧壁有 3～4 个鼻甲

接，形成上腭，牙槽突上有牙齿生长。这种金字塔结构在面部中央构成骨性鼻腔。上颌骨的眶面形成眶底，颞下侧面形成颞窝的前壁。上颌骨表面有肌肉覆盖。

眶下血管神经由眶缘下 1cm 的眶下孔中穿出（有的人眶下孔有 2 个）。上牙位于上颌骨的牙槽突上。两侧上颌骨在中间连接部分叫作前颌，有切牙生长。

下颌骨

下颌骨是面部最大、最强壮的骨骼。下牙长在下颌骨的牙槽突上。在第 2 前磨牙下是颏孔，有颏血管和神经穿出。局部阻滞麻醉时，可参考瞳孔中线定位。下颌骨呈 U 形，有左、右两个分支。第 3 磨牙的后下方为下颌角（图 17-11），角度为 110°～140°，平均为 125°。

颏联合是下颌骨的中间部分，向前最突出的部位叫颏点。下颌骨的下半部分是下颌骨基部，二腹肌窝位于下颌骨基部或颏联合处。下颌角前方约 4cm 有 1 条面动脉沟，面动脉走行在其中。咬肌止于下颌角和下颌升支。

下颌骨的牙槽突随着年龄的增长会发生骨质流失，导致牙齿脱落，出现下面部老化。骨质吸收导致下颌骨变薄、变窄，造成面部下垂，影响面部外观。尽管这个部位对临床治疗非常重要，但我们也不能忘了眶周、颞部、颧弓及面部其他区域的骨质也会发生吸收，也需要进行治疗（图 17-15、图 1-16）。

颞骨

颞骨分为鳞状部、鼓部、茎突、乳突部和岩部。鳞状部和乳突部是最复杂的部位，我们将详细进行描述。颞骨的鳞状部与顶骨的鳞状部相连。颞骨的颧突向前与颧骨相连形成颧弓。颧弓的上界对应于大脑的下半球，有颞筋膜附着。咬肌起于颧弓下缘的深面，颞下颌关节的外侧韧带止于颧弓

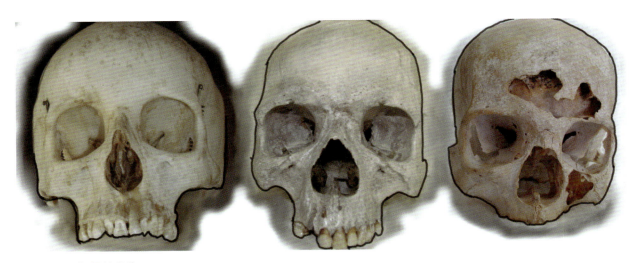

图 17-15 颅骨的老化

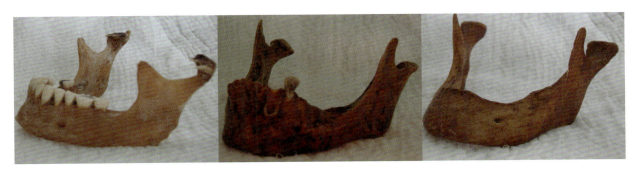

图 17-16 下颌骨的老化

根部结节（颧弓体下缘），下颌窝位于颞骨的颧突根部下方和颞骨鼓部之间。

外耳道位于下颌骨髁状突的后方，长约 3cm，里面有鼓膜。外耳道的顶和后侧壁由颞骨的鳞状部构成，外耳道壁的其余部分由颞骨的鼓部构成。

颞骨的后半部分是乳突，与鳞状部连接。乳突为一斜向下的突起，两侧乳突上有乳突孔，乳突上有很多肌肉附着。乳突的前半部分通过鼓膜乳突缝与鼓膜连接。鼓膜乳突缝是交感神经的耳分支走行通路。

颞窝

颞线起自额骨的颧突，向上后方沿着额骨和顶骨走行，呈弧形，后方与颞骨的乳突根部相连。颞窝中有颞肌，位于颞线与颧弓之间。颞肌起自颞窝底。顶骨、额骨、蝶骨大翼和颞骨鳞状部会合处为翼点，对应的颅内侧面有脑膜中动脉走行，位于脑外侧沟内。翼点的体表投影位于额骨颧突后 4cm 处，距离颧弓上 4cm。

颞肌和深部的血管神经越过颧弓下间隙到颞下窝。颞下窝位于上颌骨后方，颞窝的内下方，颞下窝顶部由蝶骨大翼的颞下面构成。颞下窝的内壁为翼突的外侧板，外壁为下颌骨的升支和冠状突。

颞下窝中有翼内肌和翼外肌、上颌动脉及其分支以及翼静脉丛，下颌神经、上颌骨、鼓索也是其中一部分。上颌骨通过眶下缝与眶部相连，并延续为翼上颌裂。翼上颌裂有上颌动脉和神经穿过（位于眶尖下）。

面部主要肌肉的解剖

当讨论注射填充和面部老化时，我们不得不提到面部肌肉。肌肉运动与注射填充物的治疗效果、治疗维持时间及注射填充物的扩散密切相关。面部肌肉已于肉毒素注射的相关章节进行了详细描述。

额肌位于前额，呈四边形，止于帽状腱膜。额肌分为左、右两块，由表浅筋膜包绕。额肌的功能是提升眉毛，并在额部形成额纹（图17-17）。

皱眉肌起自眶内上缘，止于额肌和眉部皮肤。皱眉肌收缩可以将眉毛拉向中间，并加重眉间纹（图17-17）。

降眉间肌起自鼻骨，止于额部皮肤。降眉间肌收缩将眉毛向下拉，并形成眉间横纹（图17-17）。

眼轮匝肌睑部起自内眦韧带和邻近眶骨。眼轮匝肌的眶部起自额骨的眶突和上颌骨的额突以及

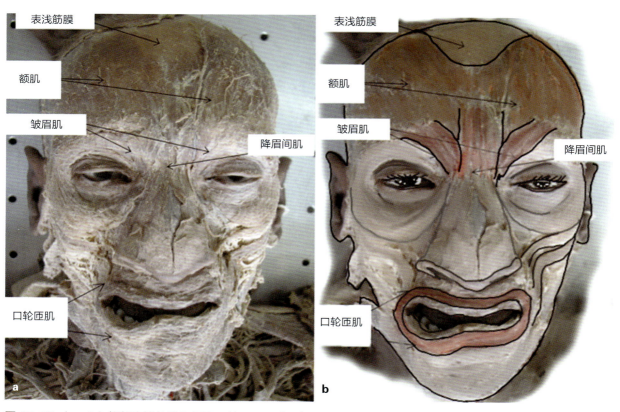

图 17-17 （a、b）额部表浅筋膜及额肌、皱眉肌、降眉间肌和口轮匝肌

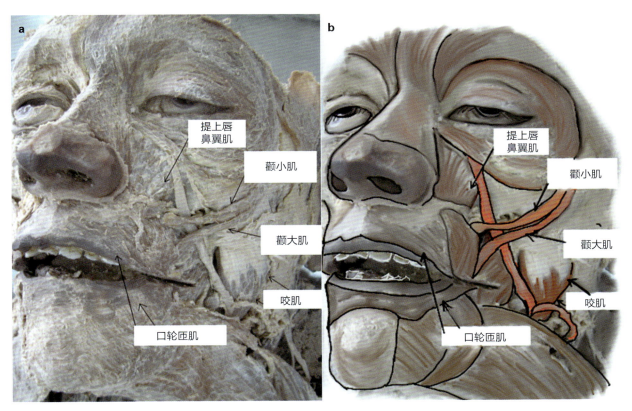

图 17-18 （a、b）提上唇鼻翼肌和口角的肌肉

内眦韧带（图 17-2），与横行的鼻肌连在一起。眼轮匝肌是环形的括约肌，外侧眼轮匝肌收缩会下拉眉毛。

颞肌分成两部分：浅头和深头。颞肌浅头起自颞窝，深头起自筛骨结节。颞肌止于下颌骨的冠状突和髁状突，起到提升下颌骨的作用。

翼内肌和翼外肌位于颞下窝。翼外肌的上支起自蝶骨大翼的颞下面和颞下嵴，止于颞下颌关节的关节囊和关节盘。翼外肌下支起于翼外板的外侧面，向后外方走行，止于髁突颈部的关节翼肌窝。它们的作用是延长并稳定关节盘，起到张嘴的作用。翼内肌起自翼外板的内侧面、翼窝、腭骨锥突、上颌结节，止于下颌骨的内侧面，作用为提升下颌骨，与咬肌具有协同作用。

在眶下、颧部和颊部区域，有以下肌肉。

眼轮匝肌下半部，起到闭眼作用，起自泪骨、上颌骨额突和眶周皮肤。提上唇鼻翼肌（图 17-18）的作用主要是提升上唇和鼻翼，也参与开大鼻孔，起自上颌骨额突，止于鼻翼。颧小肌起自颧骨体，止于上唇，主要将上唇向后上牵拉。颧大肌（图 17-18）起自颧骨的颞突，止于口角，主要将口角向后上牵拉。

笑肌将口角向后轻轻牵拉（图 17-19）。笑肌起自腮腺咬肌筋膜，止于口角。提口角肌（图 17-20）的作用主要是提升口角。颈阔肌的作用是牵拉颈部向下，并将口角向下外侧牵拉。颊肌从翼下颌缝的后方向前走行，主要将口角向外后方牵拉，并保持颊部在咀嚼、吸吮、吹口哨时的张力。颊肌

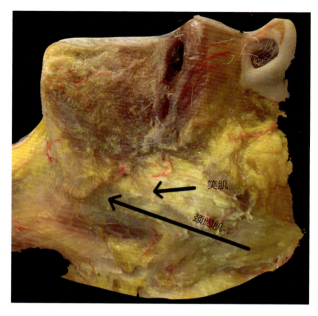

图 17-19 笑肌和颈阔肌

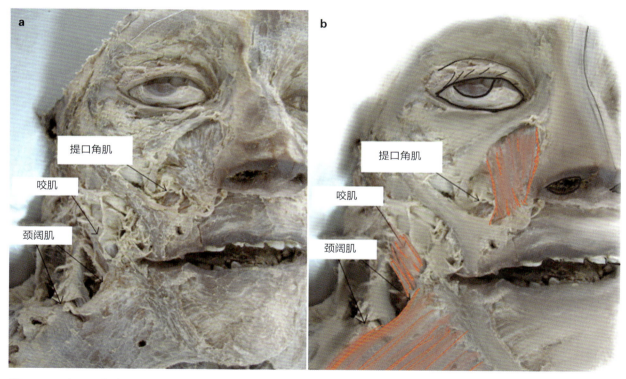

图 17-20 （a、b）咬肌和提口角肌

起自口腔前庭磨牙部位的上颌骨牙槽突、上颌骨结节、腭骨的锥突、翼钩、翼下颌韧带及下颌骨牙槽突的口腔前庭面，止于口角。颊肌位于颊脂肪垫的后方，向前延伸到口轮匝肌。咬肌（图 17-17、图 1-20）位于腮腺咬肌区域，分为深、浅两部分。浅支起自颧弓前 2/3 下缘，深支起自颧弓后 1/3 的内侧面。咬肌止于下颌骨的外侧部分，主要作用是提升下颌骨。

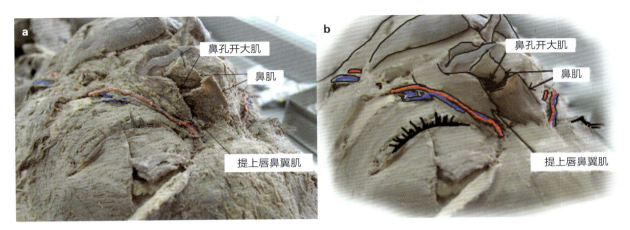

图 17-21 （a、b）鼻肌

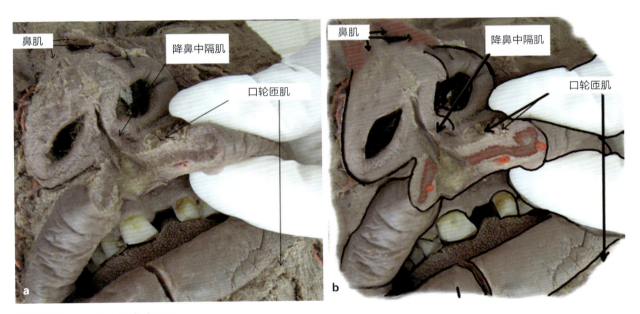

图 17-22 （a、b）降鼻中隔肌

鼻肌止于鼻翼，可开大鼻孔，鼻肌的鼻背横行纤维可压低鼻孔（图 17-21）。降鼻中隔肌（图 17-22）可在微笑时降低鼻尖。

口轮匝肌位置表浅（图 17-17、图 1-22），止于唇周皮肤和唇黏膜，形成括约肌，与周围肌肉联系紧密，负责唇部提升、降低、闭合以及其他复杂动作。切牙肌是细小的肌纤维，主要作用是使嘴唇贴向牙齿，使嘴唇在闭合时向前突出。唇部的提肌从内向外分别为提上唇鼻翼肌、提上唇肌、颧小肌和颧大肌。唇部的降肌包括降口角肌、降下唇肌和颏肌。降口角肌和颈阔肌将口角向外下牵拉。此部位 SMAS 松弛会形成木偶纹。在颏部区域，降口角肌起自下颌骨体（第 1 磨牙位置），止于口角。降下唇肌也起自下颌骨体（降口角肌起点的上方），止于下唇。颏肌起自颏窝（颏结节上方），止于下唇，使下唇外翻，并使颏部突起（图 17-23）。

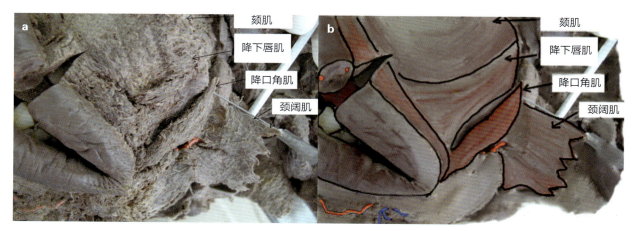

图 17-23 （a、b）颏部肌肉

面部感觉神经

面部感觉神经的临床意义是在手术时进行局部阻滞麻醉。感觉神经穿出的骨孔也是注射填充时需要避开的位置，以防造成血管栓塞。

额部

额部和头皮前半部由眶上神经和滑车上神经支配（图 17-24、图 1-25）。眶上神经负责额部的前外侧和头皮的感觉。眶上神经从眶上缘的内中 1/3 交界处穿出，走行于帽状腱膜下。

眼睑

眼神经支配上睑和结膜的感觉。角膜、眼球和小脑幕的硬脑膜由睫状神经支配，额骨、筛骨和蝶窦由眶上神经和筛神经支配。泪腺由泪腺神经支配（图 17-26）。下睑的外侧皮肤及结膜、鼻外侧皮肤和鼻前庭黏膜由上颌神经支配。眶下神经从眶下孔穿出，支配下睑的皮肤（图 17-27）。

鼻部

考虑到鼻部是注射填充最多见的部位，所以鼻部需要单独进行分析。鼻背的感觉由滑车下神经、鼻背神经和筛前神经支配。鼻中隔黏膜和鼻背的上半部由筛前神经支配。滑车上神经（三叉神经）从内上眶缘骨膜和眶隔之间穿出，支配额部的中内侧及鼻根。鼻外神经是筛前神经（三叉神经）的 1 个穿支，支配鼻背、鼻尖、鼻孔的感觉。眶下神经支配鼻背和上颌的感觉。

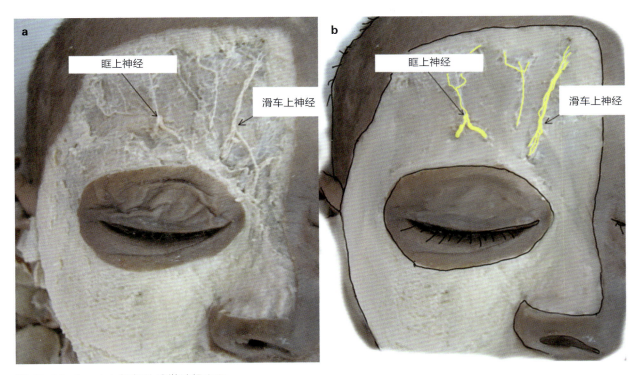

图 17-24 （a、b）额部的感觉神经支配

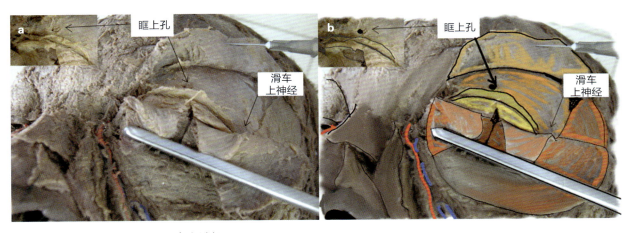

图 17-25 （a、b）眶上孔和滑车上神经

耳颞部、颊部、下颌部和上颌部

耳颞神经起自三叉神经的下颌支，向后走行，绕过脑膜中动脉及下颌骨颈，越过颞下颌关节、耳廓、外耳道、鼓膜及腮腺，向上达颞部区域，支配耳颞部、下颌和上颌区域的感觉。耳大神经位于下颌角后，耳后神经是面神经的1个分支，支配外耳道皮肤、耳屏和腮腺区的感觉。鼓索神经是面神经的1个分支，起自岩鼓裂。颧面神经（三叉神经的1个分支）从颧面孔穿出，支配颧部皮肤感觉。面神经的下颌支越过下颌骨的中外侧部分，大多数情况下位于下颌角后。翼腭神经和鼻腭神经支配上颌区域。腮腺的副交感神经支配为视神经节，位于下颌神经的内侧，卵圆孔附近。

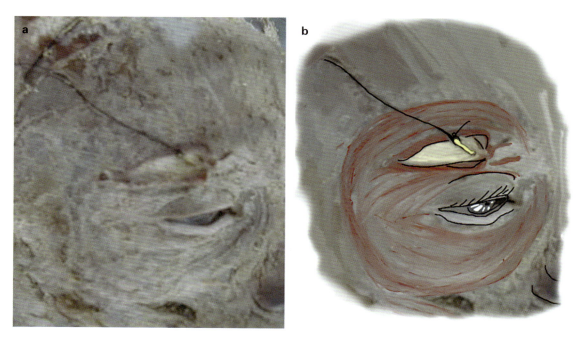

图 17-26 (a、b) 泪腺神经的睑分支位于眶缘的外上方

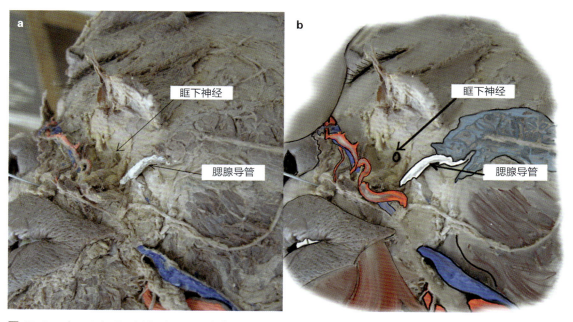

图 17-27 (a、b) 眶下神经从眶下孔穿出,支配下睑和周围皮肤

颊部

在颊部,我们不单单要考虑颊部、颊周区域,还需要考虑口腔前庭和牙龈,因为这些区域紧密联系在一起。颊神经是三叉神经下颌支的1个分支,越过颞下窝后横穿颊部脂肪,负责支配口腔内黏膜和颊部皮肤的感觉。

眶下神经的终末支支配上唇皮肤、口腔黏膜。下颌神经具有感觉神经和运动神经的双重功能。

口腔黏膜、下唇皮肤、颏部、舌头的前半部分、口底由颏神经和舌神经支配。颊黏膜和颊部皮肤由颊神经和耳颞神经支配。

上切牙、上颌窦、鼻腔、上颌窦和牙龈由上牙槽神经支配。下牙槽神经支配下磨牙、颊黏膜的感觉。下牙槽神经起自下颌神经，靠近翼外肌的深层走行，向下继续走行进入下颌孔，穿过下颌管，发出磨牙支和下前磨牙支，穿出颏孔，发出颏神经（图17-11）（支配颏部、下颌骨、下唇、下切牙的前庭牙龈、下犬牙、下前磨牙）和切牙神经（支配切牙、犬牙及周围骨膜）。下牙槽神经向前、下、内走行，与舌神经伴行，提供舌前2/3的味蕾传入神经纤维以及下颌下腺、舌下腺的传出副交感神经纤维。

舌神经起自下颌神经，位于下牙槽神经的前内侧，从翼内肌和翼外肌之间穿过。在舌骨线的后支，舌神经到达口腔。舌神经负责舌前2/3、舌下黏膜、下牙舌侧面牙龈及舌下腺的感觉。

面部运动神经（面神经）

面部的运动神经起自面神经及其分支。当我们在耳屏前进行注射填充时，尤其是在皮下深层注射时，一定要小心，注射速度一定要慢，避免在同一部位反复用针穿刺。另外，也要避免过量注射，以免局部受压，造成感觉异常。

面神经的颞支（图17-28）从腮腺发出后，越过颧弓中部，此处位置表浅，容易受到损伤。颞支支配眉毛、额肌、眼轮匝肌及耳部的肌肉。解剖和注射的安全层次在皮下或颞肌下。颞神经的前支和后支分别支配颞肌和颞部后方的肌肉，并负责颞下颌关节囊的本体感觉。

面神经的额支在颞浅筋膜内，越过颧弓中部，负责额肌、皱眉肌、降眉间肌和眼轮匝肌上半部分的运动。

面神经的颧支和颊支位于颊部的内侧，位置表浅。颧支支配眼轮匝肌的下半部分（图17-28）以及提上唇鼻翼肌、降眉间肌、笑肌、颊肌、口轮匝肌的上半部分、鼻翼肌和鼻横肌。神经在颧弓处位置表浅，注射填充时要小心，注射过程中要注意患者表情的变化，避免出现并发症。

腮腺咬肌区的运动神经是面神经的终末支，起自腮腺内的神经丛（颞支、颧支、颊支、下颌缘支和颈支）；耳后神经支配枕肌、茎突支支配茎突舌骨肌，二腹肌支支配二腹肌的后腹。

面神经的颊支负责上唇的运动，下颌缘支负责下唇的运动，在偏瘦的患者中这2支神经容易受到损伤。上唇的感觉神经由眶下神经支配，下唇由颏神经支配。口轮匝肌由面神经的颊支和下颌缘支支配（图17-28）。因此当我们在口角外侧2cm注射填充时要小心，因为此处神经位置比较表浅，容易受到损伤。

面神经的下颌缘支从腮腺咬肌处发出，向前走行，负责下颌部位的肌肉运动。下颌缘支位于颈阔肌的深面，在下颌缘下方1~2cm或4cm处。当向唇部方向走行时逐渐变浅，支配降口角肌、降下唇肌和颏肌，损伤后不能降低下唇。面神经的颊支支配颊肌和口轮匝肌，损伤后不能提升口角。

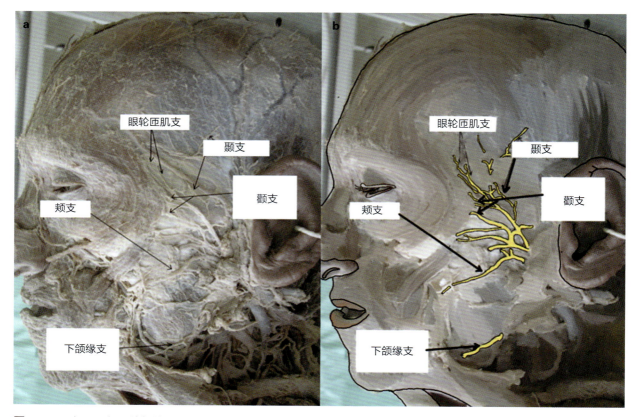

图 17-28 （a、b）面神经的分支

面部血管

颈外动脉负责面部血运，主要分支包括甲状腺动脉、舌动脉、面动脉、枕动脉、耳后动脉、上颌动脉和颞浅动脉（图 17-29）。

在这些动脉当中，我们经常研究的是面动脉及其分支。面动脉的走行轨迹从下颌骨后方直达内眼角。面动脉越过颊肌后，走行在颧大肌和提上唇肌的深面。走行过程中，面动脉发出上、下唇分支和鼻翼分支。角动脉为面动脉的一部分，沿着鼻外侧上行，直达内眼角。

颈外动脉的最大分支为上颌动脉，上颌动脉：发出耳廓深动脉，支配外耳道；发出鼓膜动脉，支配鼓膜；发出牙槽动脉，支配牙龈和牙齿。上颌动脉第 2 段发出咬肌支、颞深支、翼支、颊支。上颌动脉第 3 段发出后上牙槽动脉、后牙槽动脉、内牙槽动脉、眶下动脉、腭下动脉、翼管动脉、喉动脉和蝶腭动脉。

颞浅动脉是颈外动脉的终末支，起自腮腺，向上越过外耳道前方 2～3cm 处的颧弓，负责颞部、额部、顶部、枕部、腮腺部的血运。颞部区域的主要静脉为颞浅静脉，负责颞部、额部和顶部的血运回流。翼内肌和翼外肌的血运由颞深动脉的翼支支配。这个部位的主要静脉为下颌后静脉

（上颌静脉和颞浅静脉），位于下颌骨分叉处，向下走行到腮腺。颞部静脉血最后流入翼静脉丛。

颞下区域的动脉血供由以下动脉提供：脑膜中动脉、颞深动脉的前支和后支、牙槽动脉、眶下动脉、咬肌动脉、下颌舌骨动脉、颊动脉和舌动脉。脑膜中动脉营养硬脑膜和周围骨质；上牙槽动脉、后牙槽动脉从牙槽孔穿入到上颌结节，提供磨牙、上前磨牙、牙槽突、牙周、前庭侧牙龈的血供。下牙槽动脉起自相同位置的脑膜中动脉，向下颌骨孔走行，进入到下颌管，发出下颌舌骨肌动脉，营养下颌舌骨肌和二腹肌的前腹。眶下动脉起自翼腭裂，从眶下孔穿出，终末支营养内侧 1/3 面部、外鼻和上唇。咬肌动脉起自翼外肌位置，从下颌切迹的外侧穿过，营养咬肌和颞下颌关节囊。颊动脉起自颞深前动脉，向外下方向走行到颧部区域，营养颊部皮肤软组织和颊肌。舌动脉走向舌骨肌，发出分支营养舌部肌肉、舌背的后部、口底和舌下腺。颞下区域的静脉形成翼静脉丛，接受面深部的静脉血流到上颌静脉。

眶上动脉（图 17-30）是眼动脉的终末支。泪腺动脉位于眶外侧，与面横动脉相吻合（颞浅动脉的第 1 分支）。面横动脉起自颞浅动脉穿出腮腺的位置，发出一些分支到腮腺、腮腺导管、咬肌和面部皮肤。眶下动脉终末支营养下睑、上唇和鼻部。面动脉、颊动脉、上牙槽和后牙槽动脉对于这

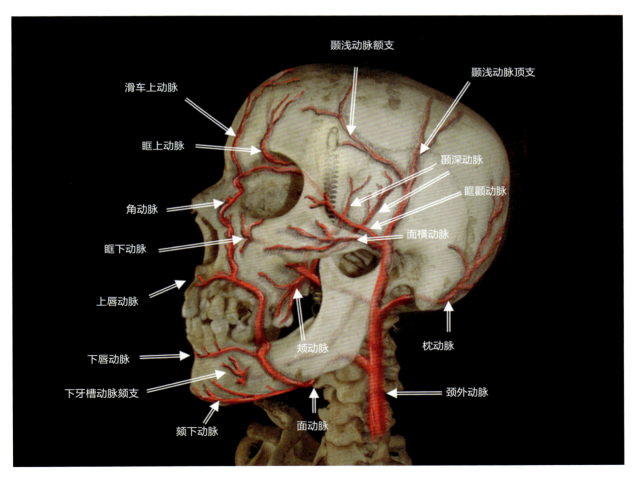

图 17-29 颞部、颧部和下颌区域血管分布

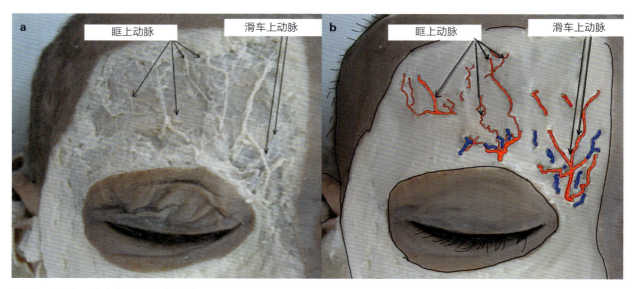

图 17-30 （a、b）额部的血管分布

些部位的血供也非常重要。面部、颞浅部、翼部、上颌外上方区域的静脉形成深部静脉丛，在注射填充时要避免损伤。

在腮腺咬肌区域，主要动脉为颈外动脉，后者在茎突舌骨肌之间向上走行，穿过腮腺，终末支为颞浅动脉。

面动脉是鼻唇区域的主要营养血管。面动脉走行迂曲，注射填充时容易损伤造成出血和淤青。角动脉是面动脉的终末支，穿过提上唇肌后，越过鼻孔，负责鼻根、鼻背的血运。由于面动脉的分布特点，注射填充时容易造成血管堵塞，导致皮肤缺血坏死。鼻小柱动脉和侧鼻动脉营养鼻孔、鼻背和鼻尖。鼻背动脉是滑车下动脉的 1 个分支，营养鼻根和鼻背，一个分支在鼻根处与角动脉吻合，另一个分支沿鼻背向下走行，参与鼻尖动脉的吻合。侧鼻动脉在鼻翼沟上 2～3mm 走行。鼻小柱动脉走行在鼻基底深部，止于鼻尖动脉丛。它们是角动脉的分支，负责鼻尖的动脉血运。

营养唇部的动脉是上、下唇动脉（面动脉的分支），每侧的动脉与对侧吻合，形成动脉环。

在颏部，主要的动脉为颏下动脉和颏动脉。颏下动脉在下颌骨下方从面动脉发出，越过下颌骨体达到颏部，营养舌骨肌、二腹肌的前腹及周围结构。颏部同样也由颏动脉提供血供。颏动脉是下牙槽动脉的终末支，从颏孔穿出。颏部的静脉与动脉伴行。下颌骨由面动脉和下牙槽动脉提供血供。

关于视网膜的血供

视网膜中央动脉是眼动脉的 1 个分支，眼动脉发自颈内动脉。视网膜中央动脉越过视神经和视神经盘后，分为颞侧上、颞侧下、鼻侧上和鼻侧下分支，上述动脉之间没有吻合支，也与其他动脉之间无交通，因此应该认为是终末动脉。各分支之间只有通过睫状动脉进行交通。视网膜中央动脉堵塞会造成视力障碍。视网膜静脉与动脉伴行，最终引流到海绵窦（图 17-31、图 1-32）。有些文献尝试解释眉间注射造成视网膜动脉栓塞的病因学，也确实有一些眉间注射填充后造成视力障碍的文献报道，栓塞的原因是注射填充物通过颈外动脉与颈内动脉的吻合支，回流到视网膜中央动脉造成栓塞。根据阿莱蒂（Arletti）和特罗特（Trotter）2008 年的报道，注射技术是造成血管栓塞和皮肤坏死的主要原因，所以目前的注射技术需要重新调整。图 17-33 显示了 27G 针头的长度远远大于鼻唇沟皮肤的厚度。我们需要明白不同的患者和面部不同的部位皮肤厚度是不同的。图 17-34 显示了一名患者额部皮肤的厚度，同样额部皮肤的厚度也会随着年龄、光老化等发生改变。我们必须意识到这一点，以改进我们的技术，减少动脉栓塞发生的风险。

视网膜中央动脉是颈内动脉的 1 个分支，对眶周进行注射填充时注射填充物误入到血管会形成栓子，堵塞视网膜中央动脉，造成失明。眼睑的静脉血回流到角静脉（图 17-32）、眼静脉和颞浅静脉。角静脉和眼静脉之间有交通支。眼睑内侧和鼻外侧的静脉血回流到海绵窦，特殊情况下面部的感染会通过上述静脉引起颅内感染。

也有文献报道说颈内动脉和颈外动脉在鼻部有交通，也是鼻部注射造成视力受损的原因。关于面部的血运和注射填充后发生血管栓塞的机制仍需要进一步的研究。

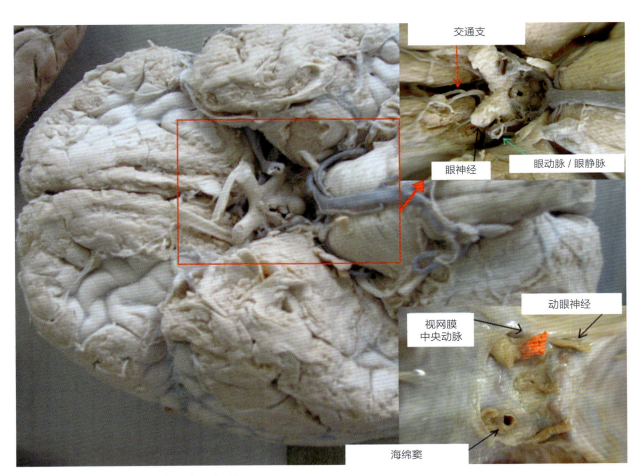

图 17-31　眼动脉与视网膜中央动脉联系紧密

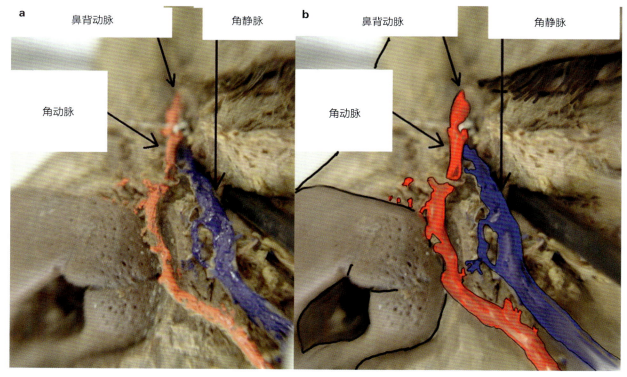

图 17-32 （a、b）角动脉、角静脉和鼻背动脉

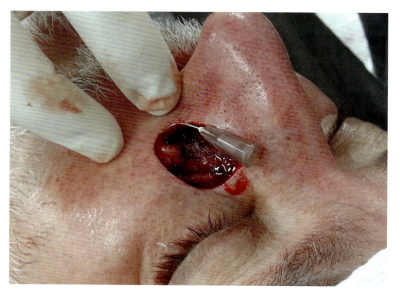

图 17-33 27G 针头的长度要远远大于鼻唇沟皮肤的厚度

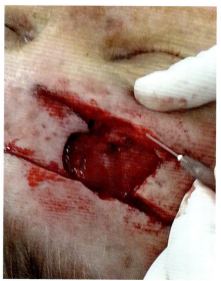

图 17-34 一名患者的额部皮肤厚度

淋巴系统

面部的淋巴引流方向为向下和向后。面部内侧区域（包括上唇和下唇）的淋巴回流到面部、颏下和下颌下淋巴结。面部外侧、额部、头皮、眶下、颧部、颊部的淋巴回流到腮腺淋巴结。

在我们的经验中，眼周经常发生淋巴回流障碍。肉毒素注射过量或注射填充物后常常引起上睑臃肿。有时矫正上睑凹陷或下睑泪沟时，如果注射量过大，不仅会造成上睑臃肿，还会导致眼睑水肿。尤其当肉毒素和填充剂联合治疗时，更容易发生，因为眼周的淋巴系统非常脆弱，对创伤的承受力较差。局部肌肉的收缩对淋巴回流非常关键，过度的肌肉麻痹会影响淋巴回流，注射后填充物对周围组织的压迫也会影响眼睑脆弱的淋巴回流系统。尽管眶周区域的淋巴系统常常被当作一个整体进行描述，但实际上应该分为内侧和外侧淋巴系统。为了有效地减轻局部水肿，可通过按摩帮助淋巴回流，一般在眶下区域内侧向鼻部方向进行按摩，外侧向耳前方向进行按摩。

颞下区域的淋巴回流到深部的颈上淋巴结。头皮的顶枕区淋巴回流到腮腺淋巴结和耳后淋巴结。枕部区域淋巴回流到枕淋巴结。颈淋巴结接收面部、颈部、头皮及各部位黏膜的淋巴结回流。在翼腭区域，淋巴基本上回流到喉后和深部的颈上淋巴结。

总结

- 注射过程中一定要避免损伤面部血管，尤其是眉间、眶周、鼻部的血管，因为已经有很多血管栓塞造成严重并发症的文献报道。
- 鼻唇沟的皮肤厚度小于 2mm，注射时要考虑到针尖的斜面和针的粗细，随时调整注射角度和深度。
- 大部分的填充物都会注射到皮下，而非真皮层。皮下正好是血管分布的层次，因此文献中会有很多血管栓塞和皮肤坏死的报道。
- 面动脉走行非常迂曲，唇部注射填充物时容易穿破血管，造成出血和淤青。
- 角动脉是面动脉的终末支，越过提上唇肌和鼻肌后营养鼻根。由于角动脉的特点和分布范围，如果注射过程中发生栓塞，会造成严重的后果，如缺血、皮肤坏死，后期形成瘢痕。
- 过量肉毒素和填充剂注射会造成眼睑臃肿。有时当我们填充上眼窝和泪沟时，填充过量不仅会造成眼睑臃肿，还会出现长时间的眼睑水肿。

参考文献

[1] Alam M, Dover JS. Management of complications and sequelae with temporary injectable fillers. Plast Reconstr Surg. 2007;120(Suppl 6):98S–105S.
[2] Alam M, Gladstone H, Kramer EM, et al. ASDS guidelines of care: injectable fillers. Dermatol Surg. 2008;34: s115–148.
[3] Altruda Filho L, C^andido PL, Larosa PRR, Cardoso EA. Anatomia topográfica da cabeça e do pescoço. 1ª ed. Barueri: Manole; 2005.
[4] Arlette JP, Trotter MJ. Anatomic location of hyaluronic acid filler material injected into nasolabial fold: a histologic study. Dermatol Surg. 2008;34:s56–63.
[5] Carruthers J, Cohen SR, Joseph JH, Narins RS, Rubin M. The science and art of dermal fillers for soft-tissue augmentation. J Drugs Dermatol. 2009;8(4):335–350.

[6] Gardner E, Gray DJ, O'Rahilly R. Anatomia. 4a ed. Rio de Janeiro: Guanabara Koogan; 1978.

[7] Glogau RG, Kane MAC. Effect of injection techniques on the rate of local adverse events in patients implanted with nonanimal hyaluronic acid gel dermal fillers. Dermatol Surg. 2008;34:S105–109.

[8] Goldberg DJ. With this filler/volumizing agent now becoming available, the interest in non-surgical facial sculpturing will continue to expand. J Cosmet Laser Ther. 2008;10(3):133.

[9] Goldberg DJ. Correction of tear trough deformity with novel porcine collagen dermal filler (Dermicol-P35). Aesthet Surg J. 2009;29(Suppl 3):S9–S11.

[10] Haddock NT, Saadeh PB, Boutros S, Thorne CH. The tear trough and lid/cheek junction: anatomy and implications for surgical correction. Plast Reconstr Surg. 2009;123(4):1332–40. discussion 1341–1342.

[11] Hirsch RJ, Stier M. Complications of soft tissue augmentation. J Drugs Dermatol. 2008;7(9):841–845.

[12] Pessa JE, Rohrich RJ. Topografia facial. Anatomia clinica da face. 1a. ed. Rio de Janeiro: DiLivros; 2012.

[13] Sadick NS, Karcher C, Palmisano L. Facial enhancements using dermal fillers. Clin Dermatol. 2009;27: S3–S12.

[14] Sobotta J, Becher H. Atlas deAnatomiaHumana. 17ª. Edição, vol 1 a 3. Rio de Janeiro: Guanabara Koogan; 1977.

[15] Sykes JM, Cotofana S, Trevidic P et col. Upper Face: Clinical Anatomy and Regional Approaches with Injectable Fillers. Plast. Reconstr. Surg. 136: 204S, 2015.

[16] Tamura B. Anatomia da face aplicada aos preenchedores e à toxina botulínica. Parte I. Surg Cosmet Dermatol. 2010a;2(3):195–204.

[17] Tamura B. Anatomia da face aplicada aos preenchedores e à toxina botulínica. Parte II. Surg Cosmet Dermatol. 2010b;2(4):291–303.

[18] Tamura B. Topografia facial das áreas de injeção de preenchedores e seus riscos. Surg Cosmet Dermatol. 2013;5(3):234–238.

第 18 章 面部神经的阻滞麻醉

弗拉维奥·巴博萨·卢兹和塔迪乌·德·雷森德·韦尔盖罗
（Flavio Barbosa Luz and Tadeu de Rezende Vergueiro）

目录

前言	176
面部感觉神经及解剖	176
麻醉前准备	177
麻醉药品	178
眶上神经阻滞麻醉	178
滑车上神经阻滞麻醉	178
鼻睫神经阻滞麻醉	179
眶下神经阻滞麻醉	179
口内入路	180
口外入路	180
颧神经阻滞麻醉	180
颏神经阻滞麻醉	181
口内入路	181
口外入路	182
并发症	183
结论	183
总结	183
参考文献	183

F. B. Luz (*)
Universidade Federal Fluminense (UFF), Niterói, RJ, Brazil

Centro de Cirurgia da Pele, Rio de Janeiro, RJ, Brazil
e-mail: flavio@cirurgiadapele.com;
flaviobluz@gmail.com

T. de Rezende Vergueiro
Centro de Cirurgia da Pele, Rio de Janeiro, RJ, Brazil
e-mail: tadeu_vergueiro@yahoo.com.br

© Springer International Publishing AG, part of Springer Nature 2019
M. C. A. Issa, B. Tamura (eds.), *Botulinum Toxins, Fillers and Related Substances,* Clinical Approaches and Procedures in Cosmetic Dermatology 4, https://doi.org/10.1007/978-3-319-16802-9_17

摘要

面部感觉神经阻滞麻醉是面部美容治疗的重要部分。面部感觉主要由三叉神经支配，其为最大和最复杂的一对颅神经。三叉神经的外周分支为眶上神经、滑车上神经、鼻睫神经、眶下神经和颏神经。除了用于普通外科麻醉和治疗局部疼痛外，三叉神经阻滞麻醉还可以减轻面部美容治疗过程中的痛感，如在面部深层化学剥脱、激光治疗、注射填充、微针治疗和皮肤磨削时。

本章的主要目的是阐述三叉神经阻滞的临床操作技术，包括相关的解剖标志、可能出现的并发症。

关键词

面部神经阻滞；三叉神经；三叉神经阻滞；眶上神经；眶上神经阻滞；滑车上神经；滑车上神经阻滞；眶下神经；眶下神经阻滞；鼻睫神经；鼻睫神经阻滞；滑车下神经；滑车下神经阻滞；颏神经；颏神经阻滞

前言

外科手术中常用到三叉神经阻滞麻醉，如在面部恶性肿瘤切除和眼睑手术中。另外，三叉神经阻滞麻醉还可以用来治疗三叉神经痛、密集型头痛和急性肿瘤性疼痛等。

随着美容皮肤科的发展，三叉神经阻滞麻醉逐渐被用来减轻美容治疗过程中的痛感，如在面部深层化学剥脱、剥脱性激光治疗、注射填充、微针治疗和皮肤磨削时。

根据治疗的部位，我们需要阻断1支或多支三叉神经分支。因此，额部治疗时常常需要阻断眶上神经和滑车上神经。鼻部治疗时需要阻断鼻睫神经和眶下神经。眶周和鼻部区域治疗时需要阻断眶上神经、滑车上神经、鼻睫神经和眶下神经。口周区域治疗时需要阻断眶下神经和颏神经。

为了安全起见，治疗前需要问询患者的既往史，主要是凝血功能障碍问题和过敏史。面部神经阻滞的禁忌证包括局部感染、血管瘤、注射部位皮肤恶性肿瘤以及一些重要的行为障碍。凝血功能障碍是一个相对禁忌证。一些药物如阿司匹林和华法林，在美容治疗期间患者可以继续服用，但操作后必须进行局部压迫，以减少血肿和淤青的发生。

面部感觉神经及解剖

面部感觉神经主要是三叉神经（第5颅神经），是颅神经中最大、最复杂的一支，含有运动神经纤维和感觉神经纤维。三叉神经传导面部皮肤、头皮、鼻黏膜、牙齿、鼻旁窦、咀嚼肌和颞下颌关节的触觉、痛觉、热感觉和本体感觉。另外，一些内脏传出纤维通过三叉神经控制表情肌、咀嚼肌和鼓膜张肌。三叉神经同时与自主神经系统有联系，包括视神经、蝶腭神经、睫状神经、颌下神经节、面神经、动眼神经和舌咽神经。由于三叉神经的结构复杂，所以需要掌握临床相关解剖标志，以便达到满意的神经阻滞效果。

三叉神经从脑桥外侧的桥小脑角的运动和感觉神经根发出。感觉神经延伸到三叉神经节（又叫半月神经节、Gasser神经节），发出3个主要分支：眼神经（V1）、上颌神经（V2）、下颌神经（V3）。每个分支对应于面部胚胎发育过程中的3个突：额突、上颌突和下颌突。运动神经根含有支配咀嚼肌的传入纤维，加入下颌神经。这些神经根向前外侧穿过后颅窝，越过颞骨岩部边界，达到梅克尔（Meckel）腔，后者为颅中窝硬脑膜形成的凹陷。

三叉神经的眼分支（V1）在眶上裂分为3支：额神经、鼻睫神经和泪腺神经。这3支神经从眶上裂进入到眶内。额神经分为眶上神经和滑车上神经。眶上神经位于滑车上神经的外侧，从眶上孔穿出眼眶，支配上睑、额部、头皮前部和额窦的感觉。滑车上神经较小，从眶上缘的内侧穿出眶孔，支配额部内下部分和上睑内侧的感觉。泪腺神经支配泪腺和上睑部分皮肤和结膜的感觉。鼻睫神经是眼球的感觉神经。鼻睫神经的终末支加入滑车下神经和筛前神经外鼻支。筛前神经外鼻支支配鼻尖、鼻翼和前鼻腔的皮肤和黏膜的感觉。滑车下神经支配鼻根部的感觉。

三叉神经的上颌分支（V2）从圆孔穿出，进入到翼腭窝，越过眶下裂，走行在眶下沟底，从眶下孔穿出，形成眶下神经。因此眶下神经一般被认为是上颌神经的延伸。眶下神经又分为不同的分支：下睑支，支配下睑皮肤和结膜的感觉；外鼻支，支配外侧鼻背的感觉；上唇支，支配颊部和部分上唇和口腔黏膜的感觉；上牙槽神经，支配上牙弓、上颌窦、颊黏膜和牙龈黏膜的感觉。另外，上颌神经在进入眶孔前，发出颧神经。颧神经越过眶裂，分为颧颞神经和颧面神经。这两支神经穿过颧骨，支配颞部和颧部外侧的感觉。

三叉神经的下颌分支（V3）穿过卵圆孔，到达颞下颌窝。当下颌神经越过颅底时，有三叉神经的运动神经根纤维加入，然后分出2个分支即前支和后支，再分别发出不同的分支。后支主要是感觉神经，发出耳颞神经、舌神经和下牙槽神经。耳颞神经负责外耳（耳屏和耳轮）和颞部的皮肤感觉。舌神经负责舌和颊黏膜的感觉。下牙槽神经支配下牙、龈黏膜和下颌骨感觉。下牙槽神经的终末支为颏神经，从第2前磨牙下的颏孔穿出下颌骨，负责颏部、下唇皮肤和下唇黏膜的感觉支配。

麻醉前准备

患者取仰卧位，头部放松。同时，需要标记出一些关键体表标志。

用70%的乙醇、碘伏或氯己定（洗必泰）常规消毒，注意不要让消毒液进入到眼睛里。采用口腔入路神经阻滞时，可以用氯己定（洗必泰）消毒口腔黏膜。

麻醉药品

局部麻醉可使身体产生可逆性的痛觉丧失，作用机制为阻断神经元的神经冲动，可逆性减少细胞膜的去极化和复极化频率。局部麻醉主要是通过抑制神经细胞膜钠离子通道中钠离子的流入（尤其是电压门控钠通道）。一旦钠离子流入被阻断，动作电位就不能完成，信号传导受到抑制。

临床上常用利多卡因进行局部麻醉。考虑到它的血管舒张作用，操作中需要加入少量的肾上腺素，以促进血管收缩，减少出血和血肿的发生风险，并延长麻醉时间。一般情况下，2～3mL 的 2% 利多卡因，含有或不含有肾上腺素（常规浓度 1∶200 000～1∶400 000），足以达到神经阻滞的效果。为了患者舒服起见，一般应用细针头（25～30G）注射。如果需要延长麻醉时间，可应用代谢慢的麻醉药，如丁哌卡因或罗哌卡因。

对于疼痛敏感的患者，可以用 4% 的利多卡因、2.5% 的利多卡因/2.5% 的丙胺卡因或 7% 的利多卡因/7% 的丁卡因乳膏或皮肤冷却剂先进行皮肤表面麻醉。对于晕针或心理不稳定的患者，应先进行局部麻醉以减少患者的疼痛和焦虑。在黏膜部位，用蘸有 2% 利多卡因或 10% 可卡因溶液的棉球、4% 利多卡因乳膏、20% 苯佐卡因凝胶、5% 利多卡因贴片或冷冻方法先进行黏膜表面麻醉。

最后，当将针扎进皮肤后，推药前要回抽一下针芯，以防误注射到血管内。

眶上神经阻滞麻醉

眶上神经通过眶上裂进入到眶孔，走行在眶上壁，从眶上孔穿出，支配上睑、额部、头皮前部和额窦的感觉。眶上神经穿出眶孔的位置在眶上缘外侧 2/3 与内侧 1/3 交界处，距中线大约 2.5cm。眶上孔很容易用手触摸到（图 18-1）。眶上孔又叫眶上切迹，位于瞳孔中线上。

在眶上切迹处垂直进针，避免扎进眶上孔里，以免压迫神经，造成神经损伤。安全的方法是针尖触及骨膜后，向内侧滑行到达眶上孔，这样可以使针尖靠近眶上孔边缘。当麻醉眶上神经时，需要在眶上孔注射 2～3mL 麻药（2% 利多卡因，加或不加肾上腺素均可）。注射过程中可能造成伴行的眶上动脉出血。注射完成后用纱布或棉球局部压迫，以防形成血肿或淤青。

滑车上神经阻滞麻醉

滑车上神经从眶上缘内侧穿出，负责额部中下部分和上睑内侧部分的感觉支配。神经穿出眼眶的位置在滑车和眶上孔之间。滑车上神经阻滞麻醉时，针头向内，从眶上切迹内侧向鼻根方向进针，在眶缘的内上侧壁注射 1～2mL 的麻药（图 18-2）。注射后也要用纱布或棉球局部压迫，因为上睑皮下组织较松，要防止形成血肿和淤青。

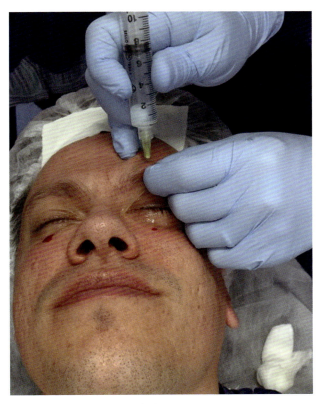

图 18-1　眶上神经阻滞麻醉

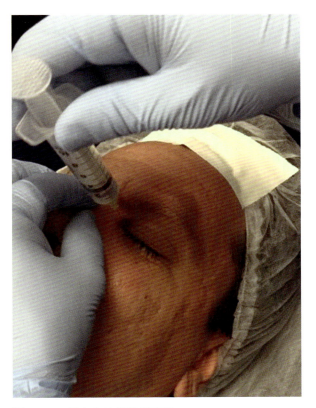

图 18-2　滑车上神经阻滞麻醉

鼻睫神经阻滞麻醉

鼻睫神经的终末支含有滑车下神经和筛前神经的外鼻支纤维。筛前神经的外鼻支负责鼻尖、鼻翼和前鼻腔的皮肤和黏膜感觉。滑车下神经支配鼻根部的感觉。

滑车下神经和筛前神经的外鼻支阻滞麻醉位置在滑车下、内眦韧带上 1cm 处的眶内侧壁，进针深度为 1～1.5cm，此处即为筛前孔，麻药注射量 1～2mL。滑车下神经阻滞麻醉时可能触及眼动脉的终末支和眼前静脉的分支，造成球后血肿。重要的是，麻药不能含有肾上腺素，以防造成视网膜中央动脉痉挛。

眶下神经阻滞麻醉

眶下神经是上颌神经的分支，从眶下孔穿出到达面部。眶下神经发出多条分支：下睑分支，支配下睑皮肤和结膜的感觉；外鼻支，支配外侧鼻背的感觉；上唇支，支配颊部和部分上唇皮肤以及口腔黏膜的感觉；上牙槽神经，支配上牙弓、上颌窦黏膜、鼻腔黏膜、颊黏膜和龈黏膜感觉。

眶下神经阻滞麻醉有两种方法：口内入路和口外入路。

口内入路

眶下孔在眶下缘下 1.5cm，距离面部中线 2.5cm 处，位于瞳孔中线上，可用手触及（图 18-3）。注射时可将食指放在眶下孔处，用同侧手拇指掀起上唇。用细针沿着牙槽嵴黏膜向上穿刺，到达食指处的眶下孔。为减少患者的痛感，注射前可在牙槽嵴黏膜上先进行表面麻醉。回抽后，在眶下孔处注射 2～3mL 麻药。在眶下缘处压迫，以免麻药向上扩散到眶周，并减少血肿和淤青的发生风险。

口外入路

如前所述，眶下孔位置在瞳孔中线上，在上颌骨表面距离眶下缘 1.5cm 处可触及一个小小的凹陷（图 18-4）。采用细针注射，针头一旦到达眶下孔，触及骨膜时，将针头稍微向内侧滑动。这样可以避免针头挤压神经，造成神经损伤。如果针头进入眶下孔内，应该回撤退出眶下孔，以免损伤神经。回抽后，在眶下孔处注射 2～3mL 麻药。同口内入路一样，注射后用纱布轻压注射部位，避免眶周发生血肿和淤青。

颧神经阻滞麻醉

上颌神经进入眶内前，发出颧神经。颧神经越过眶下裂，分为 2 支：颧颞神经和颧面神经。这

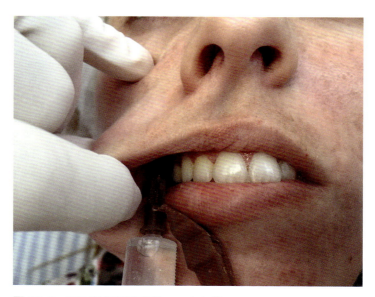

图 18-3　眶下神经阻滞麻醉：口内入路

第 18 章 面部神经的阻滞麻醉

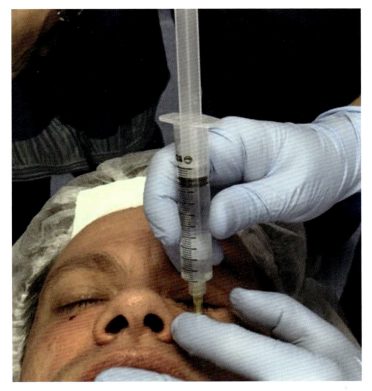

图 18-4 眶下神经阻滞麻醉：口外入路

2 支神经穿出颧骨，支配颞部和颧外侧部分的感觉。颧颞神经和颧面神经穿出颧骨的位置叫颧面孔，在眶外侧缘和眶下缘交界处下方。在此位置浸润麻醉会阻滞这 2 条神经。轻轻回抽后，局部注射 2～3mL 的麻药。注射后充分压迫眶外侧缘和眶下缘，以免麻药向上扩散到眶周，并防止形成血肿和淤青。

颏神经阻滞麻醉

颏神经是下牙槽神经的终末支，从下颌骨的颏孔穿出，支配颏部下唇的皮肤和下唇黏膜。

同眶下神经阻滞麻醉一样，颏神经阻滞麻醉也分为口内入路（图 18-5）和口外入路（图 18-6）两种方法。

口内入路

颏孔距离面部中线大约 2cm，与眶上孔和眶下孔处于同一垂线上，位于下颌骨上。仔细触摸可确定它的位置，按压神经有"过电感"。将下唇向下牵拉，用细针头垂直牙龈黏膜，正好在颏孔上方进针。为减少患者的痛感，注射前可在牙槽嵴上施行表面麻醉。回抽后局部注射 2～3mL 麻药。

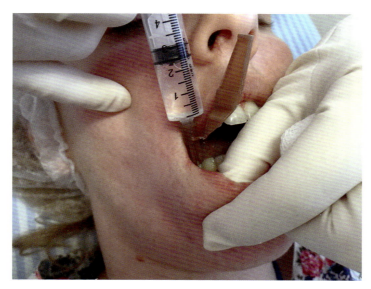

图 18-5　颏神经阻滞麻醉：口内入路

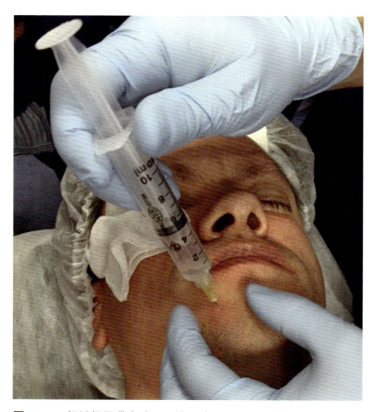

图 18-6　颏神经阻滞麻醉：口外入路

口外入路

　　颏孔距离面部中线大约2cm，与眶上孔和眶下孔处于同一垂线上。颏神经斜着从颏孔穿出，在颏孔位置轻微压迫，患者会有"过电感"。用细针由内向外向颏孔穿刺，轻微回抽后，局部注射

2～3mL 麻药。由于颏神经对压迫非常敏感，不建议将针头插入到颏孔内，以免造成神经损伤。

并发症

神经阻滞麻醉的并发症很少，一般包括局部感染、感觉迟钝、面部不对称、单纯疱疹和带状疱疹、视网膜动脉痉挛、淤青和血肿、局麻药中毒、神经损伤等。尽管很少发生，一旦出现也会对患者造成影响。因此，治疗前一定要向患者详细交代可能出现的并发症。

结论

随着目前美容微创技术的发展，临床上需要应用新的麻醉技术，以减少局部麻醉和静脉麻醉的应用。尽管有一些表面麻醉剂可以减轻患者经皮治疗过程中的疼痛，但治疗前需要较长时间的外敷，才能产生足够的止痛效果。目前疼痛生理研究的不断发展，有助于生产出起效快、维持时间长、副作用小的表面麻醉药，以提高患者治疗过程中的舒适度。

总结

- 面部感觉主要由第V颅神经——三叉神经支配，它是最大的一对颅神经。
- 根据面部治疗的区域，需要对1条或多条三叉神经分支进行阻滞麻醉。
- 瞳孔中线是三叉神经分支阻滞的重要体表标志。
- 面部神经阻滞麻醉是一种安全、有效、简单的操作。尽管并发症很少发生，但是一旦发生也会对患者造成影响，所以术前需要向患者交代清楚。
- 随着目前微创美容治疗的发展，临床上需要研究新的麻醉技术，以减少局部麻醉和静脉麻醉的应用。
- 对疼痛生理机制研究的不断发展，有助于生产出一些新的、起效快的表面麻醉药。

参考文献

[1] Alster TS, Lupton JR. Evaluation of a novel topical anesthetic agent for cutaneous laser resurfacing: a randomized comparison study. Dermatol Surg. 2002;28(11):1004–1006.

[2] Candido KD, Day M. Nerve blocks of the head and neck. In: Benzon HT, Rathmell JP, Wu CL, Turk DC, Argoff CE, Hurley RW, editors. Practical management of pain. 5th ed. Philadelphia: Elsevier; 2014. p. 697–715.

[3] Davies T, Karanovic S, Shergill B. Essential regional nerve blocks for the dermatologist: part 1. Clin Exp Dermatol. 2014;39(7):777–784. https://doi.org/10.1111/ced.12427.

[4] Gardner E, Gray DJ, O'Rahilly R. Anatomia: estudo regional do corpo humano. 4th ed. Rio de Janeiro: Guanabara Koogan;

1988. p. 618–661.

[5] Ilhan Alp S, Alp R. Supraorbital and infraorbital nerve blockade inmigraine patients: results of 6-month clinical followup. Eur Rev Med Pharmacol Sci. 2013;17(13):1778–1781.

[6] Larrabee WF, Makielski KH, Henderson JL. Surgical anatomy of the face. 2nd ed. Philadelphia: Lippincott Williams & Wilkins; 2004.

[7] Latham JL, Martin SN. Infiltrative anesthesia in office practice. Am Fam Physician. 2014;89(12):956–962.

[8] Lathwal G, Pandit IK, Gugnani N, Gupta M. Efficacy of different precooling agents and topical anesthetics on the pain perception during intraoral injection: a comparative clinical study. Int J Clin Pediatr Dent. 2015;8(2):119–122.

[9] Molliex S, Navez M, Baylot D, Prades JM, Elkhoury Z, Auboyer C. Regional anaesthesia for outpatient nasal surgery. Br J Anaesth. 1996 Jan;76(1):151–153.

[10] Salam GA. Regional anesthesia for office procedures: part I. Head and neck surgeries. Am Fam Physician. 2004;69(3):585–590.

[11] Tomaszewska A, Kwiatkowska B, Jankauskas R. The localization of the supraorbital notch or foramen is crucial for headache and supraorbital neuralgia avoiding and treatment. Anat Rec. 2012;295 (9):1494–1503. https://doi.org/10.1002/ar.22534.

[12] Waldman SD. Supraorbital nerve block. Supratrochlear nerve block. Infraorbital nerve block. Mental nerve block. In: Waldman SD, editor. Atlas of interventional pain management. 4th ed. Philadelphia: Elsevier; 2015. p. 55–74.

第 19 章　玻尿酸注射填充剂：物理特性和注射适应证

马塞洛·内拉阿韦和玛丽亚·克劳迪娅·阿尔梅达·伊萨
(Marcelo Neira Ave and Maria Claudia Almeida Issa)

目录

前言	186
玻尿酸的物理化学特性	187
化学结构	187
玻尿酸在人体内的代谢	187
生产工艺	188
玻尿酸溶解酶	188
交联度的评估	189
最小浓度：C_{min}	190
提升力	191
作用于面部注射材料的力量	191
黏弹性	192
复模系数：G^*	193
Tan δ	193
内聚力	193
结论	195
总结	196
参考文献	196

M. N. Ave (*)
Medical Science Liaison at Galderma/Nestlé Skin Health,
São Paulo, Brazil
e-mail: marcelo.ave@gmail.com

M. C. A. Issa
Department of Clinical Medicine (Dermatology),
Fluminense Federal University, Niterói, Rio de Janeiro,
Brazil
e-mail: dr.mariaissa@gmail.com

© Springer International Publishing AG, part of Springer Nature 2019
M. C. A. Issa, B. Tamura (eds.), *Botulinum Toxins, Fillers and Related Substances*, Clinical Approaches and Procedures in Cosmetic Dermatology 4, https://doi.org/10.1007/978-3-319-16802-9_39

摘要

在本书接下来的章节中，我们将阐述玻尿酸的注射技术和注射方法。过去20年，玻尿酸在全球范围内是临床上最常用的填充剂。医生在复习相关文献时，常常会遇到关于玻尿酸物理特性的一些问题。在本章中，我们将总结玻尿酸的流变学物理特性。通过学习这方面的知识，医生可以很好地理解市场上一些产品的说明书，以便帮助我们选择合适的产品，取得预期的治疗效果。

关键词

玻尿酸；黏弹性；提升力；流变学；复模系数；弹性系数；黏性系数；Tan δ

前言

随着人们对面部老化过程的不断了解，我们逐渐明白了面部脂肪容量缺失和骨骼重塑与面部老化之间的密切关系。这种新的理念使得玻尿酸成为临床上最常用的注射填充剂。作为一种填充剂，玻尿酸有自己的优点：注射技术相对简单，副作用少，没有过敏原性，治疗结果可控、可逆、可复制，效果维持时间也较长。美国整形医生协会（ASPS）的资料显示，全美2016年共进行了2 012 672例玻尿酸注射，占到了微创美容治疗的13%和皮肤注射填充治疗的77%。

目前还没有非常理想的填充剂，具有效果维持时间长、无致敏性、副作用小、注射过程无痛苦、费用低等一系列优点。人们对玻尿酸生产工艺的改进会使新的玻尿酸不断生产出来，其物理特性和生物学特性也会不断得到改进。目前市场上还没有最好的玻尿酸，每种玻尿酸的物理特性都不同，所以医生需要掌握市场上各种在售玻尿酸的物理特性和生物学特性。

只有掌握了各种玻尿酸的特性，医生才能为患者选择最合适的玻尿酸进行治疗。流变学是研究流体、液体和半固体物质物理特性的一门学科。在本章中我们将主要探讨玻尿酸流变学方面的问题。流变学特性是玻尿酸注射取得自然效果和良好手感的关键因素。另外，玻尿酸还需要对抗肌肉收缩力量及重力的影响，以维持长时间固定形态和完整的物理特性。软的玻尿酸一般用于治疗表浅皱纹，而不适合在骨膜上注射做面部提升，甚至整个面部的容量填充。后者需要应用硬的玻尿酸。另外，我们还需要进一步了解玻尿酸的化学特性。

玻尿酸的物理化学特性

化学结构

目前大部分玻尿酸产品都是在实验室中由细菌发酵产生的。玻尿酸是胺聚糖二糖聚合物，含有 D-葡萄糖醛酸和 N-乙酰氨基葡萄糖单体（图 19-1）。

每个二糖单体分子量为 401Da。玻尿酸分子含有上千个这样的单体。所有玻尿酸产品标示的分子量指的都是平均分子量，因为每种产品都包含有大小不同的分子。实际上这种说明书往往会对医生产生误导，因为玻尿酸真正的商品形态为交联玻尿酸，其中的大分子含有多个玻尿酸分子链，因此分子量会更大。

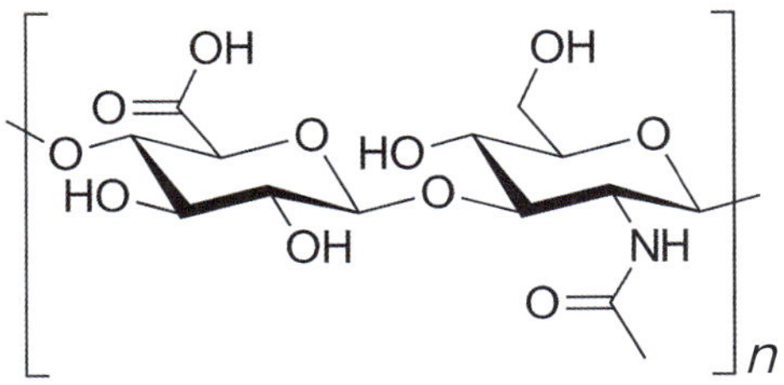

图 19-1 D-葡萄糖醛酸和 N-乙酰氨基葡萄糖

玻尿酸在人体内的代谢

玻尿酸在自然界中存在于人和动物的真皮、关节液、玻璃体、软骨内，起到组织支架和缓冲作用。玻尿酸在人体组织内代谢得非常快。每天人体内 1/3 的玻尿酸会被代谢掉。这就是为什么注射的玻尿酸需要改变化学结构，以便于其在人体内维持较长时间的原因。将近一半的人体玻尿酸存在于皮肤内（每个成人玻尿酸总量为 7～8g）。

玻尿酸是细胞外基质的主要成分，它的分子结构在物种进化过程中大部分未发生改变。因此可以应用非人来源的玻尿酸对人类进行治疗，而不用担心发生过敏反应或移植物排斥反应。玻尿酸主要通过酶解（玻尿酸溶解酶）和氧化两种途径进行代谢。最近 20 年的试验研究表明，这两种代谢途径对人体的影响都很小，即使商业化的交联玻尿酸对人体也不会构成明显的威胁。即使有足够证据证明玻尿酸很安全，但是玻尿酸注射后在后期确实也发生过慢性感染，原因目前还不明确，这种感染到底是与玻尿酸过度交联有关，还是与玻尿酸代谢的副产物引起的人体免疫反应有关，目前还无法确定。

生产工艺

不同的生产工艺会生产出不同特性的玻尿酸。玻尿酸的自然形态为黏性凝胶，流动性较大，很容易受到物理破坏，人体组织中的玻尿酸溶解酶也很容易将其代谢。如果不对其结构进行改变，注射的玻尿酸在人体内仅能维持 1~2 天。由于这个原因，20 年之前，人们应用交联技术来增加玻尿酸的物理稳定性，来减少酶的降解，从而增加玻尿酸在体内的维持时间。交联剂一般为 1,4- 丁二醇二缩水甘油醚（BDDE，图 19-2），是一种线形碳基分子，通过它的环氧化合物 NaOH 反应终端将玻尿酸分子的远端分支连接起来（图 19-3）。另一种方法是应用二乙烯基砜（DVS，图 19-4）进行交联，但这种交联剂目前已很少用了。交联反应使玻尿酸变成网状结构，从而改变了它的物理特性。交联密度越大，玻尿酸凝胶越结实，越不容易遭到物理破坏和玻尿酸溶解酶降解。交联反应后，玻尿酸的外形更稳定。为了方便将玻尿酸注射到皮下，需要第 2 个生产步骤，我们叫作"过滤"。顾名思义，就是将玻尿酸团块通过一个滤器过滤，将玻尿酸团块粉碎成细小的颗粒。这些颗粒可通过注射器注射到皮下，这就解决了玻尿酸不容易注射的问题。

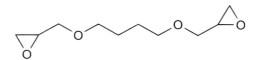

图 19-2 BDDE 分子结构

玻尿酸的物理特性与颗粒大小和多聚体的数量（玻尿酸浓度）有关。大分子玻尿酸需要用粗的针头进行注射。市场上的玻尿酸浓度一般为 5 ~ 24mg/mL。超过 25mg/mL，玻尿酸会太硬而不容易进行注射。

玻尿酸可以呈颗粒状，也可以呈均质凝胶状。非动物性稳定玻尿酸（NASHA）一般呈颗粒状，而其他技术生产的玻尿酸呈均质状（如 OBT 或 Hylacross 玻尿酸）。

玻尿酸溶解酶

由于玻尿酸溶解酶可以降解玻尿酸，所以在皮肤美容科经常用到。这种用法是超适应证范围用药，是治疗玻尿酸注射并发症的一种方法，如在玻尿酸注射过量时。玻尿酸溶解酶是临床上治疗血管栓塞的金标准。玻尿酸溶解酶对不同的玻尿酸的降解率不同，有些玻尿酸由于交联度过高无法完全降解。如果玻尿酸溶解酶无法处理和识别玻尿酸的结构，那同样免疫系统的其他蛋白也无法识别和清除玻尿酸。

第 19 章 玻尿酸注射填充剂：物理特性和注射适应证

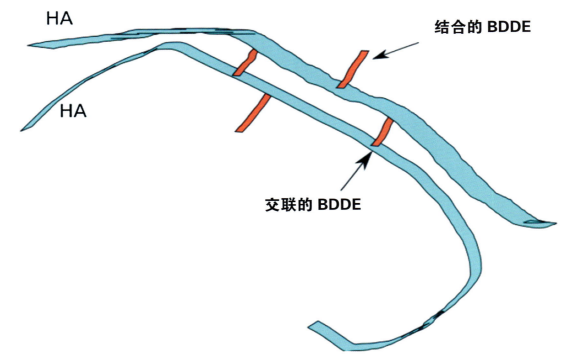

图 19-3 BDDE 结合到玻尿酸分子上，形成交联（注意有些 BDDE 只有一端连接，另一端没有形成交联）

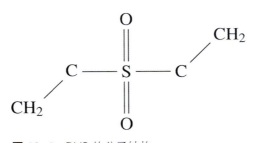

图 19-4 DVS 的分子结构

NASHA 系列产品降解的速度比较快，这种特性是 NASHA 的优点，不仅可以减少免疫反应，而且在过度注射或出现并发症如血管栓塞时，更容易处理。总之，NASHA 看起来更安全。

交联度的评估

交联剂如 BDDE 可以在玻尿酸分子的两端或一端形成强力的共价键。如果仅在一端形成共价键，就不会形成交联，玻尿酸也不会形成网状结构。分子的垂端在冲洗阶段仅与水发生反应，产生更稳定的乙二醇。生产过程中的交联率取决于一定数量的 BDDE 引起玻尿酸分子发生交联的数量以及形成垂端的多少。当对玻尿酸进行生化分析时，可应用很多指标对玻尿酸进行评估。以下文献中应用的公式可用来计算和量化玻尿酸中添加的交联剂的量以及玻尿酸的结构，让我们最终知道玻尿酸中交联剂的交联度。所有这些指标可由特定的公式计算得出，如埃德斯曼（Edsman）等所描述的公式。交联值用来测量添加 BDDE 后玻尿酸获得的强度。交联值越高，交联过程效率越高。交联度尤其有意思，用 C_{min} 作为分子，下面我们会继续进行解释。

最小浓度：C_{min}

玻尿酸的交联度越高，吸水后越少膨胀。交联度越高，玻尿酸的网状结构越复杂，玻尿酸就变得越硬，越不容易降解。吸收水分饱和后，玻尿酸就不再膨胀，只在凝胶表面形成一层薄的水膜。如果我们在这种状态下测量玻尿酸的浓度，就不会直接得出玻尿酸的强度值。玻尿酸越膨胀，交联度越小，玻尿酸的浓度就越低。反之亦然。在水饱和状态下玻尿酸浓度越高，玻尿酸就越硬。这样就很好地解释了为什么交联度越高的玻尿酸膨胀越小。因此 C_{min} 对于复模量是一个替代值，用来计算修饰效率。应用较少的 BDDE 获得的更高硬度的玻尿酸被认为是高效玻尿酸。

HAGs 修饰值计算公式

$$修饰度 = \frac{结合\ BDDE\ 的摩尔数}{玻尿酸双糖的摩尔数}$$

$$交联率 = \frac{交联\ BDDE\ 的摩尔数}{结合\ BDDE\ 的摩尔数}$$

$$交联度 = \frac{交联\ BDDE\ 的摩尔数}{玻尿酸双糖的摩尔数}$$

$$修饰效率 = \frac{C_{min}}{修饰度}$$

未结合的玻尿酸分散在水中，因此不会对 C_{min} 测量值造成影响，不像复模系数 $G*$ 那样。玻尿酸的浓度有时也不准确，因为未结合的玻尿酸对玻尿酸的填充提升能力没有贡献。C_{min} 值也不受玻尿酸浓度的影响，单纯取决于交联的密度。注意，C_{min} 值的判断标准模仿了玻尿酸注射到人体后的实际情况。这就是不再应用单相玻尿酸和双相玻尿酸分类的原因。因为注射到人体后，等未结合的玻尿酸消失后，所有双相玻尿酸都会变成单相玻尿酸，只在原位留下网状结构。

通过各种对比研究，人们发现 NASHA 系列产品与其他产品如 Vycross 相比表现出更高的弹性系数 G' 或复模系数 $G*$（意味着他们对物理破坏更有抵抗力）。NASHA 系列产品具有非常低的交联密度。NAHSA 系列产品比其他玻尿酸具有更高的 C_{min} 值。埃德斯曼（Edsman）等通过一系列产品的测试，发现了 C_{min} 和 $G*$ 之间的相关性，尽管这两个数值受不同因素的影响。通过修饰效率公式，我们可以发现 NASHA 玻尿酸作为分子的 C_{min} 值较高，而作为分母的修饰度值较低，所以 NASHA

是玻尿酸修饰的最有效方法,这意味着这种方法可通过最小的化学修饰来取得更大的交联强度。

提升力

我们通常认为玻尿酸的提升力是提升组织、维持形态、抵抗外力破坏的能力。尽管还没有描述提升力的量化标准,但是我们一般认为硬度高的玻尿酸提升力也强。反之亦然,我们也并不期望流动性大、硬度低的玻尿酸能有很好的组织提升能力。

作用于面部注射材料的力量

剪切力指的是平行于物体表面、造成材料破坏的力量(侧切力或扭力,图 18-5)。压力指的是垂直作用于物体表面的力量。这些力量会拉伸、压迫玻尿酸,造成玻尿酸扩散。无论剪切力还是压力都可以是肌肉收缩的力量,也可以是外来的力量(如来自枕头或褥子对颧骨的压力)。面部每个区域都有自己独特的作用力,但是这些力量在玻尿酸注射方面并没有得到充分的研究。复模量、G^* 需要通过作用到玻尿酸样本上的剪切力来测量。一些文章建议应用内聚力来评判玻尿酸的抗压性,但关于内聚力的测量方法目前仍存在争议。

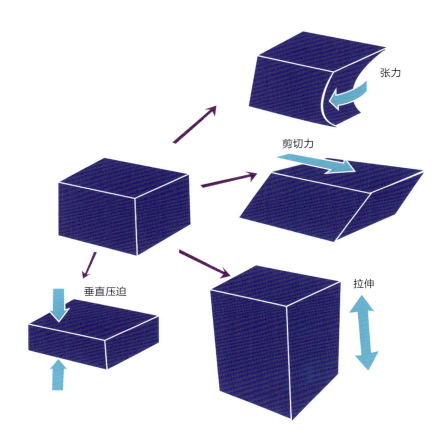

图 19-5 有很多种凝胶变形模型,但最常用的是剪切力,用来分析玻尿酸的物理特性

黏弹性

所有玻尿酸都具有黏弹性，换句话说，玻尿酸可以作为黏性物质（在剪切力下物质会变形，而且不再恢复到原来的形状，如液体），也可以作为弹性物质（在外力下，物质会变形，外力消失后，物质又恢复到原来的形态）。

没有任何一种凝胶在同一时间完全是弹性或黏性的，它的流变性质在两者之间进行变化。越有黏性的凝胶越具有"液体"性质，越有弹性的凝胶越具有"固体"性质。举个实际例子，水是一个完全的黏性物质（又称 Newtonian 液体），蜂蜜表现出更多的黏性而不是弹性，一块明胶具有更大的弹性，而非黏性，一块砖表现为完全的弹性，而没有一点儿黏性。通常情况下，玻尿酸表现出更多的弹性，但是它又必须保持一定的黏性，以便于临床上更好的应用。这种弹性/黏性的二元性，最好通过物理测量值来表达，如 G^*、G' 和 G'' 以及第 4 个流变学参数 δ。这些参数可通过流变仪采用动态力学分析方法来测量（图 19-6、图 19-7）。测量方法是将少量玻尿酸放到传感器板上。一个传感器板在特定的频率下前后旋转，根据应用的剪切力，测量出凝胶上下表面的相对移动度。所有这些测量值（G^*、G' 和 G''）都是动态的，会随着力量、温度、压力的变化而变化。这一点对于玻尿酸的特性非常重要。如果实验条件一致，所有物理参数应该是可比较的。举个压力对 G' 影响的例子，当注射玻尿酸时，注射器底部受压，玻尿酸的 G' 值会降低，使得玻尿酸发生变形，可顺利通过注射器针孔。一旦压力消失，玻尿酸的 G' 值大部分恢复，重新变硬。这就是为什么玻尿酸的黏弹性对于美容注射非常重要的原因。在 25°~37° 温度范围内，温度对玻尿酸的 G^* 影响很小，如劳伦斯（Lorenc）等的文章中描述的那样。

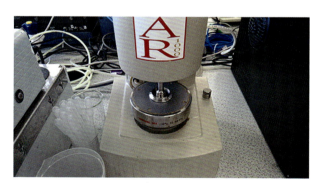

图 19-6 流变仪可直接测量 G^*、δ 和频率，其他参数如 G'、G'' 可通过这 3 个数值计算出来

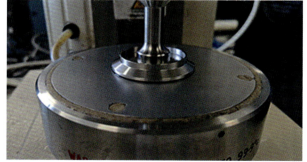

图 19-7 放大显示的流变仪传感器板。将玻尿酸放到这两个传感器板上，上面的传感器开始振荡产生剪切力。测量出玻尿酸下层的移位幅度，与上层的移位幅度进行比较

复模系数：G^*

复模系数，又称 G^*（名称来自它的数学记法），代表的是凝胶的总硬度，也就是引起凝胶破坏的总剪切力量。复模系数来自另外两个数值 G' 和 G''（图 19-8）。弹性系数又称 G'，代表的是凝胶对抗变形的自身力量。剪切力消失后，这种内在力量会使凝胶又恢复到原来的形态。它代表的是凝胶弹性的一面，因此，G' 越大，凝胶越像固体。黏性系数，又称 G''，代表凝胶变形过程中丧失的力量，表明剪切力在凝胶表面消耗转化成的热量。这种丢失的能量不能使凝胶再回到原来的形态。因此 G'' 越大，凝胶越像液体。实际上，所有玻尿酸 G' 值都要大，而 G'' 值都偏小，因此在实际应用中，玻尿酸有更大的弹性，而黏性较小。玻尿酸的 G^* 值中 G' 值占比更大，实际上可以认为 $G^* \approx G'$。下面的公式表明了 G^*、G' 和 G'' 三者之间的关系。注意这 3 个公式是一样的（同一个公式用不同的数学方式表达）。商用玻尿酸的 G^* 在 0.1 Hz 条件下，一般为 10～1000Pa。这个数值范围是结合了玻尿酸的浓度、交联密度、玻尿酸游离片段等因素的结果。这就是为什么临床上不建议过度稀释玻尿酸的原因，因为不仅会改变玻尿酸的 G^* 和 G'，也会造成玻尿酸的结构、质地、浓度的改变，导致玻尿酸的治疗效果变差，维持时间变短。

Tan δ

$$|G^*| = \sqrt{(G')^2 + (G'')^2}$$
$$|G^*| = G' + G''i$$
$$G^{*2} = G'^2 + G''^2$$

图 19-8 复模系数公式

Tan δ 是黏性系数和弹性系数的比值。Tan δ 代表的是凝胶的黏弹特性（是更具有弹性，还是更具有黏性）。如果 Tan δ > 1，凝胶更像液体；如果 Tan δ < 1，凝胶更像固体（图 19-9）。

由于玻尿酸的 G' 往往大于 G''，因此 Tan δ 较小。Tan δ 直接通过 G^* 进行测量（表 19-1）。

内聚力

内聚力是个争论较多的问题。通过搜寻主要的生物学和医学数据库，输入 "cohesive" "cohesivity" "cohesiveness" 等相关词汇，检索相关文献。在文献中内聚力被描述为交联玻尿酸分子之间的相互吸引力，使得玻尿酸不会轻易受到破坏。如果 G^* 和 G' 与剪切力相关，内聚力就与抵抗外来压力有关。

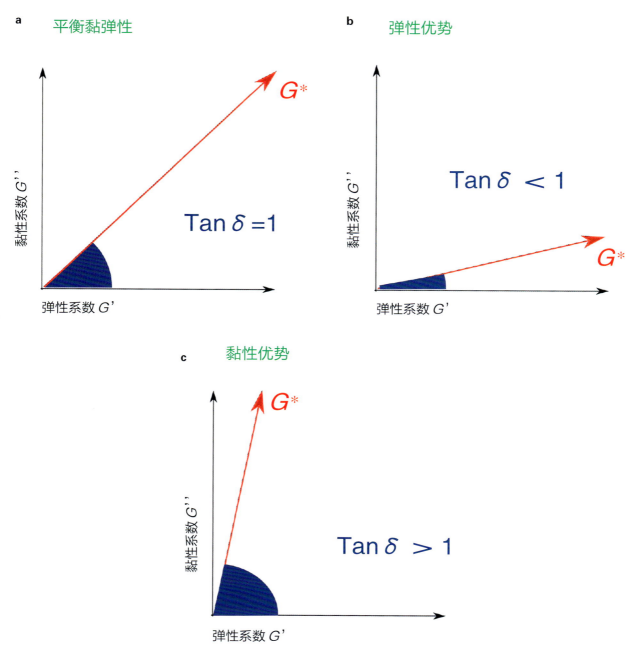

图 19-9 (a~c) G^* 可分为弹性系数和黏性系数,根据 G' 和 G'' 来确定黏弹性。

很多学者都同意其他流变学参数如 G^* 和 G' 与临床治疗效果之间存在关系,但对内聚力仍缺乏统一认识。法尔科内(Falcone)等认为,内聚力对描述填充剂的物理学特性没什么作用,但其他学者认为,内聚力与填充物的提升能力有关系。弗林(Flynn)和特兰(Tran)研究了玻尿酸的组织完整性,认为高内聚力玻尿酸具有更好的组织完整性。皮埃尔(Pierre)等认为,低内聚力玻尿酸注射到皮下后最终会扩散变平。桑达拉姆(Sundaram)等发表了一篇测量玻尿酸内聚力的文章,

表 19-1　不同玻尿酸的流变学参数对比

玻尿酸填充剂	G'	G''	tan δ
Restylane Fynesse	34.5	18.6	0.54
Restylane Refyne	67.7	20.3	0.31
Belotero balance	128	82	0.64
Restylane Volyme	131.6	20.3	0.15
Restylane Kysse	151.1	19.9	0.13
Juvéderm ultra XC	207	80	0.39
Restylane Defyne	213.8	23.3	0.11
Juvéderm ultra plus XC	263	79	0.30
Juvéderm Volbella with lidocaine	271	39	0.14
Juvéderm Volift with lidocaine	340	46	0.14
Juvéderm Voluma XC	398	41	0.10
Restylane	864	185	0.21
Restylane Lyft	977	198	0.20

他们通过测量离心后染色玻尿酸的扩散时间来确定内聚力。艾德斯曼（Edsman）在她的工作中发现，无论扩散时间法还是压迫破坏法都与玻尿酸在人体内的内聚力相关性不大。她根据尤帕斯·高登（IUPACs' Golden）书中的定义发明了一种新的测量方法。这种方法叫落锤试验方法，与人体内的内聚力有很好的相关性。她同时报道了内聚力与弹性系数 G' 的负相关性，同时也支持了法尔科内（Falcone）的观点，即没有必要再寻找除弹性系数之外的第 2 个流变参数来描述玻尿酸的特性。

除了证明未结合的玻尿酸会降低注射玻尿酸的内聚力，使人体内残留的玻尿酸内聚力降低外，临床上对玻尿酸内聚力的测量还有什么意义呢？

法尔科内（Falcone）等 2008 年在他们的工作中用流变仪测量了各种玻尿酸的流变参数，他们发现市场上的各种玻尿酸具有不同的流变学特性和复模系数，复合黏度和弹性百分比也都不同。他们发现乔雅登（Juvederm）系列产品的弹性系数 G' 比瑞蓝（Restylane）系列产品的 G' 小。临床资料显示，玻尿酸注射后的效果维持时间与玻尿酸浓度有关，但当玻尿酸浓度相当时，效果维持时间就与玻尿酸的弹性有关。因此他认为玻尿酸的效果维持时间与玻尿酸的浓度和玻尿酸的弹性均相关。

结论

流变学是了解玻尿酸物理特性的一个重要因素。$G*$ 是预测玻尿酸提升能力的重要参数，测量结果可靠，可用来比较市场上各种不同品牌的玻尿酸。面部深层注射需要 $G*$ 大的玻尿酸，而浅层和软组织内注射（如皱纹填充和丰唇）需要较软的玻尿酸。目前的证据表明玻尿酸是一个安全的产品，不会致畸、致癌，无刺激性及慢性炎症反应，因此可以保证其未来多年可继续在临床上应用。然而人们目前也发现了玻尿酸的一些副作用，将来需要做进一步的研究。未来市场上会出现更多新的交联玻尿酸，医生只有了解了这些玻尿酸的流变学特性才能在美容治疗中为患者做出更好的选择。

总结

- 流变学是研究液体运动及液体和半固体行为的一门学科。
- 玻尿酸是细胞外基质的主要成分，它的分子结构大部分未随物种进化而改变，所以非人来源的玻尿酸也可以在临床上应用到人体，不用担心出现过敏反应和移植物排斥反应。
- 玻尿酸可通过酶解和氧化两种途径降解。
- 自然界中大部分玻尿酸为黏性凝胶，流动性大，抗物理破坏力弱，很容易被组织中的玻尿酸溶解酶降解。
- 通过交联技术可以增强玻尿酸的抗物理破坏能力，也可以使其不容易被玻尿酸溶解酶降解。
- 交联剂通常用 BDDE。
- 玻尿酸的物理特性可通过动态物理学分析方法来评估，常用仪器为流变仪。
- 复模系数 G^* 代表的是玻尿酸的整体硬度。复模系数由 G' 和 G'' 两个值计算得来。弹性系数 G'，代表的是凝胶对抗变形的自身力量，表现的是玻尿酸弹性的一面，因此 G' 值越大，玻尿酸越像固体。黏性系数 G''，代表凝胶变形过程中丧失的力量，表现的是玻尿酸黏性的一面（剪切力在凝胶表面消耗转化成的热量）。
- 实际上，所有玻尿酸的 G' 值都大，而 G'' 值都小，所以玻尿酸表现得更有弹性，而黏性较低。因此，G^* 值更多是由 G' 值构成的，实际上可以认为 $G^* \approx G'$。
- Tan δ 是黏性系数和弹性系数的比值。Tan δ 代表的是凝胶的黏弹特性（是更具有弹性，还是更具有黏性）。

参考文献

[1] American Society of Plastic Surgeons. American society of plastic surgeons 2016 statistics report; 2016.

[2] Artzi O, Loizides C, Verner I, Landau M. Resistant and recurrent late reaction to hyaluronic acid-based gel. Dermatol Surg. 2016;42:31–37.

[3] Belmontesi M, De Angelis F, Di Gregorio C, Iozzo I, Romagnoli M, Salti G, Clementoni MT. Injectable non-animal stabilized hyaluronic acid as a skin quality booster: an expert panel consensus. J Drugs Dermatol. 2018;17:83–88.

[4] Borrell M. Dustin B Leslie, and Ahmet Tezel. Lift capabilities of hyaluronic acid fillers. J Cosmet Laser Ther. 2011;13:21–27.

[5] Buhren BA, Schrumpf H, Hoff N-P, Bölke E, Hilton S, Gerber PA. Hyaluronidase: from clinical applications to molecular and cellular mechanisms. Eur J Med Res. 2016;21:5.

[6] De Boulle K, Glogau R, Kono T, Nathan M, Tezel A, Roca-Martinez J-X, Paliwal S, Stroumpoulis D. A review of the

metabolism of 1,4-butanediol diglycidyl ethercrosslinked hyaluronic acid dermal fillers. Dermatol Surg. 2013;39:1758–1766.
[7] Dover JS. The filler revolution has just begun. Plast Reconstr Surg. 2006;117(3 suppl):38S.
[8] Edsman K, Nord LI, Ohrlund A, Lärkner H, Kenne AH. Gel properties of hyaluronic acid dermal fillers. Dermatol Surg. 2012;38:1170–1179.
[9] Edsman KLM, sa MWiebensjö A, Risberg AM, Öhrlund JA k. Is there a method that can measure cohesivity? Cohesion by sensory evaluation compared with other test methods. Dermatol Surg. 2015;41(Suppl 1):S365–372.
[10] Falcone SJ, Berg RA. Crosslinked hyaluronic acid dermal fillers: a comparison of rheological properties. J Biomed Mater Res A. 2008;87:264–271.
[11] Flynn TC, Sarazin D, Bezzola A, Terrani C, Micheels P. Comparative histology of intradermal implantation of mono and biphasic hyaluronic acid fillers. Dermatol Surg. 2011;37:637–643.
[12] Juhász MLW, Levin MK, Marmur ES. The kinetics of reversible hyaluronic acid filler injection treated with hyaluronidase. Dermatol Surg. June 2017;43:841–847.
[13] Kablik J, Monheit GD, LiPing Y, Chang G, Gershkovich J. Comparative physical properties of hyaluronic acid dermal fillers. Dermatol Surg. 2009;35(Suppl 1):302–312.
[14] ke Öhrlund JA, Edsman KLM. The myth of the "biphasic" hyaluronic acid filler. Dermatol Surg. December 2015;41(Suppl 1):S358–364.
[15] Khunmanee S, Jeong Y, Park H. Crosslinking method of hyaluronic-based hydrogel for biomedical applications. J Tissue Eng. 2017;8. https://doi.org/10.1177/ 2041731417726464.
[16] Kogan G, Soltés L, Stern R, Gemeiner P. Hyaluronic acid: a natural biopolymer with a broad range of biomedical and industrial applications. Biotechnol Lett. 2007;29: 17–25.
[17] Paul Lorenc Z, ke Öhrlund A, Edsman K. Factors affecting the rheological measurement of hyaluronic acid gel fillers. J Drugs Dermatol. 2017;16:876–882.
[18] Pierre S, Liew S, Bernardin A. Basics of dermal filler rheology. Dermatol Surg. 2015;41(Suppl 1):S120–126.
[19] Segura S, Anthonioz L, Fuchez F, Herbage B. A complete range of hyaluronic acid filler with distinctive physical properties specifically designed for optimal tissue adaptations. J Drugs Dermatol. 2012;11:s5–8.
[20] Sundaram H, Fagien S. Cohesive polydensified matrix hyaluronic acid for fine lines. Plast Reconstr Surg. 2015;136:149S–163S.
[21] Sundaram H, Rohrich RJ, Liew S, Sattler G, Talarico S, Trévidic P, Molliard SG. Cohesivity of hyaluronic acid fillers: development and clinical implications of a novel assay, pilot validation with a five-point grading scale, and evaluation of six U.S. food and drug administration-approved fillers. Plast Reconstr Surg. 2015;136:678–686.
[22] Tezel A, Fredrickson GH. The science of hyaluronic acid dermal fillers. J Cosmet Laser Ther. 2008;10:35–42.
[23] Tran C, Carraux P, Icheels P, Kaya G, Salomon D. In vivo bio-integration of three hyaluronic acid fillers in human skin: a histological study. Dermatology. 2014;228:47–54.

第 20 章　面部年轻化的三维立体治疗方案

伊利安德 C. 巴勒莫、A. 安西和 A. L. 积歌蒙（Eliandre C. Palermo, A. Anzai and A. L. Jacomo）

目录

前言	199
面部分区	199
面部解剖	200
第 1 层：皮肤	200
第 2 层：皮下组织	201
第 3 层：表浅肌肉腱膜系统（SMAS）	202
第 4 层：疏松蜂窝结缔组织层	203
第 5 层：深筋膜和骨膜	203
面部老化过程	204
面部骨骼	204
面部韧带	205
面部脂肪室	206
面部美容治疗方法	207
面部评估	208
上、中、下面部的评估	209
亚洲人群的治疗方法	212
男性患者的治疗方法	213
总结	214
参考文献	214

E. C. Palermo (*)
Clínica Saphira- Dermatology, Cosmetic, and Mohs
Surgery Center, São Paulo, SP, Brazil
e-mail: eliandre.palermo@uol.com.br

A. Anzai · A. L. Jacomo
Medical School University of São Paulo,
São Paulo, SP, Brazil
e-mail: aleanzai@yahoo.com.br;
Alfredo.jacomo@fm.usp.br

© Springer International Publishing AG, part of Springer Nature 2019
M. C. A. Issa, B. Tamura (eds.), *Botulinum Toxins, Fillers and Related Substances*, Clinical Approaches and Procedures in Cosmetic Dermatology 4, https://doi.org/10.1007/978-3-319-16802-9_40

摘要

衰老是个复杂的过程，是由多种内部因素和外部因素引起的，导致身体所有的组织都发生改变。面部衰老包括骨质吸收以及皮肤、肌肉、脂肪、韧带的萎缩和弹性降低等一系列改变。解剖学上，面部可分为两部分：面中部和侧面部。面中部的结构主要负责表达面部表情，侧面部肌肉主要负责咀嚼功能。面部的解剖层次分为5层，各层之间由韧带系统悬吊在一起。为了增加面部做表情时各层组织的移动性，面部各解剖层次之间需要存在一定的间隙。这种解剖层次存在于整个面部，但在头皮表现得更清楚，其他各部位之间略有差异。了解老化过程的解剖学，换句话说，了解面部骨骼老化及相关的软组织改变对面部老化的影响，会使我们更好地理解目前流行的三维立体注射技术的理念，这是一种更好地预防和治疗面部老化的方法。

关键词

老化；解剖；脂肪室；韧带；颧部；年轻化；肉毒素；填充剂；生物刺激剂

前言

目前面部年轻化是一项综合性的治疗技术，已经由传统的提升和去除皱纹发展到现在的三维立体技术。这种综合性的治疗技术不单单应用肉毒素和填充剂来放松面部表情，填平局部凹陷，而且需要进一步补充面部组织的容量缺失，改善面部的轮廓，如颞部、颧部、下颌部、鼻部和颏部的轮廓。为了能够达到这个目的，就需要将多种可靠的产品用于不同的治疗中。联合应用肉毒素、组织填充剂、胶原蛋白及其他微创技术可以使面部年轻化治疗效果显得更自然，尤其是那些不希望借助手术改善面容的患者更是希望能够采用这种微创技术进行治疗。

掌握老化过程中面部解剖的改变以及不同性别和种族之间的面部解剖差异，可以使我们更好地了解每个人的老化趋势，以便于及早进行干预。目前即使对年轻人也可以进行微整，使面部变得更漂亮，也能够矫正双侧不对称，预防衰老。这样可以使患者在衰老的过程中仍不失优雅的风度（图20-1）。

面部分区

面部可根据解剖、外形以及美容单位进行分区。一般根据解剖边界将具有相似颜色、相似皮肤质地的部位分到一个区域，因此面部可分为额部、颞部、眉间、鼻部、眶周、颧部、颊部、下颌部、颏部、唇部和口周等区域。

我们通常将面部分为上面部、中面部、下面部3个部分。每部分的组织都是分层排列。除了颞

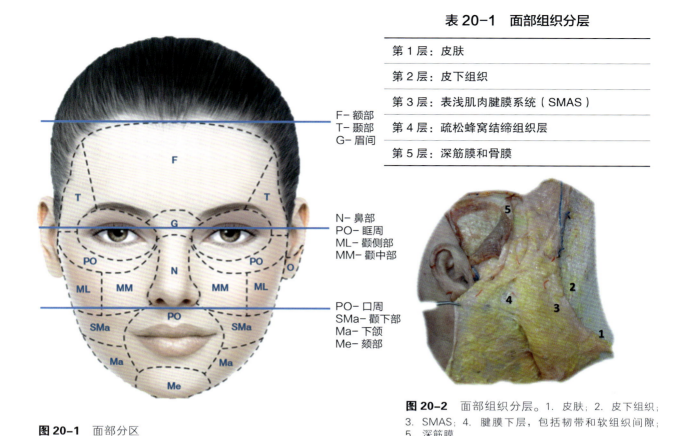

图 20-1 面部分区

表 20-1 面部组织分层

第 1 层：皮肤
第 2 层：皮下组织
第 3 层：表浅肌肉腱膜系统（SMAS）
第 4 层：疏松蜂窝结缔组织层
第 5 层：深筋膜和骨膜

图 20-2 面部组织分层。1. 皮肤；2. 皮下组织；3. SMAS；4. 腱膜下层，包括韧带和软组织间隙；5. 深筋膜

部和睑部区域，其他部位的组织一般分为 5 层（表 20-1、图 20-2）。

在面部老化过程中，每层的变化都不一样，因此了解每名患者各层次的老化程度，确定所需要的治疗技术，才可以取得更令人满意的效果。

如前所述，面部根据功能分为面中部和侧面部。面中部的结构负责表达面部表情，侧面部的结构与咀嚼功能有关。面中部和侧面部的分界线为外眼角的垂线，从外眼角直达下颌骨。这条线是一系列面部支持韧带的体表位置，如颞韧带、眶外侧支持韧带、颧韧带、咬肌韧带、下颌韧带等。

面部解剖

第 1 层：皮肤

面部不同部位的皮肤质地、厚度、色泽都不一样。皮肤厚度与其功能有关，并与局部的活动度呈反比。额部、眉间、鼻部的皮肤偏厚，而眼睑皮肤较薄。

眼睑的皮肤与眼轮匝肌紧紧贴合在一起，没有皮下组织，眼轮匝肌透过皮肤呈现隐隐的蓝色。

在颊部和腮腺咬肌区，皮肤通过含有血管的纤维隔与皮下脂肪层和表情肌相连。这种皮肤和肌肉之间的紧密连接是形成鼻唇沟和颏唇沟的解剖基础。

第2层：皮下组织

面部皮下组织包括网状纤维和脂肪，脂肪为面部提供容量支撑，网状纤维对皮肤提供支持，将皮肤和其下的 SMAS 连接在一起。皮肤支持韧带是支持韧带穿过皮下组织的部分。

根据部位不同这些连接纤维被命名为各种支持韧带或纤维隔。神经和血管通过这些连接纤维由深层向浅层走行，穿出位置常常与面部沟槽的位置一致。这些连接纤维常常也是皮肤与面部表情肌的固定结构。它们的结构类似于一棵树：下部的分支粗而少，上部的分支多而细。这就是为什么皮下深层比皮下浅层更容易剥离的原因。在一些部位这些纤维排列得更规则，将皮下组织分成明显的脂肪室，以维持面部软组织的稳定性。在有些部位，这些纤维止于皮肤，将各区域明显分开，并将各层软组织固定到肌肉筋膜和骨骼上，形成真正的韧带。颊部脂肪垫曾被奥斯利（Owsley）、佩萨（Pessa）、罗里奇（Rohrich）和佩萨（Pessa）、吉尔洛夫（Gierloff）和皮尔斯（Pilsl）等进行过详细的描述。

面部脂肪组织分为深、浅两层脂肪室（表 20-2）。各脂肪室中的脂肪均对面部提供容量支持，从而形成面部的整体外观。

面部不同部位的表浅脂肪厚度都不同：像眼睑和唇部，表浅脂肪几乎阙如；但在鼻唇沟等部位，表浅脂肪则较厚。

颊部有 3 个明显的脂肪室：颊内侧脂肪室、颊中脂肪室和颊外侧脂肪室。3 个脂肪室均位于眼眶下方（图 20-3）。

表 20-2 面部脂肪室

表浅脂肪室	深部脂肪室
颞外侧脂肪室	内侧眶下脂肪室（SOOF 内侧部分）
眶上脂肪室	眶下外侧脂肪室（SOOF 外侧部分）
眶外侧脂肪室	颊内侧脂肪室
眶下脂肪室	颊脂肪垫
鼻唇脂肪室	—
颊内侧脂肪室	—
颊中脂肪室	—
下颌脂肪室	—

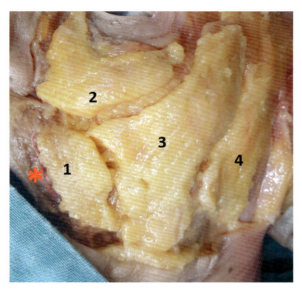 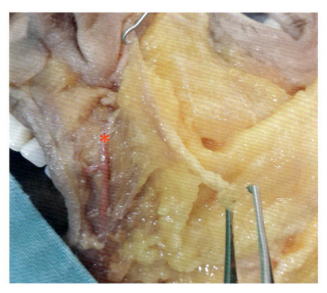

图 20-3　一个新鲜冷冻尸体标本的脂肪室的解剖和分离。1. 鼻唇脂肪室；2. 颊内侧脂肪室；3. 颊中脂肪室；4. 颊外侧脂肪室。* 标示的是面动脉

图 20-4　在新鲜冷冻的尸头标本上，鼻唇脂肪室已被去除，暴露其下的面动脉

皮下脂肪最重要的部位是颧脂肪垫，内中两个颊脂肪室是颧脂肪垫最主要的构成部分。颧脂肪垫是一个三角形的皮下脂肪增厚区域，它的底沿着鼻唇沟，它的尖位于上外侧的颧突。

鼻唇脂肪向外下延伸，与鼻唇沟平行，是鼻唇沟形成的基础。颧脂肪位于鼻唇脂肪外侧的颧部区域，较厚，形成颧突，外侧部分延伸到腮腺。下颌脂肪室是最下方的脂肪室，位于降口角肌的外侧（图 20-4）。

第 3 层：表浅肌肉腱膜系统（SMAS）

SMAS 最早被认为是分隔面部深、浅脂肪的纤维肌肉层。

SMAS 是单一层次，从颞浅筋膜开始，越过侧面部，一直到达颈部，连接颈浅筋膜，颈浅筋膜内有颈阔肌。

尽管 SMAS 在面部是一个连续的层次，但在一些区域，肌肉成分居多，而在另外一些区域，以腱膜成分为主，缺乏肌肉成分。SMAS 位于侧面部，在腮腺咬肌前缘的后方。这个位置的皮下主要为筋膜和脂肪，此区域的下半部含有部分颈阔肌。侧面部的筋膜为颞筋膜和腮腺咬肌筋膜，一起包绕着咬肌和腮腺。颈筋膜内有颈阔肌纤维，颈阔肌纤维常常可以到达颊部水平。颈筋膜的浅层可向头侧继续延伸。

不像骨骼肌那样位于深筋膜下，面部表情肌分布于皮下组织中，常常只有一端附着于骨骼，另一端止于皮肤、黏膜或其他肌肉。中面部的肌肉分布面积大，在皮下组织中形成更表浅的一层。

第 3 层组织通过眶周、颧部、咬肌和下颌部位的纤维隔和支持韧带与深部组织连接在一起。支

持韧带固定在骨膜和深部肌肉上，穿过面部的各个层次和 SMAS。额枕肌固定于颞上纤维隔。在眶下区域，睑部眼轮匝肌和眶部眼轮匝肌之间有眶颧支持韧带。内侧眼轮匝肌之间的眶支持韧带形成泪沟，眶支持韧带的外侧与颧韧带相连。

额肌止于降眉间肌、皱眉肌、眼轮匝肌以及眉部皮肤。颈阔肌的上界与咬肌韧带粘连，在下颌部由下颌韧带固定。在面中部和侧面部分界处，咬肌韧带紧紧地与颊肌连接在一起，而与咬肌没有直接的联系。在侧面部，SMAS 与几个表情肌交织在一起，如颧大肌、颧小肌、眼轮匝肌、降口角肌、降下唇肌，有时候还包括笑肌，这样可以将口周组织连成一个整体，便于一起运动。

第 4 层：疏松蜂窝结缔组织层

第 4 层为蜂窝结缔组织层，位于 SMAS 层下方，包含深部脂肪间隙、脂肪室、韧带、肌肉及面神经的分支。在功能上，这些深部间隙可以允许表情肌在深筋膜表面独立进行运动。

耳软骨向前至颈阔肌后缘之间 25～30mm 的区域有一片韧带弥漫附着的区域，弗纳斯（Furnas）叫它颈阔肌耳筋膜（PAF）。

紧靠耳屏前下方的 PAF 部分最近被命名为洛荷（Lore）筋膜。因此在整个外侧面部，有 PAF 和洛荷（Lore）筋膜附着，是面部最固定的区域，面部提升时，缝线常常悬吊固定在此位置。

另一个重要的区域为咬肌韧带的前方：在颧大肌穿过第 4 层的位置，其在上颌骨上的固定纤维是颊内侧脂肪室（DMCF）的外下边界。颧大肌的骨膜附着处在外眼角与下颌角的连线上。颊内侧脂肪室呈三角形，位于上颌骨表面，内下边界为面静脉，上界为颧韧带，对于面部软组织填充非常重要。

颊间隙位于 DMCF 的下方，后方通过面静脉和咬肌韧带与咀嚼间隙（包括颊脂肪垫）分开。

第 5 层：深筋膜和骨膜

第 5 层位于 SMAS 下，根据在面颈部的位置不同，结构和名称也不一样。头皮部位只有骨膜。在颞部叫作颞深筋膜，包含有颞脂肪垫。在颈部形成颈筋膜。在颊外侧区域，叫作腮腺咬肌筋膜。

在腮腺和咬肌的外侧部分，SMAS 质地致密，形成腮腺咬肌筋膜，包绕着腮腺、腮腺导管、面神经的颊支和面横动脉。向上继续越过颧骨，到达颞部，包绕颞浅脂肪，形成颞深筋膜的浅层。在咬肌的前缘，腮腺咬肌筋膜分成两部分，分别与颊肌和咬肌韧带连接，形成一个帐篷样的间隙，此间隙内有腮腺导管和面静脉穿过。腮腺咬肌筋膜上方，有一条连接到颧大肌的纤维韧带。

腮腺皮肤韧带实际上是个假韧带，像一条纤维束一样，位于腮腺的下半部，起自腮腺筋膜，止于皮肤。咬肌的下半部分与上半部分不一样，有一个间隙，门德尔松（Mendelson）等将其称作咬肌前间隙，位于腮腺咬肌筋膜和颈阔肌之间。这个间隙中没有重要结构，在手术中可以作为一个安全层次进行剥离。

眶下孔位于瞳孔中线上,有 2 条肌肉的起点保护着:提上唇肌位于眶下孔上;提口角肌位于眶下孔附近。

面部老化过程

最初,注射填充剂只用于皮内注射和皮下注射。如果对面部老化过程和三维立体解剖不了解,治疗结果往往欠佳,常常需要再次进行面部提升术。即使进行面部提升术,手术层次也仅限于浅层,只能处理松弛的皮肤和肌肉。

老化是一个细胞组织功能逐渐降低的过程。年轻的脸外形饱满,轮廓分明。人老后,面部各区域之间分界逐渐明显,主要是由于面部骨质和脂肪组织吸收造成的。

面部的老化表现为皮肤下垂、弹性降低、厚度变薄、局部凹陷,支持软组织的韧带也发生退化,如眶颧韧带、颧韧带、咬肌韧带等。

骨质的吸收以及面部脂肪容量减少和脂肪的重新分布是个复杂的过程。在有些部位如鼻唇沟、唇下颌沟(木偶纹)、颧突部位,凹陷随年龄增长会逐渐加重。

面部骨骼

无论人的种族、性别和年龄如何,面部骨骼的差异毫无疑问是人与人之间容貌不同的最主要因素。据称,面部骨骼在人的一生中会持续增大。一些面部的人体学测量值会随着年龄的增长持续变大,尽管这些区域的面部骨骼会发生吸收。骨质发生明显吸收的部位包括面中部,尤其是上颌骨、眶缘的内上部位及外下部位、梨状孔、下颌骨前部等。

赫尔曼(Hellman)、兰布罗斯(Lambros)、佩萨(Pessa)和肖(Shaw)等的研究表明,面部骨骼会随时间而发生变化,变化主要发生在中面部、眶周和下颌位置。

门德尔松(Mendelson)在 2012 年的研究毫无疑问是我们理解面部老化过程中骨质变化的基础,并因此影响到目前的面部注射填充技术。概括来说,面部老化过程中,骨骼变化的主要特点是眉间突出,眶向外侧扩大,眉弓增高,鼻子的长度、宽度、高度增加,颊部向深部和外侧扩张,咬合区的垂直高度增加,伴随颏部突出。

理查德(Richard)和金(Kim)等的研究表明,老化过程中面部的各种角度会发生改变,眉间、眼眶、上颌和梨状孔的角度会随着上颌骨、梨状孔和眶下缘的退缩而减小。在另一项对亚洲人群的研究中,人们也发现了相似的结果;但与西方人相比,亚洲人的眼眶角度和上颌角度变化很小,而梨状孔变化较大(表 20-3)。

表 20-3 面部骨骼变化

额部变得突出，眶上缘表现得尤其明显
眼眶失去正常的圆形外观，形状变得不规则，眶缘的外下部分和内上部分骨质发生明显吸收
梨状孔变大 / 鼻孔变大
上颌骨的前下部分发生骨质吸收（中面部出现退缩）
下颌角变宽
颏部向前突出
颧骨表面发生骨质吸收
颧弓在前后方向上发生重塑，颞窝变深
下颌骨在前下方向上发生骨质吸收

面部韧带

面部的韧带在其起点至 SMAS 之间比较坚固，一般不会随年龄而出现明显的变化。

面部骨骼为软组织、肌肉韧带和脂肪提供支撑。因此面部骨骼老化也会影响到上述所有结构。我们知道面部的韧带都与骨骼相连，如眶支持韧带、下颌韧带、颧韧带（最强壮的一个韧带），因此骨骼的变化会极大地影响骨骼对软组织的支撑能力。

骨骼结构改变最常见且最早发生的部位是眶颧区域：上颌角变小、眶下缘扩大，直接影响到眶隔的位置，最终影响到眶支持韧带及眶内容物和上颌骨的各种结构。眼轮匝肌稳定性缺失和支持韧带力量的减弱使眼袋突出，泪沟加重。眼眶的老化也会影响到周围区域，造成颊内侧脂肪垫突出，内侧眉毛抬高，睑颊接合处变长以及颧韧带松弛。

韧带和纤维隔膜老化的生理机制目前尚不明了。一项由松顿（Thornton）在 2015 年开展的对兔子膝韧带的研究表明，膝韧带不会随年龄而发生变化，只是 Lubricin/PRG4 基因表达会发生改变。人们据此推测，也许随着年龄的老化，韧带附着部位的骨骼、韧带与皮肤的粘连及周围结构会发生变化，从而使关节功能受到损害。

在老化过程中，也有可能由于软组织的改变和过度的肌肉收缩造成韧带变松，韧带的稳定性和提升组织的能力减弱。韧带大部分的改变发生在 SMAS 至皮肤之间的多个细小分支，这个部位的韧带更容易受到长时间面部运动的影响。

支持韧带的变化主要发生在韧带与皮肤连接处，所以会造成面部软组织的下垂，除了导致颊部组织萎缩，下颌轮廓丧失外，还会加重面部各种沟槽（泪沟、眶颧沟、鼻唇沟、唇下颌沟）的外观。

面部脂肪室

在面部老化过程中，不同部位脂肪室的体积和位置会发生不同程度的改变，男女之间以及各种族之间有非常明显的差异。

一个年轻的面部，各深、浅脂肪室分布均匀协调。当人老后，在有些部位皮下脂肪会发生缺失，尤其是在眶周、口周、前额、下颌、颊部及颧部区域。一些脂肪室的改变发生得早，而另一些发生得晚。一般眶周和颧部脂肪最早发生改变，随后是颧外侧脂肪和颞部脂肪。

戈萨因（Gosain）等在2005年的一项研究中应用了MRI技术，发现老年人的颊部脂肪相对于年轻人来说更加肥大（图20-5）。

吉尔洛夫（Gierloff）等的研究表明，老化过程中面中部脂肪室会向下移位，脂肪室内的脂肪会向下方移动，颊内侧深部脂肪容量出现缺失。颊脂肪垫体积明显减少，并向下移位形成木偶纹。颊脂肪的减少会使泪沟和鼻唇沟变得明显，眶周脂肪的吸收加重眶周凹陷，而眶隔脂肪会变得突出。

另一项由万（Wan）在2014年进行的研究测量了一组平均年龄71岁的尸体面部脂肪细胞的大小，他们发现颊内侧深脂肪室的脂肪细胞要比浅层的鼻唇沟脂肪细胞小，从而进一步支持了面部深浅脂肪存在形态差异的理论。

目前人们尚不明了造成这种差异的原因，但是最近的观察显示，深层脂肪室更容易发生萎缩，而浅层脂肪室则随着年龄的增长会出现增生，如浅层鼻唇脂肪室。

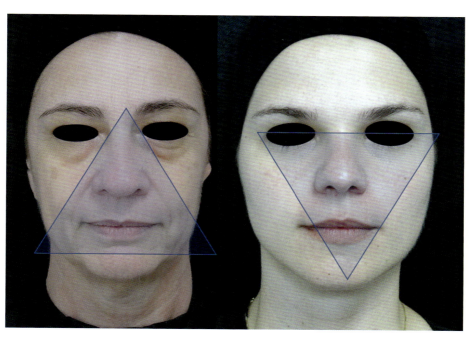

图20-5 面部老化的特征包括颊部变平、颊部皮肤下垂、下颌松垂、下颌缘轮廓缺失、脂肪堆积于颈部和颏部之间，所有这些改变使得面部三角形的年轻化外观变成金字塔形的衰老外观

面部美容治疗方法

衰老解剖学的一些新概念的出现以及一些更安全、有效的填充剂的发明,使面部整形技术发生了革命性的变化。对皮下脂肪进行容量填充,恢复表浅肌肉腱膜系统和周围结构的支撑力量以及肉毒素的应用,可以真正达到非手术面部提升的效果(图 20-6)。

然而治疗所有患者没有千篇一律的治疗方法,这也许是对每名患者都需要进行治疗前评估的重要意义所在。当我们对某一种治疗方法进行评估时,必须对每名患者的面部及需要治疗的部位进行单独评估,确定最先治疗的部位及治疗方案。

尽管治疗的技术都相似,但每名患者都有自己独一无二的一张脸,每张脸上的缺陷都不一样,所以需要对每名患者进行个性化的诊断,目的是为了恢复年轻化外观,但又不能显得太夸张,治疗后面部要显得协调而不能显得滑稽,维持男性患者的性别特征而不能使其显得女性化。治疗效果不单单是使面部看起来年轻,而且需要使面部显得漂亮而协调。

斯威夫特(Swift)在 2011 年发表了一篇文献综述,确定了影响面部漂亮的 7 个特征:面部形状(颊部和颏部)、额部高度、眉毛形状、眼睛大小和两眼之间的距离、鼻子形状、嘴唇的宽度和高度、皮肤的亮度/质地/颜色。面部轮廓、眉毛形状、嘴唇的饱满度和轮廓、鼻子的轮廓和角度只能通过注射肉毒素和玻尿酸予以矫正。

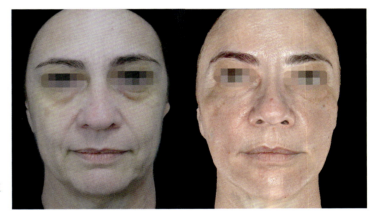

图 20-6 应用玻尿酸对颧颊部和下颌部进行注射填充的前后对比,鼻唇沟和木偶纹得到改善

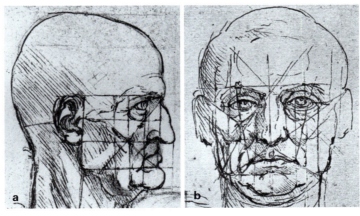

图 20-7 达·芬奇(da Vinci)面部美学分析(大约 1495 年)。(a)将面部分为上、中、下 3 个部分。(b)面部各部分的比例(摘自 M. Eisenmann-Klein C. and Neuhann-Lorenz. Innovations in plastic and aesthetic surgery,2007)

尽管对称性是面部漂亮的一个特征，但还需要考虑面部的平衡性和协调性。漂亮不单单是对称。面部左、右两侧不可能绝对对称，但如果两侧协调就会使面部更有吸引力。

古希腊罗马的审美风格一直流行到文艺复兴时期，后来莱昂纳多·达·芬奇（Leonardo da Vinci）进一步明确了面部各部位的标准参数和面部比例。正面观，面部分为4个区域，鼻子占整个面部的1/4。侧面观，颅面复合体呈方形，面部各区域由垂直平面进行分割（图20-7）。

年轻漂亮的面部标准我们可以参考李文杰（Steven Liew）博士的脸形，一名澳大利亚整形医生，她的面中部饱满而宽大，我们把这种形态称作年轻三角。研究表明三角形的底位于双侧颧骨连线，三角形的尖位于颏部，这种形状对于不同种族的人来说都很有吸引力。

大多数人并不符合这种形状，但是可以通过对中面部进行注射填充和应用肉毒素瘦脸来进行改变。

面部评估

每名学者都有自己个人的面部评估系统，但是有些方面必须要考虑，主要是因为目前面部评估不仅包含年轻化成分，还包括漂亮的成分（见第21章和第38章）（图20-8、图20-9）。

· 第一印象：第一印象看起来是主观的，但是也包含了患者传递给我们的客观印象：他的表情、他的特征、他的容貌。第一印象是每张脸传递给人的直觉。在德国，研究者曾进行了一项试验，采用了基于美感基础上的数字化模型，发现无论评价者来自哪个种族，漂亮面部的标准都相似。大脑对面部容貌的处理过程仅为几毫秒，包括眼睛对整个面部的扫描，大脑对面部轮廓、形状、特征、皮肤质地的分析，以判断这张脸是否符合漂亮的标准。面部漂亮与否不单单涉及皱纹和沟槽，而是

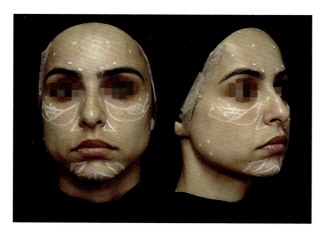

图 20-8 治疗前正面观和右侧面观：全面部肉毒素和玻尿酸治疗。Dyposrt® 的注射技巧

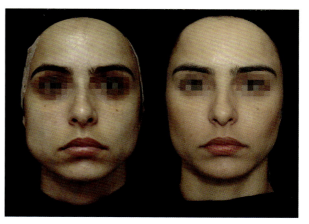

图 20-9 全面部肉毒素和玻尿酸注射治疗，治疗前和治疗后2周对比。每侧咬肌注射15U肉毒素。每侧泪沟注射0.2mL的Emervel® Touch，每侧颧部注射1mL的Emervel® Volume，鼻唇沟、颏下颌沟及颏部分别注射1mL的Emervel® Classic

包括一系列整体的印象，包括表情、形状、对称性、角度、突度、比例等。

- 面部形状：我们将面部分成上、中、下3个部分来判断每部分的比例。上面部从发际线到眉间，中面部从眉间到鼻底，下面部从鼻底到颏部。
- 我们首先判断全面部的对称性、大小和比例。然后对上、中、下面部进行单独评估，需要从正面、侧面45°、侧面90°进行观察。评估面部轮廓、鼻额角、鼻唇角及面部的弧度，如鼻子、颧部、颏部、唇部和额部。
- 动态评估：评估表情肌的运动、静态性皱纹和动态性皱纹的情况以及各脂肪垫及其对面部沟槽的影响。
- 皮肤的评估：最终，重要的是观察皮肤的一般情况，包括皮肤的质地、色泽、缺水情况以及光老化情况，这些都是面部美容治疗、对患者的评估和发现早期癌前病变的基础。
- 照相评估：可采用二维技术或三维技术，应用照片或视频进行分析。最近还可以采用三维成像技术进行分析，这对于治疗前后的即刻评估及补充注射非常有用（图 20-10 ~ 图 20-12）。

上、中、下面部的评估

上面部的评估：

（1）与中、下面部的比例关系。

（2）额部、眉间和眶周的静态性皱纹和动态性皱纹。

（3）额部的组织量和凹陷。

（4）眉毛的位置。

（5）颞部的组织量和凹陷（图 20-13、图 20-14）。

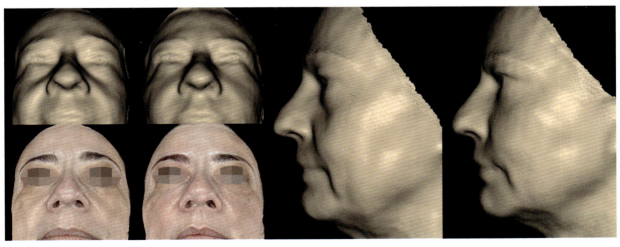

图 20-10 面部玻尿酸注射治疗前后的三维图像。这种方法可以帮助医生进行评估，对面部的沟槽、面部轮廓实现 3D 可视化

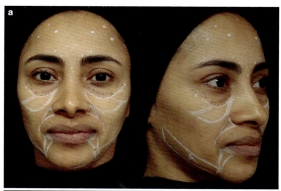

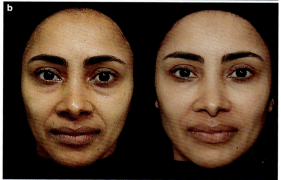

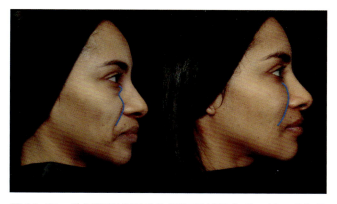

图 20-12　玻尿酸面部提升和颧颊区域填充后，侧面观颧骨突度发生变化，泪沟得到改善。注意下颌轮廓及颊外侧区域的变化

图 20-11　应用肉毒素和玻尿酸进行面部年轻化治疗。（a）Dyposrt® 肉毒素依据标记点只在上面部进行治疗。每侧泪沟注射 0.3mL 的 Emervel® Touch，颊中部、颧弓、下颌注射 5mL 的 Emervel® Volume，鼻唇沟和唇下颌沟注射 2mL 的 Emervel® Classic，在骨膜表面注射 1mL 的 Restylane® Perlane 进行提升。共用玻尿酸 8.6mL。（b）治疗前和治疗后 2 周

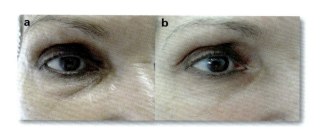

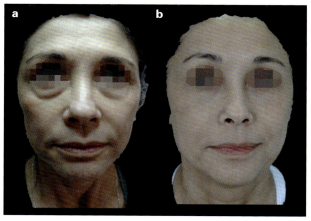

图 20-13　一名 60 岁的患者，有睑颧沟和泪沟。（a）治疗前。（b）每侧应用 0.3mL 的 Emervel® Classic 治疗后，治疗效果一直维持 12 个月

图 20-14　（a）治疗前：患者中 1/3 面部及眶周老化，内侧颧脂肪流失，眼袋突出，鼻唇沟加重。（b）应用玻尿酸对双侧鼻唇沟和颧颊部进行了填充，并在颧弓骨膜上进行了锚着注射。双侧木偶纹用羟基磷灰石进行了治疗

　　额部随年龄增长逐渐变得平坦，容量出现缺失，皮下脂肪和骨质均发生萎缩。这种情况在有些年轻人中也会出现，如一些亚洲人或体重急剧减轻的患者。额肌负责眉毛的提升，在额部产生皱纹，有些年轻人或中年人的额肌力量非常发达，适合用肉毒素进行预防和治疗。同样的情况也适用于皱眉肌。如果皱眉肌功能过度发达，眉间纹加重，也可以用肉毒素进行治疗。额颞部的注射填充可以矫正容量缺失和改善轮廓。眉间注射需要特别注意，因为此部位发生血管栓塞的风险较高（见第 22 章）。

中面部的评估：

（1）与上、下面部的比例关系。

（2）中面部和颧突是否存在发育不良。

（3）眶区、颧部、眶下容量缺失情况。

（4）软组织下垂情况。

（5）鼻唇沟、泪沟、睑颧沟、唇下颌沟（木偶纹）的严重程度。

（6）鼻子的比例及鼻唇角和鼻额角大小。

中面部骨质吸收和软组织的萎缩会引起组织容量的缺失，使面部衰老外观更加明显，即使是年轻人，如果颧部发育不良，也会显得衰老。泪沟和鼻唇沟会使面部突度丧失，并加重面中部颧深脂肪垫的下垂。梨状孔变大，会导致鼻翼和上唇失去支撑。鼻唇角和鼻额角确定了鼻子的位置以及鼻子与上、下面部组织结构的关系。上唇会出现白唇变长、红唇变短的情况。

泪沟和睑颧沟与眼轮匝肌支持韧带相对应，是睑部和颧部交界的位置。有些患者，年纪轻轻就会出现泪沟和睑颧沟。眶隔随着年龄的增长也会出现老化现象，变得松弛，从而导致眶隔脂肪突出。由于眼轮匝肌支持韧带固定在下睑区域，眼袋下方的沟槽会进一步加重眼袋的外观。对于这些患者，重要的是评估眶下骨质和软组织容量缺失的情况，眶下组织容量缺失会影响到整个眶下区域。

中面部的注射填充是为了重建骨膜上的组织结构，恢复中面部的组织容量和支撑力量。因此在颧突位置（SOOF）首先进行填充，以增加颧深脂肪垫的支撑力量，然后再处理眶下区域和泪沟。鼻子可以用注射物重新进行塑形。在中面部，生物刺激技术的应用逐渐增加，而且效果较好，只是在唇部和下眼睑位置治疗时需要予以注意。

中面部应用肉毒素注射主要是在眶周、口周和鼻部，除了消除皱纹，还可以用来提升上唇和鼻翼，在有些情况下可以调整笑容，尤其在双侧面部不对称时（见第24章）（图20-15）。

下面部的评估：

（1）口周区域：皱纹、组织容量和弹性缺失的情况。

（2）嘴唇的比例、突度和轮廓。

（3）颏部：大小、颏唇沟、木偶纹及颏肌过度收缩的情况。

（4）颊部脂肪的位置和容量。

（5）下颌缘轮廓的清晰度。

（6）嘴唇的组织容量和轮廓。

在下面部，传统的治疗方法主要是恢复组织容量。然而，控制局部肌肉过度运动也是必需的。肉毒素可单独或与其他方法联合应用于下面部的年轻化治疗。

患者常常会抱怨自己的木偶纹和泪沟。但是像中面部治疗一样，如果可能的话，整个口周区域都要进行治疗：唇部、口角、下颌、颊部、颏部。颏部治疗可以舒缓面容，并能够提升下颌缘松弛的皮肤。在颏部即使不与肉毒素联合，单独应用填充剂也可以使颏肌放松（见第26章）。重要的是

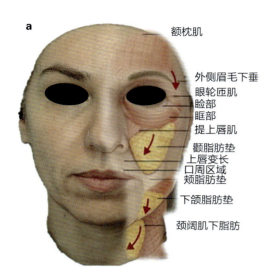 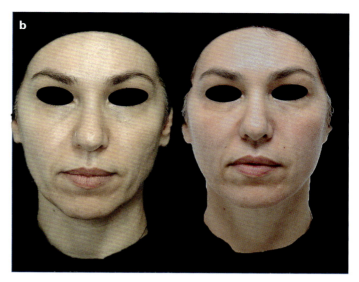

图 20-15 （a）这张图描述了眶颧区域老化的早期征象，包括颧脂肪垫萎缩，失去对局部的支撑作用以及腮部脂肪垫下垂，形成木偶纹。（b）应用"Sculptra"对中下面部进行填充后，鼻唇沟和木偶纹得到治疗。

对每名患者的唇部结构进行评估，需要根据患者的种族进行单独分析，西方人的上、下唇的比例一般为1∶1.5，而亚洲人或非洲人，比例则为1∶1（图20-16）。

下颌缘代表的是侧面部的下界，局部皮下脂肪下垂及下颌韧带松弛时会出现"双下巴"。腮部下垂、颌下区域变平是局部衰老的重要特征。颧部的容量填充可对中、下面部起到提升作用，不仅作用于中面部，也作用于侧面部。对下颌缘的美容治疗常常要费些周折，为了减少颈阔肌向尾侧端的下拉力量，需要应用肉毒素对颈阔肌进行治疗（图20-17、图20-18）。

美丽的标准必须考虑到文化、人种、性别之间的差异。男性和女性的面部也需要应用不同的方法进行治疗。

亚洲人群的治疗方法

不同人种的患者具有不同的特征，但是所有患者在老化过程中都会出现组织容量的丢失。恢复组织容量、矫正面部各部位比例的不协调对于每名患者的个性化治疗都是一个基本策略。与西方人

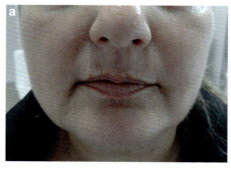 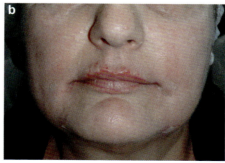

图 20-16 （a）治疗前。52岁的女性患者，口周和颏部老化，包括口周皱纹、红唇变薄、口角下垂、白唇变长、双侧不对称，出现木偶纹。（b）应用羟基磷灰石对鼻唇沟、木偶纹进行治疗，应用玻尿酸进行丰唇

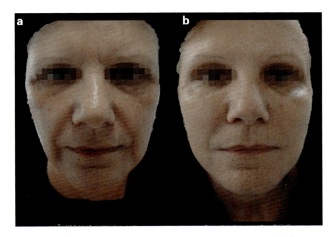

图 20-17　一名严重中面部衰老的患者，皮下脂肪室和眶支持韧带移位，鼻唇沟脂肪肥厚及木偶纹加重。应用玻尿酸对中面部进行填充，矫正鼻唇沟和木偶纹。（a）治疗前。（b）治疗后

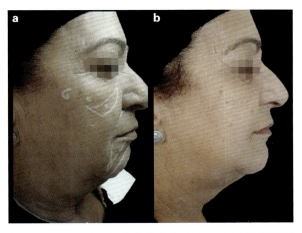

图 20-18　严重下颌轮廓老化的患者，皮下脂肪室移位，下颌韧带松弛，下颌下脂肪肥厚，颏部突度消失。（a）治疗前。（b）应用玻尿酸隆颏后即刻

不同，亚洲人更喜欢圆润的面容，应该根据患者的基础条件，采用不同的方法来塑造一个"理想"的鹅蛋脸。

亚洲患者的治疗目的往往是让自己变得更漂亮。亚洲人往往面部较短、额部宽大平坦、双眼间距较宽、中面部相对凹陷、鼻子宽、下面部比上面部小，有时会出现反颌或小颌畸形。

这些特征使亚洲患者的美容治疗集中于面部中线区域，如额部、鼻子和下巴，尤其是年轻患者，更是希望改变自己的外貌，使自己看起来更接近上面提到的"三角形"的外观。亚洲患者接受丰唇的较少，但对于老年患者，唇部填充还是很重要的。

男性患者的治疗方法

不论男女，老化过程中都会出现脂肪流失，但男性由于脂肪较少，所以更容易形成明显的、深的皱纹，而女性的皱纹往往比较细小。

男性的头骨明显比女性大。男性面部较长，下颌轮廓清晰，颧突明显，呈现阳刚之气。男性眶上缘更突出，额骨、颧骨、上颌骨、下颌骨常常更宽大，面部呈方形。

在额部和眉间有一些略微看得见的皱纹可以使男人看起来更成熟而专注。治疗成功的关键是放松患者的面容，避免抬高眉毛，尤其是眉毛外侧。圆脸看起来更显女性化，同样增加颊部突度也有这样的效果。男性面部的容量填充主要是在颧骨、下颌骨、颏部和颊部。在睑颧部可以少量注射填充来矫正泪沟和睑颧沟。需要注意的是，有些男性患者的颞部略微凹陷会显得更好看，所以颞部填充最好只针对那些要求改善轮廓、提升眶外侧部的患者。对有些男性患者，可以进行注射丰唇，但是注意不要过量，因为男性的嘴唇更平直，组织也比较薄。

总结

- 掌握面部衰老的相关解剖是患者个性化治疗和安全治疗的基础。
- 在老化过程中，面部骨骼、韧带、软组织、脂肪室和皮肤都会发生改变，应用注射填充剂对中面部进行填充是治疗成功的关键。
- 重要的是在制订治疗方案时要与患者充分探讨可能达到的治疗效果，由于老化是一个不断发展的过程，因此得让患者理解后续还需要不断地进行维护治疗。
- 美丽标准需要综合考虑到面部解剖及不同文化、人种、性别的差异。
- 准确的面部评估、整体的治疗方案，包括容量填充、肉毒素治疗、皮肤治疗及相关的皮肤护理会使治疗效果更好，维持时间更长。
- 制定个性化治疗方案时一定要考虑到治疗费用，在不可能同时接受多种治疗方法的情况下，首先考虑治疗效果最明显的部位，再设计后续其他必要的治疗方案。

参考文献

[1] Brandt MG, Hassa A, Roth K, et al. Biomechanical properties of the facial retaining ligaments. Arch Facial Plast Surg. 2012;14:289–294.

[2] Chao YYY, Chhabra C, Corduff N, et al. Pan-Asian consensus – Key recommendations for adapting the world congress of dermatology consensus on combination treatment with injectable fillers, toxins, and ultrasound devices in Asian patients. J Clin Aesthet Derm. 2017;10(8):16–27.

[3] Cotofana S, et al. Midface: clinical anatomy and regional approaches with injectable fillers. Plast Reconstr Surg. 2015;136:219S.

[4] Cotofana S, Fratila AA, Schenck TL, Redka-Swoboda W, Zilinsky I, Pavicic T. The anatomy of the aging face: a review. Facial Plast Surg. 2016;32(03):253–260.

[5] Farkas JP, Pessa JE, Hubbard B, Rohrich RJ. The science and theory behind facial aging. Plast Reconstr Surg Global Open. 2013;1(1):8–15.

[6] Furnas DW. The retaining ligaments of the cheek. Plast Reconstr Surg. 1989;83:11.

[7] Ghassemi A, Prescher A, Riediger D, Axer H. Anatomy of the SMAS revisited. Aesthet Plast Surg. 2003;27(4):258–264.

[8] Gierloff M, Stöhring C, Buder T, et al. Aging changes of the midfacial fat compartments: a computed tomographic study. Plast Reconstr Surg. 2012a;129:263–273.

[9] Gierloff M, Stöhring C, Buder T, Wiltfang J. The subcutaneous fat compartments in relation to aesthetically important facial folds and rhytides. J Plast Reconstr Aesthet Surg. 2012b;65(10):1292–1297.

[10] Gladstone GJ, Myint S, Black EH, Brazzo BG, Nesi FA. Fundamentals of facelift surgery. Ophthalmol Clin N Am. 2005;18(2):311–317. vii.

[11] Gosain AK, Klein MH, Sudhakar PV, et al. A volumetric analysis of soft-tissue changes in the aging midface using high-resolution MRI: implications for facial rejuvenation. Plast Reconstr Surg. 2005;115:1143–1152. discussion 1153–1155.

[12] Hellman M. Changes in the human face brought about by development. Int J Orthod. 1927;13:475.

[13] Ilankovan V. Anatomy of ageing face. Br J Oral Maxillofac Surg. 2014;52:195–202.

[14] Jacono A, Rousso J. An algorithmic approach tomultimodality midfacial rejuvenation using a new classification system for midfacial aging. Clin Plast Surg. 2015;42:17–32.

[15] Kim SJ, Kim SJ, Park JS, Byun SW, Bae JH. Analysis of age-related changes in Asian facial skeletons using 3D vector mathematics on picture archiving and communication system computed tomography. Yonsei Med J. 2015;56:1395–1400.

[16] Lambros V. Observations on periorbital and midface aging. Plast Reconstr Surg. 2007;120(5):1367–1376.

[17] Lee S, Yen MT. Nonsurgical rejuvenation of the eyelids with hyaluronic acid gel injections. Semin Plast Surg. 2017;31(1):17–21.
[18] Liew S. Ethnic and gender considerations in the use of facial injectables: Asian patients. Plast Reconstr Surg. 2015;136:22S.
[19] Mendelson BC. Advances in the understanding of the surgical anatomy of the face. In: Eisenmann-Klein M, Neuhann-Lorenz C, editors. Innovations in plastic and aesthetic surgery. Chapter 18. New York: Springer; 2007. p. 141–145.
[20] Mendelson BC, Jacobson SR. Surgical anatomy of the midcheek: facial layers, spaces, and the midcheek segments. Clin Plast Surg. 2008;35:395–404.
[21] Mendelson BC, Facelift anatomy, SMAS, retaining ligaments and facial spaces. In: Aston J, Steinbrech DS, Walden JL, eds. Aesthetic Plastic Surgery. London: Saunders Elsevier; 2009:53–72.
[22] Mendelson B, Wong CH. Changes in the facial skeleton with aging: implications and clinical applications in facial rejuvenation. Aesthet Plast Surg. 2012a; 36(4):753–776.
[23] Mendelson BC, Wong CH. Chapter 6: anatomy of the aging face. In: Neligan PC, Warren RJ, editors. Plastic surgery. 3rd ed, vol 2: Aesthetic. New York: Elsevier; 2012b p. 78–92.
[24] Mendelson BC, Freeman ME, Wu W, Huggins RJ. Surgical anatomy of the lower face: the premasseter space, the jowl, and the labiomandibular fold. Aesthet Plast Surg. 2008;32(2):185–195.
[25] Mitz V, Peyronie M. The superficial musculo-aponeurotic system (SMAS) in the parotid and cheek area. Plast Reconstr Surg. 1976;58:80–88.
[26] Moss CJ, Mendelson BC, Taylor GI. Surgical anatomy of the ligamentous attachments in the temple and periorbital regions. Plast Reconstr Surg. 2000;105(4): 1475–1490.
[27] Muzaffar AR, Mendelson BC, Adams WP Jr. Surgical anatomy of the ligamentous attachments of the lower lid and lateral canthus. Plast Reconstr Surg. 2002;110(3):873–884.
[28] Owsley JQ. Lifting the malar fat pad for correction of prominent nasolabial folds. Plast Reconstr Surg. 1993;91(3):463–474.
[29] Pessa JE, Zadoo VP, Adrian EK Jr, Yuan CH, Aydelotte J, Garza JR. Variability of the midfacial muscles: analysis of 50 hemifacial cadaver dissections. Plast Reconstr Surg. 1998a;102(6):1888–1893.
[30] Pessa JE, Zadoo VP, Adrian EK, et al. Anatomy of a "black eye": a newly described fascial system of the lower eyelid. Clin Anat. 1998b;11:157–161.
[31] Pilsl U, Anderhuber F, Rzany B. Anatomy of the cheek: implications for soft tissue augmentation. Dermatol Surg. 2012;38(7Pt2):1254–1262.
[32] Richard MJ, Morris C, Deen BF, Gray L, Woodward JA. Analysis of the anatomic changes of the aging facial skeleton using computer-assisted tomography. Ophthal Plast Reconstr Surg. 2009;25(5):382–386.
[33] Rohrich J, Pessa JE. The fat compartments of the face: anatomy and clinical implications for cosmetic surgery. Plast Reconstr Surg. 2007;119(7):2219–2227.
[34] Rohrich RJ, Pessa JE. The retaining system of the face: histologic evaluation of the septal boundaries of the subcutaneous fat compartments. Plast Reconstr Surg. 2008;121(5):1804–1809.
[35] Sadick NS. Volumetric structural rejuvenation for the male face. Dermatol Clin. 2018;36(1):43–48.
[36] Shaw RB Jr, Katzel EB, Koltz PF, et al. Aging of the facial skeleton: aesthetic implications and rejuvenation strategies. Plast Reconstr Surg. 2011;127(1):374–383.
[37] Stuzin JM, Baker TJ, Gordon HL. The relationship of the superficial and deep facial fascias: relevance to rhytidectomy and aging. Plast Reconstr Surg. 1992; 89(3):441–449.
[38] Sundaram H, Liew S, Signorini M, Vieira Braz A, Fagien S, Swift A, De Boulle KL, Raspaldo H, Trindade de Almeida AR, Monheit G. Global aesthetics consensus: hyaluronic acid fillers and botulinum toxin type A – recommendations for combined treatment and optimizing outcomes in diverse patient populations. Plast Reconstr Surg. 2016;137(5):1410–1423.
[39] Swaddle JP, Cuthill IC. Asymmetry and human facial attractiveness: symmetry may not always be beautiful. Proc Biol Sci. 1995;261:111–116.
[40] Swift A, Remington K. BeautiPHIcation™: a global approach to facial beauty. Clin Plast Surg. 2011;38(3):347–377.
[41] Sykes JM, Cotofana S, Trevidic P, et al. Upper face: clinical anatomy and regional approaches with injectable fillers. Plast Reconstr Surg. 2015;136(5, Suppl): 204S–218S.
[42] Thomaidis VK. Cutaneous flaps in head and neck reconstruction: from anatomy to surgery. Berlin: Springer; 2014.
[43] Thornton GM, Lemmex DB, Ono Y, et al. Aging affects mechanical properties and lubricin/PRG4 gene expression in normal ligaments. J Biomech. 2015; 48(12):3306–3311.
[44] Three-Dimensional Approach of Cosmetic Patient: Aging Gracefully 219 Wan D, Amirlak B, Rohrich R, Davis K. The clinical importance of the fat compartments in midfacial aging. Plast Reconstr Surg Global Open. 2013;1(9):e92.
[45] Wan D, Amirlak B, Giessler P, et al. The differing adipocyte morphologies of deep versus superficial midfacial fat compartments:

a cadaveric study. Plast Reconstr Surg. 2014;133(5):615e–622e.
[46] Weinkle S, Susan SM. Approach to the mature cosmetic patient: aging gracefully. J Drugs Dermatol. 2017; 16(6 Suppl):s84–86.
[47] Wollina UJ. Facial rejuvenation starts in the midface: threedimensional volumetric facial rejuvenation has beneficial effects on nontreated neighboring esthetic units. J Cosmet Dermatol. 2016;15(1):82–88.

第 21 章　玻尿酸对面部的美容治疗

西尔维娅·津布雷斯（Silvia Zimbres）

目录

前言 218
面部评估的重要性 218
　上面部（额部和眉毛）.......................... 218
　中面部 219
　下面部（颏部、下颌、颈部）................. 219
玻尿酸治疗 220
　中面部的玻尿酸注射填充技术 220
　上面部的玻尿酸注射填充技术 224
　下面部的玻尿酸注射填充技术 226
　玻尿酸治疗对肤质的改善 228
结论 230
总结 230
参考文献 231

摘要

近些年，面部年轻化的美容治疗技术不断得到发展，使用玻尿酸进行年轻化治疗是排在肉毒素之后处于第 2 位的治疗方法。面部年轻化治疗的第一步首先要掌握面部老化过程中各种组织的解剖变化，包括骨质的吸收、脂肪的萎缩、肌肉的收缩、牙齿脱落、皮肤变薄等情况。玻尿酸注射是面部综合美容治疗的一个重要手段，因为玻尿酸不仅可以用于进行面部轮廓重塑，而且可以用于进行精细部位的治疗。本章中我们将讨论治疗前面部评估、玻尿酸治疗的适应证、各部位的治疗方案和治疗方法等，我们将详细阐述额部、颞部、眉毛、颧部、眶周、颏部、下颌部、口周部位的注射技术及所用的玻尿酸。

S. Zimbres (*)
Dermatology Specialist by University of São Paulo, Titular Member of the Brazilian Dermatology Society, São Paulo, Brazil
e-mail: silvia.zimbres@gmail.com

© Springer International Publishing AG, part of Springer Nature 2019
M. C. A. Issa, B. Tamura (eds.), *Botulinum Toxins, Fillers and Related Substances*, Clinical Approaches and Procedures in Cosmetic Dermatology 4, https://doi.org/10.1007/978-3-319-16802-9_43

关键词

面部老化；容量缺失；脂肪室；玻尿酸；填充剂；年轻化

前言

为了有效地进行面部年轻化治疗，我们需要掌握面部老化的动态过程。老化过程中皮肤变薄和胶原蛋白减少使得皮肤弹性降低，同时脂肪萎缩联合骨质吸收会导致组织容量缺失。这些因素综合起来会引起面部软组织下垂，形成皱纹，出现鼻唇沟、木偶纹、双下巴、鱼尾纹及整个面部组织的松垂。

软组织填充剂可成功地补充面部的容量缺失，如颞部、泪沟、颧部、鼻唇沟、下颌、颏部、唇部等，这些部位应用玻尿酸进行填充可取得良好的治疗效果。

面部评估的重要性

准确的面部评估对于制定整个治疗方案来说非常关键。评估面部老化的一个简便方法是将面部分成上、中、下3个部分（图21-1），然后进行单独评估，重要的是一定要记住，面部部位不同，老化程度也不同。

上面部（额部和眉毛）

面部老化会导致额部、眉弓、颞部和上睑皮肤变薄，使得深层结构显露，如颅骨轮廓和眶上缘变得比较明显，颞部的血管变得更加迂曲。颞部对外侧眉毛的支持力度逐渐减弱，联合上睑的饱满度逐渐丧失，会造成眉毛下垂，眉毛的位置下降到眶上缘水平或眶上缘下方。眶隔松弛使得眶隔脂肪突出，造成一个更加骨感的眶部形态（见第17章）。

年轻人的额部饱满，掩盖了皮下表情肌的形态。随着年龄的增长，面部皮下组织变薄，皱眉肌、降眉间肌和额肌收缩造成额部出现眉间纹和抬头纹，颞部出现凹陷，眶上缘变得突出，上睑皮肤松弛造成上面部的衰老面容。

女性患者，额部一般呈12°～14°的轻微前凸，眉间平坦，内侧额部平坦或有轻微前凸，没有凹陷。女性的眉毛应该在眶缘上方，中间部分比外侧略低，眉峰在角膜外侧垂线上。

男性眉毛在眶上缘位置处，比女性眉毛低，外形平直。眉尾与眉头平齐或略高，皮下软组织分布均匀，遮盖了眉弓的形态。上睑饱满，顺着上睑缘呈自然弧度，没有皮肤下垂（见第22章）。

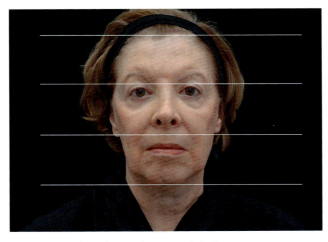

图 21-1　面部分为上、中、下 3 个部分

中面部

中面部对面部美学非常重要，因为眼睛、鼻子、嘴唇、颧骨是否协调决定了整个面部是否有吸引力（中面部呈现"年轻三角"）。

在中面部，老化会造成颧部的饱满度下降，导致面部上下比例失调。眶下缘皮下组织的萎缩使得眼轮匝肌运动对皮肤的影响更明显，导致鱼尾纹的出现。随着皮下组织的萎缩，眼轮匝肌下缘逐渐显现，在眶下缘外侧出现月牙形的睑颧沟，眶下缘内侧出现泪沟。眶下区域容量缺失会导致眼袋出现，加重泪沟。泪沟的走行方向是从内眦斜向外下至眼睑中部下方。另外睫毛下的横向轻度凹陷会随年龄的增长逐渐向眶下缘方向移动。

皮下组织流失、眶隔脂肪突出会造成下睑出现双凸畸形。眼轮匝肌与皮肤之间的组织萎缩使得皮肤紧贴在眼轮匝肌上，造成眶下缘皮肤颜色加深，导致出现疲劳外观。局部皮肤色素沉着导致出现黑眼圈。颊脂肪下垂加重鼻唇沟，颊部也会出现凹陷，后者随颧突的饱满度降低而进一步加重（见第 24 章）。

衰老还会影响到鼻软骨支架和表面的软组织。大部分的组织流失发生在眉间、鼻根和鼻背。额中部变平导致鼻额角变钝，给人鼻子长度增加的错觉。上侧鼻软骨和下侧鼻软骨之间的纤维连接减弱，造成鼻尖下垂。梨状孔骨质吸收影响到鼻底，联合上颌骨骨质吸收，导致鼻唇角变窄，进一步加重鼻尖下垂。下颌骨骨质吸收导致下颌脂肪下垂，使得鼻的长度和突度显得进一步增大。

下面部（颏部、下颌、颈部）

随着皮肤松弛度的增加、口周脂肪流失、牙槽骨吸收，下面部皮肤会显得多余，导致下颌轮廓变得不清晰。咬肌韧带支持力度减弱，导致面部脂肪向下颌缘下垂，形成双下巴。下颌缘向上退缩，导致下颌下腺等颏下内容物外露。随着下颌骨突度消失，下颌角变得模糊，使得面部与颈部直接连在一起。在颏部，由于外侧和下方的组织容量缺失，使得颏部进一步突出，颏部外侧组织萎缩下垂，使得颏部从正面看起来显得进一步变宽。

由于下颌部位皮下组织退化，周围组织包绕的下颌脂肪会显露出来。局部皮肤及脂肪的下垂，联合颈阔肌的下拉力量，形成典型的"火鸡脖"畸形，大量的颏下脂肪从颏下颈阔肌前缘膨出，进一步加重这种畸形。另外，颈阔肌的收缩会在颈部形成束带，而皮肤松弛会出现横向皱纹。随着年龄的增长，舌骨及喉逐渐下降，导致颏颈角消失或变钝。所有这些改变都会使面部的"年轻三角"发生逆转（见第 26 章）。

玻尿酸治疗

任何年轻化治疗的最初目的是恢复面部饱满协调的年轻化外观，萎缩的脂肪室需要填平，并需要重建面部正常的突度和弧度。

深部玻尿酸填充是面部重建的基础，需要硬的、高弹性、高内聚力的玻尿酸。这种玻尿酸可以增加面部的突出度，恢复面部容量，达到面部"提升"的效果。这种玻尿酸一般需要注射到骨膜层或皮下层。

浅层修饰用的玻尿酸为软的、低弹性玻尿酸。这种玻尿酸颗粒较细，适合填充皱纹、丰唇、填充泪沟和睑颧沟（见第 19 章）。

另外临床上还有一些用于提高皮肤质地的玻尿酸。

中面部的玻尿酸注射填充技术

面部年轻化治疗首先需要用玻尿酸对中面部进行容量填充。中面部被认为是最重要的治疗部位，因为此部位的治疗会影响到上、下面部的比例，无论男性还是女性都一样。除此之外，中面部治疗还可明显改善面部的疲惫外观。

上颌骨构成中面部的骨架，颧骨和颧弓构成侧面部的骨骼轮廓。中面部的骨骼在老化过程中变化不一致，上颌骨在老化过程中比颧骨更容易发生骨质流失。

骨质吸收联合脂肪萎缩和脂肪室下移会导致颊部容量缺失，形成局部凹陷。减肥和先天性因素也可以导致中面部的容量缺失。

颧弓填充

在颧弓处注射玻尿酸可以矫正此部位的骨质流失，注射时需要小心，避免过量注射，因为容易造成面部变宽，使女性呈现男性化的外观。

注射层次位于肌肉下骨膜表面，应用钝针或锐针进行注射。

锐针注射分 2～3 点，每点 0.1～0.2mL，注射到最理想的突出位置。

钝针注射应用 21G 或 25G 的针头，退针注射。钝针注射穿刺点在颧突的外侧，针头指向鼻基底，位于眶缘下方，注射量为 0.2～0.3mL。

颧颊部填充

颊部注射的最主要目的是恢复内侧的突出度。第 1 步是画出注射的范围，每个人的情况都不一样。患者取坐位，轻微后仰，注射者观察注射部位的阴影情况。

中面部骨质吸收和脂肪室萎缩后会出现"V 形凹陷"，凹陷的上界为眶下缘，前界为鼻唇脂肪室，下界为腮部脂肪，后界为咬肌皮韧带。

颧颊部注射建议用钝针，注射层次在皮下，采用退针注射方法或扇形注射方法。避免应用锐针注射，因为这个位置靠近眶下孔。

钝针的安全穿刺点在瞳孔中线的外侧，颧突下 2cm。总注射量每个人差别较大，每侧注射量一般为 0.3～3mL。

泪沟和睑颧沟填充

也许衰老最明显的一个表现就是出现泪沟和睑颧沟，这些沟槽分别与泪沟韧带和眼轮匝肌支持韧带相对应，位于睑颊交界处。

泪沟又叫鼻颧沟，从内眦向外下走行，止于眶缘下方瞳孔中线处。在外侧，有些人会有睑颧沟。很多情况下，随着年龄的老化，2 个沟会连在一起，形成 1 个沟。头侧端有突出的眶隔脂肪，尾侧端为颊部。

根据赫尔曼德（Hirmand）分类方法，我们将泪沟分为 3 度：Ⅰ度，患者只在泪沟处出现容量缺失；Ⅱ度，外侧和内侧眶下区域都有容量缺失，内侧变平；Ⅲ度，眶下区域内外侧均出现凹陷，颊部和整个颧骨区都出现容量缺失。

这些沟槽会使人显得悲伤、疲惫而衰老。这些位置的治疗具有一定的挑战性，因为注射过量、注射层次较浅或应用的材料不合适，容易造成不良后果。

泪沟治疗的目的是使下睑和眶下区域的过渡显得平滑，需要每侧注射少量（0.1～0.5mL）玻尿酸，注射到肌肉下或骨膜浅层，进针点与颊部注射的一样。避免在浅层注射，以防出现光散射（Tyndall）现象和结节。由于玻尿酸的吸水性，初次治疗仅可治疗 80% 病症，2 周后根据情况再进行补充治疗。

患者的选择也非常关键，对于下睑严重松弛、眶隔脂肪突出的患者要小心，这些患者更适合进行手术矫正。

这个位置常常需要与颊部一起治疗，一般先进行颊部填充。

鼻唇沟填充

不同种族和性别的患者鼻唇沟的表现往往不同。

鼻唇沟的治疗目的是使鼻唇沟变浅，需要记住，颊部注射同样会使鼻唇沟变浅。因此，可以先进行颧部注射,这样鼻唇沟的注射量相应会减少。鼻唇沟上半部分(鼻旁三角)由于梨状孔变大、上颌骨吸收,是注射层次最深的区域。

鼻唇沟填充避免采用大剂量注射,以防出现肿胀和血管危象。

要记住,超过92%的患者角动脉正好位于鼻唇沟内,因此应用锐针注射时要么在皮内浅层,要么在深层骨膜表面,在皮下层注射时需要用21～25G的钝针(图21-2～图21-4)。

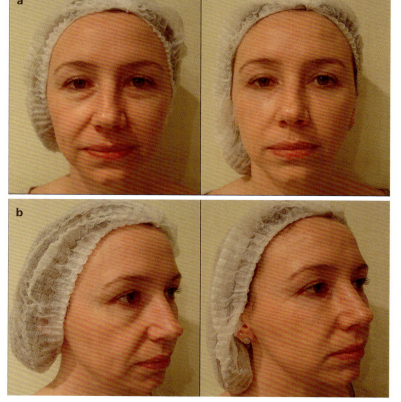

图 21-2 36岁的女性患者。(a)正面观,治疗前:颧部容量缺失明显,泪沟、鼻唇沟加重。治疗方法:每侧颧弓注射0.5mL高弹性的玻尿酸,颧内侧区域注射0.5mL高弹性的玻尿酸,泪沟注射0.3mL低弹性的玻尿酸,鼻唇沟注射0.5mL中等弹性的玻尿酸。(b)斜位观,治疗前后对比,中面部改善明显

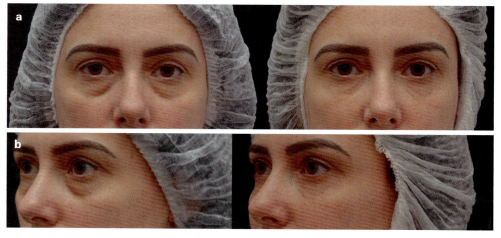

图 21-3 42岁女性患者。(a)正面观,治疗前:颧脂肪中度流失,睑颧沟和泪沟明显。治疗方法:每侧颧弓注射0.3mL高弹性的玻尿酸,颧内侧区域注射0.2mL高弹性的玻尿酸,睑颧沟和泪沟注射0.5mL低弹性的玻尿酸。(b)斜位观,治疗前后对比,中面部改善明显

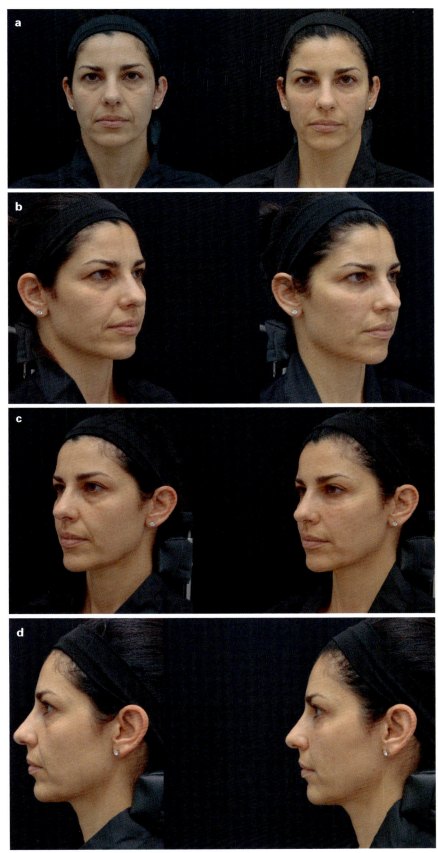

图 21-4 39 岁女性患者。(a) 正面观,治疗前:颧部脂肪中等程度流失,泪沟和鼻唇沟明显。治疗方法:每侧颧弓注射 0.3mL 高弹性的玻尿酸,泪沟和睑颧沟注射 0.4mL 低弹性的玻尿酸,鼻唇沟注射 0.5mL 的玻尿酸。(b) 右侧斜位观。(c) 左侧斜位观。治疗前后中面部改善明显。(d) 侧面观,颧部突度改善明显

上面部的玻尿酸注射填充技术

上面部的玻尿酸治疗包括额部填充和颞部填充。

颞部的注射填充是为了增加颞部的饱满度，支撑上眼睑的外侧部分，抬高眉毛，减少眶外侧皱纹。

额部的注射填充是为了增加额部的突度，抬高眉毛，减轻上眼睑皮肤松弛的状况。

眉毛是眼周和面部的重要结构，同样可以用玻尿酸进行填充。

颞部填充

颞部填充时应首先辨认出颞浅动脉和颞浅静脉，然后找到颞线位置，确认最凹陷部位。进针点位于外侧眶缘上 1cm 与颞线外侧 1cm 的交会处。将针头垂直扎到骨膜上，回抽大约 7s，然后缓慢在骨膜表面注射。用非注射手食指轻压在针头上方的发际线处，防止玻尿酸扩散到头发下方，造成不必要的浪费。注射速度要慢，确保针头一直位于骨膜上。拔出针头后，压迫注射部位几分钟，以避免刺破的深静脉渗血扩散到周围，引起淤青。每侧颞窝一般注射 0.5 ~ 1mL，注射后可轻压塑形。严重凹陷时需要每侧注射 2mL，并且需要进行多次注射。

选择颞窝上部进行骨膜表面注射可以减少刺破血管的风险，因为此处血管较少，颞肌纤维较薄。颞深动脉和颞中动脉一般位于此部位后方，血管较小，因为它们从上颌内动脉第 2 段发出后慢慢变细。

最后，避免在颧弓上方进行注射，因为颧弓上方有上颌内动脉分支，有引起硬腭坏死的风险。

需要注意的是颞窝上部深层骨膜注射时会看到短暂的皮下颞静脉丛增粗现象。

表浅注射需要用钝针，并仔细观察针头的位置。表浅注射容易造成局部不平整，需要治疗后几天内进行按摩。

额部填充

动态额纹一般用肉毒素进行治疗，但玻尿酸可用来治疗深的静态横纹，并使整个额部外观显得平滑。

一般沿着额部皱纹进行 6 点注射，第 1 点靠近皱纹的外侧端，距离眉毛 2cm，注射前需要回抽。在骨膜上缓慢注射，注射要深，避开额部和颞部的血管神经。针尖必须在帽状腱膜下的骨膜上，这层无血管走行。沿着皱纹向内侧进行第 2 点和第 3 点注射，每针都需要距离眉毛 2cm 以上，每针注射时都要回抽。同样骨膜上注射时速度要慢，需要避开眶上血管束和滑车上血管束及颞浅血管的额支。用同样的方法在对侧额部进行 3 点注射。总注射量一般为 0.2 ~ 1mL，取决于额部凹陷的情况。注射过程中避免划伤骨膜，因为会引起疼痛和肿胀。注射后需要按摩，以使额部平整。

眉毛塑形

眉毛的位置和形状会随着年龄而发生改变。注射填充可以使眉毛轮廓明显，在有些患者应用肉毒素提升眉毛效果不佳时，注射填充物可以使患者眉尾抬高。

用锐针注射时，一般注射 2 点。首先辨认出眶缘，避免不小心注射到眶内。先于眉尾注射第 1 针，缓慢注射到骨膜层，然后向上按摩塑形。避免过度注射，因为会造成眉毛过度突出，或引起上睑水肿。在眉毛内侧采用相同的方法注射第 2 针，在眶上孔外侧注射时一定要避免注射到眶上孔内。

也可以用钝针注射对眉毛进行塑形，注射平面在肌肉下层。即使应用钝针，也要避开眶上孔和滑车上部位（图 21-5）。

图 21-5 43 岁的患者。（a）正面观，注射前：疲惫外观，颧部组织缺失严重，中等程度颞部凹陷。治疗方法：每侧颧弓注射 0.5mL 高弹性的玻尿酸，每侧颧内侧注射 0.5mL 高弹性的玻尿酸，每侧颞窝注射 0.5mL 的玻尿酸。（b）右侧斜位观，颧突、眉毛位置和上睑松弛改善明显（箭头所示）。（c）左侧斜位观

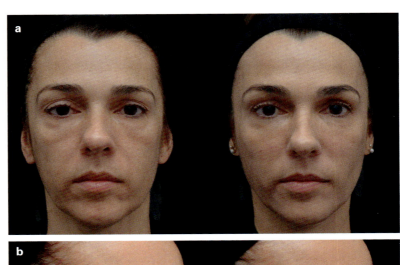

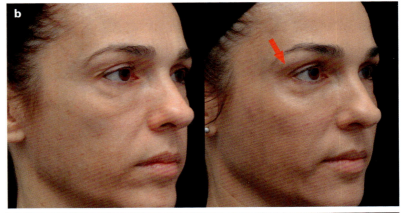

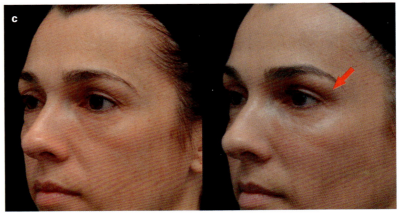

下面部的玻尿酸注射填充技术

下面部轮廓主要由下颌骨决定。一个明显的下颌轮廓及下颌角和适当比例的颏部让面部显得年轻而有吸引力。

下颌轮廓和下颌角重塑可以恢复因老化而丧失的面部轮廓。合适的患者是那些面部松弛，面部轮廓轻度到中度丧失的患者，也适用于男性患者，可用来提高男性的阳刚之气，因为对男性来说，无论下颌角还是下颌轮廓都应该显得非常有棱角。

下颌重塑也可以用于"心形脸"的女性患者，可以使下面部的轮廓更清晰。

颏部填充也可以改善下面部的轮廓，矫正下颌发育不良，并可以与面部年轻三角治疗和面部年轻化治疗联合起来。轻度到中度的下颌发育不良可通过玻尿酸填充进行矫正，而不需要进行正颌手术和硅胶假体隆颏手术。

通过下颌和颏部轮廓重塑后，口周的治疗对于下面部年轻化也非常关键。

下颌轮廓重塑

下颌轮廓重塑常用长 38 ~ 50mm 的 21 ~ 25G 钝针进行填充，钝针可以在更少的穿刺眼的基础上进行更大面积的注射。采用退针注射方法和单点注射方法，注射层次在皮下或骨膜上。

对下颌角和下颌缘进行填充时，重要的是标记出下垂最明显的位置，在双下颏位置不能进行注射。钝针向着下颌角方向进入到皮下层或骨膜表面，退针注射 0.3 ~ 0.5mL，注射后适当用力进行塑形。在这个位置操作时需要注意面动脉的下颌支。在下颌骨体表面进行治疗后，重新进针到下颌骨升支进行注射。进针点位于下颌角的正下方，在皮下层退针注射 0.1 ~ 0.2mL 的玻尿酸。

为了更好地对下颌轮廓进行塑形，我们需要对颏外侧区域进行注射填充。注射位置在下颌脂肪和颈阔肌外侧缘之间。在这个位置操作时也必须用钝针，进针点在下颌脂肪前。针头朝向颏部，在皮下层或骨膜表面退针注射 0.1 ~ 0.2mL 的玻尿酸。

由于颈阔肌纤维与咬肌、降口角肌、颏肌、笑肌和口轮匝肌有交织，放松颈阔肌对下颌轮廓的改善也非常重要。

颏部填充

颏部注射可用钝针或锐针。锐针注射在骨膜层，分 2 点注射，对应两侧的颏肌。每侧注射 0.2 ~ 0.5mL，对于颏部后缩严重的患者，注射量可以大一些。

钝针注射时，按照如下方法画线：首先沿着颏部形态画 1 个半圆，在两侧颏肌之间画 1 条垂线，在半圆的底部画 1 条水平线，然后再在此线上方画 1 条平行线，形成的 2 个方形区域为玻尿酸的注射范围。在方形区域外侧 1cm 进针，进入到骨膜平面，直达一侧方形的中心。每侧注射 0.2 ~ 0.5mL 的玻尿酸。

颏肌下脂肪会影响到颏唇沟，填充此处脂肪室会改善随年龄增长逐渐加深的颏唇沟。

用肉毒素放松颏肌可以对颏部进行更好的塑形。

口周填充

口周区域一般被划到下面部,口周的上界为鼻底和鼻唇沟,下界为颏部。

下面部又可以分为 3 个部分:上 1/3 包括上唇,下 2/3 包括下唇和颏部。

口角应该位于角膜内侧缘的垂线上。

唇部填充

唇部饱满、轮廓清晰是年轻的标志。一个漂亮的上唇呈 M 弓形,又叫丘比特(Cupid)弓,弓的顶点对应人中嵴的下端。理想的上、下唇比例为 1∶1.6,也就是下唇常常要比上唇厚而饱满。侧面观唇部要突出,上唇位于下唇前 2mm(见第 25 章)。

随着年龄的老化,唇部轮廓逐渐不清晰,唇部变得平坦,上唇变长,丘比特(Cupid)弓消失,口角下垂。

很多因素会使人出现过早衰老,遗传因素和不良生活习惯如吸烟会加快人的老化过程。当皮肤变薄、口轮匝肌萎缩后,唇红缘上方会出现垂直性皱纹,嘴唇的饱满度、突出度及轮廓逐渐消失。外侧口角下垂,颊部软组织失去支撑,木偶纹变得明显。

唇部注射的最终目的是根据种族、文化、年龄和性别的不同,采用不同的治疗方法来改善唇部与面部的三维立体关系。

嘴唇分为内侧面和外侧面两部分。唇的内侧面是唇黏膜,又叫湿唇;外侧面是皮肤。内、外唇之间的过渡区叫唇红缘。唇黏膜下有口轮匝肌纤维存在。口轮匝肌纤维将黏膜下脂肪分成 2 个脂肪室。

- 表浅脂肪室,在唇红下,口轮匝肌上。
- 深部脂肪室,在口轮匝肌下,唇黏膜上,上、下唇动脉走行在此脂肪室内。

根据如上所述,嘴唇可分为 3 个解剖区域。玻尿酸治疗需要考虑这方面的问题,因为对每个区域的治疗得到的结果是不一样的。

- 唇部轮廓塑形:玻尿酸注射可以使唇部轮廓清晰,一般在唇红缘真皮内进行退针注射。
- 唇红和干唇部位注射:这个部位的注射可以增加唇部的突出度,形成新的唇部弧度。治疗时需要将玻尿酸注射到表浅脂肪室,退针注射或单点注射均可。
- 唇黏膜注射:这个部位的注射可以增加唇部的体积,因为牙槽弓使这个部位向前突出。治疗时需要将玻尿酸注射到深部脂肪室,注射层次在口轮匝肌下,单点注射。由于唇动脉走行在这个脂肪室内,注射前需要回抽,以免误入到血管内,注射速度要慢,一旦出现剧烈疼痛或皮肤发白,要立刻停止注射。出于安全原因,强烈建议采用钝针注射方法来操作。

唇部进行真皮浅层注射或真皮内注射时,可以应用利多卡因进行局部麻醉。

嘴角和木偶纹填充

口周的衰老是由一系列原因造成的,包括脂肪流失、皮肤变薄、骨质吸收等。降口角肌和颈阔肌的不断收缩也会造成口周衰老,临床上可出现口角下垂、木偶纹加深的现象。

如果治疗的主要目的是提升口角和改善木偶纹,要将玻尿酸注射在下唇的外侧部分,退针注射,在局部形成一个水平支柱,对口角提供支撑。再垂直注射3针,形成一个支撑的倒三角。口轴位置少量注射可以提升口角。对降口角肌和颈阔肌进行肉毒素注射也可以改善局部外观。

口周垂直皱纹可采用线形退针注射方法进行矫正,联合肉毒素对口轮匝肌进行治疗可以取得更好的效果。

治疗人中嵴时需要记住,它们不是平行的2条柱,而是更像一个倒V形,向鼻小柱方向逐渐收窄(图21-6~图21-10)。

玻尿酸治疗对肤质的改善

研究表明,玻尿酸可以提高细胞外基质的含水量,并刺激成纤维细胞的活性,从而促进胶原蛋白和弹性纤维的合成。因此,玻尿酸可用于皮肤年轻化的治疗。

在提高皮肤含水量方面,交联玻尿酸和非交联玻尿酸均可应用。但玻尿酸用于中胚层治疗目前

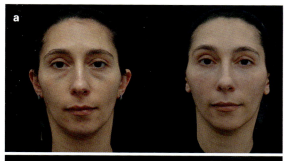
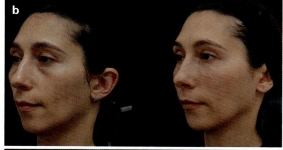
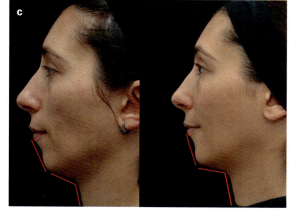

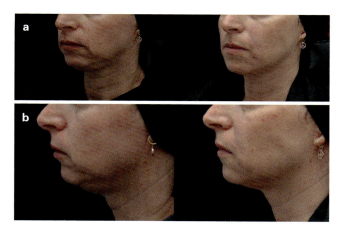

图21-7 47岁女性患者。(a)斜位观,治疗前:下颌后缩,下面部皮肤松垂。治疗方法:颏部注射1mL的玻尿酸,下颌骨前半部分每侧注射0.5mL的玻尿酸。(b)侧面观,颏部和下颌轮廓改善明显

图21-6 39岁女性患者。(a)正面观,治疗前:中度到重度颧部组织流失,泪沟明显。治疗方法:每侧颧弓注射0.3mL高弹性的玻尿酸,颧内侧区域注射0.5mL高弹性的玻尿酸,每侧泪沟注射0.4mL低弹性的玻尿酸,颏部注射1mL的玻尿酸。(b)左侧斜位观,颧突和泪沟改善明显。(c)侧面观,颧部和颏部突度增加,颏颈角变小

第 21 章 玻尿酸对面部的美容治疗

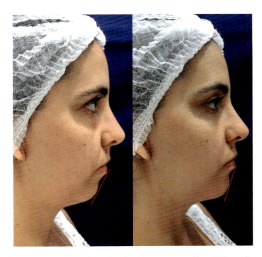

图 21-8 27 岁女性患者，严重下颌后缩。应用 4mL 高弹性的玻尿酸进行颏部注射，治疗后颏部形态改善明显

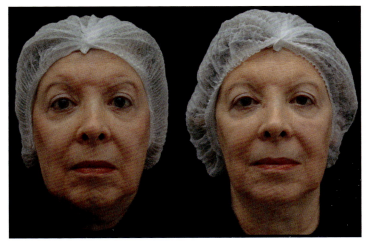

图 21-9 73 岁女性患者。治疗前：眶下凹陷，腮部下垂。治疗方法：每侧颧弓注射 0.5mL 高弹性的玻尿酸，每侧颞部注射 0.3mL 高弹性的玻尿酸，每侧下颌骨前半部分注射 0.5mL 高弹性的玻尿酸，颏部注射 1.4mL 高弹性的玻尿酸。治疗后眶部、颊部、下颌及颈前区域形态改善明显

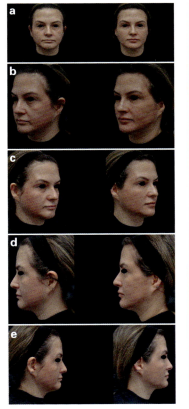

图 21-10 42 岁女性患者。(a) 全面部玻尿酸治疗前后对比。治疗方法：每侧颧弓注射 0.5mL 高弹性的玻尿酸，每侧眶下区域注射 0.2mL 高弹性的玻尿酸，每侧颞部注射 0.7mL 高弹性的玻尿酸，颏部注射 1mL 高弹性的玻尿酸，每侧下颌骨前半部分注射 0.3mL 高弹性的玻尿酸，每侧下颌骨体部注射 0.7mL 高弹性的玻尿酸，唇部注射 1mL 中等弹性的玻尿酸。(b) 左侧斜位观。(c) 右侧斜位观。(d) 左侧侧面观。(e) 右侧侧面观。(f) 右侧斜位放大照，唇部的厚度、突出度和颏部形态得到改善。(g) 正面放大照，唇部的厚度、突出度和颏部形态得到改善。(h) 右侧位放大照，唇部的厚度和突出度、颏部长度和突出度、颏颈角都明显得到改善

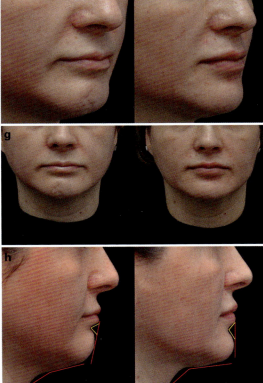

仍有争论。

注射时必须用微针，注射在真皮浅层，每点间隔 1 ~ 1.5cm。对于非交联玻尿酸，注射层次一定要浅。注射后一般会形成皮丘，几天后消失。对于交联玻尿酸，要避免形成皮丘，注射后要及时按摩。注射前可以采用表面麻醉，以减轻注射过程中的痛感。为了达到更好的治疗效果，建议2周内连续注射 2 ~ 3 次（非交联玻尿酸）或每月注射 1 次（交联玻尿酸）（见第 27 章）。

面部、颈部、上胸部、手背均可进行水光治疗，也可以联合激光、磨削和其他填充剂进行治疗，治疗效果会更好（见第 28 章）（图 21-11）。

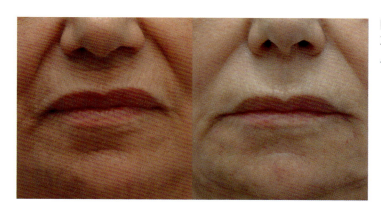

图 21-11 75 岁患者。在口周注射 1mL 的交联玻尿酸来改善肤质。(a) 治疗前。(b) 治疗后 2 个月的效果

结论

面部老化是个复杂的过程，包括皮肤、肌肉及骨骼都会发生改变，所以，想要面部年轻化，需要针对各种结构都进行治疗。

玻尿酸可补充组织容量，改善面部的轮廓和外形，也可用于面部精细部位如眶周、口周区域的治疗。玻尿酸还可以改善皮肤肤质。

总结

- 为了有效地进行面部年轻化治疗，医生们需要掌握有关面部老化的解剖知识。
- 皮肤变薄、脂肪萎缩、骨质吸收会导致面部软组织下垂，使皮肤出现皱纹。
- 面部的精准评估对于制定玻尿酸治疗方案非常重要。
- 治疗的初步目的是恢复面部的饱满度及各部位之间的协调性，使面部变得更年轻。
- 需要填充面部萎缩的脂肪室，重建面部的突度和弧度。
- 面部深部注射可起到容量填充的作用，一般用硬的、高弹性、高内聚力的玻尿酸。这种玻尿酸可增加面部突出度，恢复组织容量，达到面部提升的效果。

- 玻尿酸容量填充应注射到骨膜层或皮下层。
- 用于修饰作用的玻尿酸应该是软的、低弹性的玻尿酸，这种玻尿酸一般用于填平皱纹、丰唇、填充泪沟和睑颧沟。
- 首先需要进行中面部的治疗，因为这个部位的治疗结果可以影响到上面部、下面部，这一点非常重要。

参考文献

[1] Andre P. Hyaluronic acid and its use as a rejuvenation agent in cosmetic dermatology. Semin Cutan Med Surg. 2004;23(4):218–222.
[2] Bertucci V, Lynde CB. Current concepts in the use of small-particle hyaluronic acid. Plast Reconstr Surg. 2015;136(5 Suppl):132S–138S.
[3] Borrell M, Leslie DB, Tezel A. Lift capabilities of hyaluronic acid fillers. J Cosmet Laser Ther. 2011; 13(1):21–27.
[4] Bosset S, Barre P, Chalon A, et al. Skin ageing clinical and histopathologic study of permanent and reducible wrinkles. Eur J Dermatol. 2002;23:247–252.
[5] Braz AV, Aquino BO. Preenchimento do sulco nasojugal e da depressao infraorbital lateral com microcanula 30G. Surg Cosmet Dermatol. 2012;4(2):178–181.
[6] Braz AV, Mukamal LV. Preenchimento labial com microcanula. Surg Cosmet Dermatol. 2011;3(3):257–260.
[7] Braz AV, Sakuma TH. Midface rejuvenation an innovative technique to restore cheek volume. Dermatol Surg. 2012;38(1):118–120.
[8] Braz AV, Mukamal LV, Costa DLM. Manejo cosmetico del tercio medio e inferior de la cara. In: Atamoros FP, Merino JE, editors. Dermatologia cosmetica. Cidade do Mexico: Elsevier Masson Doyma; 2011.
[9] Braz AV, Louvain D, Mukamal LV. Combined treatment with botulinum toxin and hyaluronic acid to correct unsightly lateral chin depression. An Bras Dermatol. 2013;88(1):138–140.
[10] Callan P, Goodman GJ, Liew S, et al. Efficacy and safety of a hyaluronic acid filler in subjects treated for correction of midface volume deficiency a 24 month study. Clin Cosmet Investig Dermatol. 2013;6:81–89.
[11] Carruthers A, Carruthers J, Hardas B, et al. A validated lip fullness grading scale. Dermatol Surg. 2008; 34(Suppl2):161–166.
[12] Coleman SR. Structural fat grafting. St. Louis: Quality Medical Publishing; 2004.
[13] Coleman SR, Grover R. The anatomy of the aging face volume loss and changes in 3-dimensional topography. Aesthet Surg J. 2006;26(S):S4–9.
[14] de Maio M, Swift A, Signorini M, et al. Facial assessment and injection guide for botulinum toxin and injectable hyaluronic acid fillers focus on the upper face. Plast Reconstr Surg. 2017;140(2):265–276.
[15] Donofrio LM. Fat distribution a morphologic study of the aging face. Dermatol Surg. 2000;26:1107–1112.
[16] El-Doyati M, Attia S, Saleh F, et al. Intrinsic aging vs. photoaging a comparative histopathological, immunohistochemical, and ultrastructural study of skin. Exp Dermatol. 2002;11:398–405.
[17] Ellebogen R, Youn A, Yamini D, Svehlak S. The volumetric face lift. Aesthet Surg J. 2004;24:514–522.
[18] Fenske NA, Lober CW. Structural and functional changes of normal aging skin. J Am Acad Dermatol. 1986; 15:571–585.
[19] Fulton JE Jr, Rahimi AD, Helton P, et al. Lip rejuvenation. Dermatol Surg. 2000;26:470–474.
[20] Ghavami A, Pessa JE, Janis J, et al. The orbicularis retaining ligament of the medial orbit: closing the circle. Plast Reconstr Surg. 2008;121(3):994–1101.
[21] Fig. 11 Seventy-five-yearold patient. Before and after injection of 1 ml of crosslinked HA for skin quality improvement at perioral region. Results after 2 months 238 S. Zimbres Guyuron B. The aging nose. Dermatol Clin. 1997; 15:659–664.
[22] Hirmand H. Anatomy and nonsurgical correction of the tear through deformity. Plast Reconstr Surg. 2010; 125(2):699–708.
[23] Hwang K, Nam YS, Kim DJ, et al. Surgical anatomy of retaining ligaments in the periorbital area. J Craniofac Surg. 2008;19(3):800–804.
[24] Jones D, Murphy DK. Volumizing hyaluronic acid filler for midface volume deficit 2-year results from a pivotal single-blind randomized controlled study. Dermatol Surg. 2013;39(11):1602–1612.

[25] Klein AW. In search of the perfect lip. Dermatol Surg. 2005;31(11 Pt 2):1599–1603.

[26] Landau M, Fagien S. Science of hyaluronic acid beyond filling fibroblasts and their response to the extracellular matrix. Plast Reconstr Surg. 2015; 136(5 Suppl):188S–195S.

[27] Medelson BC, Muzaffar AR, Adams WP Jr. Surgical anatomy of the midcheek and malar mounds. Plast Reconstr Surg. 2002;110:885–911.

[28] Moss CJ, Medelson BC, Taylor GI. Surgical anatomy of the ligamentous attachments in the temple and periorbital regions. Plast Reconstr Surg. 2000; 105: 1475–1498.

[29] Ozdemir R, Kilinc H, Unlu E, et al. Anatomicohistologic study of the retaining ligaments of the face and use in face lift retaining ligament correction and SMAS placation. Plast Reconstr Surg. 2002;110:1134–1147.

[30] Pessa JE. An algorithm of facial aging verification of Lambros's theory by three-dimensional stereolithography, with reference to the pathogenesis of midfacial aging, scleral show, and the lateral suborbital through deformity. Plast Reconstr Surg. 2000; 106: 479–487.

[31] Pessa JE, Zadoo VP, Mutimer KL, et al. Relative maxillary retrusion as a natural consequence of aging: combining skeletal and soft tissue changes into an integrated model of midfacial aging. Plast Reconstr Surg. 1998;102:205–212.

[32] Pierre S, Liew S, Bernadin A. Basics of dermal filler rheology. Dermatol Surg. 2015;41(Suppl 1):S120–126.

[33] Price RD, Berry MG, Navsaria HA. Hyaluronic acid the scientific and clinical evidence. J Plast Reconstr Aesthet Surg. 2007;60(10):1110–1119.

[34] Raspaldo H. Temporal rejuvenation with fillers global facesculpture approach. Dermatol Surg. 2012;38:261–265.

[35] Raspaldo H, Gassia V, Niforos FR, et al. Global, 3-dimensional approach to natural rejuvenation part 1. Recommendation for volume restoration and the periocular area. J Cosmet Dermatol. 2012;11:279–289.

[36] Reece EM, Pessa JE, Rohrich RJ. The mandibular septum anatomical observations of the jowls in agingimplications for facila rejuvenation. Plast Reconstr Surg. 2008;121(4):1414–1420.

[37] Rohrich RJ, Pessa JE, Ristow B. The youthful cheek and the deep medial fat compartment. Plast Reconstr Surg. 2008;121:2107–2112.

[38] Sarnoff DS, Saini R, Gotkin RH. Comparison of filling agents for for lip augmentation. Aesthet Surg J. 2008;28:556–563.

[39] Shaw RB Jr, Kahn DM. Aging of the midface bony elements a three dimensional CT study. Plast Reconstr Surg. 2007;119:675–681.

[40] Shaw RB, Katzel EB, Koltz PF, et al. Aging of the facial skeleton aesthetic implications and rejuvenation strategies. Plast Reconstr Surg. 2011;127:374–383.

[41] Sherris DA, Larrabee WF. Anatomic considerations in rhytidectomy. Facial Plast Surg. 1996;12:215–222.

[42] Swift A, Remington K. Beauthiphication a global approach to facial beauty. Clin Plast Surg. 2011;38:347–377.

[43] Wang F, Garza LA, Kang S, et al. In vivo stimulation of de novo collagen production caused by cross-linked hyaluronic acid dermal filler injections in photodamaged human skin. Arch Dermatol. 2007; 143(2): 155–163.

[44] Weinkle S. Injection techniques for revolumization of the perioral region with hyaluronic acid. J Drugs Dermatol. 2010;9(4):367-371.

[45] Yang HM, Lee JG, Hu KS, et al. New anatomical insights on the course and branching patterns of the facial artery clinical implications of injectable treatments to the nasolabial fold and nasojugal groove. Plast Reconstr Surg. 2014;133(5):1077–1082.

第 22 章　额部、颞部、眶周的玻尿酸注射

法比亚娜·布拉加·法兰西·瓦尼克、迭戈·塞奎拉·亚历山大和玛丽亚·克劳迪娅·阿尔梅达·伊萨（Fabiana Braga França Wanick, Diego Cerqueira Alexandre and Maria Claudia Almeida Issa）

目录

前言	234
注射填充部位的相关解剖	234
额部	235
颞部	236
眶周	237
额部、颞部、眶周的老化过程	238
额部	239
颞部	239
眶周	240
各部位的玻尿酸填充	240
颞部、额部、眶周的玻尿酸注射	241
额部	241
颞部	242
眶周	245
垂直骨膜上单点注射技术 (VSDT)	247
线形注射技术	247
其他注射技术	247
治疗后的护理	248
并发症	248
早期并发症	248
晚期并发症	249
总结	249
参考文献	249

F. B. F. Wanick (*) · D. C. Alexandre
Fluminense Federal University, Niterói, Brazil
e-mail: fabiana.wanick@gmail.com

M. C. A. Issa
Department of Clinical Medicine (Dermatology),
Fluminense Federal University, Niterói, Rio de Janeiro,
Brazil
e-mail: dr.mariaissa@gmail.com

© Springer International Publishing AG, part of Springer Nature 2019
M. C. A. Issa, B. Tamura (eds.), *Botulinum Toxins, Fillers and Related Substances*, Clinical Approaches and Procedures in Cosmetic Dermatology 4, https://doi.org/10.1007/978-3-319-16802-9_18

摘要

玻尿酸和其他填充剂一样可用来进行软组织填充，治疗因老化造成的各种畸形，治疗过程安全，恢复时间短。对面部解剖和面部分区的了解及对各种治疗方法适应证的掌握是取得良好治疗效果的关键，同时也可以减少并发症的发生，尤其在额颞部和眶周区域。这些部位的血管走行需要特别注意，如果操作不当，会造成严重的注射并发症，如血管堵塞、血管狭窄或栓子形成。本章我们将探讨这些部位的相关解剖和最佳注射方法。

关键词

颞部；额部；眶周；注射；玻尿酸填充剂；面部解剖

前言

玻尿酸注射可对软组织进行容量填充，并为软组织提供支撑，从而可以矫正面部老化造成的各种畸形，治疗过程安全，恢复期短。有些方面的知识必须掌握，以便取得良好的治疗效果、减少并发症的发生，如对面部解剖、面部分区、各种玻尿酸特性和各种注射方法适应证的掌握。

皮肤科医生必须详细了解面部各分区的解剖及各分区骨质和脂肪吸收的情况，以便对面部主要老化部位进行针对性的治疗。另外，需要对面部各表情肌单独进行动态分析，避免治疗后出现不自然的外观。组织缺血坏死是一种严重的并发症，这也是为什么需要特别注意眉间、眶周、鼻部、额部血管的原因，这种并发症主要是由于血管堵塞或在血管内形成栓子造成的。

注射填充部位的相关解剖

本章讨论的面部解剖主要涉及额部、颞部、眶周等部位。评估老化对面部结构的影响需要了解皮肤、骨骼、肌肉、血供、感觉神经、运动神经以及淋巴回流等方面的解剖。

皮肤分为4层：角质层、颗粒层、棘状层和基底层。真皮由细胞外基质如胶原纤维、弹性纤维、糖蛋白、糖胺多糖、蛋白多糖等组成。真皮血供丰富，含有神经末梢，真皮内注射要比皮下注射疼得多。皮下层位于真皮下，含有脂肪组织，脂肪层又分为网状层（富含血管和神经）和板状层。皮下层的厚度、组织排列、纤维情况对于容量填充非常重要。最近的研究表明，面部脂肪分为多个脂肪室，会随面部老化出现一定的变化，因此需要对其进行评估和讨论。

在对面部血管系统进行的研究中，我们需要注意注射填充造成血管堵塞的相关文献报道（图22-1）。每个部位的解剖特点将在下面进行描述。

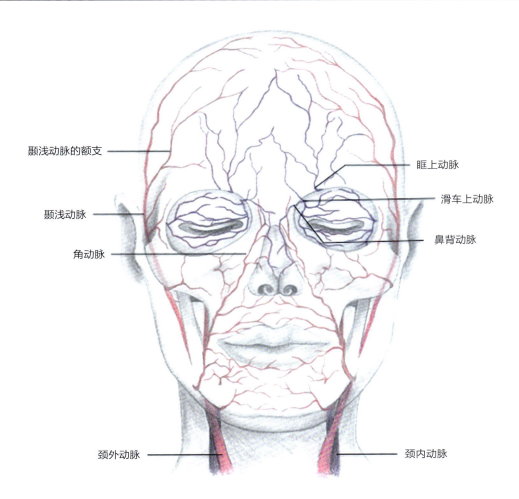

图 22-1 面部血管系统及颈内动脉和颈外动脉之间的吻合支。避免在血管吻合区域进行注射,因为这样容易造成血管堵塞

额部

额部的下界为眉毛和鼻根,上界是发际线。发际线较高的患者或秃发患者,额部的上界为额肌上缘。额部可以单纯地分为中央部和两个外侧部或颞部,它们之间的分界为上颞线。

额部皮肤厚,血供丰富,与皮下组织紧紧粘连在一起,形成一个弹性较差的软组织层。额部的表皮与真皮比中下面部厚,皮下脂肪位于帽状腱膜下,含有血管、神经和淋巴系统。帽状腱膜是一层薄而致密的纤维结缔组织,是颞部和下面部 SMAS 系统的延续。帽状腱膜下的疏松网状层血供丰富,组织致密,将帽状腱膜和骨膜联系在一起。骨膜是增厚的结缔组织层,与颅骨外板紧紧贴在一起,包绕额骨、颧骨和上颌骨。面神经的颞支离开颞窝后,走行在额肌的深面,支配额肌、皱眉肌和眼轮匝肌(图 22-2)。

额中部的感觉由滑车上神经和眶上神经支配,后者负责额部前外侧的感觉。眶上神经从眶上缘内中 1/3 交界处穿出,在额肌和帽状腱膜下向额部外上方走行。颞神经的额支走行在颞浅筋膜内,

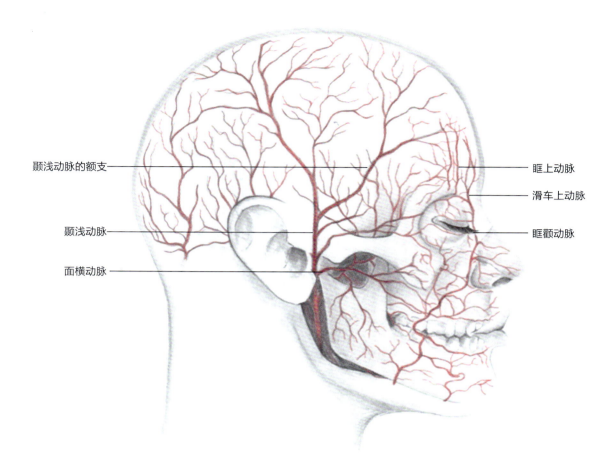

图 22-2 额颞部的血管系统

主要负责额肌的运动。额部、颞部和头顶的血供由颞浅动脉负责，颞浅动脉是颈外动脉的终末支，颞部的静脉回流主要由颞浅静脉负责。

颞部

颞部的上界为上颞线，下界为颧弓，前面为颧骨的额突。颞部的发际线从上到下斜跨过颞部，有多种形态。颞部的骨骼包含额骨、蝶骨、顶骨和颞骨。

颞部皮肤比较薄，含有非常多的致密结缔组织。颞部的深层脂肪非常致密，可见到颊脂肪垫的颞突。颞部的头发区皮肤厚，血管丰富。上、下颞纤维隔是颞脂肪室的上、下界。颞部脂肪室的范围从额部直达颈部，是最重要的颊外侧脂肪室，具有明显的前界，叫颊外侧纤维隔。

颞顶筋膜（又叫颞浅筋膜）薄而富有弹性，血管丰富，位于皮下脂肪层下，与皮肤连接紧密。颞浅筋膜与 SMAS 类似，在上颞线，颞浅筋膜与额部和头皮的帽状腱膜相延续。颞深筋膜是一层厚的结缔组织，包绕颞肌。颞深筋膜在颧弓上 2～3cm 处又分为浅层（又叫颞中筋膜）和深层，包绕着颞深脂肪，并向下分开继续包绕颧弓。

颞浅筋膜内有面神经的颞支。颞深筋膜内有颞中血管和颞深血管，负责颞肌的血供。颞中动脉是颞浅动脉的一个分支，是颈外动脉的一个终末支（图22-2），颞浅动脉负责额部、颞部和头顶的血供。有时可透过皮肤看到颞浅动脉和颞浅静脉。由于这些原因，在颞部注射时需要我们考虑血管的走行。颞部的主要静脉是颞浅静脉，负责颞部、额部和头顶的静脉回流。

眶周

眼球位于骨性眶腔内，骨性眶腔分为眶上缘、眶下缘、眶外侧缘和眶内侧缘。额骨形成眶上缘，外侧为额骨的颧突。额骨和颧骨形成眶外侧缘，而眶下缘由上颌骨和颧骨组成。眶外骨膜与眶内骨膜之间的过渡区叫作弓状缘，是一层增厚的结缔组织。弓状缘与整个眶缘紧紧贴附在一起。在外下眶缘有一个凹陷，叫艾斯勒（Eisle）隐窝。眶部又分为内眦部、外眦部、泪腺上部、泪腺下部及上眼睑、下眼睑部分。骨性眶缘缺乏明显的血管结构。上颌骨、泪骨和额骨构成内侧眶缘。在眶缘下方，瞳孔中线处，上颌骨上有眶下孔，眶下血管和神经从此孔穿出。眶上孔位于眶上缘内侧部分，有眶上血管神经穿出。眶上血管神经位于滑车上血管神经的外侧。

眼轮匝肌是一个环形肌肉，起自睑韧带和眶韧带，起到括约肌的作用。眼轮匝肌可分为3个部分：睑板部、睑部和眶部。下睑部轮匝肌与上颌骨紧紧相连，肌肉下没有明显的解剖分层。然而，在外侧睑颧交界处，眼轮匝肌与其下骨骼之间是韧带结构（眼轮匝肌支持韧带），此处眼轮匝肌下有一个明显的解剖层次。

睑部眼轮匝肌表面皮肤薄，没有皮下脂肪。眶部眼轮匝肌表面的皮肤相对较厚，皮肤与眼轮匝肌之间由颧脂肪垫分开。眼轮匝肌下脂肪（SOOF）位于上半部颧骨的表面，与眶内脂肪之间由眶隔分开。颧脂肪垫位于眶缘外下方。面部老化可导致SOOF和眶内脂肪下垂突出。

1993年，弗劳尔斯（Flowers）发明了"泪沟畸形"这个术语，指的是从内眦到眶下缘瞳孔中线的自然凹陷。这个凹陷是由如下解剖结构造成的：①眶隔固定在弓状缘的内下位置。②在内眼角肌肉的外侧部分与眼轮匝肌的内侧部分之间有一个三角形间隙。③泪沟处的眼轮匝肌表面缺乏脂肪组织。

睑颊交界，即泪沟和睑颧沟沿着眶下缘向外侧延伸（图22-3）。阿道克（Haddock）等认为，泪沟和睑颧沟在不同的解剖层次有不同的特点。眼睑皮肤和下方的颊部皮肤有不同的质地和厚度，眼轮匝肌和皮肤之间没有脂肪，形成一个明显的皮肤分界线。在皮下层，泪沟和睑颧沟对应着眼轮匝肌睑部和眶部的交界处。颧脂肪垫的头侧端对应着部分泪沟和睑颧沟，正好位于眼轮匝肌睑部和眶部的交界处。在眼轮匝肌下，泪沟和睑颧沟解剖不同。泪沟处的睑部轮匝肌牢牢固定在骨骼上，肌肉下没有明显的解剖层次。然而，在睑颧沟处，眼轮匝肌通过支持韧带固定到骨骼上，不像泪沟区域，此位置肌肉下有一个明显的层次，可将玻尿酸轻松注射到这层，手术时也可以在这个层次进行剥离。

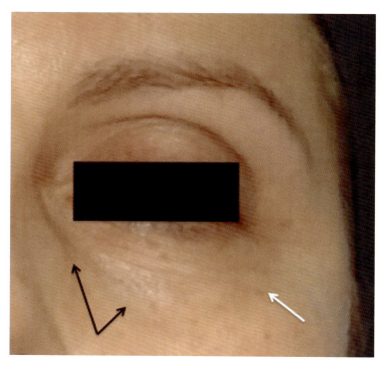

图 22-3 泪沟是从内眦向外下方向的自然凹陷（黑色箭头处）。睑颧沟位于眶下外侧部分（白色箭头处）

凯恩（Kane）将泪沟确定为眶下缘内侧中央的凹陷，上界为突出的眶隔脂肪，下界为增厚的颊部皮肤、皮下脂肪、眼轮匝肌下脂肪和部分颧脂肪垫。文献作者认为，由于泪沟内侧的皮下脂肪较少，所以显得更深，而在外侧则会逐渐变浅。

三叉神经的一些分支负责支配眶周的感觉。眼神经的睑支负责支配上睑的感觉，而眶下神经终末支负责支配下睑的感觉。面神经的分支负责支配眼轮匝肌运动。面神经的额支走行在颞浅筋膜内，负责支配眼轮匝肌上半部分的运动。面神经的颧支负责支配眼轮匝肌下半部分的运动。

视网膜中央动脉是眼动脉的一个分支，眼动脉起自颈内动脉。视网膜中央动脉堵塞会造成失明。视网膜静脉与视网膜动脉伴行，汇入到海绵窦。眼睑静脉与角静脉、眼静脉、颞浅静脉有交通。角静脉与眼静脉之间的吻合使得眼睑内侧静脉和鼻背外侧静脉与海绵窦相通，这种解剖结构可能会使面部感染会蔓延到颅内。眶下动脉起自翼颌裂（靠近上颌结节），从眶下孔穿出到面部，它的终末支营养中面部、下睑、外鼻和上唇等（图 22-4）。

额部、颞部、眶周的老化过程

老化导致面部改变的顺序依次是表皮与真皮变薄，皮下脂肪发生萎缩，骨质结构发生改变，皮下肌肉变弱。颞部、额部及眶周区域的解剖学改变都有自己的特点，下面我们将详细进行描述。

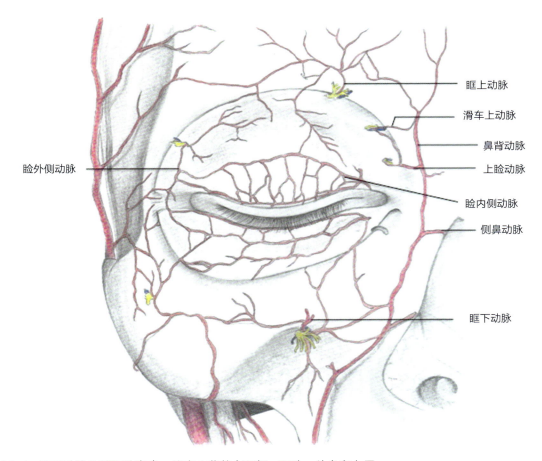

图 22-4 眶下动脉从眶下孔穿出，终末支营养中面部、下睑、外鼻和上唇

额部

额部的老化改变包括弹性纤维丧失，软组织容量减少，额肌不断收缩形成皱纹。额部软组织容量缺失造成眉弓变平，重力的作用会进一步导致眉毛下垂。因此额部年轻化治疗的一个特点首先是将眉毛复位，再对额部的凹陷进行填充。

颞部

年龄越大，颞窝会变得越深，颞部的骨性轮廓会越显突出，主要是颧弓和颞线。颞部不同层次的变化如下：①颞部脂肪垫萎缩。②颞肌变小。③颞窝变得更凹陷。眉毛缺乏软组织支撑，位置出现下移，眉弓突度降低。

拉斯帕多（Raspaldo）将颞部的老化分为 4 度（图 22-5）：

- 1 度：颞窝正常，略凸或平直。
- 2 度：颞窝轻度凹陷。

- 3度：颞窝凹陷，可见颞部血管，眉尾下垂。
- 4度：颞部骨性轮廓显现，可看到明显的颞部动脉和颞部静脉，颞窝明显凹陷。

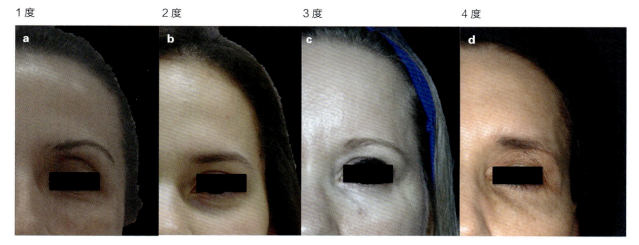

图 22-5（a~d）颞部凹陷的 4 度分型

眶周

眶周老化是由多种因素造成的，包括骨质吸收、容量缺失、皮肤变薄、胶原纤维和弹性纤维减少，局部出现色素沉着，并出现动态皱纹和静态皱纹。皮肤含水量和玻尿酸浓度降低，导致皮肤皱纹增多，尤其在眼睛周围，因为此位置的皮肤较薄。

睑颊交界处和中面部下垂导致泪沟显现，眶内脂肪突出使泪沟更明显。同时，随着年龄的老化，眼球在眶内位置下降，挤压眶内脂肪向前移位，进一步加重泪沟。随着年龄的增长，软组织流失进一步加重，尤其是骨质流失会进一步加重泪沟畸形。

2010年，赫尔曼德（Hirmand）根据临床表现将泪沟进行了分类，这样能够帮助我们更准确地判断眶周老化程度（表22-1，图22-6）。

各部位的玻尿酸填充

各部位的玻尿酸填充需根据玻尿酸的特性如分子量、颗粒大小、黏弹特性、建议注射的深度等来选择合适的玻尿酸。在面部大部分区域，皮肤厚度一般小于1mm，部位不同皮肤厚度不同。根据皮肤的厚度和注射深度来选择玻尿酸的类型。眶周、眼睑、鼻背、唇部的皮肤较薄，这些部位的治疗应该选择颗粒小、黏性低的玻尿酸。根据皮肤厚度调整注射深度、注射剂量和注射范围。对于较深的皱纹，需要选择高弹性、高黏度的玻尿酸进行注射。

依据注射部位、皮肤皱纹和凹陷情况，选择合适的玻尿酸，才能取得最佳的治疗效果。如果选

表 22-1 基于临床表现的泪沟赫尔曼德（Hirmand）分类法

分度	临床表现
I	容量缺失仅限于泪沟处，颊部轻度低平
II	内外侧的眶缘下方均出现容量缺失，颊部容量中度缺失
III	眶缘下方从内到外完全凹陷

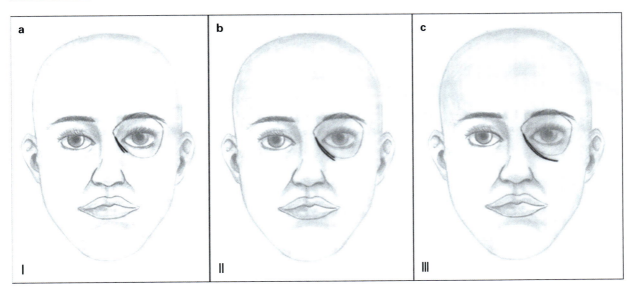

图 22-6 （a~c）基于临床表现的泪沟赫尔曼德（Hirmand）分类法

择大颗粒高黏性的玻尿酸进行表浅注射容易出现局部结节和外形不规则。选择小颗粒、低黏性的玻尿酸进行容量填充会导致治疗效果不佳。细小的皱纹最好选择颗粒小、低黏性的玻尿酸进行表浅注射，而中重度皱纹需要选择大分子高黏性的玻尿酸进行真皮深层注射。在皮肤萎缩、脂肪缺失、深部结构改变的情况下，需要进行容量填充，注射深度位于真皮皮下交界处。

颞部、额部、眶周的玻尿酸注射

对颞部、额部、眶周进行治疗时患者需要佩戴发帽或发带，避免头发影响对面部的治疗和评估。最好用 0.5% 氯己定（洗必泰）溶液进行面部消毒。注射前可应用含有利多卡因的表面麻醉药膏外敷以降低患者的痛感，注射时要用氯己定（洗必泰）皂液或 70% 酒精彻底清除掉药膏。患者取坐位，用白色眼线笔标记出注射区域，因为卧位会使凹陷、阴影或沟槽的位置发生改变。

额部

治疗前需要仔细观察，确定最佳治疗部位。一个漂亮的额部从发际线到眶上缘呈现轻微前凸的外观，同时一个平直或下垂超过 15° 的眉毛对于女性来说也不会显得好看。因此，额部的注射填充取决于骨骼的弧度、皮肤的厚度、额肌的力量及眉毛的位置，这些都会随年龄的增长发生改变。

在额部外侧部分，治疗范围可以延伸到颞部脂肪室。在内侧部分，应在眶上神经走行的外侧进行骨膜上注射，距离眶上孔或眶上切迹至少 1cm。在眶上神经内侧注射时，注射深度应位于骨膜层，应用钝针在骨膜表面退针注射，或用锐针垂直进针，在骨膜上单点注射。边注射边观察，根据眉弓的变化或眉毛提升的程度来决定注射量，一般一侧的注射总量为 1.5 ~ 3.0mL。注射完毕后局部要进行按摩，以使填充剂均匀分布到整个治疗区域。

对额部凹陷部位进行填充可改善局部轮廓，并且对于眉毛下垂的患者可以达到提升眉毛的效果（图 22-7 ~ 图 22-9）。根据患者的喜好来调整眉毛的形状。眉毛部位的注射层次在皮下层，或帽状腱膜和骨膜之间，钝针和锐针都行。注射位置应该在眶上神经血管束的外侧，避免损伤神经或误入到眶上血管内。

颞部

颞部可用不同的填充剂进行注射，但是近几年最常用的还是玻尿酸，因为玻尿酸有很多优势，这一点在本书的前面章节中我们已经进行了描述。在颞部老化的不同阶段，医生需要选择不同的玻尿酸来进行矫正。

注射的深度取决于治疗前的评估和医生的技术，可以选择进针注射、退针注射、单点注射等。颞部注射时，注射的越深越好，注射到颞深筋膜下可达到更好的填充效果，并避免损伤颞部神经。这个区域的皮下注射效果不佳，因为皮下软组织与皮肤紧紧粘连在一起，更容易造成血管损伤。另外不建议注射到滑动间隙（Merkel 间隙），因为填充剂会很快游走到面部其他部位。

因此颞部填充的潜在平面为：①颞浅筋膜的浅层（紧贴皮下）。②颞浅筋膜的深层（颞浅筋膜和颞深筋膜之间）。③颞肌下。

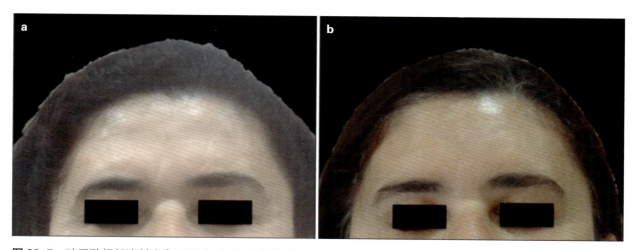

图 22-7 玻尿酸额部注射治疗正面观，(a) 治疗前。(b) 治疗后

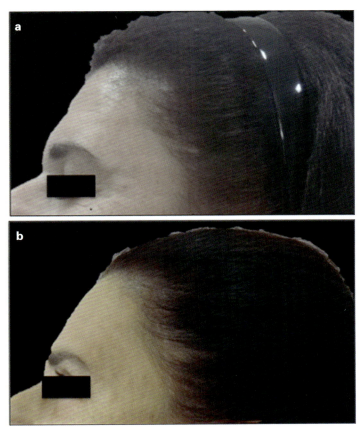

图 22-8　玻尿酸额部注射治疗侧面观。（a）治疗前。（b）治疗后

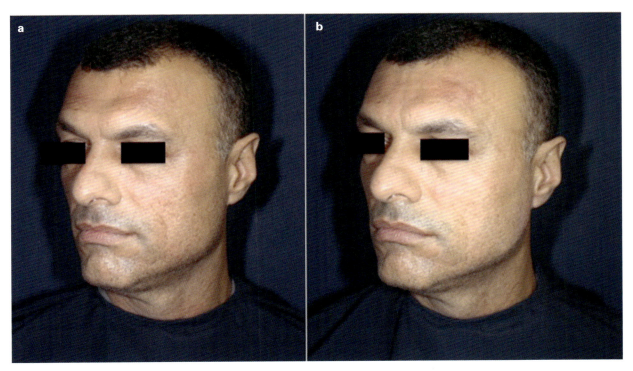

图 22-9　玻尿酸额部注射治疗斜位观。（a）治疗前。（b）治疗后

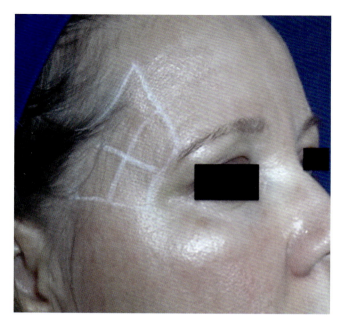

图 22-10　颞部的安全注射分区

拉斯帕多（Raspaldo）等将颞部划分为 4 个部分，以提高治疗的安全性（图 22-10）。

- 下水平边界：颧弓。
- 前界：眶外侧缘。
- 上界：颞线，此处骨膜、颞深筋膜和眶周支持韧带紧贴在一起。
- 后界：颞窝的后边界。秃头患者的颞部后界为颞嵴的后端，在颞顶骨和枕骨的交接处，与耳廓的弧度一致。

确定 4 个边界后，在颧弓中点处画 1 条垂线，通过外眦再画 1 条水平线，这样将颞部分为 4 个象限（图 22-10）。最安全有效的注射区域为内下象限，所以这个区域可以最先进行注射。颞窝位置较深，所以针头注射深度必须达到 1～1.5cm。如果填充效果不足，可在内上象限进行第 2 针注射。这 2 个区域注射后，可在后下象限进行第 3 针注射。如果凹陷特别严重，可在后上象限进行第 4 针注射。

拉斯帕多（Raspaldo）2012 年提出的颞部老化分度可对临床上颞部填充进行指导（表 22-2）。

通常，治疗效果可维持 6 个月（图 22-11、图 22-12），如果及时进行补充注射，效果维持时间会更长。

表 22-2　拉斯帕多（Raspaldo）的颞部老化分度

颞部老化分度	玻尿酸注射技术指南
1 度：正常，颞窝凸出或平直	不需要治疗
2 度：轻度凹陷	每侧注射 0.4～0.8mL 的玻尿酸
3 度：颞窝凹陷，伴有部分血管可见，眉尾下垂	每侧注射 1～2mL 的玻尿酸
4 度：颞窝骨性显露，明显可见颞部血管，颞窝严重凹陷	每侧注射 2～4mL 的玻尿酸

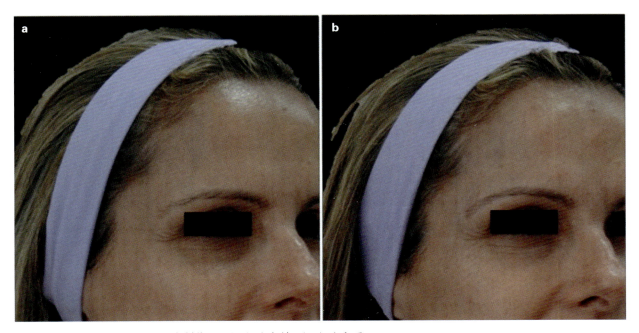

图 22-11 颞部玻尿酸填充治疗斜位观。(a) 治疗前。(b) 治疗后

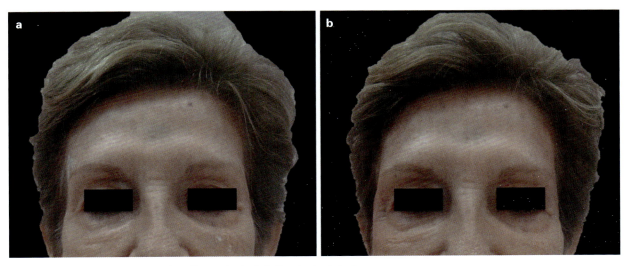

图 22-12 颞部玻尿酸填充治疗正位观。(a) 治疗前。(b) 治疗后

眶周

患者取坐位，用白色眼线笔画出泪沟和睑颧沟的位置。这个部位的治疗需要考虑以下几方面的问题：

- 皮肤质地：皮肤厚而光滑的患者要比皮肤薄、皱纹多的患者治疗效果好。
- 凹陷的程度：凹陷越明显，治疗效果越好。
- 眶内脂肪：眶内脂肪越多，治疗越困难，因为治疗后会引起局部臃肿。

- 皮肤颜色：填充剂会改善局部阴影，但不会改善局部色素沉着。

注射前需要仔细观察局部血管的情况。用非注射手伸展下睑皮肤，使之保持一定的张力。钝针注射的疼痛感较轻，也更安全，因为不容易刺破血管，损伤神经。眶周区域可采取不同的注射方法，每个医生都有自己特有的注射技术。当在泪沟注射时，小心不要损伤泪沟韧带，这些韧带可以防止填充剂向上扩散到眶内。要将玻尿酸注射到肌肉下，在外下眶沟处注射量要少，注射后局部按摩可帮助玻尿酸分布得更均匀（图22-13～图22-15）。当泪沟处注射量较大时，常会发生眼睑水肿，因为眼睑部淋巴回流较弱，对创伤或治疗的耐受力较差。

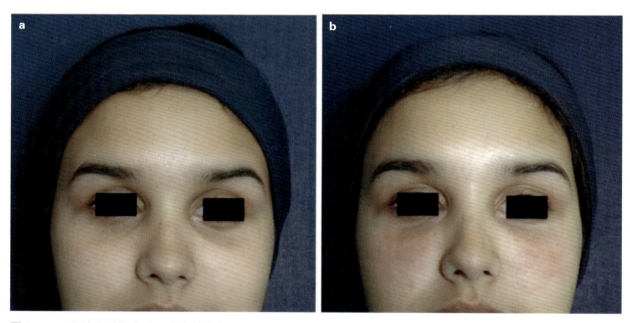

图22-13 泪沟和睑颧沟玻尿酸注射治疗正面观。(a)治疗前。(b)治疗后

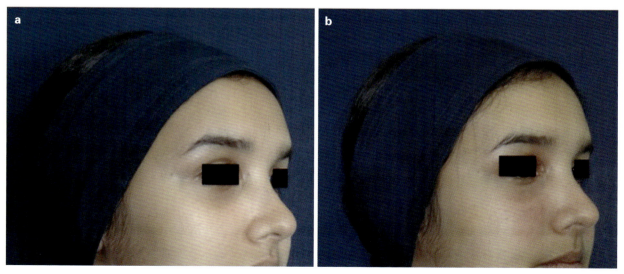

图22-14 泪沟和睑颧沟玻尿酸注射治疗斜位观。(a)治疗前。(b)治疗后

第 22 章　额部、颞部、眶周的玻尿酸注射

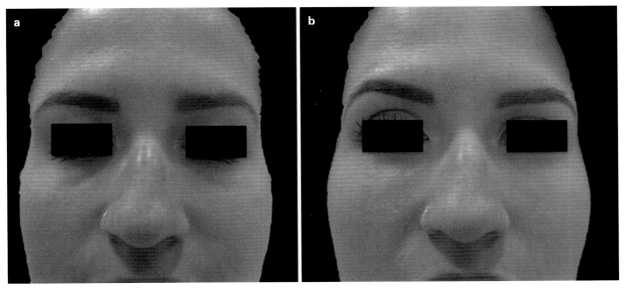

图 22-15　泪沟和睑颧沟玻尿酸注射治疗正面观。(a) 治疗前。(b) 治疗后

一些欧洲、北美、南美的整形外科专家在一次学术研讨会上制定了颊部凹陷填充和眶下凹陷填充的技术标准，建议在眶下区域填充时采用垂直骨膜上单点注射技术 (VSDT) 或线形注射技术。

垂直骨膜上单点注射技术 (VSDT)

VSDT 采用单点、少量、垂直进针的方法，在骨膜表面进行注射。由于有骨骼进行支撑，需要少量的玻尿酸就可以达到明显的治疗效果。应用这种方法的目的是为了避免过度注射。注射时应该沿着眶下缘或在眶缘下方将玻尿酸注射到骨膜层，注射过程中要保护眶缘，避免将填充剂注射到眶缘上方。无论如何应将填充剂注射到肌肉下。建议采用 VSDT 方法多点注射，每点注射 0.02 ~ 0.05mL，每点间隔 2 ~ 3mm。

线形注射技术

如果颊部也要进行填充，可在颊外侧进针，有些病例可在内眦处进针，采用线形注射技术进行治疗。应用钝针或锐针，垂直皮肤进针，直达骨膜，向前移动，直到泪沟的顶端，沿着眶缘进行线形退针注射。注射量取决于凹陷的严重程度，为达到理想的治疗效果，有时需要进行多次治疗。

其他注射技术

可用半英寸（1.27cm）长的 30 ~ 32G 针头从泪沟的最外侧穿透皮肤，向前穿到泪沟处，慢慢将玻尿酸注射到骨膜表面。先将玻尿酸注射到眼轮匝肌在上颌骨的止点下，然后退针一直到外

下方的眼轮匝肌支持韧带。在最初注射位置的上下方重复注射，使外形变得平整。每侧注射量0.1～0.3mL，大部分患者每侧注射量0.2mL。注射后仔细观察，如有必要，补充注射，以使局部平整。最后，轻轻按摩注射部位，一般只用食指按压即可。

另一种注射方法是将注射针斜向内眦穿透皮肤和眼轮匝肌，直达骨膜，然后局部注射0.2mL的玻尿酸，直到对外观矫正满意为止。慢慢抽出针头，回抽过程中不要进行注射，因为浅层注射容易出现丁达尔（Tyndall）现象。沿着瞳孔中线垂直改变针头的方向，再次穿透到骨膜，再注射0.2mL的玻尿酸。只有在外侧眶缘下也存在组织缺失时才进行第3针注射。针头斜向外眦，进行骨膜上注射。针头移动过程中，用非注射手触摸到眶下缘，以保护眼球。除了锐针，也可以用钝针按照上述方法进行注射，以减少血管损伤的风险。

注射后轻轻按摩，以使玻尿酸扩散均匀。应避免用力按摩，因为容易导致玻尿酸扩散到眶内。

治疗后的护理

- 注射当晚可局部冰敷。
- 避免过度按压注射部位。
- 需要告知患者治疗后6h内避免局部按摩、干重活，避免冷热刺激。
- 重要的是要根据临床评估结果制定后续治疗计划，如果需要，则进行补充注射。

并发症

任何填充剂注射都会出现一定的并发症，常见并发症如下：

早期并发症

- 疼痛：在注射含有利多卡因的玻尿酸过程中疼痛会轻一些。有些患者注射后前1～2天会感觉到局部疼痛。颞部注射后，前3～5天，咀嚼或咬东西时局部会感觉到疼痛。
- 红肿。
- 肿胀和淤青：局部压迫及治疗前后局部冰敷可减少这种并发症。
- 双侧不对称。
- 头疼。
- 皮肤缺血坏死。
- 神经损伤。

晚期并发症

- 皮肤发黄：真皮或骨膜表面注射会造成淤青，后期含铁血黄素沉积，出现皮肤发黄，有可能需要几个月的时间才能消失。注射前先进行冰敷、掌握正确的注射深度、注射前7天停用抗凝药、注射过程操作轻柔可以有效避免这种并发症。
- 炎症后色素沉着：黑皮肤的人发生淤青或血肿后容易出现色素沉着，很长时间才能消退，处理起来相对困难。
- 局部臃肿：额部、颞部、眶周过度注射玻尿酸会导致局部臃肿，这是由于玻尿酸有吸水性，从而引起局部水肿。水肿有时重有时轻，与患者身体过敏情况或饮食中食盐的含量有关。
- 结节。
- 感染：尽管很少见，但会表现为单个或多个红肿有波动的结节。应针对皮肤常见细菌进行抗生素治疗。如果注射部位有感染灶，则不要进行注射。

总结

- 额部、颞部、眶周注射填充玻尿酸的治疗效果良好。
- 需要注意这些部位的血管走行，因为操作不当会导致严重的并发症，如血管堵塞、血管内栓子形成等。
- 对局部解剖、面部分区和每种治疗方法适应证的掌握是获得良好治疗效果、减少并发症的关键，尤其在颞部、眶周和额部区域。
- 不同的组织（从皮肤到骨骼）都可以用玻尿酸进行填充，根据治疗目的和治疗部位来确定注射层次。
- 同一个部位可以应用不同的注射方法。
- 对颞部、额部、眶周进行注射填充治疗时，皮肤科医生需要掌握局部解剖，并具有丰富的注射填充经验。

参考文献

[1] Busso M, Howell DJ. Forehead recontouring using calcium hydroxylapatite. Derm Surg: Off Publ Am Soc Derm Surg [et al.]. 2010;36(Suppl 3):1910–1913.
[2] DeLorenzi C. Complications of injectable fillers, part 2:vascular complications. Aesthet Surg J/Am Soc Aesthet Plast Surg. 2014;34(4):584–600.
[3] Busso M, Howell DJ. Forehead recontouring using calcium hydroxylapatite. Derm Surg: Off Publ Am Soc Derm Surg [et al.]. 2010;36(Suppl 3):1910–1913.

[4] DeLorenzi C. Complications of injectable fillers, part 2:vascular complications. Aesthet Surg J/Am Soc Aesthet Plast Surg. 2014;34(4):584–600.
[5] Fitzgerald R, Rubin AG. Filler placement and the fat compartments.Dermatol Clin. 2014;32(1):37–50.
[6] Flowers RS. Tear trough implants for correction of tear trough deformity. Clin Plast Surg. 1993;20:403–415.
[7] Haddock NT, Saadeh PB, Boutros S, Thorne CH. The tear trough and lid/cheek junction: anatomy and implications for surgical correction. Plast Reconstr Surg.2009;123(4):1332–1340. discussion 41-42.
[8] Hirmand H. Anatomy and nonsurgical correction of the tear trough deformity. Plast Reconstr Surg. 2010;125:699–708.
[9] Kane MA. Treatment of tear trough deformity and lower lid bowing with injectable hyaluronic acid. Aesthet Plast Surg. 2005;29:363–367.
[10] Lambros VS. Hyaluronic acid injections for correction of the tear trough deformity. Plast Reconstr Surg.2007;120:74S–80S.
[11] Moradi A, Shirazi A, Perez V. A guide to temporal fossa augmentaion with small gel particle hyaluronic acid dermal filler. J Drugs Derm. 2011;10(6):673–676.
[12] Raspaldo H. Temporal rejuvenation with fillers: global faceculture approach. Derm Surg: Off Publ Am Soc Derm Surg [et al.]. 2012;38(2):261–265.
[13] Sattler G. The tower technique and vertical supraperiosteal depot technique: novel vertical injection techniques for volume-efficient subcutaneous tissue support and volumetric augmentation. J Drugs Derm: JDD.2012;11:45–47.
[14] Sharad J. Dermal fillers for the treatment of tear trough deformity: a review of anatomy, treatment techniques,and their outcomes. J Cutan Aesthetic Surg. 2012;5(4):229–238.
[15] Sherman RN. Avoiding dermal filler complications. Clin Dermatol. 2009;27:S23–32.
[16] Sykes JM. Aplied anatomy of the temporal region and forehead for injectable fillers. J Drugs Derm. 2009;8(10 (Supplement)):S24–S27.
[17] Tamura BM. Facial anatomy and the application of fillers and botulinum toxin – part I. Surg Cosmet Derm.2010a;2(3):195–204.
[18] Tamura BM. Facial anatomy and the application of fillers and botulinum toxin – part I. Surg Cosmet Derm.2010b;2(3):195–204.
[19] Tamura BM. Facial anatomy and the application of fillers and botulinum toxin – part 2. Surg Cosmet Derm.2010c;2(4):291–303.
[20] Tamura BM. Topografia facial das áreas de injeção de preenchedores e seus riscos. Surg Cosmet Derm. 2013;5(3):234–238.

第 23 章　鼻部的玻尿酸注射

布尔塔·塔穆拉（Bhertha Tamura）

目录

前言 ... 252
鼻部的解剖 ... 253
　鼻骨和鼻软骨 ... 253
　神经支配 ... 254
　肌肉 ... 255
　血管 ... 255
鼻子分型 ... 256
　高加索鼻 ... 256
　亚洲鼻 ... 256
　非洲鼻 ... 256
鼻子的比例参数 ... 257
　鼻子与面部的比例关系 ... 257
　鼻底观 ... 258
填充剂 ... 259
麻醉技术 ... 259
　鼻根 ... 260
　鼻背 ... 260
　鼻尖 ... 260
　鼻小柱 ... 260
　鼻孔 ... 261

B. Tamura (*)
Clínicas Hospital of São Paulo of the University of Sao Paulo, Sao Paulo, Brazil

Barradas and Bourroul's Ambulatório de Especialidades in Sao Paulo, Sao Paulo, Brazil

Sorocaba's Ambulatório de Especialidade in Sorocaba, Sao Paulo, Brazil
e-mail: bhertha.tamura@uol.com.br

© Springer International Publishing AG, part of Springer Nature 2019
M. C. A. Issa, B. Tamura (eds.), Botulinum Toxins, Fillers and Related Substances, Clinical Approaches and Procedures in Cosmetic Dermatology 4, https://doi.org/10.1007/978-3-319-16802-9_19

其他原因所致的缺陷矫正及综合鼻整形	261
并发症	261
总结	262
参考文献	262

摘要

对鼻部进行玻尿酸注射填充是一项革命性的治疗技术,其在面部美容治疗方面具有重要作用。为了达到良好的治疗效果,我们需要对每名患者进行个性化治疗,治疗过程需要考虑鼻子和面部的比例关系、鼻子的各种角度、患者的种族特征及文化传统。对局部解剖的充分了解及对注射技术的熟练掌握对于减少并发症至关重要。

关键词

填充剂;玻尿酸;鼻部;鼻子

前言

在人类文化中,鼻子有几方面的明确意义:它可以用于区分出不同的种族和人群,如非洲人、亚洲人、欧洲人、阿拉伯人等;同时它在文化方面又代表了不同的社会状态,像荣誉、尊敬、通奸、贵族和疾病等,表达出不同的情绪反应。有些文化中会对某些犯人进行割鼻子惩罚,如通奸犯、抢劫犯等。另外,鼻子不单单具有种族特征,它还代表了美丽和漂亮。几乎所有的东方人都想改变自己的鼻子外形,以提升颜值。

鼻子为面部最突出的部位。前方卵圆形开口为鼻孔,鼻骨和鼻软骨构成了鼻子的支架,其中包括上外侧软骨、下外侧软骨和鼻中隔软骨,鼻中隔软骨又将鼻孔分为左、右两侧。通常男性鼻子比女性鼻子要大。

鼻根构成鼻子的上部,与额部交界处有一凹陷。鼻骨的前端变薄,与鼻软骨相连接。鼻子是呼吸系统的一部分,并负责嗅觉功能。鼻毛具有清洁吸入空气中颗粒的功能,鼻甲使进入肺部的空气变得温暖而湿润。

鼻部的解剖

鼻骨和鼻软骨

鼻骨和上颌骨构成鼻子的骨性结构（图 23-1），末端形成梨状孔。鼻软骨通过纤维组织与梨状孔连接在一起。下外侧软骨内侧脚与外侧脚交界处为鼻穹隆（图 23-2）。鼻尖由皮肤、韧带和下外侧软骨提供支撑。梨状孔上缘由鼻骨构成，下缘为上颌骨。鼻腔由鼻中隔分为左、右两侧。鼻中隔的前半部分由鼻中隔软骨构成，后半部分由筛骨和犁骨构成，为骨性鼻中隔。在鼻腔外侧壁有 3～4 个骨性突起叫鼻甲（图 23-3），每个鼻甲下的通道叫鼻道。梨状孔下缘中间位置是鼻前嵴。鼻骨的上方与额骨连接，侧方为上颌骨额突，下方为鼻软骨。

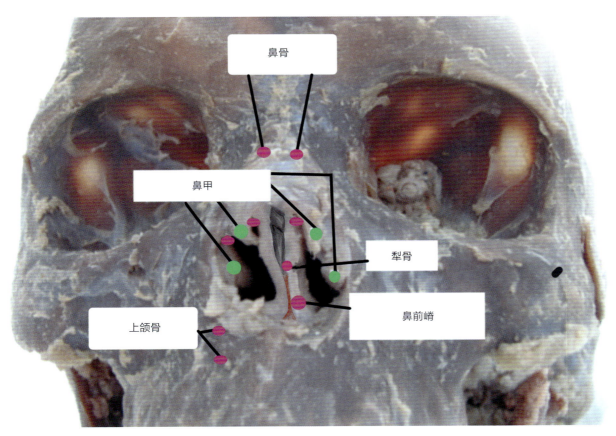

图 23-1　鼻子的骨骼构成：鼻骨、上颌骨、犁骨、鼻前嵴。绿色显示的是鼻甲

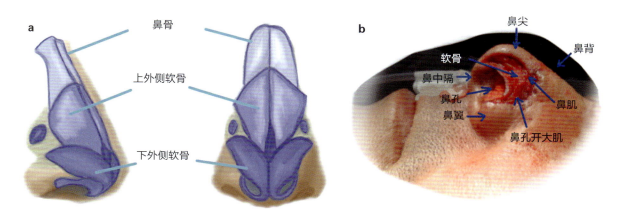

图 23-2 （a）鼻软骨：上外侧软骨和下外侧软骨。（b）鼻子的结构及鼻肌放大照片

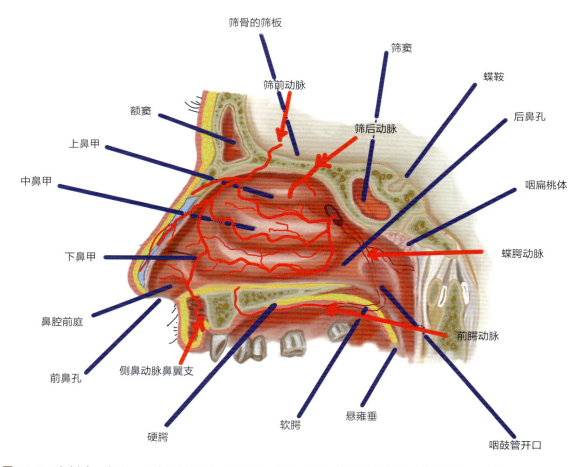

图 23-3 鼻侧壁，有 3~4 个骨性突起，叫鼻甲，每个鼻甲下的通道叫鼻道。前鼻嵴位于梨状孔下缘中央。在这张图中，我们还可以看到内鼻的动脉血供

神经支配

鼻背感觉由滑车下神经、鼻背神经、眶下神经和筛前神经支配。鼻中隔黏膜和鼻腔上半部黏膜由筛前神经支配。

滑车上神经为三叉神经的分支，在骨膜和眶隔之间穿出眶孔，穿出位置在眶上缘内侧，支配额部及鼻根的感觉。滑车下神经为鼻睫神经的分支，负责鼻根的感觉支配。鼻背神经是筛前神经的分支，负责鼻背、鼻尖和鼻翼的神经支配。眶下神经支配外鼻和上颌区域的感觉。

肌肉

鼻肌止于鼻孔，此部分又叫"鼻孔张肌"，负责开大鼻孔。鼻肌横部具有抬高鼻尖的作用。降鼻中隔肌止于鼻尖和鼻尖上区，在微笑时可降低鼻尖。

血管

营养上唇和鼻子的主要动脉为面动脉及其分支。角动脉（图23-4）是面动脉的终末支，营养鼻背外侧，直达鼻根。面动脉同时发出上、下唇动脉及鼻翼动脉。由于面动脉的这种分布特点，如果将填充剂注射到动脉内，会造成动脉堵塞，引起相关区域的缺血坏死，后期形成瘢痕。鼻小柱动脉为上唇动脉的分支，与侧鼻动脉一起营养鼻翼和鼻尖。鼻背动脉为滑车下动脉的一个分支，营养鼻根和鼻背。鼻背动脉的一个分支在鼻根部与角动脉吻合，其他分支与侧鼻动脉有吻合。侧鼻静脉位于鼻翼沟上2～3mm，在鼻小柱水平垂直向下直达鼻基底，在鼻尖形成静脉丛。它们是角静脉的分支，负责整个外鼻的静脉回流。

鼻腔黏膜具有丰富的血供，可改变吸入空气的温度和湿度。颈内动脉和颈外动脉都有分支为鼻腔黏膜提供血供。眼动脉是颈内动脉的分支，发出筛前动脉和筛后动脉，从筛板垂直进入到鼻腔。

蝶腭动脉、大腭动脉、上唇动脉和侧鼻动脉都来源于颈外动脉。这些动脉之间有丰富的吻合支，尤其是在鼻前部。静脉常常与动脉伴行，血液回流到翼丛、面静脉或海绵窦。一些鼻部静脉血液回流到矢状窦。矢状窦是硬脑膜静脉窦，通过这个通路外鼻的感染就会蔓延到颅内。

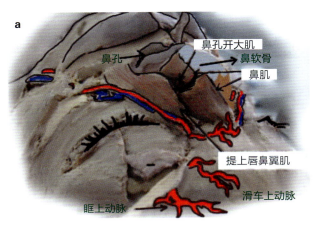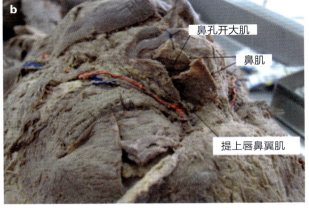

图23-4 （a、b）鼻子的血供和肌肉系统

鼻子分型

不同的研究者对鼻子外形有不同的分类方法,其中一种简单的方法是根据不同的种族特征进行分类,如高加索鼻、亚洲鼻和非洲鼻。

高加索鼻

高加索人的鼻子高而直,皮肤薄,软骨强大。由于鼻尖皮肤薄,所以鼻尖轮廓清晰。其中有一种鼻子叫鹰钩鼻,鼻背有更大的弯曲突度,导致鼻尖变平,在患者微笑时加重。当鼻骨和鼻软骨过于突出时,往往导致鼻外形并不好看。

亚洲鼻

亚洲人的鼻子短,鼻背宽而低平,轮廓不清晰,鼻孔大,鼻尖圆钝。

非洲鼻

非洲人鼻底宽,鼻孔大,鼻背短,鼻尖圆钝。我们在治疗时需要考虑患者的种族差异,因为不同的种族审美观念也不同。有一个词叫"东方美",是东方人追求的美丽标准。尽管文献报道中有14种鼻子类型,我们仍建议按照如下的方法进行分类,以体现鼻子形状的多样性:罗马鼻、低平鼻、翘鼻、希腊鼻、鹰鼻、肉头鼻、驼峰鼻、直鼻、钩鼻、窄鼻、短鼻、高鼻(图23-5)。

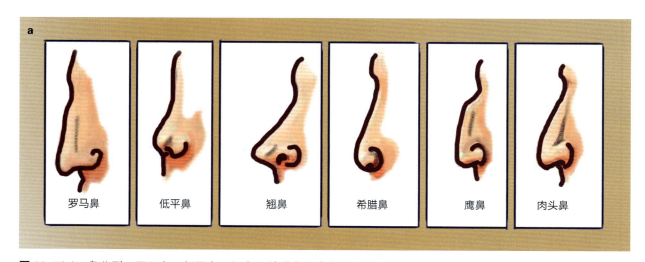

图23-5(a) 鼻分型:罗马鼻,低平鼻,翘鼻,希腊鼻,鹰鼻,肉头鼻

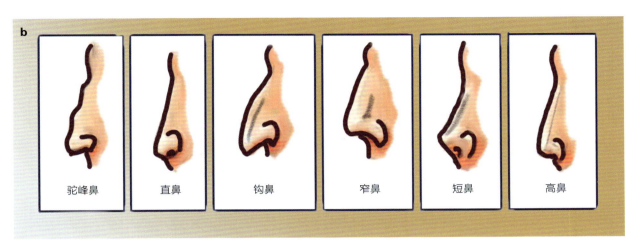

图 23-5(b) 鼻分型：驼峰鼻，直鼻，钩鼻，窄鼻，短鼻，高鼻

鼻子的比例参数

鼻子与面部的比例关系

理想的鼻子位于中面部，长度为面部的 1/3，宽度是面部的 1/5（图 23-6）。

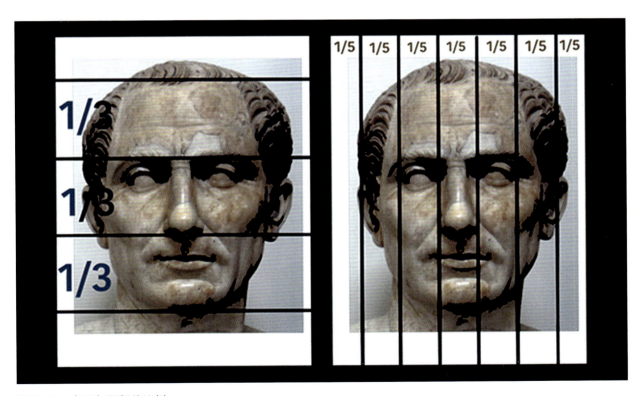

图 23-6 鼻子与面部的比例

鼻底观

从下方看，鼻子分为两部分。上半部包括鼻尖、鼻尖下区和部分鼻孔，下半部包括鼻小柱和大部分鼻孔。理想的鼻面角度、鼻基底、鼻尖以及与颏部的关系见图 23-7。

同时，鼻子也有性别差异（图 23-8）。男性的鼻唇角度大约为 90°，女性大约为 105°，要稍大一些。鼻额角男性大约为 115°，女性大约为 120°。男性的鼻背一般比女性高 2mm。

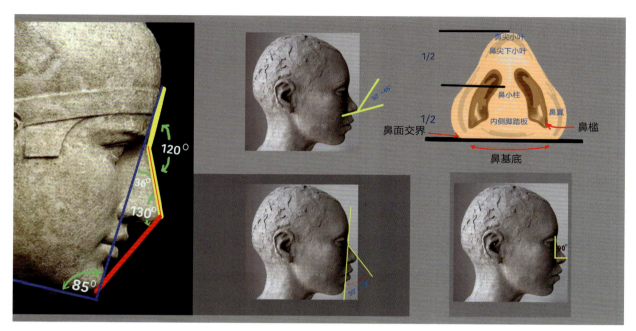

图 23-7 各种鼻面角度及比例

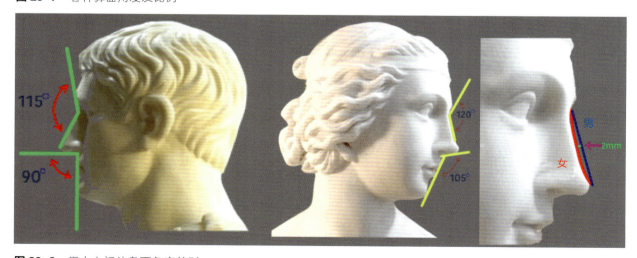

图 23-8 男女之间的鼻面角度差别

填充剂

如今,玻尿酸是鼻子整形的最佳填充材料。另外一些研究认为,羟基磷灰石也是不错的选择。不同医生对填充剂的选择及注射技术都不同,但是熟练的技术和对解剖知识的掌握无疑是最重要的。同样,所有的填充剂都是非永久性填充剂,每种填充剂都有自己的适应证。本章笔者将阐述自己的治疗经验,然后再综合讨论其他的治疗技术。

麻醉技术

市场上有大量的含有利多卡因的玻尿酸,可以减少注射过程中产生的疼痛。填充注射对于矫正鼻畸形是个不错的选择。注射时需要参考局部解剖(图 23-9)。注射前可应用表面麻醉、振动止痛、冷敷或冷气设备来减少疼痛。当患者情况复杂时,或当患者特别敏感时,可在进针位置进行局部麻醉或应用神经阻滞麻醉。我们可以对眶上神经或眶下神经进行阻滞麻醉以减轻治疗过程中的疼痛。但另一方面,在局部麻醉状态下,当出现意外时,患者不会及时提醒我们,因为当血管堵塞时,患者往往会感觉非常疼痛。鼻部简单的畸形可用锐针注射进行矫正。复杂的操作最好用钝针,因为可避免针头进入到血管内。鼻部的动脉和静脉位于皮下层,鼻尖和鼻根的皮肤厚度差别很大。当用锐针注射时,最好注射在鼻骨和软骨的表面。当用钝针注射时,填充剂一般注射到皮下层。尽管钝针注射相对安全,但细的钝针也有穿入到血管中的风险。所以无论选择哪种方法,我们都要非常小心。即使用钝针也最好在骨和软骨的表面进行注射,当然了,这层注射相对疼痛一些,有时需要进行神经阻滞麻醉。尽管大部分医生都不太认可注射前的回抽动作,尤其是应用钝针时,但我们在危险区注射时,最好还是要进行回抽操作。

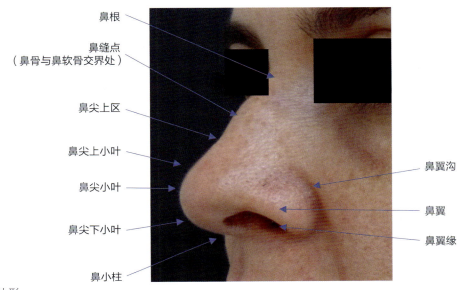

图 23-9　鼻子的外形

鼻根

鼻根是最危险的注射部位，因为血管分布比较复杂。有时会有一个横向动脉与角动脉、眶下动脉和滑车动脉相交通。鼻根注射最好用钝针，尤其是对于亚洲人；由于亚洲人鼻背的自然弧度，用钝针很容易从鼻尖一直穿到鼻根部。

鼻背

临床上通常用填充剂来矫正鼻背咽斜和鼻尖上的凹陷，也可以将小鼻子变大、变宽。最好将锐针抵到骨膜上进行注射，如果其他部位也需要填充，建议用钝针。

鼻尖

鼻尖注射时，注射量要少，最简单的办法是将锐针从鼻尖穿到鼻背，然后在软骨上进行注射。鼻尖注射的目的是填充凹陷、矫正缺损或填平软骨间的切迹。

鼻小柱

尽管鼻小柱有很多血管，但此处是最安全的注射区域。很多情况下，鼻尖处动脉较细，由上方来的筛动脉和下方来的鼻小柱动脉提供血供。注射时可将针头抵到上颌骨骨膜，注射后可抬高鼻小柱和鼻尖。然后我们需要改变针头角度，用钝针插到鼻尖，采用退针注射方法来对鼻尖进行塑形。有时患者希望鼻小柱更直，针头的注射方向应该从鼻尖插到鼻小柱（图23-10）。

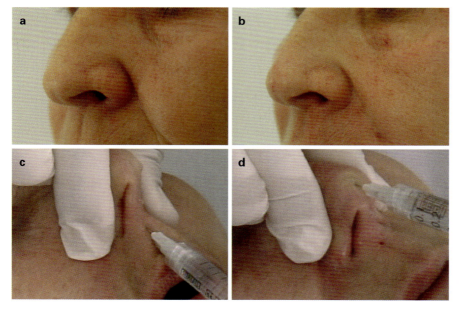

图 23-10 （a~d）鼻小柱和鼻尖的注射技术

鼻孔

如果需要用少量填充剂矫正鼻孔缘小的凹陷，则可以用锐针从鼻翼中央向鼻尖方向注射。当对鼻孔外侧进行注射时，需要加倍小心。注射层次应该在软骨上，注射量要少，以免压迫到局部血管。尤其是对非洲人或亚洲人进行缩小鼻孔操作时更应该小心，因为需要在鼻孔外侧进行注射，这个地方容易堵塞角动脉，造成鼻孔、鼻尖和鼻背的缺血坏死。

一个可行的方法是在鼻孔外侧的鼻唇沟注射少量填充剂，然后将针头直插到骨膜，再进行稍大量注射，但是注射速度要慢，注射过程中要随时观察皮肤颜色的改变以及患者的疼痛感。注射前常常需要缓慢回抽。

其他原因所致的缺陷矫正及综合鼻整形

整形外科医生常常需要用填充剂来矫正鼻整形手术后形成的一些缺陷。但填充剂注射不能代替所有的手术。记住，不是直直的、填满玻尿酸的鼻子就显得漂亮。亚洲人和非洲人的鼻子外形天生是由遗传因素造成的，如果患者感觉鼻形不好看，可予以矫正，注射技术对于每个人不能千篇一律。

并发症

最严重的并发症是动脉内栓子形成，导致组织坏死和视力受损。如上所述，鼻部血管分布复杂，将填充剂注射到动脉内会造成严重的后果。鼻根部由于颈内动脉和颈外动脉之间有各种交通支，是最危险的注射区域。

注射过程中出现剧烈疼痛往往是针头进入到血管内的表现，继续注射会导致皮肤变白，引起组织缺血坏死。当我们检查局部血运时，常常发现皮肤没有毛细血管反应。

相关并发症的处理方法将在本书其他章节中介绍，这里需要提醒大家的是，注射时避免应用粗的锐针或细的钝针，而且要用小的注射器，注射速度要慢，注射量要少，避免对曾施行过鼻整形手术的患者进行注射，因为动过手术的鼻子解剖结构已发生变化。

如果出现视力受损的迹象，建议立即在眼球后注射玻尿酸溶解酶（2～4mL）进行处理。有些学者建议采用静脉内输入玻尿酸溶解酶的方法，就像治疗缺血性心脏病患者那样。眼球按摩及静滴甘露醇可以减少眼球内压力，对治疗也有好处。

其他并发症如过敏反应、过度矫正、双侧不对称，应该采用适当的方法予以处理。

总结

- 面动脉是营养唇部和鼻部的主要动脉。在鼻部进行注射时，应该非常小心，因为此部位的血管分布非常复杂。
- 角动脉是面动脉的终末支，营养鼻背外侧区域及鼻根。另外，面动脉同时发出唇和鼻翼的分支。由于面动脉的这些解剖特点及血供范围，注射过程中容易造成血管堵塞、血管痉挛和血管压迫，导致相关区域的组织缺血坏死，在后期形成瘢痕。
- 眼动脉是颈内动脉的分支，眼动脉又发出筛前动脉和筛后动脉，从筛板垂直进入鼻腔。
- 最严重的并发症是动脉内栓子形成，可造成组织坏死和视力受损。鼻根是最危险的注射区域，因为会造成颈内动脉和颈外动脉各分支的损伤。
- 预防注射并发症的基本技术包括：避免用粗的锐针或细的钝针注射；建议用小的注射器注射；注射速度要慢而轻柔，注射量要少；避免对曾施行过鼻整形的患者进行注射；了解局部解剖；手头备有玻尿酸溶解酶；一旦出现问题，能够随时联系到心血管外科医生或眼科医生。

参考文献

[1] Byun JS, Kim KK. Correction of Asian short nose with lower cartilage repositioning and ear cartilage grafting.Plast Reconstr Surg Glob Open. 2013;1(6):e45.

[2] Carruthers DA, Fagien S, Rohrich RJ, Weinlke S,Carruthers A. Blindness caused by cosmetic filler injection:a review of cause and therapy. Plast Reconstr Surg. 2014;134:1197.

[3] Casabona G. Blood aspiration test for cosmetic fillers to prevent accidental intravascular injection in the face.Dermatol Surg. 2015;41:841–847. https://doi.org/10.1097/DSS.0000000000000395.

[4] Coimbra DD'A, Stefanello de Oliveira B,Caballero Uribe N. Preenchimento nasal com novo ácido hialurônico: série de 280 casos. Surg Cosmet Dermatol. 2015;7(4):320–326.

[5] Park SW, Woo SJ, Park KH, et al. Iatrogenic retinal artery occlusion caused by cosmetic facial filler injections.JAMA Ophthalmol. 2014;132(6):714–723. https://doi.org/10.1001/jamaophthalmol.2013.8204.

[6] Tamura B. Anatomia aplicada à toxina botulínica epreenchedores Parte I. Surg Cosmet Dermatol.2010a;2(3):195–204.

[7] Tamura B. Anatomia aplicada à toxina botulínica e preenchedores Parte II. Surg Cosmet Dermatol.2010b;2(4):291–303.

第 24 章　颧颊部的玻尿酸注射

里卡多·利蒙吉·费尔南德斯 (Ricardo Limongi Fernandes)

目录

前言	264
颧部玻尿酸治疗	264
解剖及危险区	264
玻尿酸种类	265
填充技术	265
笔者的经验	266
典型病例	267
并发症	269
并发症的处理	270
总结	271
参考文献	272

摘要

　　20世纪90年代前，面部年轻化的概念仅限于减轻面部的沟槽和皱纹。最近10年，随着玻尿酸生产技术的发展以及相关临床治疗技术的改进，玻尿酸已经成为注射填充的金标准。面部美容治疗技术也从原来的二维治疗技术发展到目前的三维治疗技术，后者会针对面部老化造成的骨质吸收、牙龈萎缩、面部脂肪的重新分布、面部容量缺失等问题进行综合性治疗。这种治疗观念是建立在面部的协调平衡基础之上的，需要根据患者的性别、种族及要求，制定个性化治疗方案，治疗后避免出现表情僵硬或面部变形。本章主要讲述玻尿酸颧部填充的相关临床问题及技术（重要解剖、危险区域、玻尿酸的流变学特性、锐针技术和钝针技术、并发症），并参考了一些文献，介绍了笔者自己的注射技巧。中面部（颧部）是面部年轻化最先开始治疗的部位，这个部位的填充剂治疗是安全有效的。

R. L. Fernandes (*) and safe.
Dermatology, Instituto de Cirurgia Plástica Santa Cruz,
São Paulo, SP, Brazil
e-mail: ricardoderm@terra.com.br

© Springer International Publishing AG, part of Springer Nature 2019
M. C. A. Issa, B. Tamura (eds.), Botulinum Toxins, Fillers and Related Substances, Clinical Approaches and Procedures in Cosmetic Dermatology 4, https://doi.org/10.1007/978-3-319-16802-9_20

关键词

玻尿酸；颧部；填充剂；年轻化；颊部；并发症；颧弓；脂肪室；中面部

前言

在20世纪90年代以前，面部年轻化的技术仅限于减少面部的沟槽和皱纹。由于玻尿酸治疗后患者的满意度高，治疗过程简单，玻尿酸的生物相容较好、无毒、无致癌性、可吸收，治疗效果维持时间适当，再加上厂家的大力推广，使得玻尿酸成为目前组织填充治疗的金标准。最近10年，玻尿酸的生产工艺已经得到了很大的改进，相关治疗技术得到飞速发展，使得玻尿酸进一步成为组织填充的金标准。面部组织容量的缺失，尤其在中面部，是面部老化的一个特征。皮下组织容量流失、皮肤松弛度增加、面部脂肪的重新分布、皮下肌肉和骨骼支撑力度的减小会导致面部慢慢衰老。颧部一般是面部三维治疗最先开始的部位，本章将探讨颧部玻尿酸治疗的相关临床问题及技术。

颧部玻尿酸治疗

解剖及危险区

颧部治疗主要集中在上颌骨的内侧部分，外侧不超过颧弓，头侧不超过眶缘。主要的危险位置在眶下孔，因为此处有重要的神经血管通过。①眶下神经：为感觉神经，是三叉神经分支上颌神经的终末支。②眶下动脉：为上颌动脉的分支，眶下动脉又发出眶支和牙槽支。③眶下静脉：负责眶底静脉血回流。这些结构正好在我们的治疗区域内，治疗过程中需要避免损伤这些结构。

很多患者的眶下孔可用手触摸到。当摸不到时，可在角膜内侧垂线与瞳孔中线之间的上颌骨上画出眶下孔的位置。当针头接触到眶下神经时，患者会感觉到剧烈疼痛，以此来确定眶下孔的位置。在这个部位治疗时，不建议采用神经阻滞麻醉，用锐针注射含利多卡因的玻尿酸也需要慎重。

我们必须记住眶下孔的位置，避免损伤眶下动脉和眶下神经。眶下孔不是一个垂直的通道，而是一个斜向的孔道。即使应用钝针（尤其是小于25G的针头）注射，针头也有可能穿入到眶下孔内，造成血管和神经的损伤。所以当我们在眶下孔进行注射时，针头的方向不能从下向上。

先天性或创伤后造成的中面部骨骼发育不良，骨骼对表面组织的支撑力度减弱，会造成软组织下垂。

当面部骨骼萎缩后，骨骼上的软组织表面积会减小，导致软组织下垂，面部出现沟槽。年轻人的颧部突出度较好，下颌骨轮廓也清晰。随着年龄的增长，会出现颧部脂肪流失、骨骼后缩、皮肤

第24章 颧颊部的玻尿酸注射

松弛，导致中下面部下垂，骨性轮廓显露。应用玻尿酸填充的目的是恢复颧部的组织容量，减轻羊腮外观，改善面部轮廓。

面部皮下脂肪分为多个独立的脂肪室，具有不同的解剖单位和特有的血液供应。我们经常说的颧脂肪包括内、中、外3个颊脂肪室。有些韧带结构是由这些脂肪室的相邻纤维间隔融合在一起形成的。

男性和女性的面部形态不同，男性面部长，呈方形，具有明显的棱角。颧部呈三角形，外侧平坦，基本不向前突起，颧弓下的中下颊部平坦或略微凹陷。这些因素在治疗中必须予以考虑。

玻尿酸种类

从20世纪90年代开始，玻尿酸的生产技术不断得到改进，玻尿酸的维持时间、物理特性（凝胶的流变学特性和组织填充能力）及安全性不断得到提高。这些改进使得玻尿酸成为注射填充治疗的金标准。另外，玻尿酸在临床治疗中的用量逐渐增大，尤其是在组织填充方面。

不同品牌之间没有完全相同的玻尿酸，每种玻尿酸的流变学特性都是独一无二的。玻尿酸的流变学特性取决于玻尿酸是双相还是单相以及玻尿酸的分子量、交联技术、交联程度和玻尿酸的浓度。

玻尿酸的主要流变学参数为内聚力和弹性。内聚力是玻尿酸抵抗变形的能力，内聚力越高，玻尿酸的支撑力度越强，在组织内的扩散能力越弱。弹性是组织被拉伸后恢复到原来形状的能力，代表了组织弹性回缩能力。高内聚力玻尿酸填充后会使面部轮廓更加分明，而低内聚力玻尿酸可以使面部外形圆润，形态自然。玻尿酸或多或少都具有高内聚力，尽管低内聚力玻尿酸更接近皮肤的质地，但在深部填充时，低内聚力玻尿酸无法提供足够大的支撑力度。非交联玻尿酸不具有组织填充能力，严格意义上来说不能用于组织填充治疗。通常，高内聚力玻尿酸需要填充到深层脂肪，使组织饱满突起。浅层脂肪作为面部动态结构的一部分，也最好用高内聚力（不能非常高）和高弹性的玻尿酸进行填充。

填充技术

颧部玻尿酸填充主要采用单点注射和退针注射方法，这两种注射方法都可以用锐针或钝针操作。为了操作方便和安全起见，单点注射最好用锐针，退针注射最好用钝针。

注射层次方面，要尽可能注射到深部。建议注射到骨膜上，这样可以保证填充剂表面有肌肉、脂肪和皮肤覆盖，使外形显得更自然，不容易出现结节。但永远不要忘记，骨膜层对刺激比较敏感，因此在操作时要轻柔，无论是锐针操作还是钝针操作。

我们可以利用面部骨骼的自然突起来加强玻尿酸填充的治疗效果，可以将填充剂直接注射到骨骼上，这样可以更进一步增加软组织的突出度。对于没有骨骼提供支撑的部位，填充效果相对会较差。由于没有底下的"桌面"支撑，填充剂会使软组织向各个方向膨胀(360°)，对皮肤表面的支撑力量（治疗的主要目的）会减弱。

与真皮层相比，深层注射往往痛感较轻，只在进针处进行表面麻醉或局部麻醉就可以了。像前面提到的那样，出于安全考虑，不建议进行眶下神经阻滞麻醉。另外，神经阻滞麻醉所用的麻药也会造成局部组织体积增加，对准确判断局部玻尿酸的注射量有影响。尽管深层注射相对不痛（与真皮内注射或唇部注射相比），但我们需要记住一条原则：大量注射玻尿酸时，注射速度一定要慢，动作要轻柔，避免组织快速扩张，引起局部剧烈疼痛。

颧部注射时，针对男性患者要追求平整而棱角分明的效果，而针对女性患者则要达到凸而圆润的效果。因此，对于男性患者，建议用锐针注射（多点注射或线性退针注射），女性患者更适合用钝针注射。这是一条不成文的规则：用锐针注射更容易达到轮廓分明的效果，而用钝针注射则更容易达到圆润的效果。

通常，对于女性患者，需要在颊内侧脂肪室多填充一些，使中面部向前突起，而外侧脂肪室则减少填充量，以形成圆润的外观。填充量较大时，建议应用钝针注射。钝针注射除了更安全，患者的疼痛感较轻外，也更容易达到外形圆润的效果。对于男性患者，则避免治疗后颧部突出。男性患者3个颊部脂肪室的填充量每个都要基本一致。在颧弓处采用多点锐针注射可以使患者局部棱角分明。有时采用线形退针注射对颧弓轮廓进行治疗可使颧弓更明显，结合突出的下颌（天生的或玻尿酸注射引起的），会使得颧弓下略显凹陷，更显男性化的特征。

除了HIV造成的面部脂肪萎缩患者外，强烈不建议对男性患者进行大剂量填充。治疗男性患者的目的一般是为了使其面部轮廓分明，而不是容量填充。对于女性患者，则更需要补充容量和增加面部的突度。

每个患者的注射量都不相同，一般双侧为2～3mL。根据个人情况，也可以增加注射量。

笔者的经验

在笔者的临床经验中，颧部是最先需要进行容量补充的部位。治疗后，眶下区域、鼻唇沟和腮部都会得到改善。确定一个患者是否适合做颧部填充的方法是观察患者的面部光影情况，阴影区域是我们需要治疗的部位。

治疗后如果效果很好，就没必要进行局部按摩。玻尿酸越少扩散，皮肤会越显得突出。

关于注射器回抽是否会减少血管内注射的发生风险，笔者认为研究此问题的意义不大，这也不是一个安全的操作方法，容易使医生出现误判。由于每次注射时玻尿酸的黏弹性、回抽的负压、针头的粗细以及观察时间等不同，所以即使针头在血管内，医生也可能无法及时发现血液回流到针管内。

治疗的效果维持时间取决于多方面的因素，所以无法进行预测，这些影响包括患者的体质、皮肤的质地、所用玻尿酸的种类、注射量及注射技术等。玻尿酸填充效果维持时间一般为几个月，也可达4年以上。治疗前需要详细向患者交代清楚。

如果颧部注射量较大，与其他填充物一样，玻尿酸治疗后也存在感染的风险。为了安全起见，治疗部位需要严格消毒。

没有明显的证据表明控制良好的自身免疫性疾病患者或胶原性疾病患者不能注射玻尿酸。在20世纪90年代早期，一些医生和律师声称向人体内注射胶原蛋白与随后发生的肌炎或皮肌炎（PM或DM）有关，美国FDA此后进行了认真的调查和研究，并于1995年得出结论，认为注射胶原蛋白与PM/DM以及其他结缔组织疾病之间没有因果关系。另外由于硬皮病患者的创伤愈合与正常人一样，所以皮肤填充剂也不是一个禁忌证。

典型病例

患者治疗前后对比照片见图24-1~图24-4。

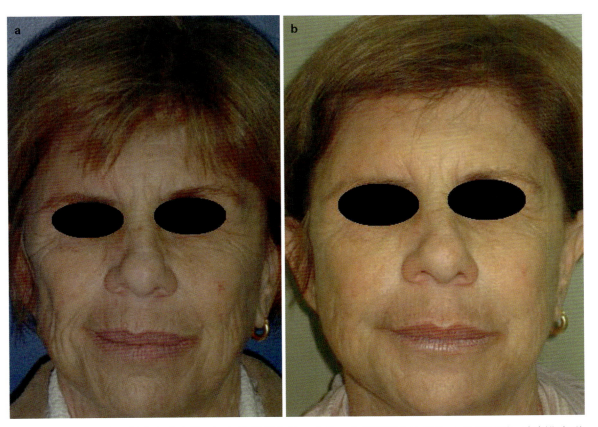

图24-1（a）64岁女性患者治疗前。（b）颧部填充后4个月。右侧颧部共注射6mL的玻尿酸，左侧颧部共注射3mL的玻尿酸。患者双侧面部不对称是由于颅脑肿瘤手术造成的，面部有金属骨板植入

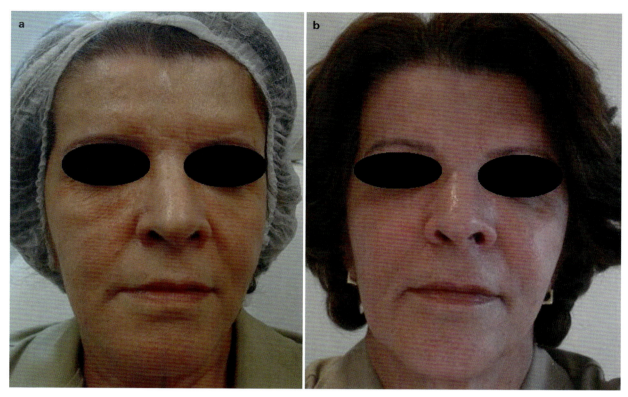

图 24-2 患者,女性,双侧面部不对称,(a)应用玻尿酸进行颧部填充前。(b)填充后即刻(左侧颧部注射 1mL,右侧颧部注射 2mL)

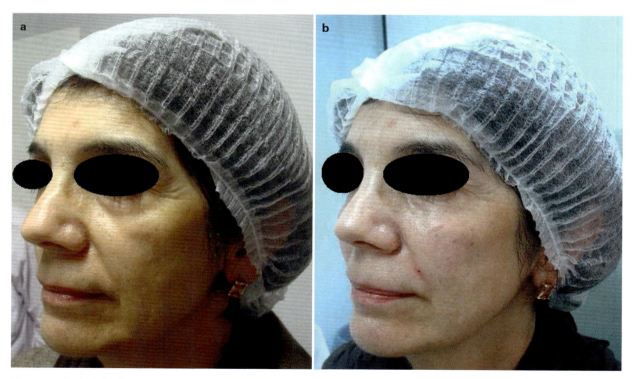

图 24-3 (a)颧部玻尿酸填充前。(b)填充后即刻,每侧用量 1.5mL。注意颧部治疗前后光影的变化及左侧颧部注射针眼的位置

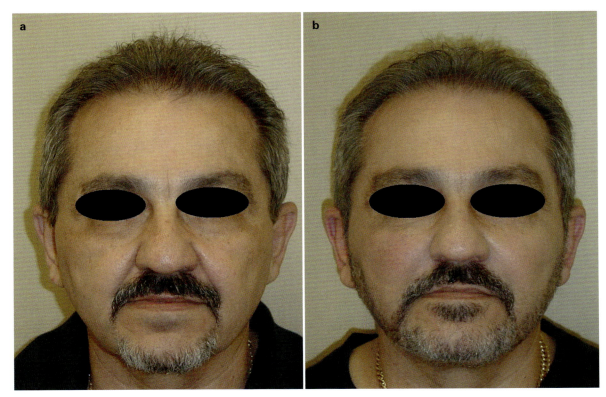

图 24-4 患者，男性，59岁，（a）玻尿酸治疗前。（b）治疗后。每侧颧部注射 1.5mL 玻尿酸，每侧鼻唇沟真皮内注射 1mL 低黏度玻尿酸

并发症

颧部是注射填充很安全的区域，严重并发症的发生率很低，但是文献中也有一些玻尿酸真皮内填充并发症的报道。据我们了解，并发症的发生与玻尿酸的质量、注射者的经验、注射速度、注射技术和注射量有关。容量填充和真皮内注射完全不同，容量填充的并发症与真皮内注射的并发症也不一样。有研究者认为，容量填充发生感染和过敏反应的危险性更高，注射材料发生移位主要与容量填充注射量过大有关，因此，在真皮内注射就很少发生移位。另一方面，真皮内注射常见的淤青、皮肤颜色改变、痤疮、硬块、皮肤发白、有注射痕迹等也很少在容量填充中出现。

容量填充早期的并发症与注射技术和注射材料有关，常会出现面部双侧不对称、局部硬块、矫正过度或矫正不足、肿胀、疼痛、淤青、变硬、瘙痒等。

晚期并发症包括增生性瘢痕形成及自身免疫性反应，如迟发型过敏反应和肉芽肿。对非动物源性玻尿酸发生过敏反应很可能与细菌污染有关，一般会在注射后几周到几个月内发生，出现间歇性红肿伴有疼痛性囊性结节，最终可能发展成脓肿，脓肿破溃形成瘘管（图24-5），有时反复发作。这种情况常常发生在患者接受第2次或第3次玻尿酸治疗后，组织病理学检查发现局部存在非肉芽肿反应（慢性化脓性反应伴有嗜酸性细胞增多）或肉芽肿反应。

出现免疫反应、形成慢性肉芽肿的机制目前还不清楚。肉芽肿反应常常由多种因素引起，尤其

与注射材料有关。这些后期并发症本质上是免疫反应，但是也不能排除感染的因素。细菌的来源主要有两种途径：①注射过程中细菌直接进入到注射物中，或远部位的细菌接触到注射物。②身体其他部位的感染或全身性感染造成免疫介导的注射物炎症反应。临床上，迟发型硬结常常预示着肉芽肿反应。然而，肉芽肿是一个解剖病理学诊断，真正的肉芽肿一般发生较晚（治疗后6～24个月），各注射部位基本上同时发生，变化较快。

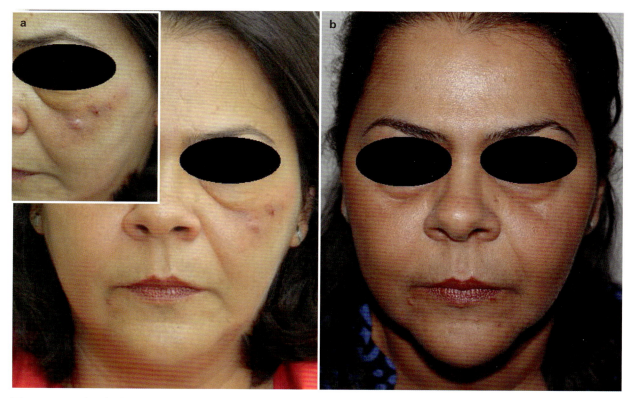

图 24-5　45岁女性患者，颧部注射玻尿酸后发生过敏反应。（a）治疗前照片显示脓肿破溃。（b）治疗后6个月完全愈合

治疗前需要告知患者可能出现的严重并发症，如血管损伤、血管压迫、动脉内栓子形成等。临床上很少发生皮肤坏死，皮肤坏死的形成原因主要有2个：局部张力增加压迫血管，以及直接将填充物注射到血管内造成血管栓塞。

并发症的处理

上述的早期并发症经系统治疗后可在1～2周内自行消失。

如果发生严重或持续的肿胀，可应用激素进行治疗。倍他米松的消肿效果较好，每天用量为0.05mg/kg。

如果注射过量，应尽早切开结节挤出多余的注射物，用刀片直接在结节表面切开即可。

过敏反应一般用三联疗法进行治疗：玻尿酸溶解酶（如果反应不退，则需要 1 周注射 1 次）+ 抗生素（大环内酯类：克拉霉素或林可霉素类：克林霉素）应用 14 ~ 21 天 + 倍他米松（5mg/kg）。过敏反应治愈后一般不会遗留后遗症。

如果经常发生过敏反应，可能需要维持很长时间的激素治疗。但需要警惕激素治疗的相关副作用，必要时考虑进行胸部 X 线检查，测量骨密度，监测血压和血糖等。治疗时间如果超过 3 个月，则要进行眼科检查，并补充碳酸钙（每天 1.5g）和阿仑膦酸钠（每周 70mg）。

在笔者的经验中，常常采用如下方法来减少激素的用量：

- 如果每天的剂量超过 40mg，连续应用不超过 2 周，则每 3 天减量 1/3。
- 如果每天的剂量少于 40mg，应用 2 周后停药。
- 如果每天的剂量超过 40mg，需要应用 2 周至 2 个月，则每周减量 1/4。
- 如果每天的剂量超过 15mg，低于 40mg，需要连续应用 2 周至 2 个月，则每周减量 1/3。
- 如果每天的剂量小于 15mg，需要应用 2 周至 2 个月，则每 3 天减量 1/3。
- 如果每天的剂量超过 40mg，需要连续应用 2 个月以上，则每 2 周减量 1/5。
- 如果每天的剂量超过 15mg，低于 40mg，需要连续应用 2 个月以上，则每 2 周减量 1/4。
- 如果每天的剂量低于 15mg，需要连续应用超过 2 周，则每周减量 1/4。

真正的肉芽肿在病灶内被注射激素（曲安奈德）后会慢慢消退，也可以联合激素口服治疗。

玻尿酸的过敏反应有时伴有其他炎症反应，这种情况很常见。需要注意牙周病和慢性鼻窦炎，这些症状和体征有可能预示着会发生玻尿酸过敏反应。

在出现血管堵塞、血管内栓子形成时，需要在局部注射玻尿酸溶解酶 (400 ~ 1500U)，并尽快请心血管医生和眼科医生会诊。注射过程中出现局部皮肤发白、眼球剧烈疼痛、视力模糊、恶心、呕吐或剧烈头痛是发生严重并发症的症状和体征。

总结

- 面部美容治疗已经从单纯治疗皱纹和沟槽的二维治疗阶段发展到目前的综合三维治疗阶段，后者包括针对骨质吸收、牙龈退缩、脂肪重新分布造成的容量缺失进行容量填充。这种治疗理念需要建立在面部平衡和协调的基础之上，并要考虑患者的性别和种族，使治疗后的效果更自然，避免出现表情僵硬或面部扭曲。
- 中面部（颧部）是面部年轻化最先治疗的部位，应用玻尿酸进行填充是一个安全而有效的方法。
- 治疗前必须进行准确的诊断。对整个治疗过程和后期并发症的完全把握对于颧部的填充治疗非常关键。

- 一旦发生并发症，应该及时采取措施，尽早进行处理。
- 即使你百分之百确定没有发生严重并发症，也要让患者再休息 30 ~ 40min，以便进一步观察和处理。
- 出现严重并发症时，不要慌乱。提前做好准备，玻尿酸溶解酶是治疗室内必备的药品，一旦发生问题，要能够触手可及。

参考文献

[1] Alijotas-Reig J, et al. Are bacterial growth and/or chemotaxis increased by filler injections? Implications for the pathogenesis and treatment of filler-related granulomas. Dermatology. 2010;221:356–364.

[2] Andre P. Evaluation of the safety of a non-animal stabilized hyaluronic acid (NASHA – Q-Medical, Sweden) in European countries: a retrospective study from 1997 to 2001. JEADV. 2004;18:422–425.

[3] Bergeret-Galley C. Comparison of resorbable soft tissue fillers. Aesthet Surg J. 2004;24(1):33–46.

[4] Cassuto D. Managing filler complications. Merge on line. 2010. www.mergeonline.com.

[5] Cohen JL. Understanding, avoiding, and managing dermal filler complications. Dermatol Surg. 2008;34:S92–99.

[6] Cohen JL, et al. Systematic review of clinical trials of small and large-gel-particle hyaluronic acid injectable fillers Hyaluronic Acid Filler for the Malar Area 279 for aesthetic soft tissue augmentation. Dermatol Surg. 2013;39(2):205–231.

[7] Delorenzi C, et al. A multicenter study of the efficacy and safety of subcutaneous nonanimal stabilized hyaluronic acid in Aesthetics facial contouring: interim report. Dermatol Surg. 2006;32(2):205–211.

[8] Derek H, Jared J. Safety and efficacy of volumizing hyaluronic acid filler for treatment of HIV-associated facial lipoatrophy. JAMA Dermatol. 2016; https://doi.org/10.1001/jamadermatol.2016.3827. Published online 2 Nov 2016.

[9] Duranti F, et al. Injectable hyaluronic acid gel for soft tissue augmentation. A clinical and histological study. Dermatol Surg. 1998;24(12):1317–1325.

[10] Fernandes RL. Conceito tridimensional: nova tendência no tratamento estético facial. Rev Bras Med. 2011; 11(4):126–128.

[11] Fernandez-Acenero MJ, et al. Granulomatous foreign body reaction against hyaluronic acid: report of a case after lip augmentation. Dermatol Surg. 2003;29:1225–1226.

[12] Friedman PM, et al. Safety data of injectable nonanimal stabilized hyaluronic acid gel for soft-tissue augmentation. Dermatol Surg. 2002;28(6):491–494.

[13] Gassia V, et al. Global facial rejuvenation: perioral, nose, and ear. J Cosmet Dermatol. 2013;12(2):123–136.

[14] Honig JF, et al. Severe granulomatous allergic tissue reaction after hyaluronic acid injection in the treatment of facial lines and its surgical correction. J Cranofacial Surg. 2003;14(2):197–200.

[15] Lemperle G, et al. Avoiding and treating dermal filler complications. Cosmetic. 2014;118:3S.

[16] Lowe NJ, et al. Hyaluronic acid skin fillers: adverse reactions and skin testing. JAmAcadDermatol. 2001;45(6):930–933.

[17] Lowe NJ, et al. Adverse reactions to dermal fillers: review. Dermatol Surg. 2005;31(11 Pt 2):1616–1625.

[18] Lupton JR, Alster TS. Cutaneous hypersensitivity reaction to injectable hyaluronic acid gel. Dermatol Surg. 2000;26(2):135–137.

[19] Matarasso SL, Carruthers JD, Jewell ML, Restylane Consensus Group. Consensus recommendations for softtissue augmentation with nonanimal stabilized hyaluronic acid (Restylane®) (NASHA). Plast Reconst Surg. 2006;117:3S.

[20] Micheels P. Human anti hyaluronic acid antibodies: is it possible? Dermatol Surg. 2001;27:185–191.

[20] Narins RS, et al. A randomized, double-blind, multicenter comparison of the efficacy and tolerability of Restylane versus Zyplast for the correction of nasolabial folds. Dermatol Surg. 2003;29:588–595.

[21] Olenius M. The first clinical study using a new biodegradable implant for the treatment of lips, wrinkles and folds. Aesthet Plast Surg. 1998;22:97–101.

[22] Pons-Guirard A. Actualisation des effets secondaires des produits de comblement de rides. Nouv Dermatol. 2003;22:205–210.

[23] Raulin C, et al. Exudative granulomatous reaction to hyaluronic acid (Hylaform®). Contact Dermatitis. 2000;43:178–179.

[24] Rohrich R, Pessa J. The fat compartments of the face: anatomy and clinical implications for cosmetic surgery. Plast Reconstr Surg. 2008;119:2219–2227.

[25] Schanz S, et al. Arterial embolization caused by injection of hyaluronic acid (Restylane®). Br J Dermatol. 2002;146:928–929.

[26] Shafir R, et al. Long-term complications of facial injections with Restylane (injectable hyaluronic acid). Plast Reconstr Surg.

2000;106(5):1215–1216.
[27] Sherman RN. Avoiding dermal filler complications. Clin Dermatol. 2009;27:S23–32.
[28] US- FDA. Executive summary dermal fillers devices dated of 18th November 2008.
[29] Vleggaar D, Fitzgerald R. Dermatological implications of skeletal aging: a focus on supraperiostal volumization for perioral rejuvenation. J Drugs Dermatol. 2008;7(3): 209–220.

第 25 章　唇部和口周的玻尿酸注射

泰利斯·拉格·比卡略·布雷塔斯、玛丽亚·克劳迪娅·阿尔梅达·伊萨和布尔塔·塔穆拉（Thales Lage Bicalho Bretas, Maria Claudia Almeida Issa and Bhertha Tamura）

目录

前言	275
唇部和口周的解剖	278
神经支配和麻醉	279
血管分布	279
唇部组织学	280
老化过程	280
上唇	280
下唇	281
"蓬奇内罗（Punchinello）"小丑样外观	281
治疗方法	281
唇部填充剂	282

T. L. B. Bretas (*)
Dermatology, Hospital Federal dos Servidores do Estado,
Rio de Janeiro, RJ, Brazil
e-mail: thalesbretas@gmail.com

M. C. A. Issa
Department of Clinical Medicine (Dermatology),
Fluminense Federal University, Niterói, Rio de Janeiro,
Brazil
e-mail: dr.mariaissa@gmail.com; maria@mariaissa.com.br

B. Tamura
Clínicas Hospital of São Paulo of the University of Sao
Paulo, Sao Paulo, Brazil

Barradas and Bourroul's Ambulatório de Especialidades in
Sao Paulo, Sao Paulo, Brazil

Sorocaba's Ambulatório de Especialidade in Sorocaba,
Sao Paulo, Brazil
e-mail: bhertha.tamura@uol.com.br

© Springer International Publishing AG, part of Springer Nature 2019
M. C. A. Issa, B. Tamura (eds.), *Botulinum Toxins, Fillers and Related Substances*, Clinical Approaches and Procedures in Cosmetic Dermatology 4, https://doi.org/10.1007/978-3-319-16802-9_21

注射技术	282
典型病例	285
并发症	287
严重并发症	287
总结	288
最后的考虑	288
参考文献	288

摘要

每个人都想要一个漂亮的嘴唇，它可以表达性感、快乐、悲伤等，同时也可从侧面体现一个人的语言沟通能力及进食能力。唇部也会随着年龄的增长而出现老化。唇部是面部一个关键的审美部位，因此唇部治疗在美容皮肤科是一个重要的治疗项目。随着人的衰老，唇部会变薄、萎缩、颜色变白，与周围比例出现不协调。一种最常用的治疗方法是应用填充剂进行矫正，由于组织填充技术发展很快，本章将主要探讨唇部美容的填充治疗技术。玻尿酸是一个很好的组织填充剂，因为不会引起注射反应，价格也便宜，治疗效果良好，一旦出现并发症可用玻尿酸溶解酶进行处理，因此相对安全。黏性高的玻尿酸可用于填充唇部，而软的玻尿酸则可用于改善唇红缘。最常见的并发症包括注射部位出现短暂淤青、瘙痒、肿胀、红斑、变硬、疼痛等症状，最严重的并发症为血管栓塞，容易造成皮肤软组织坏死，因此注射前一般需要回抽，这对于预防注射填充的并发症非常重要。

关键词

丰唇；玻尿酸；填充剂；唇

前言

自从美容热在全球兴起以来，嘴唇就成为人们讨论的主要话题，尤其在女人之间。嘴唇除了具有进食、交流、表达感情和性的功能以外，也常被看作健康、年轻的象征。由于漂亮的嘴唇具有性诱惑力，所以唇部整形数量目前在皮肤科治疗中逐渐增多。2001年的一项美国市场研究报告分析了嘴唇在日常生活工作中的重要性，结果表明在经济不景气时期，口红的销售量不减反增，因此伦纳德·劳德（Leonard Lauder）提出了"口红指数"这个指标。因为漂亮性感的嘴唇往往使人显得年轻时尚，所以经济不景气时，女人自然会收紧荷包，砍掉在其他奢侈品上的花费，但口红总还买得起。

年龄老化会影响唇部和口周区域，使唇部变薄，白唇变长，口周出现皱纹，皮下组织中的胶原纤维和弹性纤维退化，从而失去了对皮肤的有效支撑。

年龄增长也会影响到人中，导致人中变平，轮廓变得不清晰。人中嵴是上唇审美的重要组成部分，常常需要和上唇一起进行矫正（图 25-1~ 图 25-3）。

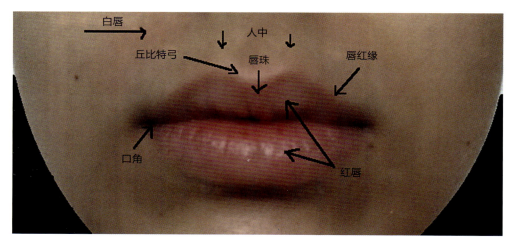

图 25-1 嘴唇的体表标志

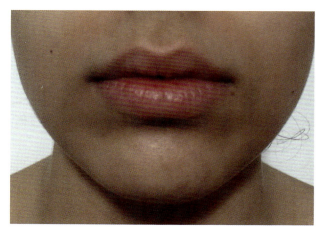

图 25-2 一名 17 岁年轻女性的嘴唇，正面观

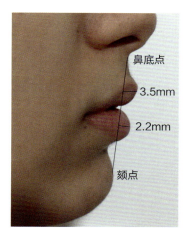

图 25-3 一名 17 岁年轻女性的嘴唇，侧面观。从鼻下点到颏点画一条线，上唇突出于此线前 3.5mm，下唇突出于此线前 2.2mm，上、下唇比例为 1∶1.6

除了遗传因素对上唇有影响外，生活习惯对唇部老化也具有直接的影响，如吸烟和日光暴晒会加速唇部的老化，重力和气候同样也会影响唇部的外观。老化过程中上颌骨和下颌骨的骨质吸收、牙齿脱落、韧带松弛、肌肉力量改变等都会造成唇部外形发生变化。人种和性别因素也会影响唇部的解剖结构（图 25-4、图 25-5）。

男性的上唇皮肤厚，皮下脂肪多，胡须浓密，男性相比女性来说，不容易在上唇出现皱纹。非洲人皮肤黑，相对来说对日晒的抵抗力较强，老化过程中皮肤弹性组织变性程度较小，所以非洲人很少出现唇周皱纹。非洲人本身嘴唇较厚，随着年龄的增长嘴唇的厚度变化也不明显。

16 世纪早期，达·芬奇的人体模型进一步强调了古希腊的人体美学标准，其中斐波那契

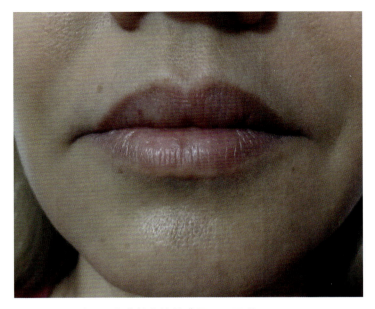

图 25-4　一名 48 岁成熟女性的嘴唇，正面观

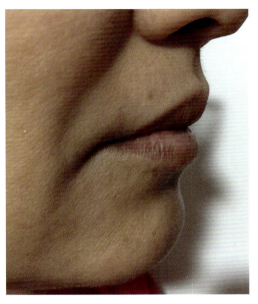

图 25-5　一名 48 岁成熟女性的嘴唇，侧面观

（Fibonacci）数值后来被称为黄金比例（Φ = 1.618 033……）。在后来很长时间内这种比例被用于各种艺术的创造中，如希腊神庙的建造和米开朗琪罗的艺术品创作。高加索人的上唇与下唇的理想比例为 1∶1.6（图 25-3、图 25-6、图 25-7）。临床上女性患者常常要求丰上唇，但是医生在治疗过程中还是需要严格遵守黄金比例，以免造成上唇过度矫正，形成"鸭嘴样外观"或"香肠唇"。

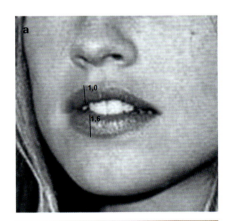

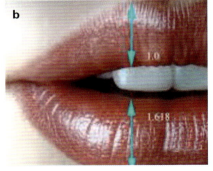

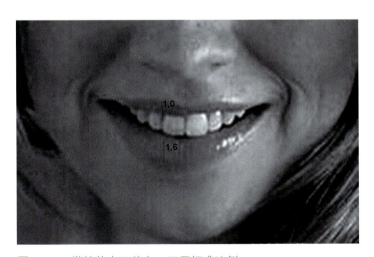

图 25-7　微笑状态下的上、下唇标准比例

黄金比例 1∶1.618
一个漂亮的嘴唇需要下唇比上唇厚

图 25-6　（a、b）静态下的上、下唇标准比例

上唇治疗的目的是改善患者的面部比例和局部特征，使其与年龄和种族特征相协调。下唇的治疗目的是改善红唇突出度，使下唇丰满前凸。如前所述，医生为患者提供的专业意见并不能代表患者的真实想法，但是医生还是需要根据自己的临床经验及局部解剖进行治疗，以便达到平衡协调的治疗效果。

即使短效填充剂也会使组织产生长时间的改变，因此很难预测下一次治疗的时间。有时患者要求再次治疗仅仅是因为距离第1次治疗的时间已经很长了，但是医生检查发现第1次的治疗效果仍然存在，这种情况就体现出治疗前照相的重要性了，医生可以拿出治疗前后的照片进行对比，告诉患者目前还不需要再次进行治疗。另外嘴唇的侧面照片也很重要，可以向患者更进一步解释唇部治疗的精准性和复杂性。

唇部和口周的解剖

每一名注射医生都需要掌握唇部的解剖、唇部的标准形态以及唇部的神经血管支配。

上唇大约在胚胎的第4周形成，先由神经嵴生出1对咽弓，形成面突，几周内上颌突向内侧鼻突方向转移，形成上唇。人中和上唇内侧部分由鼻突融合形成，外侧部分由上颌突融合形成。2条人中嵴不是平行排列的，而是呈倒V形，越靠近鼻底距离越近，越靠近唇缘距离越远。而下唇只是简单由下颌突融合形成，因此外形相对均匀。

唇红缘是红唇的边界，将唇黏膜和皮肤分开。唇红缘对于唇部的外形非常重要，即使不起眼的问题如伤疤或轻微的外形改变也会引起周围人的注意。在上唇，唇红缘呈M形，又称丘比特（Cupid）弓，此处被艺术家称为"面部指纹"，每个人在微笑时丘比特弓的形状都不一样。唇珠是上唇中央的组织突起。

当嘴唇闭上后，我们可以确定口腔黏膜和唇黏膜的分界线，又称红线。与口腔黏膜相比，红唇含有很少的唾液腺，所以显得比较干燥。

上颌骨、下颌骨和牙齿是坚硬的组织，维持着嘴唇和口周的形态。口周的肌肉分为深、浅两层，深层包括口轮匝肌的外周部和唇缘部，口轮匝肌对于人的微笑、说话、吹口哨等动作非常重要。提上唇肌从上向下止于上唇和口轮匝肌。在它的外侧有提口角肌和颧大肌、颧小肌。笑肌和降口角肌止于口角，这2块肌肉是最重要的表浅表情肌。降下唇肌和颏肌止于下唇，两者与颈阔肌有纤维交织。

面部脂肪分为深、浅两层。口周深层脂肪位于颏肌和口轮匝肌下。唇部的浅层脂肪较少，呈分叶状。老化造成的脂肪萎缩会影响唇部的脂肪分布。人中是皮下脂肪组织凹陷形成的沟，有血管走行在其中。

由于唇部填充注射的过程比较疼痛，所以需要简单介绍一下唇部的神经支配及麻醉技术。

神经支配和麻醉

三叉神经第 2 分支（V2）和第 3 分支（V3）负责支配上、下唇的感觉。第 2 分支（V2）负责支配上唇的感觉，从眶下孔穿出后，延伸为眶下神经。眶下神经阻滞麻醉时首先要将针头置于口内第一前磨牙的牙槽突上，然后向瞳孔方向进针，进针深度 4~5cm，抵到骨头上，然后注射麻药（利多卡因，一般不含有肾上腺素）（图 25-8）。

三叉神经的第 3 分支（V3）支配下唇的感觉，从下颌骨上的颏孔穿出，延伸为颏神经。颏孔在第 2 下前磨牙下，可通过唇龈沟进针麻醉。整个下唇麻醉需要对双侧的颏神经予以阻滞（图 25-9）。

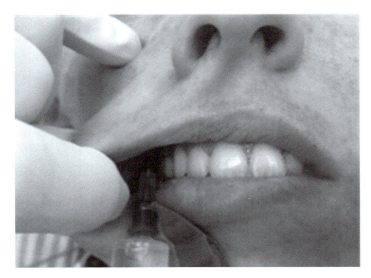

图 25-8 口内入路眶下神经阻滞麻醉

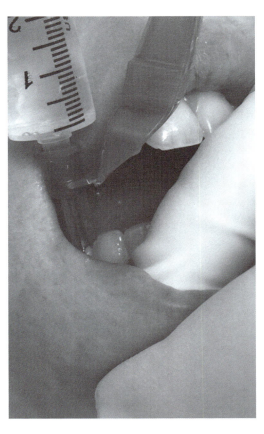

图 25-9 口内入路颏神经阻滞麻醉

另一个简单可行的办法是只在唇龈沟进行局部麻醉，但这种方法麻醉效果维持时间较短。

如果填充剂中含有利多卡因，只采用表面麻醉或仅在进针处进行局部麻醉即可。

血管分布

面动脉是嘴唇和口周最重要的动脉血供。面动脉是颈外动脉的分支，从咬肌的前下缘穿出逐渐向浅层走行。下牙槽动脉的分支和颏下动脉同样对下唇提供血供。

唇部组织学

唇部非常敏感，神经末梢分布到黏膜表面。黏膜表面为多层鳞状上皮，上下唇的表皮层结构与其他部位基本一致，只是没有角质层，这就是为什么嘴唇颜色发红的原因，其实就是表皮下大量毛细血管的颜色。红唇也缺乏唾液腺。皮下从浅到深的层次分别为：皮下组织、口轮匝肌和黏膜。上、下唇动脉走行在口轮匝肌和黏膜之间。

老化过程

当对唇部进行注射填充时，需要具体了解嘴唇的老化程度。在进行唇部美容治疗时，需要根据具体情况进行填充容量，以减少皱纹，恢复唇部的对称比例，改善唇部干燥的状态，这对于医生具有一定的挑战性。

上唇

人在 45 岁以后，嘴唇的张力会减小，容量出现缺失，唇红发生变化，导致上唇变长、变宽，外露的唇红变薄，外侧上唇和口角出现下垂（图 25-10）。

牙齿脱落使得其对颊肌的支持力度减弱，形成典型的口角下垂，面部的突出度降低，使得下颌显得向前突起。鼻小柱和上唇之间的距离每 10 年会增加 1mm。这种外观使人看起来显得痛苦、沮丧、闷闷不乐。局部表情肌尤其是口轮匝肌对表面组织的支持力度逐渐减弱，形成一个薄而后缩的上唇及突出而下垂的鼻尖，上牙槽骨的吸收会进一步加重这种外观（图 25-11）。

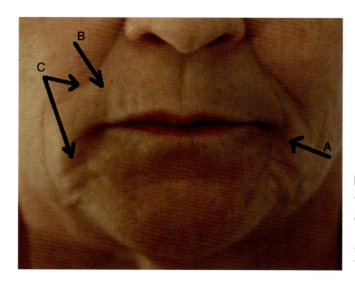

图 25-10 嘴唇与口周严重老化。外侧口角（箭头 A）和上唇外侧部分（箭头 B）下垂。口周皮肤变薄，出现皱纹，有些皱纹可以向上到达鼻部，向下到下颌部（箭头 C）

下唇

下牙对皮肤表面支持力度减弱会导致下唇变薄、后缩，严重情况下会出现下牙外露（图 25-11）。

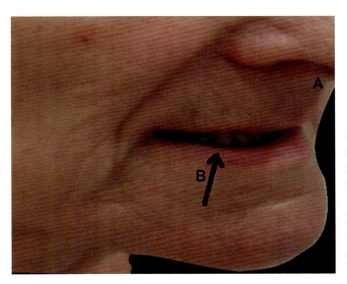

图 25-11 局部表情肌尤其是口轮匝肌对表面组织的支持力度减弱，形成一个薄而后缩的上唇，使鼻尖变得突出而下垂，上牙槽骨的吸收会进一步加重这种外观（A）。下牙对组织表面支持力度的减弱导致下唇变薄、后缩，严重情况下导致下牙外露（箭头 B）

"蓬奇内罗（Punchinello）"小丑样外观

人们俗称的"蓬奇内罗（Punchinello）"小丑样外观，表现为鼻子突出、嘴唇后缩、下巴肥大前凸（图 25-11）。

治疗方法

治疗前需要对患者进行仔细分析，了解她/他的想法，并考虑我们自己的临床经验和治疗技术。临床上常将唇部老化分为 5 型：Ⅰ型，年轻患者各种组织保持完好，但唇部偏薄；Ⅱ型，唇部老化，只有一些放射性皱纹；Ⅲ型，唇部老化，出现放射性皱纹及容量缺失；Ⅳ型，唇部老化，出现放射性皱纹，脂肪重新分布；Ⅴ型，在上述变化基础上，患者还伴有露龈笑。

凯恩（Kane）等在 2012 年报道了另一种上唇分类方法，这种方法是针对上唇厚度进行了分类：非常薄的上唇、薄的上唇、厚度适中的上唇、丰满的上唇、非常丰满的上唇；非常薄的下唇、薄的下唇、厚度适中的下唇、丰满的下唇、非常丰满的下唇。这种方法可以用来描述医生对患者的初步临床印象，并用来进行治疗前后对比，尤其在患者忘了其治疗前什么样子时。

罗西（Rossi）等在 2011 年建议借助照片来评估患者唇部的容量和厚度。评分标准从 1 分（非常薄）开始，每隔 0.5cm 分为 1 个等级，直到 5 分（非常丰满），将下唇和上唇分为 9 个等级。但是这种测量标准只适用于白种人。卡鲁瑟斯（Carruthers）等在2008年验证了另一种评分方法，评分范围从0到4：0分代表非常薄；1分代表薄；2分代表中等厚度；3分代表厚；4分代表非常厚。

临床治疗时医生需要遵循唇部美学标准，尽管嘴唇漂亮不漂亮并不需要严格遵照1:1.6的黄金比例，但是这条标准常常可以帮助我们在唇部年轻化治疗时进行准确的分析判断。嘴角的位置一般位于内眼角垂线上，这一点也可以在临床治疗中帮到我们。

增强唇部轮廓可以使唇部看起来更漂亮，但填充时一定要小心，尤其在填充人中时。口周细小皱纹可通过表浅注射予以矫正。不同的填充剂注射方法也不同。填充剂联合肉毒素注射很有意义，因为肉毒素可以放松口轮匝肌，使填充剂的填充效果更好。

前几年，唇部填充往往需要进行神经阻滞麻醉，因为注射过程中患者往往会感觉到非常疼痛，医生一般选择眶下神经和颏神经阻滞麻醉。如今的一些玻尿酸中含有利多卡因，可以缓解注射过程中的疼痛，使得整个注射过程中患者几乎感觉不到疼痛。如果患者有单纯疱疹感染史，应该在治疗前进行抗病毒治疗。

另一个需要注意的环节是消毒。消毒必须严格，认真对待，绝对不能马虎。如果消毒不严格，一些长效填充剂在后期很容易出现肉芽肿反应、慢性感染等。

临床上具体的注射方法有多种，每种注射方法选择的位置、注射的方向、注射的深度、针头的大小等都会不同。实际临床操作中需要考虑针眼的位置、注射剂量和唇部局部解剖结构，以便取得最佳的治疗效果。

唇部填充剂

注射填充唇部的玻尿酸可以是双相的（颗粒状），也可以是单相的（凝胶状），两者均可用于唇部的容量填充，治疗效果都很好，治疗后第1个月满意率高达90%，6个月后的满意率也能达到50%~70%。美国FDA已经批准了很多种用于唇部填充的玻尿酸，每年市场上又会有很多新的产品出现。胶原蛋白也可以用于唇部填充，但最佳选择还是玻尿酸。

注射技术

唇部的注射难度较大，也容易出现治疗后效果不佳的情况。唇部过度填充会导致外形不自然。尽管有部分学者反对在肌肉内进行注射，但我们还是赞成大部分学者的意见，即肌肉内注射不是唇部填充的禁忌证，有时候为了达到自然的填充效果，不得不进行肌肉内注射。如果仅进行黏膜下注射，填充剂的选择需要慎重。另外我们知道唇部填充不仅仅只是填充唇部，也需要对唇周所有的结构进行填充，以便取得整体自然的效果。

唇部填充需要耐心，也需要有很好的操作技术。一般首先沿着唇红缘在皮下进行退针线形注射

（图 25-12），将填充剂均匀注射到整个唇红缘，从一个口角到另一个口角，肉眼可以看到明显的外形改变（图 25-13）。

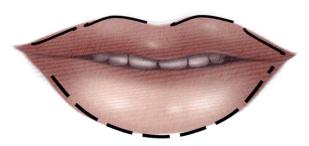

图 25-12　大部分情况下需要沿着唇红缘在皮下进行退针线形注射

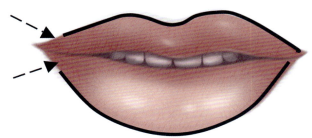

图 25-13　将填充剂均匀注射到整个唇红缘，从一个口角到另一个口角，肉眼可以观察到明显的外形改变

人中填充时需要先画出人中嵴的轮廓，如果面部老化导致人中（鼻小柱至唇红缘之间的距离）变长，则应该避免对人中进行填充，因为填充剂本身会使上唇显得更长。填充人中嵴时，进针点可位于唇红或唇红上方的皮肤。我们还是喜欢在唇红处进针，因为可以在唇红与皮肤交界处准确注射少量填充剂，形成一个更漂亮的丘比特（Cupid）弓。人中嵴采用真皮内退针注射方法。除了在唇红缘少量注射外，也可以在人中嵴的末端进行少量单点注射以加强丘比特（Cupid）弓的轮廓。在丘比特（Cupid）弓的中央、唇结节处注射可以进一步增加上唇中部的突度，先在深部注射一点儿，然后边退针边注射，直到皮下，拔出针头（图 25-14）。

口角上三角形凹陷的矫正，采用简单的扇形注射方法足以达到良好的矫正效果，针头可朝向上方（图 25-15 中 A），也可以朝向下方（图 25-15 中 B）。对口角下凹陷的矫正也可以采用扇形注射方法，先在唇红缘进行少量点状注射，再进行扇形注射（图 25-15 中 C），或在木偶纹基底进行少量点状注射，再进行扇形注射（图 25-15 中 D），以提升口角。通过唇黏膜进针直达口角（图 25-15 中 E），注射 0.3mL 可以重建口角外形，也可以在口角外侧垂直向上进针，越过整个口角注射（图 25-15 中 F），对口角进行塑形。一般情况下我们都注射到皮下层，可进一步补充皮肤和肌肉的容量。

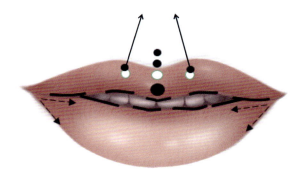

图 25-14　丘比特弓的注射方法

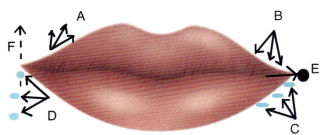

图 25-15　口角的注射方法

口轮匝肌收缩形成的细小皱纹也可以应用退针注射技术进行矫正。在我们的临床经验中，当患者想要对这些皱纹进行矫正时，建议填充前2周先进行肉毒素注射，可以使治疗效果更好，维持时间更长。上唇每侧注射2U肉毒素，下唇每侧注射1U肉毒素。填充注射时一般从唇红进针（有些学者直接从皮肤进针），首先在真皮层注射，有时在进针过程中需要用针头先对真皮层进行破坏，再慢慢退针注射，注射量要少。对每条细小皱纹都要进行单独注射。

口轴位置的注射对于提升嘴角非常关键。如果处理方法正确，我们可以发现上唇和下唇可呈现轻度外翻，因为治疗后外侧口角脂肪垫和肌肉的位置发生了变化。注射时从外侧向内侧进针，沿着皱纹进行注射，对每条皱纹进行单独注射（图25-16中A）。如果采用钝针注射，可通过1~3个针眼进行扇形注射（图25-16中B）。

最后对嘴唇的容量和突度进行矫正，注射的方法有多种，在这里讲一下我们常用的几种方法，并结合玻尿酸的流变学特性进行讨论。容量注射的填充位置在湿唇和干唇交界区，注射到黏膜下。如果用钝针注射，进针位置在一侧口角，对干唇与湿唇交界区进行深层注射，从一个口角到另一侧口角。口角位置注射量要少，唇部中央位置注射量要大。用2个手指捏住钝针，边注射边塑形，并确定合适的注射量。

当用锐针注射时，则采用扇形注射技术。从口角开始，进针后向2~3个不同的方向进行注射。注射完成后，拔出针头，在嘴唇的体部再次进针，朝1~2个方向注射。最后注射中间位置。注意控制注射量。上下唇注射方法一样（图25-17）。

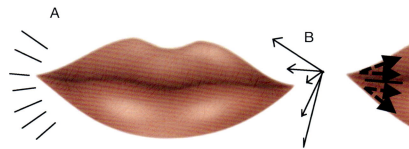

图25-16 口轴位置的注射方法

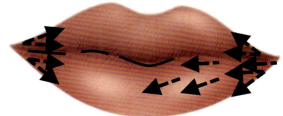

图25-17 上下唇容量填充的锐针注射技术

应用黏度更低的玻尿酸丰下唇时，一般采用点状注射。在下唇中部皮肤进针，采用扇形注射方法，首先注射中线处，然后再注射中线两侧，两侧的注射量要比中间稍微少一些（图25-18）。如果存在双侧不对称，调整两侧的注射量。如果要恢复丘比特（Cupid）弓，则在上唇中央进行少量注射（图25-14）。

嘴唇很薄时，我们建议分次注射。第1次先对口周进行注射，2~4周后再对唇部进行注射。注射方法可以采用点状注射，先在下唇唇红缘下方外侧1/4处进针，采用扇形注射方法，在唇红处多点注射，注射3~4个位置，越向外侧注射量越少。上唇可采用同样方法，注射后局部需要按摩（图25-19）。

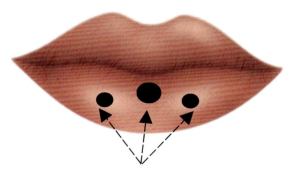

图 25-18　下唇中央注射方法

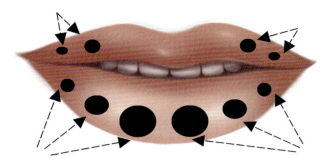

图 25-19　上下唇多点注射技术

典型病例（图 25-20～图 25-25）

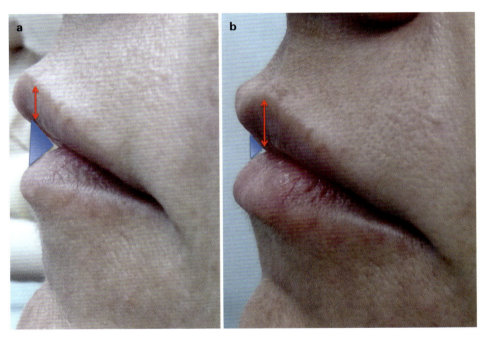

图 25-20　病例 1，上唇进行玻尿酸填充，注射后唇部的突度发生改变。（a）治疗前。（b）治疗后

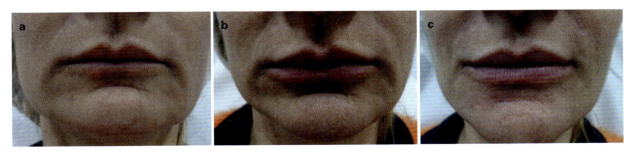

图 25-21　病例 2，下唇及颏部的玻尿酸填充。（a、b）治疗前。（c）治疗后

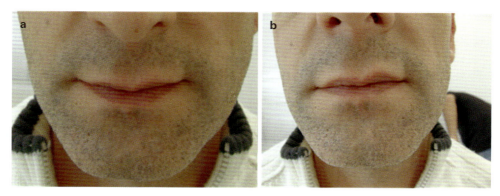

图 25-22　病例 3，男性唇部的玻尿酸填充。(a) 治疗前。(b) 治疗后

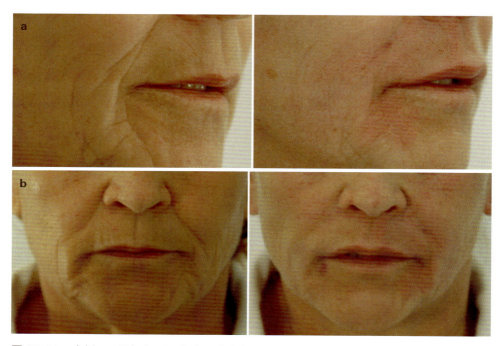

图 25-23　病例 4，唇部和口周的玻尿酸填充。(a) 侧位观。(b) 正位观

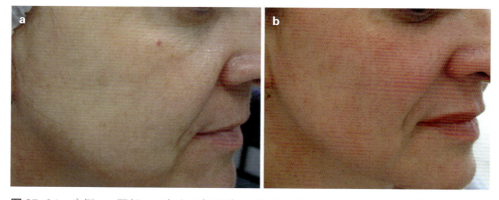

图 25-24　病例 5，颧部、口角和唇部的玻尿酸注射，侧位观。(a) 治疗前。(b) 治疗后

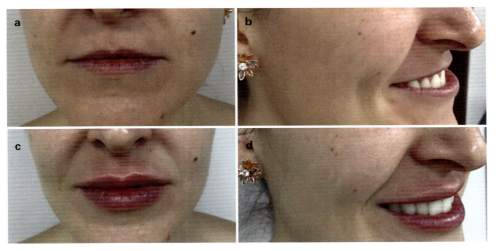

图 25-25 病例6，上下唇的玻尿酸填充，注意微笑时，牙龈露出减少。（a、b）治疗前。（c、d）治疗后

并发症

玻尿酸注射的并发症分为轻度、中度、重度。最常见的并发症为疼痛、淤青、肿胀、红斑、压痛，大部分归为轻度（88%）和中度（11%），这种并发症患者一般能够忍受，几天内自行消退，不需要进行特殊处理。

玻尿酸注射后也会出现肿块和结节，但唇部注射很少出现，可采用少量点状注射方法，以减少这种并发症。避免采用线形注射方法，因为采用线形注射方法注射后由于肌肉的收缩会使玻尿酸形成小结节，如果患者不停地用牙齿咬的话，会出现明显的肿块。这些肿块可通过注射玻尿酸溶解酶或激素（曲安奈德）予以治疗，也可以通过手术予以切除。

严重并发症

根据美国FDA的说法，严重并发症指的是玻尿酸注射后一些不常见或非常罕见的并发症，包括感染、注射部位溃疡、过敏反应、组织坏死。严重的并发症包括：严重的过敏反应（过敏性休克）（需要立即急诊进行处理）、填充剂游走到其他部位、填充剂从注射位置露出（往往是由于组织排斥反应或感染造成的）、注射位置形成永久的硬结、视力受损（包括失明、卒中、血管损伤、皮肤坏死）等。

组织缺血坏死可通过钝针注射进行预防。这种并发症一般在注射的前几个小时内发生，可通过注射玻尿酸溶解酶进行治疗，最好在超声引导下进行，以便确定受累的血管。也可以局部应用硝酸甘油棉片和热敷，以促进堵塞的血管扩张。

感染可通过严格的消毒措施进行预防，一旦出现需要应用抗生素，如克拉霉素。后期出现的肉芽肿可通过在病灶内注射激素进行治疗：20~40mg/mL 的曲安奈德；5~7mg 的倍他米松；20~40mg

的甲泼尼龙；10mg/mL 的曲安奈德 +5md/mL 的 5- 氟尿嘧啶。

总结

- 进行唇部注射的医生需要掌握唇部的解剖、唇部的美学标准以及唇部的神经支配和血管分布。
- 唇部治疗的目的是使患者的唇部与其年龄和种族特征相协调，并注意唇部与面部各部位的比例。
- 避免过度注射，导致唇部过度前凸，出现"鸭嘴样外观"或"香肠唇"。
- 即使是短效填充剂，如玻尿酸，也会造成组织的长期改变，因此无法准确预测下一次的治疗时间。
- 治疗前和治疗后的拍照非常重要，如果患者有任何疑问，可拿出来作为对比，甚至可作为法律证据。

最后的考虑

唇部的治疗比较复杂。对于年轻的患者，治疗技术简单；而对于老患者，尤其是那些从来没有接受过治疗的患者，治疗起来还是比较困难的。不同的医生注射方法也不一样，可根据注射位置、注射时机、注射量、填充剂种类、针头粗细、唇部老化的严重程度、患者的种族特征、个人和社会的审美标准等方面综合考虑，选择合适的注射技术。

除了这些，我们还需要明白，唇部的解剖结构复杂，患者的表情多种多样，也需要考虑患者有无双侧不对称、局部有没有瘢痕、有没有神经损伤等。医生需要全面掌握患者的情况，并有一个科学现实的审美观。

参考文献

[1] Bailey BJ. Head and neck surgery-otolaryngology. 2nd ed. Philadelphia: Lippincott- Raven; 1998. p. 1510.
[2] Brandt SF, Cazzaniga A. Hyaluronic acid gel fillers in the management of facial aging. Clin Interv Aging. 2008;3(I):153–159.
[3] Carruthers J, Klein AW, Carruthers A, Glougau RG, Canfield D. Safety and efficacy of nonanimal stabilized hyaluronic acid for improvement of mouth corners. Dermatol Surg. 2005;31:276–280.
[4] Carruthers J, Carruthers A, Hards B, Kaur M, Goertelmeyer R. A validated lip fullness grading scale. Derm Surg. 2008;34(Suppl 2(2)):S161–166.
[5] Fagien S, Maas C, Murphy DK, Juvéderm Lips Study Group, et al. Juvederm ultra for lip enhancement: an open-label, multicenter study. Aesthet Surg J. 2013; 33(3):414–420.
[6] Glogau RG, Bank D, Brandt F, et al. A randomized, evaluator-blinded, controlled study of the effectiveness and safety of small gel particle hyaluronic acid for lip augmentation. Dermatol Surg. 2012;38(7 Pt 2):1180–1192.
[7] Gottfried L, et al. Avoiding and treating dermal filler complications. Plast Reconstr Surg. 2006;118(3S Suppl): 92S–107.
[8] Kane MAC, Lorenc ZP, Lin X, Smith SR. Validation of a lip fullness scale for assessment of lip augmentation. Plast Reconstr Surg. 2012;129(5):822e–828.
[9] Penna V, Stark GB, Voigt M, Mehlhorn A, Iblher N. Classification of the aging lips: a foundation for an integrated approach to perioral rejuvenation. Aesthetic Plast Surg. 2015;39:1–7.

[10] Perkins SW, Sandel DH. Anatomic considerations, analysis, and the aging process of the perioral region. Facial Plast Surg Clin N Am. 2007;15:403–407.
[11] Rossi AB, Nkengne A, Stamatas G, Bertin C. Development and validation of a photonumeric grading scale for assessing lip volume and thickness. J Eur Acad Dermatol Venereol. 2011;25(5):523–531.
[12] Sarnoff DS, Gotkin RH. Six steps to the perfect lip. J Drugs Dermatol. 2012;1(9):1081–1088.
[13] Vent J, Lefarth F, Massing T, Angerstein W. Do you know where your fillers go? An ultrastructural investigation of the lips. Clin Cosmet Investig Dermatol. 2014;7:191–199.
[14] Wollina U. Perioral rejuvenation: restoration of attractiveness in aging females by minimally invasive procedures. Clin Interv Aging. 2013;8:1149–1155.

第 26 章　颏部和下颌的玻尿酸填充

代博拉·T. S. 奥蒙德和保罗·R. 帕科拉（Débora T. S. Ormond and Paulo R. Pacola）

目录

前言	290
局部解剖	291
玻尿酸治疗	299
注射方法	299
总结	301
参考文献	302

摘要

非手术方法如玻尿酸注射是治疗和预防面部衰老的重要手段。面部老化会受到一些内部因素和外部因素的影响，使得局部解剖结构发生改变。在老化过程中，骨骼、肌肉和皮下脂肪的综合改变使面部显得不再饱满，变得凹陷。本章将探讨应用玻尿酸对这些缺陷进行治疗的一些具体方法。

关键词

填充剂；玻尿酸；颏部；下颌；轮廓；年轻化；面部；容量；老化

前言

目前非手术方法由于其安全性和有效性在面部年轻化治疗中变得越来越重要，这种微创治疗方法可以更加安全有效地预防面部衰老。

D. T. S. Ormond (*) · P. R. Pacola
Universidade Federal de MatoGrosso, Cuiabá, Brazil
e-mail: dormond@terra.com.br; paulopacola@hotmail.com

© Springer International Publishing AG, part of Springer Nature 2019
M. C. A. Issa, B. Tamura (eds.), *Botulinum Toxins, Fillers and Related Substances*, Clinical Approaches and Procedures in Cosmetic Dermatology 4, https://doi.org/10.1007/978-3-319-16802-9_22

面部老化过程受到年龄变化（重力、皮下脂肪流失、骨质吸收）、光损伤（胶原纤维和弹性纤维变性、皮肤肿瘤）及创伤（疾病、炎症、手术）等因素的影响。另外，牙齿、骨骼、SMAS、面部支持韧带、皮肤厚度以及脂肪的流失和重新分布都会使面部容量发生缺失。这些变化会使面部从一个年轻、略凸的外观变成一个衰老、凹陷的面容，并在面部形成阴影（图 26-1）。面部表情肌的收缩会形成动态性皱纹，进一步加重衰老外观。因此在颏部和下颌应用组织填充剂进行填充时，可联合其他方法（肉毒素、皮肤磨削、激光、射频、超声）一起进行治疗，效果会更好一些。

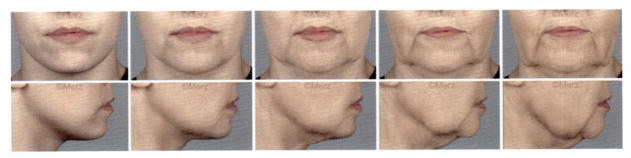

图 26-1 梅尔茨（Merz）的面部衰老分度：面部从年轻（面部饱满）到衰老（面部变平或凹陷）的典型变化

局部解剖

对中下面部解剖的深入了解对于我们明白下颌区域老化的生理和病理变化非常重要，同时也会让我们知道治疗过程中需要密切注意组织结构，避免治疗后出现各种并发症。

下颌骨是下面部主要的组织结构，是中面部和颈部之间的过渡区域。下颌骨分为下颌骨体（呈 U 形）和下颌骨升支。下颌骨体和下颌骨升支的交界处为下颌角，下颌角的角度在 110°~140° 之间，平均 125°。下颌骨在面部中线处形成下颌骨联合，为一轻度的突起。颏部与下颌角之间的部位叫下颌。下颌骨的牙槽部分长有牙齿，排列成弓形。颏孔位于第二前磨牙下的上颌骨上（图 26-2），颏神经和血管从此孔穿出，颏孔的体表位置在瞳孔中线偏内侧。颏神经阻滞可以麻醉下唇和颏部。

上颌骨和下颌骨牙槽部分的骨质吸收（图 26-3）和牙齿脱落会导致上颌骨和下颌骨在水平方向和垂直方向变得不协调（图 26-4），直接导致面部软组织位置发生改变，造成面部下垂，形成"斗牛犬"外观（图 26-5），使面部轮廓变得模糊。

下颌骨表面的肌肉对于下面部年轻化治疗非常重要。这些肌肉包括咬肌、颈阔肌、降口角肌、降下唇肌和颏肌。

咬肌位于腮腺咬肌区，属于咀嚼肌。咬肌的一部分止于下颌骨升支，起到提升下颌的作用。咬肌如果发生病理性肥大和生理性肥大，就需要进行治疗来改善面部轮廓。

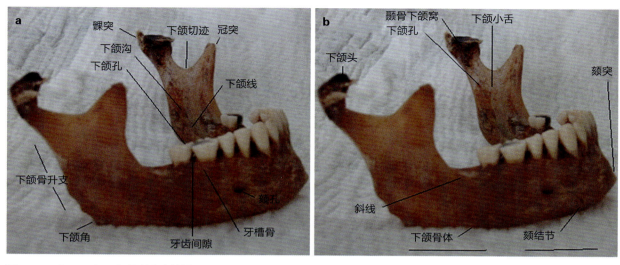

图 26-2 （a、b）下颌骨的解剖结构

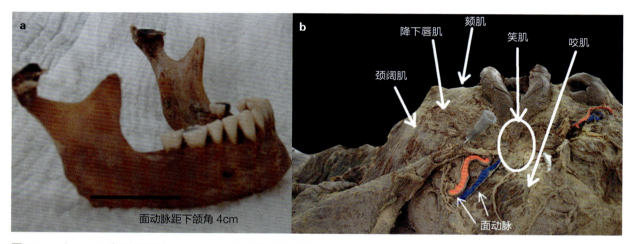

图 26-3 （a、b）在下颌角前方 4cm（具体数值会随年龄发生变化，不同个体之间也有差异）的下颌骨体上有面动脉沟，在此处可触及面动脉的搏动

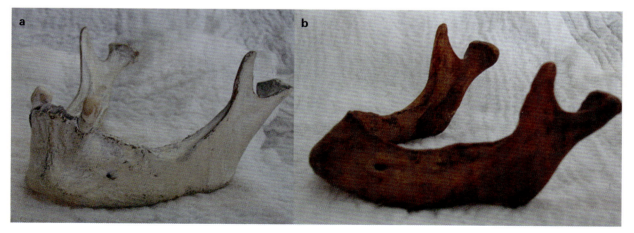

图 26-4 （a、b）老化过程中骨骼的变化：下颌体弧度减小，下颌角角度增加

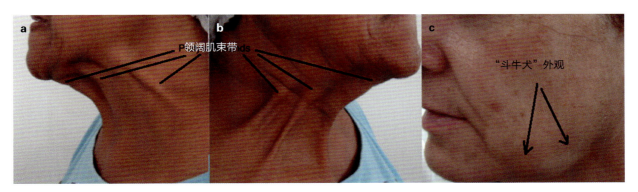

图 26-5　(a~c) 老化造成的皮肤松垂及肌肉的不断收缩形成颈阔肌束带及木偶纹，又称"斗牛犬"外观

下颌区域的降肌包括（图 26-6）：
- 降口角肌。
- 降下唇肌。
- 颏肌。

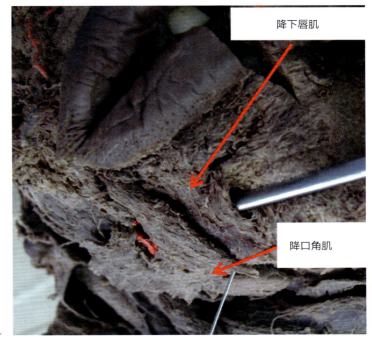

图 26-6　降下唇肌和降口角肌

降下唇肌起自下颌骨体（在降口角肌起点上方），止于下唇。颏肌起自颏窝，止于颏部皮肤。颏肌收缩时可在颏部形成皱纹，并使下唇外翻（图 26-7）。降口角肌起自下颌骨体，止于口角，在这组肌肉中位置最表浅。

颈阔肌（图 26-8）起自胸锁关节、锁骨和肩峰，止于下颌骨，部分纤维止于口角。颈阔肌收缩会绷紧颈部皮肤，并向外下牵拉口角。颈阔肌的内侧部分较厚，越过下颌向上下唇方向走行，止于口轴（图 26-9）。颈阔肌在下颌外侧覆盖下颌角，但有些人这部分阙如。随着年龄的增长，颈阔肌在静态下张力会增加，垂直长度变短，形成颈前束带，导致颏颈角消失。降口角肌收缩时颈阔肌张力也会增加，导致下颌下深部脂肪疝出。

所谓的"木偶纹"（图 26-10）是由于降口角肌和颈阔肌收缩及局部 SMAS 退化形成的。

年轻人的表情肌沿着一定的弧度进行收缩运动，使面部轮廓显得前凸，这其实反映的是皮下脂

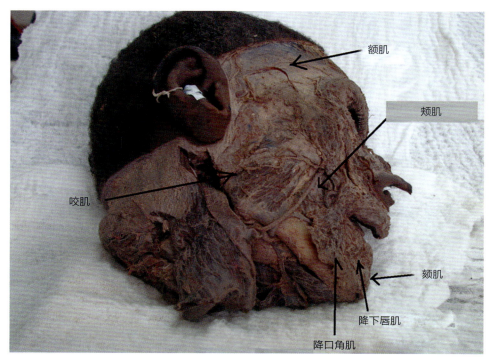

图 26-7 起自下颌骨的肌肉

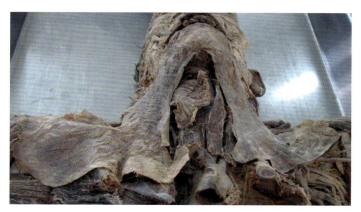

图 26-8 颈阔肌的解剖

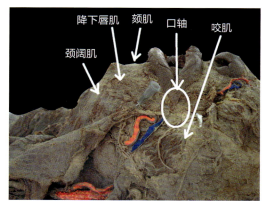

图 26-9 口轴部位

肪和深部肌肉的弧度，面部的脂肪和肌肉之间存在着一个滑动平面。肌肉运动幅度在人年轻时显得更强，随着年龄的老化，面部轮廓逐渐变平，深部脂肪从肌肉下面膨出（图 26-11），表浅脂肪逐渐减少。

年轻人下颌部位各肌肉之间的力量比较平衡，使面部看起来相对协调。然而，随着年龄的老化，当肌肉之间的平衡力量发生改变时，面部轮廓就会变得不协调。因此，掌握局部解剖和良好的审美观对于恢复肌肉之间的力量平衡非常重要。

下颌部位的运动神经为面神经的下颌缘支，神经向前可直达下颌的内侧部分。面神经的下颌缘支从下颌角处发出，在下颌骨外侧较深位置，位于颈阔肌下，向前逐渐变浅，大约在口角外侧 2cm 处走行到皮下浅层。

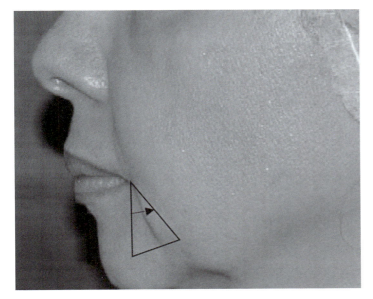

图 26-10 木偶纹

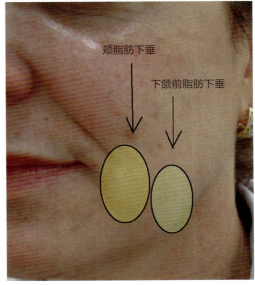

图 26-11 脂肪室下垂导致下颌变形

颞下区域的神经包括咬肌神经、颞深神经、颊神经、下牙槽神经、舌神经、耳颞神经、鼓索神经和视神经节，大部分神经都含有运动神经纤维。

颊神经起自下颌神经，从翼外肌向前下内侧走行，穿过颞肌深部肌束，越过颊脂肪垫，分布到颊部皮肤、颊黏膜及下磨牙位置的前庭牙龈（有时也分布到上磨牙）。下牙槽神经同样起自下颌神经，越过翼外肌深面，走行在翼外肌和翼内肌之间，向下到达下颌骨升支的内侧，进入到下颌孔，在下颌骨管中走行，发出磨牙分支和下前磨牙分支。当穿出颏孔后，发出颏神经（支配颏唇部皮肤、切牙前庭侧牙龈、犬牙和下前磨牙的感觉）和切牙神经（支配切牙、犬牙和各自骨膜的感觉）。

面神经为运动神经，在腮腺内形成神经丛，然后发出颞支、颧支、颊支、下颌缘支和颈支（图26-12）。颊支支配上唇的肌肉运动，下颌缘支支配下唇的肌肉运动，偏瘦患者的这2条神经容易受

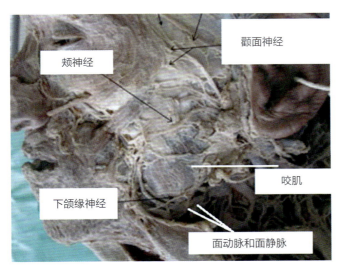

图 26-12 面神经的解剖

到损伤。因此，当在口角外侧 2cm 注射填充时需要小心，操作要轻柔，因为这 2 条神经的位置表浅，容易受到损伤。

面动脉起自颈外动脉，颈外动脉的主要分支为甲状腺动脉、舌动脉、面动脉（图 26-13）、枕动脉、耳后动脉、上颌动脉和颞浅动脉。

面动脉是面部最主要的动脉，走行在下颌骨表面、颈阔肌下，然后迂曲向上一直走行到内眼角。走行过程中，面动脉会越过颊肌和上颌骨，走行在颧大肌和提上唇肌的深面，发出分支营养上下唇、侧面部及鼻部。角动脉是面动脉的终末支，沿着鼻子外侧走行，直到内眼角，为眼睑提供血供。

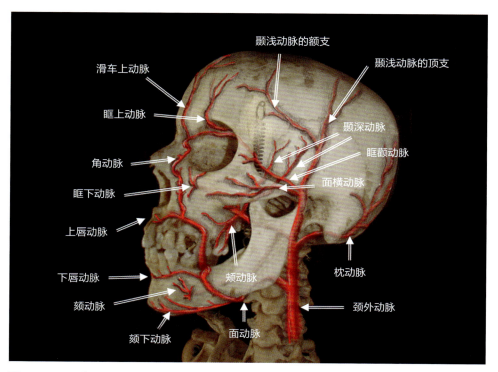

图 26-13　颞部、颧部、下颌区的动脉分布

颏下动脉在下颌骨下方起自面动脉，越过下颌骨体到达颏部，营养下颌舌骨肌、二腹肌的前腹及邻近结构。颏部同时由下牙槽动脉提供血供，下牙槽动脉从颏孔穿出后发出颏动脉，颏部的静脉与动脉伴行。下颌骨由面动脉和下牙槽动脉提供血供。

在下颌面动脉走行区域进行皮下注射一般不会造成面动脉损伤。但是如果操作技术粗糙，对局部解剖不了解，也可能造成严重的面动脉损伤。

面部的淋巴回流方向为向上、向后走行，中面部（包括上下唇）淋巴回流到面淋巴结、颏下淋巴结和下颌下淋巴结。侧面部、头皮、额部、眶下、颧部、颊部淋巴回流到腮腺淋巴结。

面部表浅脂肪室（图 26-14）由纤维隔分开，这些纤维隔同时对脂肪室提供支持作用。面部脂肪的流失会导致面部轮廓发生改变，尤其在下面部。面部下垂使得皮肤松弛，鼻唇沟加重，使下颌轮廓变得不清晰。

科尔曼（Coleman）和森格尔曼（Sengelmann）2009年报道了面部的各个脂肪室：眶周脂肪室、颞部脂肪室、口周脂肪室、中面部脂肪室、颊脂肪室和下颌脂肪室。

吉尔洛夫（Gierloff）等在2012年的一项尸体解剖研究中报道了面部脂肪室的分类。他们将中面部脂肪室分为深、浅两层，鼻旁脂肪室则由浅至深分为3个脂肪室。

2013年万（Wan）等对63具尸体的半侧面部进行了研究，发现面部脂肪有3个特点：①表浅脂肪细胞比深部脂肪细胞要大。②男性鼻唇脂肪室和内侧颊深脂肪室的细胞要比女性的小。③体重指数正常的人，女性鼻唇脂肪室的脂肪细胞明显比男性的要大。这项研究为临床治疗和面部局部解剖提供了进一步的理论支持，即深浅不同脂肪室的形态存在差异，尤其是老年人的深部脂肪会选择性地发生萎缩。这项研究对临床上面部年轻化的治疗有一定的指导意义。

在下颌区域，下颌骨体和下颌角以及表面覆盖的咬肌及颈阔肌形成下颌缘，为面部的下边界。随着年龄的老化，萎缩的脂肪发生下垂，使下颌缘变形，面部显得不够柔和。

颊部、鼻唇沟及下颌的脂肪比较致密。颊脂肪垫位于咬肌前方，咬肌筋膜的深面。当对颧部和中面部进行填充时，需要考虑这些结构的位置及面部形态，避免治疗后患者面部显得不自然。

在腮腺咬肌区，皮肤与笑肌和颈阔肌紧紧地粘连在一起。面神经分支（图26–12）和腮腺导管位于SMAS深层，咬肌的前方。在腮腺区域进行治疗时，需要注意腮腺导管的位置。腮腺导管的体表投影为口角至耳屏连线，如果损伤，会形成腮腺导管瘘。

颏部表浅脂肪与皮肤紧紧粘连在一起（图26–15），通过按摩无法使注射到皮下浅层的注射物扩散，因此在颏部和下颌区域建议注射到深部的骨膜层。当颏部注射量较大时，我们也常常需要在皮

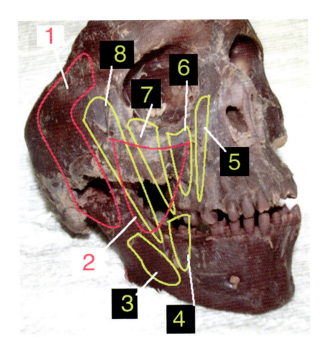

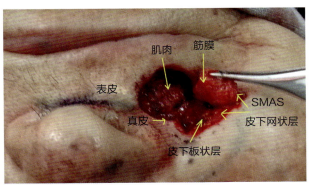

图26–14 面部脂肪室：1.颊颞脂肪室；2.颊内侧深脂肪室；3.下颌脂肪室；4.下颌上脂肪室；5.鼻唇脂肪室；6.颊内侧脂肪室；7.颊中间脂肪室；8.颊外侧脂肪室

图26–15 SMAS与皮下组织的关系

下层注射，因为颏肌与下颌骨紧紧地连在一起，在骨膜上大量注射，患者会感觉到非常疼痛。

面部皮肤的改变是内外多种因素共同作用的结果。内部因素多为先天遗传因素，决定了皮肤中胶原纤维和弹性纤维的组织特性。随着年龄的增长，面部皮肤中的胶原纤维的交联度增加，体积和弹性却降低。面部皮肤的弹性纤维要比头皮的多，负责维持面部的静态张力，并使变性的胶原纤维恢复到原来的状态。长时间的阳光暴晒使弹性纤维的结构和功能发生退行性改变，回缩力减弱，皮肤变得不再紧致。

衰老的外部因素主要包括日光暴晒、吸烟、酗酒、营养不良以及其他因素，这些因素随着时间的推移会对皮肤造成一定的损害。另外面部表情肌直接止于皮肤，这意味着，即使在静态下，肌肉也持续维持着一定的张力。随着时间的延长，皮肤张力降低，肌肉纤维会被拉长，同时胶原纤维的长度增加以及弹性纤维退化，使得皮肤松弛，形成皱纹，进一步加重面部老化。

衰老造成中下面部在水平方向和垂直方向出现不平衡，使面部变得不协调。颏部是面部突出的一部分，颏肌及周围肌肉对口周的功能及面部的平衡具有重要的作用。

在垂直方向上，下面部又被平分为3个部分：鼻底点（Sn）到口角点（St）、口角点（St）到颏唇沟、颏唇沟到颏下点（Me）。另外鼻底点到下唇缘以及下唇缘到颏下点之间的距离也基本相等。Sn到St的距离基本上为St到Me的一半（图26-16）。

头颅三维立体成像技术对于判断颏部与面部其他部位之间的比例关系非常重要，可以帮助我们制定准确的治疗方案。有多种方法用来评判颏前点（颏部最前凸的点）与面部其他体表标志之间的关系，如冈萨雷斯-乌洛亚（González-Ulloa）、里基茨（Ricketts）和朗格拉德（Langlade）、施泰纳（Steiner）等报道的方法。根据冈萨雷斯-乌洛亚（González-Ulloa）的方法，鼻根点应该与颏点在一条垂线上。里基茨（Ricketts）和朗格拉德（Langlade）认为，上唇应该位于鼻尖与颏点连线后方4mm，而下唇位于此线后方2mm处。施泰纳（Steiner）认为，上下唇应正好位于鼻小柱中点与颏点连线上（图26-17）。需要注意的是，如果每种方法单独应用，则无法对颏部进行整体评

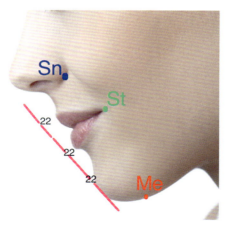

图26-16 下面部的比例关系。Me，颏下点；Sn，鼻底点；St，口角点

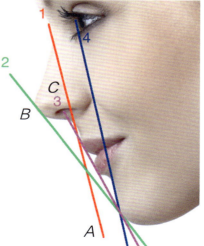

图26-17 一名20岁女性患者的头颅测量结果：1.鼻根点；2.鼻尖；3.鼻小柱中点；4.颏前点。González-Ulloa（1987）（A线），Ricketts和Langlade（1978）（B线），Steiner（2015）（C线）的分析方法。综合3种方法的分析结果显示，此患者存在一定的颏部后缩

估，因为每种方法只提供了颏部与周围一种结构之间的相对关系。

如上所述，头面部测量在制定颏部整形治疗方案中很有帮助，但需要记住对每名患者进行三维立体的临床观察要比头部测量更重要，因为后者采用的仅仅是二维测量方法。

玻尿酸治疗

玻尿酸是一种可吸收性填充剂，从1996年就在欧洲开始应用于临床治疗，并于2003年美国FDA批准瑞蓝可用于美容治疗。

玻尿酸的生产有3种方法：

（1）从鸡冠中提取。

（2）非致病性细菌发酵产生。

（3）生物合成。

目前临床上最常用的玻尿酸是采用生物合成技术生产的，这种方法制备的玻尿酸致敏性较低。不同的玻尿酸具有不同的浓度、不同的容量填充能力、不同的交联度、不同的代谢速度，所以可分别用来治疗皱纹和进行容量填充。下面部的玻尿酸治疗主要是填充容量及改善局部轮廓。

考虑到注射的层次及安全性，建议在下面部采用钝针注射。选择尽可能细的钝针，一般建议用21~22G的针头。一般针头较长，为40~50mm，这样可以减少注射针眼，患者痛感会轻一些，肿胀也小一些。

根据塔穆拉（Taruma）2013年的建议，在注射过程中需要注意避开一些危险区域，如颏孔，这个地方有神经和血管穿出，容易造成血肿和淤青。在咬肌前方，有面动脉走行，在此处进行填充物注射反倒会加重前方的组织下垂（图26-18）。此部位并发症的发生率低于2%，一般包括局部红斑、水肿、淤青、痤疮、单纯疱疹等。

注射方法

可应用玻尿酸进行丰唇、矫正颏唇沟、隆颏、改善颏部和下颌缘轮廓等（图26-19）。

应用22G或25G的锐针或长度大于38mm的钝针进行注射。锐针可进行单点团状注射或扇形注射。但是由于针头较锐利，容易造成神经和血管损伤，造成局部血肿和组织缺血，甚至在血管内形成栓子。所以需要小心避开颏孔和面动脉走行的部位（咬肌前缘，可用手触到）。

应用钝针可以通过一个针眼进行大面积的填充。由于针尖是钝头，所以皮下注射相对安全，损伤神经和血管的概率较小。

下颌骨表面注射时，可以在下颌角进针，对下颌骨升支、下颌角和下颌骨体进行扇形填充。下颌骨体注射可改善下颌缘轮廓。

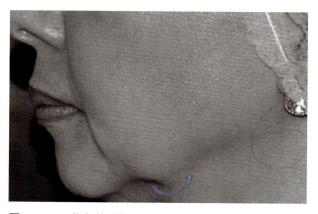

图 26-18 蓝色箭头指示的是下颌缘下垂，此处不能进行注射

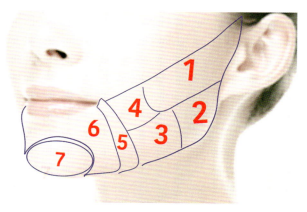

图 26-19 下面部注射区域。1. 颊部；2. 下颌角；3. 前下颌区域；4. 腮部；5. 颏下颌沟；6. 下唇；7. 颏部

应用钝针在颏部侧方进针直达颏部中央，可对颏部进行填充。也可以用锐针在颏部进行团块状注射。

唇部注射可用钝针，也可以用锐针，关键看是容量填充还是改善唇缘轮廓（图 26-20）。

我们常常在表面麻醉（利多卡因 + 丁卡因）下用 22G、长 50mm 的钝针在皮下或骨膜上注射高黏度的玻尿酸；进针处也可以用 2% 的利多卡因进行麻醉。注射部位用 70% 的酒精或氯己定（洗必泰）进行消毒。患者取 45° 半坐位，医生在灯光下标记出注射位置，以便更好地确认面部下垂的情况（图 26-21~图 26-23）。

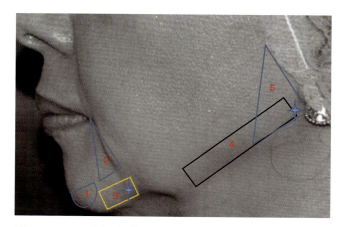

图 26-20 1. 在颏旁进针，用锐针在颏部注射 1.0mL 的玻尿酸，联合肉毒素注射效果会更好。通过同一个注射针眼，用钝针对木偶纹进行填充；2. 每侧木偶纹注射 0.5mL 含利多卡因的玻尿酸；3. 在此处注射 0.3mL 的玻尿酸；4. 每侧下颌缘注射 0.5mL 的玻尿酸；5. 通过退针注射方式在每侧下颌角注射 0.5mL 的玻尿酸。整个下唇共注射 0.3mL 的玻尿酸

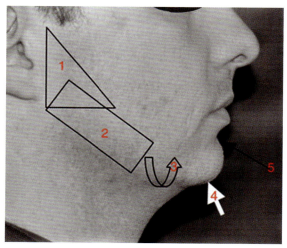

图 26-21 1. 在皮下层用 22G、长 50mm 的钝针在下颌角位置的皮下注射 1.0mL 的玻尿酸；2. 在每侧下颌缘注射 1mL 的玻尿酸；3. 下垂区域；4. 在颏部的注射量为 1mL；5. 用 30G1/2" 锐针在下唇注射 0.5mL 的玻尿酸

第 26 章　颏部和下颌的玻尿酸填充

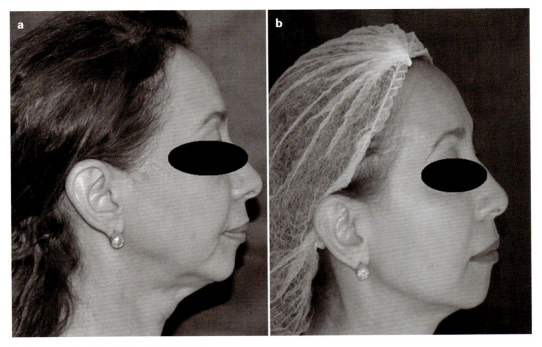

图 26-22　（a）治疗前。（b）治疗后

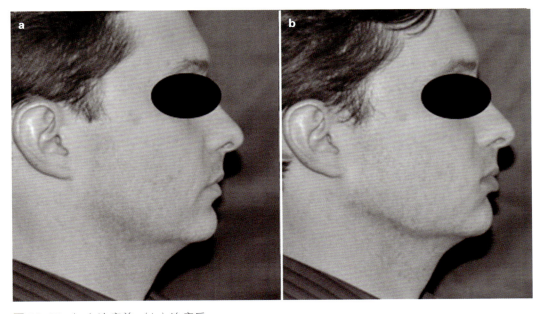

图 26-23　（a）治疗前。（b）治疗后

总结

- 面部老化可以通过玻尿酸填充进行治疗。
- 对面部和下颌轮廓进行评估对于选择合适的玻尿酸和治疗部位很重要。

参考文献

[1] Coimbra DD, Uribe NC, Oliveira BS. "Quadralização facial" no processo do envelhecimento. Surg Cosmet Dermatol. 2014;6(1):65–71.

[2] Coleman SR, Sengelmann R. Comparison of lipoatrophy and aging: volume deficits in the face. Aesthet Plast Surg. 2009;33(1):14–21.

[3] Freitas CE. Mentoplastia: um importantecomplemento, nãoumasolução. In: Araújo A, editor. Cirurgia Ortognática. São Paulo: Ed. Santos; 1999. p. 232–274.

[4] Gierloff M, Stohring C, Buder T, Gassling V, et al. Aging changes of the midfacial fat compartments: a computed tomographic study. Plast Reconstr Surg. 2012;129: 263–273.

[5] Goldberg DJ. With this filler/volumizing agent now becoming available, the interest in non-surgical facial sculpturing will continue to expand. J Cosmet Laser Ther. 2008;10(3):133.

[6] González-Ulloa M. Regional aesthetic units of the face. Plast Reconstr Surg. 1987;79(3):489–490.

[7] Hirsch RJ, Stier M. Complications of soft tissue augmentation. J Drugs Dermatol. 2008;7(9):841–845.

[8] Lenza MA, Carvalho AA, Lenza EB, et al. Radiographic evaluation of orthodontic treatment by means of four different cephalometric superimposition methods. Dental Press J Orthod. 2015;20(3):29–36. https://doi.org/ 10.1590/2176-9451.20.2.029-036.oar.

[9] Pacheco MA, Souza RM, Leite LR, Gadelha IML, Azoubel E, Freitas AD. Mentoplastia–Planejamento e Técnicas Cirúrgicas. Rev Cir Traumatol. Buco-Maxilo-Fac., Camaragibe. 2010;10(3):45–50.

[10] Ricketts RM, Langlade M. Cephalometric orientation. Mondo Ortod. 1978;3(1):82–91.

[11] Rohrich RJ, Pessa JE. The fat compartments of the face: anatomy and clinical implication for cosmetic surgery. Plast Reconstr Surg. 2007;119(7):2219–2227.

[12] Rohrich RJ, Pessa JE. Aging changes of the midfacial fat compartment: a computed tomographic study. Plast Reconstr Surg. 2011;129(1):274–275.

[13] Salasche S, Bernstein G, Senkarik M. Surgical anatomy of the skin. Norwalk: Appleton & Lange; 1988.

[14] Tamura BM. Anatomia da face aplicadaaospreenchedores e à toxinabotulínica – Parte I. Surg Cosmet Dermatol. 2010a;2(3):195–204.

[15] Tamura BM. Anatomia da face aplicadaaospreenchedores e à toxinabotulínica – Parte II. Surg Cosmet Dermatol. 2010b;2(4):291–303.

[16] Tamura BM. Topografia facial das áreas de injeção de preenchedores e seusriscos. Surg Cosmet Dermatol. 2013;5(3):234–238.

[17] Wan D, Amirlak B, Rohrich R, et al. The clinical importance of the fat compartments in midfacial aging. Plast Reconstr Surg Glob Open. 2013;1(9):e92.

[18] Wolford LM, Bates JD. Surgical modification for the correction of chin deformities. Oral Surg Med Oral Pathol. 1988;66(3):279–286.

[19] Zoumalan RA, Larrabee WF. Anatomic considerations in the aging face. Facial Plast Surg. 2011;27(1):16–22.

第 27 章　面部的水光治疗

西尔维亚·伊皮兰加和罗德里戈·丰塞卡（Sylvia Ypiranga and Rodrigo Fonseca）

目录

前言	304
玻尿酸与皮肤的关系	304
玻尿酸的流变学特性	305
用于水光治疗的玻尿酸	306
作用机制	306
适应证和禁忌证	307
玻尿酸的配置和注射技术	308
并发症和治疗方法	311
总结	311
参考文献	312

摘要

皮肤是由蛋白纤维和细胞外基质构成的。玻尿酸是一种多糖，在细胞外基质中大量存在，具有很强的吸水性，从而使皮肤具有一定的弹性、水润度和紧致度。

在人体老化过程中，皮肤中的胶原纤维和弹性纤维会逐渐减少，排列也变得不规则，纤维组织发生退行性改变，最终导致黏多糖减少，皮肤的弹性和紧致度降低。

水光治疗是一种新的面部老化治疗方法，通过玻尿酸注射来整体改善皮肤的质地。这种治疗方法的目的是增加皮肤的含水量，延缓或逆转皮肤衰老过程，减少皮肤老化的迹象。这种治疗方法的

S. Ypiranga (*)
Cosmetical Dermatology, Dermoscopy Federal University
in São Paulo (Unifesp), São Paulo, SP, Brazil
e-mail: sylviaypiranga@gmail.com

R. Fonseca
Dermatoplastique Clinic, São Paulo, Brazil
e-mail: rodrigo.plastica@gmail.com

© Springer International Publishing AG, part of Springer Nature 2019
M. C. A. Issa, B. Tamura (eds.), *Botulinum Toxins, Fillers and Related Substances*, Clinical Approaches and Procedures in Cosmetic Dermatology 4, https://doi.org/10.1007/978-3-319-16802-9_23

玻尿酸用量较少，对于年轻人和老年人均适用。

目前我们已经知道，玻尿酸注射会增加皮肤的含水量，刺激胶原蛋白再生，增加皮肤的紧致度。在本章中，我们将探讨玻尿酸的生理特性、在老化过程中的作用以及水光治疗的具体方法。

关键词

皮肤保湿；玻尿酸；老化；衰老；胶原蛋白再生；弹性；水光治疗；细胞外基质；流变学；水平衡

前言

自从玻尿酸和肉毒素用于抗衰老治疗以来，目前临床上发明了一种新的治疗技术，叫作水光治疗，这种方法可用来整体改善皮肤的质地。这种治疗方法的原理是通过向皮肤内注射玻尿酸来增加皮肤的含水量，并刺激成纤维细胞活性，增加新生胶原蛋白的含量。

玻尿酸与皮肤的关系

皮肤主要由蛋白纤维和细胞外基质组成，两者结合在一起使得皮肤具有一定的弹性和强度。皮肤中含有Ⅰ型胶原蛋白和Ⅲ型胶原蛋白，但主要是Ⅰ型胶原蛋白。光损伤会使胶原蛋白及其前体发生变性，主要是由于成纤维细胞、角质细胞和炎症细胞分泌的金属蛋白酶分解造成的。

皮肤的细胞外基质和结缔组织主要由内源性多糖和黏多糖构成。其中，含量最高的是玻尿酸。在皮肤中，玻尿酸并不与蛋白结合在一起。玻尿酸可以结合自身体积1000倍的水以维持皮肤的水润度，同时也维持了皮肤的弹性和紧致度。

整个皮肤老化过程包括了胶原纤维和弹性纤维的再生减少，纤维排列变得不规则，纤维结构发生变性，最终导致细胞外基质中的黏多糖减少。从这一点来看，不难想象老化会使皮肤变薄、变松、萎缩。一旦皮肤的机械张力降低，会进一步导致胶原纤维变性。与年轻人的皮肤相比，老年人的成纤维细胞和胶原纤维的形状发生了改变，成纤维细胞体积变小，胶原纤维片段化，新生胶原纤维逐渐减少。

一旦将玻尿酸注射到皮肤内，皮肤的含水量就会增加，细胞外基质的机械张力会增强，从而刺激成纤维细胞，使新生胶原纤维增加，尤其是Ⅰ型胶原蛋白的合成增加。原因可能是这种机械张力会使皮肤内纤维变长，从而刺激成纤维细胞，增加胶原蛋白的合成。玻尿酸治疗后皮肤会变得紧致（图27-1），临床表现为皮肤光滑，紧致度增加。

玻尿酸可以维持皮肤的厚度和弹性，关键是怎样才能通过玻尿酸治疗来维持皮肤的含水量。在皮肤表面应用没多大效果，因为玻尿酸的分子量较大，无法有效透过皮肤屏障，只能通过注射的方法或用其

第 27 章 面部的水光治疗

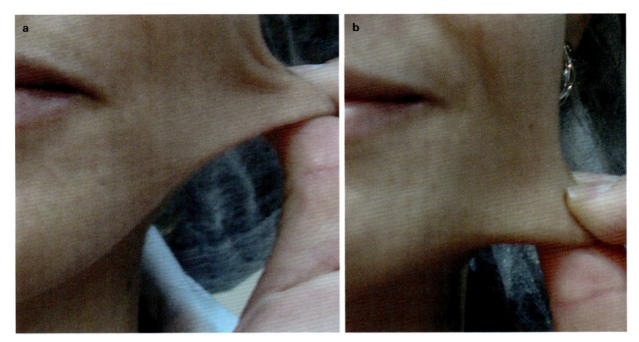

图 27-1 （a）面部老化后，皮肤变薄、变松、萎缩，抵抗力下降。（b）玻尿酸治疗可整体改善皮肤的质地

他方法使玻尿酸进入到皮肤内才能达到治疗效果。

玻尿酸的流变学特性

人体自己会合成玻尿酸，也可通过体外生物发酵的办法来合成玻尿酸。体外合成需要对玻尿酸的结构进行一些改变，以增加它的稳定性，从而可以改变它的力学特性，延长其在体内的维持时间。实际上，为了减少玻尿酸溶解酶对它的分解，目前人们采用了一些化学方法对玻尿酸分子链进行交联，使之形成三维立体结构，从而增加玻尿酸分子结构的稳定性和生物相容性。各厂家采用的生产工艺都不同，生产出的产品也不同，各产品的物理特性也不同（见第 19 章）。

交联过程就是应用交联剂将两个玻尿酸分子链结合在一起，大部分的交联剂用的是 BDDE。BDDE 刺激会使玻尿酸分子形成强有力的共价键，不容易发生逆转。因此，一旦成型，玻尿酸的结构就会发生永久性改变。交联后，玻尿酸形成三维立体结构，呈紧致的凝胶状。生成的凝胶必须再粉碎成不同的颗粒大小，以便于用针进行注射。颗粒的大小也决定了产品最终的物理特性、临床应用适应证和具体的使用方法。

流变学是物理学的一个分支学科，主要研究的是材料对外力的反应。对于玻尿酸，流变学主要是研究它的抵抗变形能力，这种能力直接与玻尿酸的交联度、玻尿酸的浓度和玻尿酸的颗粒大小相关。

- 交联度与凝胶的硬度相关。可以根据玻尿酸中的 BDDE 分子数量来计算出交联度。交联度越高，凝胶越硬。

- 玻尿酸的浓度要足够高，才能够锁住水分，并尽可能地减轻水肿。这方面作用与交联度有关，交联度越高，玻尿酸分子所占的空间越小。所以最终产品中玻尿酸的浓度有高有低。
- 最后，玻尿酸颗粒的大小决定了容量填充的能力。颗粒越大，支撑力度越大，填充效果越好。小颗粒的玻尿酸只能水化皮肤，增加皮肤的含水量，而不能达到填充的效果。

掌握玻尿酸的这些特性对于选择合适的玻尿酸进行治疗非常重要。颗粒越大、越硬的玻尿酸，需要注射的深度越深。颗粒越小、越软、浓度越低的玻尿酸注射层次越浅，如可以注射到皮肤内。如果不了解这方面的知识，就容易在治疗后出现严重的并发症。

用于水光治疗的玻尿酸

了解玻尿酸的流变学特性可以帮助我们选择适合进行水光治疗的玻尿酸。颗粒越小，吸水量越大，填充效果越差；颗粒越大，作用则正好相反。

市场上已经有一些用于水光治疗的玻尿酸，它们都是小颗粒玻尿酸，浓度为 13.5~20mg/mL。有一些是非交联玻尿酸，仅与其他多糖（甘露醇或甘油）结合在一起。另一些为交联玻尿酸，没有多糖成分。这些差异预示着应用技术不同，具体技术将在下面进行讨论。

作用机制

小剂量的玻尿酸采用微滴技术注射到皮肤后，玻尿酸可均匀分布到注射区域，与皮肤发生融合，并与体内的细胞外基质发生相互作用。

一旦注射到皮肤内，玻尿酸会吸收水分到基质内，引起基质膨胀，恢复皮肤的水平衡，增加皮肤的厚度，从而改善皮肤的结构和弹性。另外玻尿酸也能通过刺激胶原蛋白的合成来改善皮肤的弹性。玻尿酸注射后早期可增加皮肤角质层的水合作用，减少经皮的水分流失。在注射后 4~13 周，随着胶原纤维生成的增加，皮肤的弹性也会逐渐增加。

将玻尿酸注射到皮肤后，随着含水量的增加，皮肤内的纤维会被拉长。这种膨胀效应对周围的成纤维细胞产生机械张力，从而刺激细胞表面负责胶原合成的整合素受体，使成纤维细胞合成 I 型胶原蛋白的能力增加。玻尿酸除了可以增加皮肤的水润度和弹性外，还可以改善皮肤的结构和紧致度。考虑到玻尿酸的稳定性及对酶解的抵抗力，水光治疗可起到长期的治疗作用，通过刺激胶原蛋白的合成，使皮肤变得光滑、柔软、紧致，从而改善皮肤的质地。

无论是稳定的玻尿酸（交联玻尿酸）还是不稳定的玻尿酸（非交联玻尿酸）都可以有效促进皮肤的水合作用，提高皮肤弹性，使皮肤变得光滑。交联玻尿酸的治疗效果维持时间较长，这主要是交联玻尿酸稳定性高，避免了在体内被玻尿酸溶解酶快速分解。交联玻尿酸对皮肤的细胞外基质及成纤维细胞的刺激作用时间更长,所以治疗效果的维持时间也更长。

水光治疗时需要考虑不同的玻尿酸浓度及含有的不同多糖结合物。甘露醇和甘油的主要作用是吸引结合水分子,它们可以增加玻尿酸的治疗效果,尤其是非交联玻尿酸,使皮肤的水合作用维持时间更长。玻尿酸的浓度越高,治疗作用越明显,因为吸水量与玻尿酸的浓度呈正比。无论是皮肤薄的老年人还是皮肤厚的年轻人,都需要用浓度低的玻尿酸进行水光治疗。玻尿酸治疗后早期局部会出现小结节,并伴随轻度到中度的水肿,这是正常的。几个疗程后,皮肤整体改善的效果开始变得越来越明显,这时可以加大玻尿酸的浓度。对于年轻患者来说,其治疗目的主要是防止衰老,低浓度的玻尿酸就足以维持皮肤的水润度。

适应证和禁忌证

水光治疗适合于预防和治疗人体皮肤老化,实际上,通常所有35~75岁的成年人均可进行水光治疗。对于年轻人,一般用于预防皮肤老化,维持皮肤的水分和张力。对于岁数稍大的人,可用于改善老化迹象,如皮肤松弛、局部皱纹、皮肤变薄、弹性降低等。水光治疗对于那些寻求微创方法来改善皮肤整体外观的患者是个很好的选择,因为这种方法能够使皮肤质地慢慢得到改善。

身体的任何部位都能进行水光治疗,尤其是下述部位:

- 面部:颊部、口周、眶周、额部、唇部及痤疮瘢痕(图27-2)。
  - 颈部和上胸部。
  - 手和胳膊。
  - 膝盖。

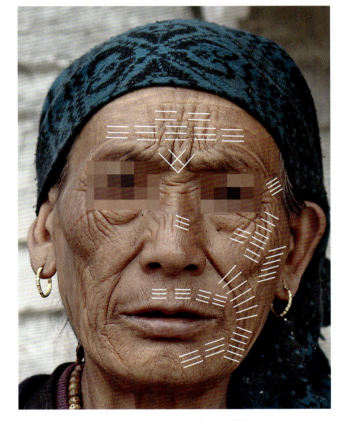

图 27-2 适合水光治疗的面部区域:示意图

建议水光与其他方法联合起来进行治疗,如肉毒素、剥脱或非剥脱性激光、光子、射频、超声、皮肤磨削等。上述方法可加强水光治疗的效果,或作为光老化治疗的辅助手段,用于动态性皱纹和色素沉着的治疗。

水光治疗的禁忌证包括局部感染、活动性痤疮、患有自体免疫性疾病等。对于曾注射过长效填充剂的部位要小心。

玻尿酸的配置和注射技术

目前市场上已经有几种用于水光治疗的玻尿酸。通常，它们都含有小颗粒的玻尿酸。像前面所说的那样，每种产品的玻尿酸浓度不同，交联度不同，含有的多糖成分也不同。表27-1列出了不同的玻尿酸配方和规格。

表 27-1　不同水光玻尿酸的配方及规格

产品	生产厂家	交联度	玻尿酸浓度（mg/mL）	添加的多糖	注射层次
Juvederm hydrate™	Allergan	无	13.5	甘露醇	真皮浅层
Mesolis™	Anteis	无	18	甘油	真皮浅层
Teosyal Meso™	Teoxane	无	15	无	真皮浅层
Vital light™	Q-Med	有	12	无	皮下层
Vital™	Q-Med	有	20	无	皮下层

每种产品由于具有不同的流变学特性，因此注射的层次也会不同。非交联玻尿酸可以进行皮肤浅层注射，注射后皮肤会形成短暂的皮丘，交联玻尿酸注射的层次则要深一些。

所有产品规格均为1mL，产品包装在1mL的注射器中，并配备有30G的无菌针头。对于交联玻尿酸，也可以用30G或27G的钝针进行注射。由于非交联玻尿酸需要注射到皮肤浅层，所以只能用锐针注射。

治疗前需要对患者进行拍照记录，因为这种治疗方法起效慢，治疗效果只能在后期慢慢观察到。

治疗时先用4%的利多卡因乳膏或7%的利多卡因+7%的丁卡因乳膏进行表面麻醉，注射前局部必须彻底清洁消毒。当选用交联玻尿酸时，可进行多点注射，每点之间间隔1cm，每点注射量要少，大约为0.02mL。退针注射相对安全，因为这样可以更好地控制注射深度，避免形成皮丘，同时可以使玻尿酸分布得更均匀。

注射方向应垂直于皮纹，注射量一定要非常少。如果皮肤松弛不那么厉害，可以用手将皮肤向上推，使皮肤出现明显的皱纹，再垂直皱纹进行注射（图27-3）。

对于非交联玻尿酸，可以用排针进行注射，注射层次要浅，注射后局部会出现小的皮丘。需要告诉患者这些皮丘会持续5~7天才能完全消退。

治疗前要画出治疗区域，设计好注射点位，以便于玻尿酸均匀分布到整个治疗区域。通常面部需要治疗整个侧面部和下颌部，治疗顺序从上向下，先外侧后内侧，采用多点注射或退针注射方法（图27-4）。额部注射可采用排针注射或退针注射，直接注射到皱纹里（图27-2）。

口周是水光治疗的常见部位，主要目的不是为了容量填充，而是为了减轻皱纹。由于口周注射比较疼痛，所以注射前需要进行局部阻滞麻醉。玻尿酸的注射方法与其他部位基本相同。非交联玻

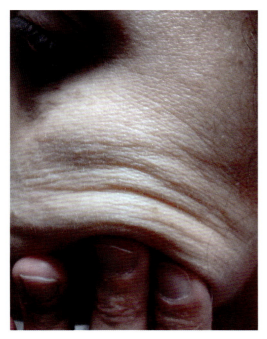 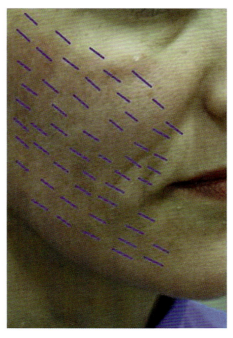

图 27-3 用手将皮肤向上推，使皮肤出现明显的皱纹，再垂直皱纹进行注射

图 27-4 治疗区域覆盖整个侧面部和下颌部

尿酸注射层次较浅，注射后会出现皮丘，而交联玻尿酸的注射层次要深一些，采用退针注射，每点的注射量一定要少。

唇部注射时需要进行局部阻滞麻醉。唇部也会出现老化，如果没有明显的容量缺失，则水光治疗是个很好的方法，尤其是选用交联玻尿酸治疗效果更好。如果需要容量填充，那就更适合选择交联玻尿酸进行治疗，因为其除了具有水润皮肤的效果外，还会起到容量填充的作用。注射方法一样，在肌肉浅层、唇部黏膜下少量注射。

眶周皮肤薄，注射时要小心，尤其是使用交联玻尿酸时。非交联玻尿酸的维持时间短，可用于此部位的治疗，注射方法相同，也是多点表浅注射。交联玻尿酸的效果维持时间长，如果注射层次过浅，会在治疗后长时间地出现皮丘或结节。因此，对于交联玻尿酸，需要用钝针注射到深层，同样也可减少血管堵塞或淤青的风险。如果眶周的皮肤非常薄，则建议用低浓度的玻尿酸进行注射。眶周和唇部注射时要求技术比较高，所以只有在熟练掌握面部其他部位的注射技术后，才能在此部位进行操作。

采用钝针注射可减少动脉和静脉损伤的风险。一般用 27G 或 30G 的钝针，注射针眼可用粗一些的锐针进行穿刺。最好先进行局部麻醉，以减少患者的痛感。钝针可顺利在皮下层走行，所以玻尿酸可注射到皮下脂肪层。这就是为什么在皮肤薄的部位（如眶周）要用钝针进行注射的原因。但是如果用锐针注射的话，治疗效果会更早出现。尽管如此，考虑到上述这些细节，钝针还是适用于面部所有区域的治疗。应用钝针注射时，注射速度要慢，注射量要少，可采用扇形注射方法。每次注射都要用退针注射方法。整个面部用钝针注射时，常常需要 4 个针眼。要密切注意注射的剂量，因为钝针往往较长，管径也较粗，容易注射过量。

注射部位冷敷，可减少局部红肿和淤青。同时治疗前也需要检查患者有无凝血障碍性疾病或是否正在口服抗凝药。如果有这方面的问题，最好还是用钝针进行注射。

目前有一些关于疗程的建议。最初，可进行3次水光治疗，每次治疗间隔4周。一旦取得理想的治疗效果，非交联玻尿酸的效果可维持3个月，交联玻尿酸的效果可维持6个月，然后再进行第二个疗程的治疗。对于皮肤弹性很差的患者，需要额外增加治疗次数，也可以联合一些辅助方法来进一步增强治疗效果（表27-2）。

表 27-2　辅助治疗方法

辅助治疗方法	治疗顺序
肉毒素	间隔15天
皮肤表浅磨削	先进行皮肤磨削，间隔15天后进行水光治疗
皮肤中度磨削	水光治疗前20~30天进行
射频	水光治疗前15~20天进行
光子（IPL）或点阵激光（FL）	先进行IPL或FL治疗，20天后再进行水光治疗

水光治疗会增加皮肤整体的弹性和紧致度，使皮肤变得光滑。尽管可以改善皮肤的粗糙度并减轻皱纹，但这种方法还是不能代替容量填充（图27-5、图27-6）。所以在3次水光治疗后，可考虑进行容量填充。另外联合其他治疗方法也可以延长水光治疗的维持时间。

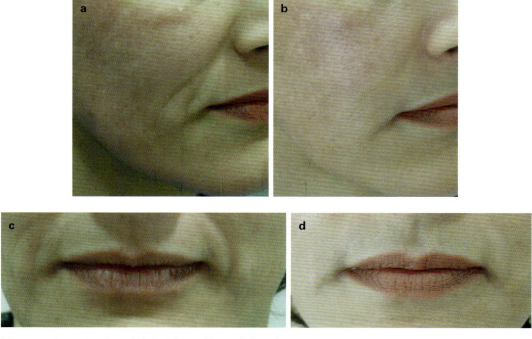

图 27-5　（a、b）面部3次水光治疗后的效果，整体皮肤质量改善，面部轮廓变得清晰。（c、d）鼻唇沟变浅

第 27 章 面部的水光治疗

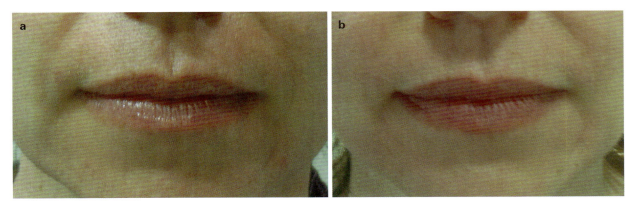

图 27-6 （a、b）面部 3 次水光治疗联合肉毒素注射后 2 个月，鼻唇沟玻尿酸注射后 1 个月

并发症和治疗方法

水光治疗过程中会出现轻度到中度的疼痛，一般都能忍受。建议采用表面麻醉以减轻痛感，每次注射前进行冰敷也有一定的帮助。

每次治疗后会出现面部肿胀，一般持续 7 天。常见于非交联玻尿酸注射后，也常常伴有小的皮丘。交联玻尿酸也会发生肿胀，但程度较轻，也会出现皮肤淤青发红，可持续 1~2 周。冰敷可减轻这种现象。

非交联玻尿酸注射后常会在局部出现小的皮丘，这是正常的，一般持续 5 天。但如果交联玻尿酸注射后出现皮丘，则被认为是并发症，应该避免。一旦发生，则是由于注射层次偏浅造成的，一般持续时间较长。如果不小心出现肿块，必须进行局部按摩。如果仍不消退，则需要用玻尿酸溶解酶进行溶解。

像所有填充注射治疗一样，进行水光治疗时医生也需要掌握局部解剖，尤其在危险区域进行治疗时。注射前需要进行回抽，以观察是否有血液回流到针管内，避免针头进入到血管内，这一点非常重要。由于每次的注射量非常少，所以出现血管堵塞或形成栓子的概率非常小。

另外也需要纠正患者的不合理预期。治疗前需要向患者进行详细交代，包括治疗的适应证、治疗的效果及可能出现的并发症。

总结

- 应用玻尿酸进行水光治疗是一种皮肤护理治疗，不是容量填充。
- 它可以刺激皮肤中胶原蛋白再生，改善和维持皮肤的水润度、弹性、紧致度。皮肤的含水量增加会使皮肤的机械张力增加，从而刺激成纤维细胞合成胶原蛋白，尤其是 I 型胶原蛋白。
- 水光治疗适合于 35~70 岁的所有成年人，可用于面部（包括唇周、眶周等）及颈部、上胸部、手背等身体部位。

- 无论是非交联玻尿酸还是交联玻尿酸均可以增加皮肤的含水量，改善皮肤的弹性，交联玻尿酸的治疗效果维持的时间要长一些。
- 可根据每种玻尿酸的流变学特性来选择合适的注射方法。对于交联玻尿酸，要避免形成皮丘，所以需要注射到皮下。非交联玻尿酸注射层次要浅，可以注射在皮内。

参考文献

[1] Distante F, Pagani V, Bonfigli A. Stabilized HA of non-animal origin for rejuvenating the skin of the upper arm. Dermatol Surg. 2009;35:389–394. https:// doi.org/10.1111/j.1524-4725.2008.01051.x.

[2] Edsman K, Nord LI, Ohrlund A, Larkner H, Kenne AH. Gel properties of HA dermal fillers. Dermatol Surg. 2012;38:1170–1179. https://doi.org/10.1111/j.1524-4725.2012.02472.x.

[3] Fabi SG, Goldman MP. Hand rejuvenation: a review and our experience. Dermatol Surg. 2012;38:1112–1127. https://doi.org/10.1111/j.1524-4725.2011.02291.x.

[4] Gubanova EI, Starovatova PA, Rodina MY. 12-month effects of stabilized HA gel compared with saline for rejuvenation of aging hands. J Drugs Dermatol. 2015;14(3):288–295.

[5] Kablik J, Monheit GD, Yu YL, Chang G, Gershkovich J. Comparative physical properties of hyaluronic acid dermal fillers. Dermatol Surg. 2009;35:302–312. https:// doi.org/10.1111/j.1524-4725.2008.01046.x.

[6] Kerscher M, Bayrhammer J, Reuther T. Rejuvenating influence of a stabilized HA–based gel of Nonanimal origin on facial skin aging. Dermatol Surg. 2008;34:720–726. https://doi.org/10.1111/j.1524-4725.2008.34176.x.

[7] Reuther T, Bayrhammer J, Kerscher M. Effects of a threesession skin rejuvenation treatment using stabilized HA-based gel of non-animal origin on skin elasticity: a pilot study. Arch Dermatol Res. 2010;302:37–45. https://doi.org/10.1007/s00403-009-0988-9.

[8] Ribé A, Ribé N. Neck skin rejuvenation: histological and clinical changes after combined therapy with a fractional non-ablative laser and stabilized HA-based gel of nonanimal origin. J Cosmet d Laser Ther. 2011;13:154–161.

[9] Streker M, Reuther T, Krueger N, Kerscher M. Stabilized HA-based gel of non- animal origin for skin rejuvenation: face, hand, and Decolletage. J Drugs Dermatol. 2013;12(9):990–994.

[10] Succi IB, DaSilva RT, Orofino-Costa R. Rejuvenation of Periorbital area: treatment with an injectable Nonanimalnon-Crosslinked glycerol added HA preparation. Dermatol Surg. 2012;38:192–198. https://doi.org/10.1111/j.1524-4725.2011.02182.x.

[11] Talwar HS, Griffiths CE, Fisher GJ, Hamilton TA, Voorhees JJ. Reduced type I and type III procollagens in photodamaged adult human skin. J Invest Dermatol. 1995;105:285–290.

[12] Wang F, Garza LA, Kang S, Varani J, Orringer JS, Fisher GJ, Voorhees JJ. In vivo stimulation of de novo collagen production caused by cross-linked HA dermal filler injections in photodamaged human skin. Arch Dermatol. 2007;143:155–163.

[13] Williams S, Tamburic S, Stensvik H, Weber M. Changes in skin physiology and clinical appearance after microdroplet placement of HA in aging hands. J Cosmet Dermatol. 2009;8:216–225.

…

第 28 章　颈部、上胸部的水光治疗

威廉·布埃诺·德·奥利维拉和约翰·卡洛斯·西蒙（Guilherme Bueno de Oliveira and João Carlos Simão）

目录

前言	314
水光治疗	314
适应证	315
禁忌证	315
治疗方法	316
麻醉	316
注射技术	316
标记注射范围	316
疗程	317
并发症和防治	317
总结	318
参考文献	318

摘要

颈部和 V 形领口区域的皮肤也会发生老化，常常出现黑点、毛细血管扩张、颜色发暗、失去光泽、皱纹形成等。针对这些问题，有多种治疗方法，但水光治疗无疑是性价比最高的一种。在皮肤内注射非交联玻尿酸会增加皮肤的含水量。水光治疗主要是为了使皮肤保湿，与注射填充技术不同，

G. B. de Oliveira (*)
Departamento de Dermatologia, Faculdade de Medicina Estadual de São José do Rio Preto – FAMERP, São José do Rio Preto – SP, Brazil
e-mail: drguilhermebueno@hotmail.com;
mggbueno@uol.com.br

J. C. Simão
Medical School of Ribeirão Preto, University of São Paulo,
Ribeirão Preto, Brazil
e-mail: jclsimao@hotmail.com

© Springer International Publishing AG, part of Springer Nature 2019
M. C. A. Issa, B. Tamura (eds.), *Botulinum Toxins, Fillers and Related Substances*, Clinical Approaches and Procedures in Cosmetic Dermatology 4, https://doi.org/10.1007/978-3-319-16802-9_24

水光治疗不会增加组织的容量,或用来填充凹陷,但会恢复皮肤的光泽度、平滑度及水润度,并能减少细小皱纹,尤其是对于颈部和V形领口区域及眼睑等部位。本章将探讨水光治疗的概念、适应证以及其在颈部和V形领口区域的应用方法。

关键词

玻尿酸;水光治疗;保湿;皱纹;颈部

前言

皮肤是人体抵御外部环境伤害的一个重要器官。皮肤的老化是个复杂的过程,老化原因包括多种内部因素和外部因素。人体遗传物质会随着年龄的增长而发生改变,导致蛋白结构出现变化,细胞活力降低,使皮肤失去弹性,调节营养和空气交换的能力减弱,细胞的再生功能下降。一些化学因素影响下和人体酶氧化过程中会生成自由基,进一步加重人体老化。

自由基是含有不成对电子的分子。自由基能量高,不稳定,为了保持稳定性,自由基需要从邻近分子中获取另一个电子。自身组织代谢过程和外部环境刺激会导致自由基生成,如紫外线照射、污染、吸烟等,使组织发生氧化,形成一系列连锁反应,导致细胞外蛋白发生改变,细胞功能发生退化。其中一个表现就是皮肤中的胶原纤维和弹性纤维出现变性,黏多糖减少。

玻尿酸是一种重要的黏多糖,具有结合水的能力,能够使皮肤显得光滑有弹性。但是随着年龄的增长,皮肤中的玻尿酸含量逐渐减少,会使皮肤变得松弛、干燥、苍白,并出现细纹,发生下垂。

光损伤和皮肤年龄性老化在临床上可通过非交联玻尿酸进行治疗。皮肤的含水量对于预防皱纹形成和改善皮肤的颜色、光泽及松弛度非常重要。维持皮肤的张力、弹性和紧致度会使人看起来更年轻。

颈部和上胸部V形领口区域也会发生老化,常常出现斑点、毛细血管扩张,皮肤失去光泽,甚至呈现古铜色,局部出现细小皱纹等。针对这些问题,临床上有多种治疗方法,但水光治疗无疑是性价比最高的一种方法。

水光治疗

水光治疗一般用的是非交联玻尿酸,非交联玻尿酸中可含有一些多糖成分,如甘露醇和甘油。

水光治疗可补充随人体皮肤中随着年龄的增长而丢失的胶原蛋白和玻尿酸,使皮肤恢复弹性、张力、紧致度和水润度。

将非交联玻尿酸注射到皮肤内会由内而外增加皮肤的含水量。水光治疗主要是用来保湿皮肤，而不是进行容量填充。水光治疗不会增加组织的体积，或用来填充凹陷，但会增加皮肤的光泽度、平滑度和水润度，减少细小皱纹，尤其是对于一些特殊区域如颈部、上胸部和眼睑等。

表 28-1 列出了水光治疗的一些产品。

表 28-1 水光治疗的主要产品

水光产品	生产厂家	配方	适应证
Hydrate	Juvéderm®	玻尿酸浓度 13.5mg/mL，甘露醇（一种抗氧化剂，可预防自由基形成，保护玻尿酸不被降解，并延长玻尿酸的作用时间）	身体所有部位
Restylane Vital	Galderma®	玻尿酸浓度 20.0mg/mL	成年人皮肤
Restylane Vital Light	Galderma®	玻尿酸浓度 12.0mg/mL	年轻人皮肤
Mesolis +	Anteis®	玻尿酸浓度 18mg/mL，甘油 21mg/mL（也具有保湿作用，可延长玻尿酸的治疗时间）。注意：必须注射到皮肤浅层	身体所有部位
Teosyal Meso	Teoxane®	玻尿酸浓度 15mg/mL	身体所有部位
Stylage Hydro	Stylage®	玻尿酸浓度 14mg/mL，甘露醇	身体所有部位

适应证

颈部和上胸部水光治疗的适应证如下：

对于老化的皮肤：
- 动态和静态性皱纹。
- 皮肤变薄，弹性降低，出现色斑。
- 皮肤干燥。
- 作为其他方法的辅助治疗手段，一般在其他方法治疗前 30 天或治疗后 10 天进行。

对于年轻的皮肤：
- 预防皱纹形成。
- 皮肤变薄，弹性降低，出现色斑。
- 假体隆胸前 30 天应用可避免术后形成膨胀纹。

禁忌证

- 治疗部位有活动性感染灶。
- 患者对配方中的成分过敏。

- 孕妇。
- 哺乳期妇女。
- 患有自身免疫性疾病或黏液性疾病的患者。
- 行为障碍的患者。
- 不建议有凝血机制障碍的患者应用，因为会造成淤青；但是对于治疗期间没有接受抗凝治疗的患者也可以应用。这是一个相对禁忌证。

治疗方法

麻醉

治疗前 15min 应用 7% 的利多卡因 +7% 的丁卡因的表麻乳膏进行表面麻醉，以减轻注射过程中的痛感，因为水光注射的操作简单，疼痛较轻。

注射技术

不同的医生有不同的注射方法，目前常用的注射方法如下：

- 多点锐针注射（图 28-1）：用 30G 锐针垂直注射，每点间隔 1cm，皮内注射。
- 锐针线形注射（图 28-2）：用 30G 锐针扎到皮肤内，应用进针注射方法或退针注射方法将玻尿酸注射到皮内，每条线之间间隔 1cm。进针方向与皱纹垂直。
- 钝针注射（图 28-3）：钝针注射可通过一个针眼进行较大面积的注射。用 25G 或 27G 的钝针进行注射，每个针眼之间的间隔基本上是钝针的长度。

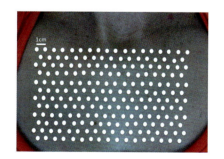

图 28-1　多点锐针注射

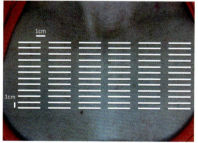

图 28-2　锐针线形注射

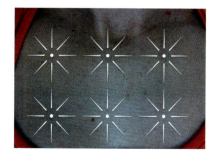

图 28-3　钝针注射

标记注射范围

根据上述的注射方法标记出注射范围（图 28-1～图 28-3）。

疗程

根据皮肤的老化程度确定治疗的次数。可以每隔 15 天治疗 1 次，共治疗 4 次，也可以每个月治疗 1 次，治疗 3 个月为 1 个疗程。疗程结束后观察治疗效果（图 28-4、图 28-5）。治疗效果一般可以维持 4~6 个月。

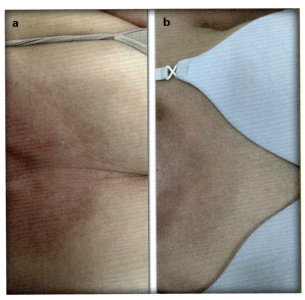

图 28-4 V 形领口区域：(a) 治疗前。(b) 治疗后 1 个月。每隔 30 天治疗 1 次，共治疗 3 次

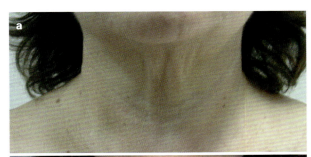

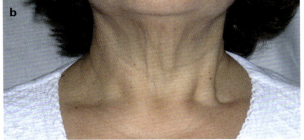

图 28-5 颈部：(a) 治疗前。(b) 治疗后 1 个月。每隔 30 天治疗 1 次，共治疗 3 次

并发症和防治

出现的并发症和其他的中胚层治疗方法基本一样。

早期并发症

- 红肿：大部分患者治疗后即刻出现。主要是由于局部炎症和玻尿酸吸收水分造成的。重复注射、注射物黏稠、注射方法不正确会进一步加重局部红肿。
- 淤青：淤青是由于注射过程中针头穿破细小血管造成的，也可由于注射后局部压迫造成血管破裂引起。
- 感染：感染可能是由于产品受到污染或注射时消毒不严格造成的，可以是细菌感染，也可以是病毒感染。
- 形成皮丘和结节：常常出现在注射后的早期或中期，表现为发白或颜色正常的皮丘或结节。这种情况往往是注射过浅造成的，由于存在丁达尔（Tyndall）现象，皮疹的颜色有时发青。

晚期并发症

· 肉芽肿：表现为注射部位无痛性结节。这种情况一般是由于所使用的玻尿酸中含有细菌造成的，而不是身体对填充物过敏引起的。吉斯兰佐尼（Ghislanzoni）曾对注射填充后的肉芽肿进行过详细的研究。

· 过敏反应：发生率为0.1%，一般在注射后3~7天发生，也可发生于注射后1~6个月。临床表现为注射部位水肿、发红、充血。

· 增生性瘢痕：常常出现于针眼位置。

总结

· 颈部和上胸部V形领口区域也会发生老化，常常出现色斑、毛细血管扩张，皮肤呈古铜色，形成竖向皱纹和横向皱纹。

· 玻尿酸是一种多糖，具有结合水的能力，可以使皮肤变得光滑有弹性。组织中玻尿酸减少会导致皮肤松弛下垂，皮肤变得干燥、苍白，出现细小的皱纹。

· 在皮肤内注射非交联玻尿酸可由内向外增加皮肤的含水量，主要用来进行皮肤保湿，而不是组织的容量填充。

· 颈部和上胸部水光注射主要用来治疗动态性皱纹和静态性皱纹，并使皮肤变厚，弹性增加，消除皮肤色斑，也可用于皮肤保湿，并可作为其他方法的辅助治疗手段。

· 治疗周期根据临床诊断和皮肤老化程度而定。一般每隔15天治疗1次，共治疗4次；也可以1个月治疗1次，共治疗3个月。

参考文献

[1] Beer K, Glogau RG, Dover JS, Shamban A, Handiwala L, et al. A randomized, evaluator-blinded, controlled study of effectiveness and safety of small particle hyaluronic acid plus lidocaine for lip augmentation and perioral rhytides. Dermatol Surg. 2015;41(Suppl 1):S127–136.
[2] Bertucci V, Lynde CB. Current concepts in the use of small-particle hyaluronic acid. Plast Reconstr Surg. 2015;136(5 Suppl):132S–138S.
[3] Brandt FS, Cazzaniga A. Hyaluronic acid gel fillers in the management of facial aging. Clin Interv Aging. 2008;3(1):153–159.
[4] Crocco EI, Alves RO, Alessi C. Adverse events in injectable hyaluronic acid. Surg Cosmet Dermatol. 2012; 4(3):259–263.
[5] Ghislanzoni M, Bianchi F, Barbareschi M, Alessi E. Cutaneous granulomatous reaction to injectable hyaluronic gel. Br J Dermatol. 2006;154(4):755–758.
[6] Gold MH. Use of hyaluronic acid fillers for the treatment of the aging face. Clin Interv Aging. 2007;2(3):369–376.
[7] Junkins-Hopkins JM. Filler complications. J Am Acad Dermatol. 2010;63(4):703–705.
[8] Stocks D, Sundaram H, Michaels J, Durrani MJ, Wortzman MS, Nelson DB. Rheological evaluation of the physical properties of hyaluronic acid dermal fillers. J Drugs Dermatol. 2011;10(9):974–980.
[9] Van Dyke S, Hays GP, Caglia AE, Caglia M. Severe acute local reactions to a hyaluronic acid-derived dermal filler. J Clin Aesthet Dermatol. 2010;3(5):32–35.

第 29 章 面部的羟基磷灰石治疗

加布里埃拉·卡萨沃纳和莫里西奥·施古鲁·萨托（Gabriela Casabona and Mauricio Shigueru Sato）

目录

前言	320
概述	320
羟基磷灰石	320
组织学	321
生物刺激作用和降解过程	321
治疗维持时间	325
应用历史	325
解剖	326
面部脂肪室	326
骨骼结构	328
面部各部位的治疗方案	329
面部衰老分度	335
适应证和禁忌证	335
面部治疗的适应证（FDA 和 CE 批准）	335
面部治疗的超适应证范围应用	335
禁忌证	336
用法和用量	336
稀释	336
注射技术	336

G. Casabona (*)
Clinica Vida – Cosmetic, Laser and Mohs Surgery Center,
São Paulo, SP, Brazil
e-mail: grcasabona@uol.com.br

M. S. Sato
Mohs Surgeon at Hospital das Clinicas, Curitiba, Parana,
Brazil
e-mail: mashmauricio@gmail.com

© Springer International Publishing AG, part of Springer Nature 2019
M. C. A. Issa, B. Tamura (eds.), *Botulinum Toxins, Fillers and Related Substances*, Clinical Approaches and Procedures in Cosmetic Dermatology 4, https://doi.org/10.1007/978-3-319-16802-9_25

并发症和防治措施	337
晚期并发症	337
总结	339
参考文献	339

摘要

面部年轻化是个广泛的概念，包括但不限于对脂肪和骨骼的流失进行容量填充。随着年龄的老化，肢体和面部的皮下脂肪逐渐减少，皮肤变薄，出现松弛。有多种不同的填充剂可用来进行面部容量填充，每种填充剂都有自己的优点和缺点。本章我们将探讨羟基磷灰石在面部容量填充中的应用效果及其刺激胶原蛋白新生的作用。

前言

面部年轻化是个广泛的概念，主要包括但不限于对脂肪和骨骼的流失进行容量填充。年龄增长后会出现皮下脂肪流失，皮肤厚度变薄，导致肢体和面部的皮肤出现松弛。羟基磷灰石是组成人体骨骼的矿物成分，已在临床上应用多年。像玻尿酸一样，羟基磷灰石也不具有免疫原性。羟基磷灰石凝胶注射后比玻尿酸更容易在皮下被触摸到，尤其在浅层注射时，所以为了避免注射后出现硬块，一般需要将羟基磷灰石注射到皮下或皮下深层。为了减少治疗后的并发症，医生需要掌握局部解剖，尤其是需要了解衰老过程中各组织结构的解剖改变。

概述

羟基磷灰石

羟基磷灰石是构成人体骨骼的矿物质成分，已在临床上应用多年。美国 FDA 和欧洲 CE 唯一批准的羟基磷灰石产品是 Radiesse®，由德国法兰克福梅尔茨制药有限公司（Merz Pharmaceuticals GmbH）生产。像玻尿酸一样，这种自然界存在的物质也不具有免疫原性。临床上应用的羟基磷灰石主要由 30% 的羟基磷灰石颗粒（25~45μm）和 70% 的凝胶混合形成，凝胶主要包括 1.3% 的羧甲基纤维素钠、6.4% 的甘油和 36.6% 的无菌用水。临床上所用的产品是 1.5mL 注射器包装的羟基磷灰石，需要在室温（15~32℃）下保存，保质期为 2 年。

羟基磷灰石颗粒的大小和颗粒表面的粗糙度对于治疗效果非常重要。因为颗粒如果小于 15μm 就容易被巨噬细胞吞噬；如果颗粒表面粗糙的话，就更容易被巨噬细胞识别并予以吞噬。羟基磷灰石使用前不需要进行皮试，因为羟基磷灰石本身具有惰性，没有免疫原性。注射后羟基磷灰石比玻尿酸更容易在皮下被触到，尤其是浅层注射时。为了避免形成局部肿块，需要在皮下深层注射。X线无法透过羟基磷灰石，所以如果注射量较大，如治疗脂肪萎缩时，治疗后羟基磷灰石可在做X线、CT和MRI检查时显影（图29-1）。

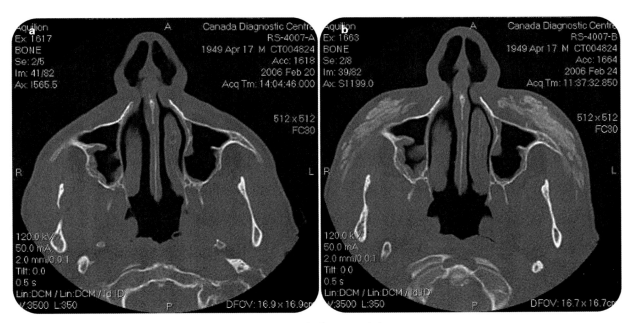

图 29-1 羟基磷灰石治疗前后的CT扫描结果。（a）治疗前。（b）治疗后

组织学

在组织学上，羟基磷灰石几乎不会刺激机体出现异物反应，但临床上个别患者确实发生过异物反应。病理学检查发现，治疗后6个月的组织中并没有发现肉芽肿形成（图29-2）。一般在注射后1个月，注射物周围会出现纤维蛋白和少量细胞聚集，但组织排列均匀，没有炎症迹象（图29-3a）。注射后3个月，注射物周围会出现由纤维蛋白、成纤维细胞、巨噬细胞形成的包膜（图29-3b），注射物外形变得不规则。注射后9个月羟基磷灰石开始被吸收，就像被酶分解一样（图29-3c）。注射后18个月，在电镜下可发现注射物周围和注射物内出现巨噬细胞（图29-4）。

生物刺激作用和降解过程

如上所述，羟基磷灰石颗粒会被体内的酶分解，注射物周围的巨噬细胞出现吞噬现象，像骨折后愈合过程那样（图29-5）。由于巨噬细胞的趋化性，会引起一定的炎症反应，使成纤维细胞合成胶原蛋白和弹性蛋白的能力增强，就像创伤愈合过程一样。

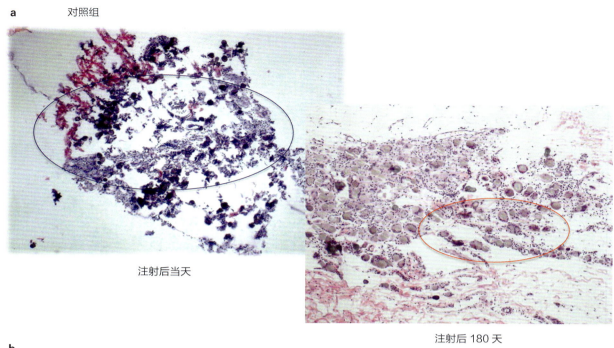

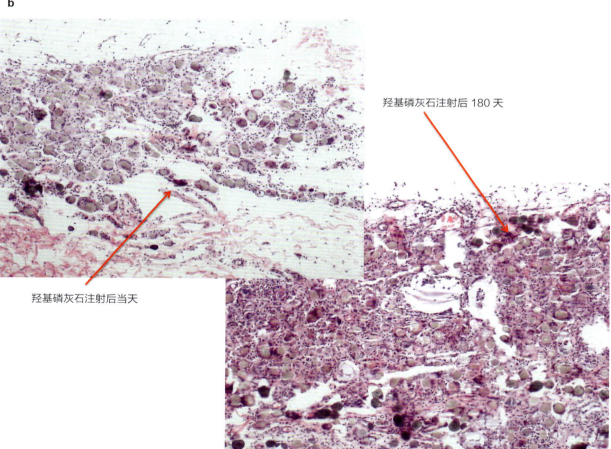

图 29-2 （a、b）羟基磷灰石注射后 6 个月组织学检查并没有发现肉芽肿形成，但确实在注射物周围出现了异物巨细胞

第 29 章　面部的羟基磷灰石治疗

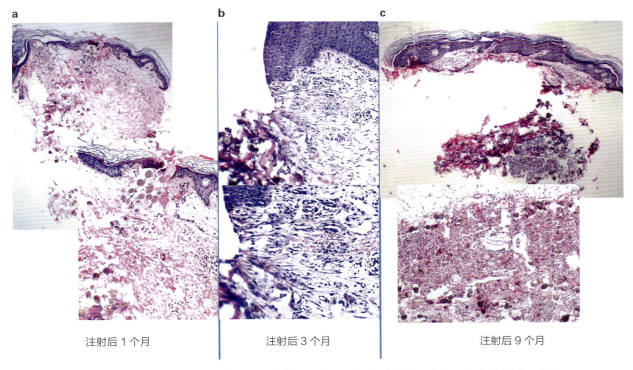

注射后 1 个月　　　　　注射后 3 个月　　　　　注射后 9 个月

图 29-3　羟基磷灰石注射后的组织学改变。（a）注射后 1 个月。（b）注射后 3 个月。（c）注射后 9 个月

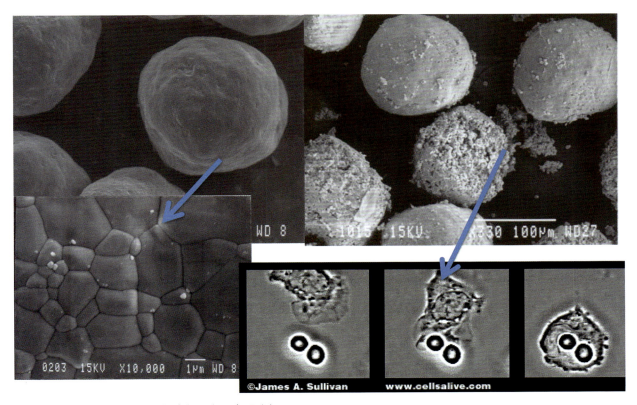

图 29-4　注射后 18 个月羟基磷灰石表面出现降解

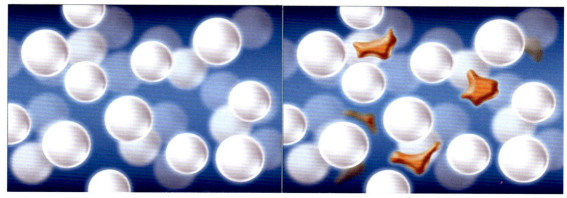

第1阶段：羟基磷灰石凝胶和颗粒及周围出现的巨噬细胞

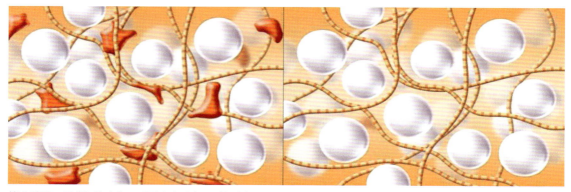

第2阶段：巨噬细胞产生一系列炎症反应，引起成纤维细胞增殖——合成胶原

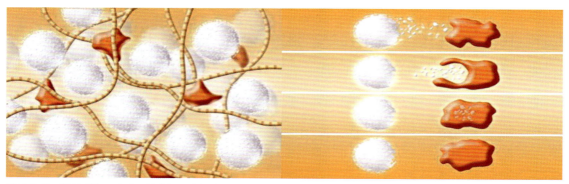

第3阶段：羟基磷灰石小球开始降解，分解成钙离子和磷离子

图29-5 羟基磷灰石生物刺激作用和降解过程示意图

成纤维细胞存在于所有结缔组织中，羟基磷灰石颗粒会刺激成纤维细胞合成胶原蛋白，无论其注射到哪个层次。巨噬细胞直径为25~30μm，每小时可吞噬超过其体积25%的物质。颗粒大小与吞噬快慢相关，但并不是唯一的决定因素。如果颗粒的体积比巨噬细胞体积大，就会出现巨噬细胞聚集，形成异物巨细胞，但这并不意味着一定会出现肉芽肿反应。

动物实验发现，注射后4周组织内就会出现新生胶原蛋白合成，持续至少12个月。大多数新生胶原蛋白为Ⅲ型，然后Ⅰ型胶原蛋白再慢慢代替Ⅲ型胶原蛋白。在2014年发表的一项文献中，文献作者在注射后1个月进行的组织学检查中发现了大量的胶原纤维和弹性纤维生成（图29-6）。

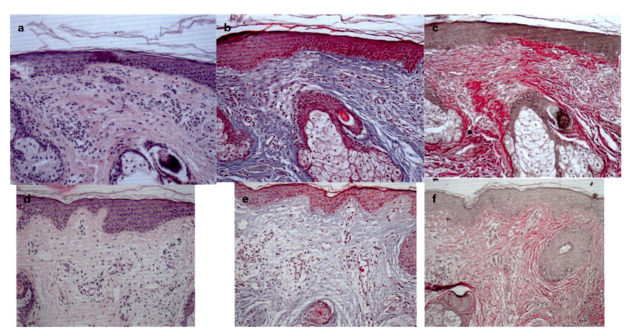

图 29-6 羟基磷灰石注射后 1 个月的组织学检查结果（a~c），与周围未注射部位（d~f）的对比，应用 H&E、Masson T 和 Verhoeff 染色后发现注射部位出现明显的胶原纤维和弹性纤维沉积

治疗维持时间

有文献报道说 Radiesse® 的治疗效果可维持 2~7 年，尽管临床上实际治疗效果会在 6~9 个月内消失（Broder and Cohen 2006）。另一些文献报道说羟基磷灰石的治疗效果可维持 12~24 个月，但是为了达到更好的治疗效果，建议分两次注射，中间一般间隔 1 个月。有学者在治疗后 18 个月随访时，发现 87% 的患者对治疗效果表示满意。基于我们治疗的 1000 多名患者的经验，实际工作中我们一般先告诉患者治疗效果可维持 9~18 个月。

应用历史

在羟基磷灰石应用于皮肤美容治疗前，其主要应用于口腔科和修复重建外科，其安全性也得到了广泛的临床验证。2003 年 FDA 批准了 Radiesse® 可用于填充软组织、增粗声带和矫正颅面凹陷。由于羟基磷灰石良好的治疗效果和可靠的安全性，使得其逐渐应用在面部年轻化治疗中，但这种治疗属于超适应证范围应用。

欧洲 CE 在 2003 年批准了羟基磷灰石作为三类医疗器械，可用于整形外科和重建外科，包括皮肤深层和皮下软组织填充，注射深度在皮下和骨膜上。批准的适应证包括但不限于填充鼻唇沟、木偶纹、颊部、颧骨、下颌缘、口角、颏部、颞部、鼻梁和手背等。2006 年 FDA 批准了 Radiesse® 可用于治疗中度及重度皱纹和凹陷，包括鼻唇沟以及 HIV 导致的面部脂肪萎缩（图 29-7）。

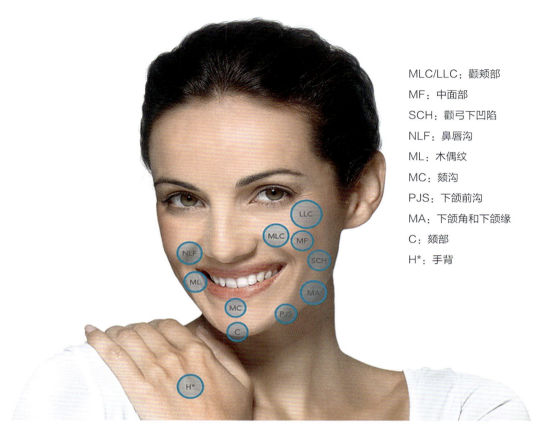

MLC/LLC：颧颊部
MF：中面部
SCH：颧弓下凹陷
NLF：鼻唇沟
ML：木偶纹
MC：颏沟
PJS：下颌前沟
MA：下颌角和下颌缘
C：颏部
H*：手背

图 29-7 CE 和 FDA 批准的羟基磷灰石治疗适应证

解剖

羟基磷灰石在面部注射时，医生必须要掌握局部解剖，尤其是衰老导致各组织结构的解剖变化。兰布罗斯（Lambros）2006 年报道了老化过程中脂肪和骨质的变化情况。罗里希（Rohrich）2007 年阐述了面部脂肪流失在老化过程中的作用。同样肖（Shaw）在 2011 年报道了老化过程中骨质流失和面部轮廓变化的情况。梅尔茨制药有限公司（Merz Pharmaceuticals GmbH）依据临床表现，对面部的衰老程度进行了分度（图 29-8~图 29-10）。

面部脂肪室

面部脂肪室分为深、浅两层，每个脂肪室的衰老过程都不一样。理解并掌握面部脂肪室的概念，可以有助于我们很好地评估面部容量缺失，帮助制定合适的治疗方案。菲茨杰拉德（Fitzgerald）在 2014 年阐述了脂肪室与面部组织容量之间的关系（图 29-11、图 29-12）。

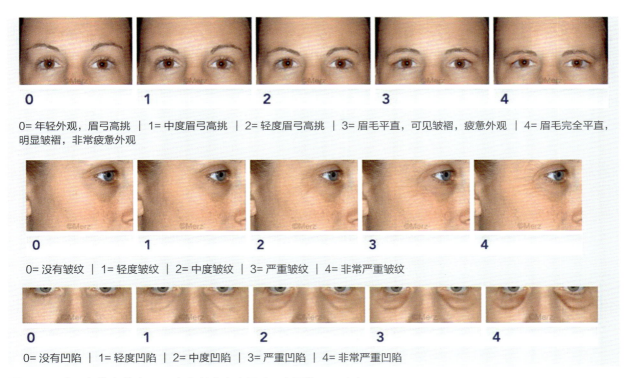

0= 年轻外观，眉弓高挑 | 1= 中度眉弓高挑 | 2= 轻度眉弓高挑 | 3= 眉毛平直，可见皱褶，疲惫外观 | 4= 眉毛完全平直，明显皱褶，非常疲惫外观

0= 没有皱纹 | 1= 轻度皱纹 | 2= 中度皱纹 | 3= 严重皱纹 | 4= 非常严重皱纹

0= 没有凹陷 | 1= 轻度凹陷 | 2= 中度凹陷 | 3= 严重凹陷 | 4= 非常严重凹陷

图 29-8 上面部梅尔茨（Merz）衰老分度（眉毛、鱼尾纹、下睑）

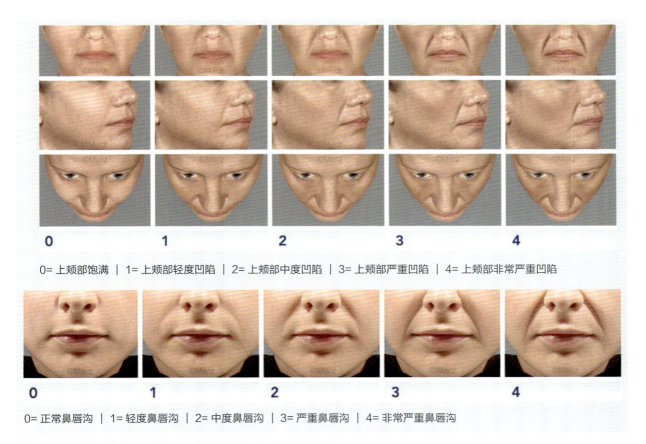

0= 上颊部饱满 | 1= 上颊部轻度凹陷 | 2= 上颊部中度凹陷 | 3= 上颊部严重凹陷 | 4= 上颊部非常严重凹陷

0= 正常鼻唇沟 | 1= 轻度鼻唇沟 | 2= 中度鼻唇沟 | 3= 严重鼻唇沟 | 4= 非常严重鼻唇沟

图 29-9 中面部梅尔茨（Merz）衰老分度（颊中部和鼻唇沟）

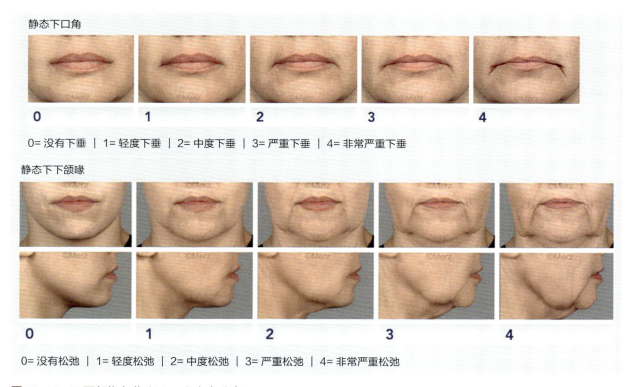

图 29-10 下面部梅尔茨（Merz）衰老分度

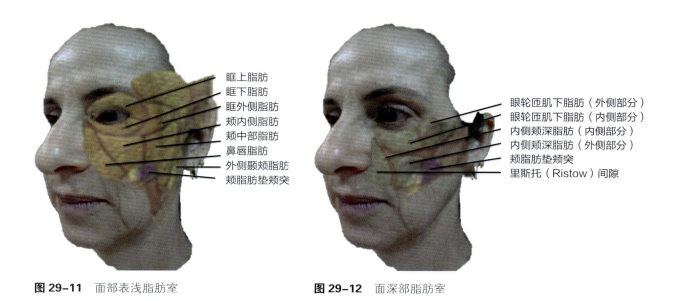

图 29-11 面部表浅脂肪室

图 29-12 面深部脂肪室

骨骼结构

年龄增长也会影响面部的骨骼结构。很多研究表明，老化过程中眶部和中面部会发生骨骼退缩，由于缺乏骨骼的有效支撑，面部会出现如下变化（图 29-13）：

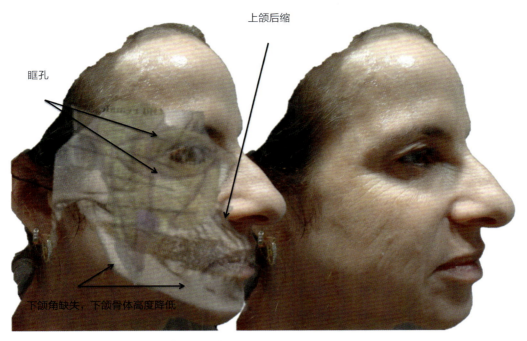

图 29-13　骨质流失与脂肪萎缩和面部老化的关系

眶部：眶孔，不仅在眶下缘方向，而且上眶缘也会随着年龄的增长变大。同时眉间突度降低，使得眉毛中部、眉间和眶颧部失去支撑，导致眉毛下垂，下眼袋形成，开始出现鱼尾纹。

上颌部：梨状孔变大，上颌骨后缩，使得鼻尖、中面部和鼻唇沟失去支撑，导致鼻尖下垂，上唇内翻，出现下眼袋，鼻唇沟加重。

下颌缘：下颌骨发生骨质吸收，下颌角增大，下颌长度和宽度变短，颈部、颏部和口周失去支撑，导致出现木偶纹、颈部下垂、下唇内翻。

面部各部位的治疗方案

上面部

• 额部：

需要考虑的结构：面神经、眶上神经和滑车上神经及相关动脉（图 29-14）。

注射平面：帽状腱膜下或骨膜上。

注射技术：线形注射或微滴注射。

钝针大小：25G，长 25mm 或 38mm。进针位置在眉上 0.5mm 的颞线处（图 29-15）。

• 颞部：

一般将颞窝分成 4 个象限。如果颞窝太凹陷，则分为深、浅两层进行注射（图 29-15）。

需要考虑的结构：颞部静脉、颞浅动脉。

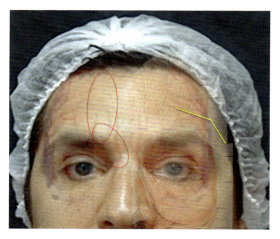
图 29-14 上面部：红圈是主要动脉的位置，黄线是面神经的颞支和额支最常出现的位置

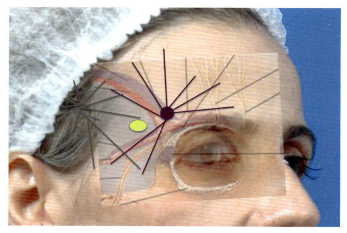
图 29-15 应用钝针注射对外侧额部和颞部进行填充。深部填充（紫色区域和灰色区域是钝针深层注射部位）。通过同一个针眼也可以对相同部位进行浅层注射。黄色是锐针注射位置

注射平面：

（1）深层注射：锐针注射，应用 23G 锐针穿透颞肌达到骨膜，进行单点注射或多点注射。安全进针点在眶颧接合处上后方向 1cm，少量多点注射（每点注射 0.1~0.3mL）。钝针注射，用 22G 钝针在颞浅筋膜下注射。进针点一个在发际线后 1cm，另一个进针点在眉毛上 0.5cm 的颞线上。

（2）浅层注射：用 25G 钝针进行皮下注射，注射层次尽量表浅。

· 眉毛：

需要考虑的结构：静脉丛、眶上动脉及神经、眶内结构。

注射方法：建议用钝针注射，避免误入到血管内。如果用锐针，可选用 23G 针头，注射时要低剂量、低压力，注射前回抽至少 8s，注射层次在皮内或真皮下，注射范围从眉峰到眉尾；眉峰以内，局部动脉与眶内动脉有交通，应该小心。避免深层注射，以免注射到血管内。每点注射不要超过 0.1mL。

中面部

· 颊中部：

需要考虑的结构

眶下缘：锐针注射时一定要位于眶下缘下方。

眶下孔：避免用锐针在眶下孔附近注射。

中面部脂肪室：如果用锐针，选用 23G 或更粗的针头，注射前回抽至少 8s，避免注射到血管内。注射层次在骨膜上、眼轮匝肌下脂肪（SOOF）和颊内侧脂肪室。

注射过程：首先确定颊尖的位置，最常用的是亨得乐（Hinderer）1984 年描述的方法。从颊尖进针，首先在颧突部位注射，然后再向颊外侧和颊内侧注射（图 29-16）。

注射平面：骨膜上注射（颧弓和颞部/上颌区域）和皮下注射（颧骨外侧）。

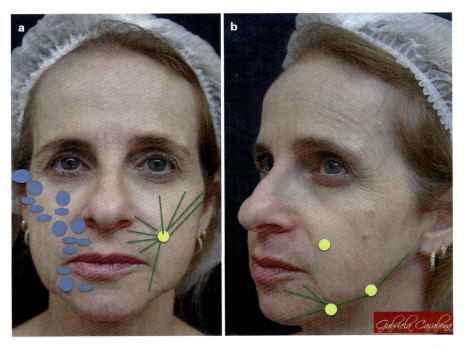

图 29-16 （a、b）中面部的注射方法（黄色，进针点；绿色，注射方向）及注射部位（蓝色）（左侧皮肤用 25G 钝针，右侧皮肤用 23G 锐针）

注射技术：

23G 锐针，单点注射，每点注射 0.1~0.3mL。

25G 钝针，长 25mm 或 38mm，扇形注射。

典型病例：见图 29-17。

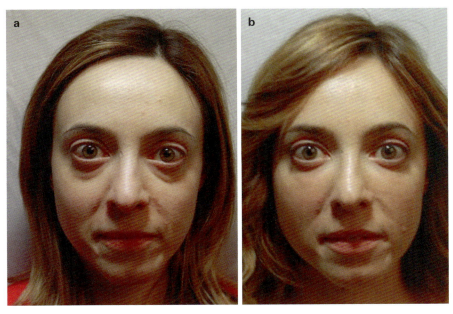

图 29-17 （a、b）中面部治疗前和治疗后 6 个月

- 鼻唇沟：

需要考虑的结构：

角动脉：在鼻翼三角区注射过多的羟基磷灰石会压迫角动脉，容易使组织出现缺血坏死。眼动脉和角动脉之间也存在交通支。

口轮匝肌：口轮匝肌内注射羟基磷灰石后有可能在局部形成团块或结节，并随表情肌运动使填充物向远处移位。

眶下孔。

注射技术：

钝针：在中面部注射的同一个的针眼处进针，在肌肉下走行到梨状窝和鼻基底，呈扇形进行单点少量注射。

锐针：在鼻唇沟下方向上唇方向采用微滴技术注射。

注射层次：在骨膜上或皮下注射。用23G锐针或25G、长25mm或38mm的钝针。

注射量：根据凹陷的严重程度而定。

- 颧弓下凹陷：

需要考虑的结构：

腮腺：位于侧面部，在颧弓和下颌角之间不规则分布。

面神经及其分支穿过腮腺。

注射平面：皮下层。

注射技术：线形注射、扇形注射、微滴注射、交叉注射。

注射针头：23G锐针，或25G钝针，长25mm或38mm。

注射量：每侧注射0.5~1.5mL。

下面部

- 木偶纹：

需要考虑的结构：

口轮匝肌：如果羟基磷灰石注射到肌肉内，容易出现结节。

面动脉：在口角外走行，是局部淤青发生的主要原因。

注射层次：注射到肌肉下或皮下层，避免肌肉内注射。

注射技术：线形注射、微滴注射和扇形注射。

注射针头：23G锐针，或25G钝针，长25mm或38mm。

注射量：每侧注射量0.7~0.8mL。

- 颏沟：

需要考虑的结构：

唇龈沟：如果注射到牙槽突上，填充剂会在唇龈沟处堆积。

口轮匝肌：注射到口轮匝肌内，容易形成结节。

颏孔：切牙神经和颏神经受到压迫，会出现下颌骨和前牙感觉受损。

注射层次：骨膜上和皮下层。

注射技术：线形注射、扇形注射、微滴注射。

注射针头：23G 锐针，或 25G 钝针，长 25mm 或 38mm。

注射量：共 0.2~0.4mL，或每侧 0.1~0.2mL。

• 下颌前沟：

需要考虑的结构：

口轮匝肌：如果注射到肌肉内，容易形成结节。

面动脉：在口角外侧走行，容易造成淤青。

注射层次：皮下或骨膜上。

注射技术：线形注射、扇形注射、单点注射。

注射针头：23G 锐针，13mm 长；或 25G 钝针，25mm 长或 38mm 长。

注射量：每侧最大注射量 0.4mL。

• 颏部：

需要考虑的结构：

颏孔和颏神经：确定颏孔的位置，避免注射到颏孔内。在下颌骨的前内部分进行注射时，避免过量注射，因为容易在口腔唇龈沟处形成结节。

注射层次：骨膜上注射。

注射技术：单点注射或线形注射。

注射针头：23G 锐针，13mm 长。

注射量：最多 1.5mL。

• 下颌角和下颌缘：

需要考虑的结构：

面动脉：位于口角外侧，常常会导致局部淤青。

面神经：不要注射太深，以免造成神经损伤。

颏孔和颏神经：确定颏孔的位置，避免在颏孔附近注射。

咬肌。

注射层次：骨膜上（锐针）或皮下层（钝针）。

注射技术：单点注射、线形注射或扇形注射。

注射针头：23G 锐针，13mm 长；25G 钝针，25mm 长或 38mm 长。

注射量：根据具体情况而定。

单点注射：下颌缘一般注射量为 1.0~3.0mL。

典型病例见图 29-18~图 29-20。

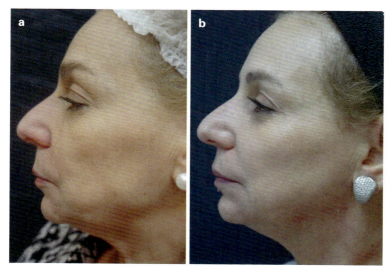

图 29-18 （a、b）中下面部羟基磷灰石注射前和注射后 30 天

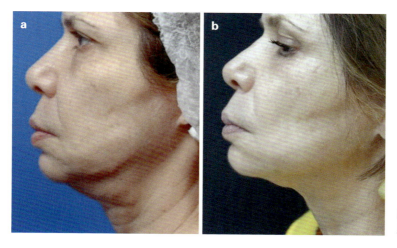

图 29-19 （a、b）中下面部羟基磷灰石注射前和注射后 30 天

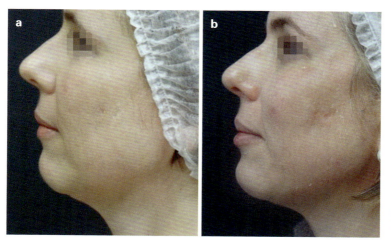

图 29-20 （a、b）中下面部羟基磷灰石注射前和注射后 30 天

面部衰老分度

为了制定患者的治疗方案，需要对患者的衰老程度进行分度。卡鲁瑟斯（Carruthers）及其同事于 2008 年对面部各部位的衰老情况进行了分度，这样方便确定每个部位填充的量，以达到理想的治疗效果。每个部位可以进行 1∶1 的准确填充。

适应证和禁忌证

面部治疗的适应证（FDA 和 CE 批准）

欧洲 CE 批准的治疗适应证包括但不限于鼻唇沟、木偶纹、颊部凹陷、颧骨、下颌缘、口角、颏部、颞部、鼻部和手背等。2006 年，美国 FDA 批准了 Radiesse® 可用于治疗中度到重度的面部皱纹和鼻唇沟及 HIV 引起的面部脂肪萎缩（图 29-7）。

面部治疗的超适应证范围应用

过去 4 年，随着羟基磷灰石在临床上的应用逐渐增多，其超适应证范围应用也逐渐多了起来，如用于鼻子塑形，治疗黑眼圈，对额头、眉毛、颞部进行填充，并治疗痤疮瘢痕。斯图帕克（Stupak）等报道了应用羟基磷灰石填充鼻根和鼻背，发现治疗效果可维持 1 年以上，他们也将羟基磷灰石用于矫正鼻整形术后出现的鼻背、鼻尖上区、鼻翼、鼻侧壁缺陷。贝克尔（Becker）报道了应用羟基磷灰石矫正鞍鼻和鼻小柱退缩畸形的治疗效果。这些学者发现，羟基磷灰石用于鼻部注射的治疗效果非常好。但我们仍不建议这样操作，因为大部分的致盲病例都是由于鼻部和眉间注射造成的，而羟基磷灰石不像玻尿酸那样有特殊的溶解酶予以溶解，所以一旦出现严重并发症，会让我们手足无措。

贝尔纳迪尼（Bernardini）及其同事于 2014 年发表了一篇文章，报道了应用羟基磷灰石治疗 63 例眼窝凹陷和黑眼圈患者的经验。他们的治疗基于填充的白色物质可掩盖泪沟处皮肤色素沉着这样的想法，而且羟基磷灰石同时会刺激胶原蛋白合成，从而可以矫正下睑凹陷。尽管这种治疗看起来很安全，但需要医生掌握很高的注射技术，以免局部形成结节。如果注射层次过浅，局部颜色会发黄。文章报道的并发症发生率为 17%，如果局部颜色发黄，一般 6 个月后才能消失。

当涉及眼部轮廓时，常常需要将眉毛、额部和颞部联合在一起进行评估。本文作者最近 4 年应用羟基磷灰石对这些区域进行了治疗，发现并发症很少，患者的满意率很高。这些部位应用的最佳适应证是额颞部容量大量缺失，但颞部又不是非常凹陷的患者。对于颞部非常凹陷的患者，还是建议用玻尿酸，因为玻尿酸具有更强的组织填充能力。

禁忌证

通常情况下，羟基磷灰石不能用于出血性疾病、严重过敏反应、治疗部位及附近有活动性炎症或感染的患者。其他一些不能应用的部位包括：

- 眉间和鼻部，一旦注射到血管内，没有特效的解决办法。
- 唇部、口周、眶周，由于轮匝肌收缩会形成结节。

作为一种长效填充剂，如文献中所提到的那样，有形成生物膜的风险。

用法和用量

稀释

羟基磷灰石可用于容量填充，或仅仅用于生物刺激治疗，刺激胶原蛋白再生。

容量填充

有些学者建议在羟基磷灰石应用于面部时可加入 2% 的利多卡因和肾上腺素（Lido2%wE），一般 1.5mL 的羟基磷灰石加入 0.25mL 或 0.5mL 利多卡因和肾上腺素（Lido2%wE）溶液。第 1 种用于需要大容量填充时，第 2 种用于皮肤薄的部位。由于羟基磷灰石凝胶一般能达到 1:1 的容量填充效果，所以没有必要进行过量矫正。

生物刺激治疗

羟基磷灰石中加入 1mL 或 1.5mL 的利多卡因和肾上腺素（Lido2%wE）溶液，并进行皮下注射。

注射技术

锐针注射

厂家建议用 27G 锐针进行注射。2015 年发表的一篇文章建议为了注射前回抽能发现明显的血液回流，最好用 23G 注射针头。所以我们建议用 23G 锐针，尤其在中面部注射时，因为在中面部注射时更容易注射到血管内，引起视力损害。

钝针

羟基磷灰石注射应该用 25G 或更粗的钝针。

并发症和防治措施

所有注射填充剂都会出现早期和晚期并发症（表29-1）。

表29-1 羟基磷灰石的早期和晚期并发症

早期并发症	晚期并发症
淤青	结节
触痛	肉芽肿
肿胀	移位
红斑	感染
双侧不对称	免疫反应
肿块	皮肤颜色改变
感染	—
过敏反应	—
血管危象	—

羟基磷灰石的临床应用被证明是安全的，没有发现全身性并发症或免疫反应，血肿和出血的发生率小于5%。文献报道中最常出现的并发症为结节形成，常常是由于在活动部位浅层注射造成的，如唇部和眼周，常常发生于注射后3个月。大多数并发症都是由于注射技术造成的，而不能归因于羟基磷灰石本身。早期的并发症一般5~7天自行好转，部分晚期并发症（注射后2周或多年后出现）的处理方法如下所述。

晚期并发症

结节

结节是由于局部填充剂堆积或肉芽肿形成造成的。当填充物在皮下分布不均匀或注射量过大时会形成结节，可伴有炎症、肿胀和感染。通常，结节在注射后几小时或几天内出现。一项针对羟基磷灰石的临床研究发现，唇部结节是由于口周肌肉运动导致填充剂局部堆积造成的。所以不建议在口周和眼周进行羟基磷灰石注射，这些部位肌肉不断的运动会造成局部结节形成。丰唇形成的结节可采用手术方法予以切除。

一项对1000例患者持续4年的研究发现，羟基磷灰石治疗后结节的发生很少见，主要出现在唇部。所以不建议对唇部进行羟基磷灰石注射。一旦发生结节，可在结节内注射生理盐水后用力按摩，也可以用针挑破取出，或手术切除（图29-21）。如果结节伴有炎症反应，根据我们的经验，可在病灶内注射10mg/mL的曲安奈德和玻尿酸溶解酶，然后进行按摩，可以使结节很快消失。对于顽固性结节，可联合5-F、曲安奈德和利多卡因注射治疗，或5-F联合利多卡因治疗。避免对没有批准的部位（如唇部）进行注射，注射时要选择合适的注射层次（不要太浅，也不要注射到肌肉内），这样可以减少结节形成的风险。注射后要进行局部彻底的按摩，以便羟基磷灰石在组织内分布均匀。

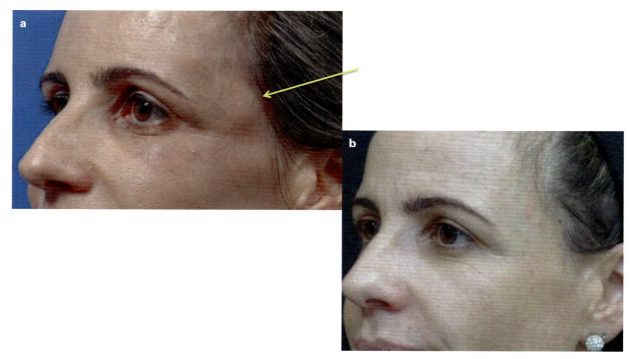

图 29-21　（a、b）额颞部羟基磷灰石注射 15 天后发生结节（黄箭头），局部注射盐水及按摩后 15 天结节消失

肉芽肿

肉芽肿是由于结缔组织增生和免疫细胞聚集造成的，可在注射后 2~3 个月出现。肉芽肿和单纯的填充物堆积之间的区别可通过手术切除后在显微镜下观察进行辨别。肉芽肿的诊断标准为填充物周围出现大量免疫细胞和纤维组织。从 2004 年开始，在使用了 500 万支羟基磷灰石的所有注射病例中，只有 5 例报道形成了明确的肉芽肿（0.0001%）。在 2009 年，一项针对 1985—2004 年的患者进行的大样本回顾性研究表明，羟基磷灰石导致的肉芽肿发生率要比玻尿酸和聚左乳酸低：羟基磷灰石的发生率为 0.001%；玻尿酸为 0.04%~0.4%；聚左乳酸为 0.2%~1%。

戈特弗里德·莱姆佩尔（Gottfried Lemperle）教授 2012 年在 IMCAS 上发表的一项对比研究表明，羟基磷灰石的肉芽肿发生率最低（表 29-2）。

表 29-2　各种填充剂的肉芽肿发生率

Radiesse® 1∶5000	Kollagen 1∶2500	HA 1∶2500	Artefill 1∶2500
Artecoll 1∶1000	Sculptra® 1∶1000	Acrylamide 1∶1000	Dermalive 1∶80

肉芽肿的治疗方法为口服激素或在病灶内注射激素。

病灶内注射激素时要小心，因为容易出现局部组织萎缩、红斑、色素改变及全身性血管反应。一般建议激素联合 5-F 局部病灶内注射。

如果这些方法治疗失败，则只能通过手术切除。迄今为止，针对羟基磷灰石最大规模的两项研究表明，在超过 39 个月和 52 个月的观察中，未发现肉芽肿形成和严重感染的发生。出现的并发症都比较轻微，基本上都是与注射技术相关的并发症。到 2014 年 11 月份，全球已使用了 500 万支羟基磷灰石（Radiesse®），只有 5 例明确的肉芽肿报道。

皮肤颜色改变

这种并发症一般发生在注射后 1~3 个月，主要是注射过浅造成的。由于羟基磷灰石为白色，注射后会使皮肤变黄，看起来就像局部形成了睑黄瘤。在我们的经验中，这个问题很好解决，可应用剥脱激光进行治疗，采用低密度高能量模式，进行深度照射，疗程为 2 个月。

总结

- 羟基磷灰石治疗前，需要对患者进行检查，并签署知情同意书。
- 建议注射时加入麻药（如利多卡因）。
- 需要注射到深层和皮下层。
- 注射方法包括线形注射、扇形注射、微滴注射、交叉注射。
- 羟基磷灰石使用的适应证包括颊部凹陷、颧骨下凹陷、鼻唇沟、木偶纹、颏沟、下颌角和下颌缘、腮前沟、颏部、手背、额部、颞部及眉毛提升。
- 像所有填充剂一样，使用羟基磷灰石也会出现一定的并发症；但是大部分文献报道的并发症都是由注射技术造成的，而且持续时间短暂。
- 选择正确的注射技术、注射位置及注射浓度会减少并发症的发生。
- 迄今为止，两项针对羟基磷灰石的最大规模的研究并没有发现肉芽肿形成和严重炎症的发生。
- 严禁在眉间和鼻部注射羟基磷灰石。
- 不建议在唇部注射羟基磷灰石。

参考文献

[1] Bass LS, Smith S, Busso M, McClaren M. Calciumhydroxylapatite (RADIESSE) for treatment of nasolabial folds: long-term safety and efficacy results. Aesthet Surg J. 2010;30(2):235–238. (Bass 2010).

[2] Becker H. Nasal augmentation with calcium hydroxylapatite in a carrier-based gel. Plast Reconstr Surg. 2008;121:2142–2147.

[3] Berlin AL, Hussain M, Goldberg DJ. Calcium hydroxylapatite filler for facial rejuvenation: a histologic and immunohistochemical analysis. Dermatol Surg. 2008;34(Suppl 1):S64–67.

[4] Bernardini FP, Cetinkaya A, Devoto MH, Zambelli A. Calcium hydroxyl-apatite (Radiesse) for the correction of periorbital hollows, dark circles, and lower eyelid bags. Ophthal Plast Reconstr Surg. 2014;30(1):34–39.

[5] Broder KW, Cohen SR. An overview of permanent and semipermanent fillers. Plast Reconstr Surg. 2006;118 (3 Suppl):7S–14S.

[6] Carruthers A et al. A validated brow positioning grading scale. Dermatol Surg. 2008a;34(Suppl 2):S150–154.

[7] Carruthers A et al. Avalidated grading scale for marionette lines. Dermatol Surg. 2008b;34(Suppl 2):S167–172.

[8] Carruthers A et al. A validated grading scale for crow's feet. Dermatol Surg. 2008c;34(Suppl 2):S173–178.

[9] Casabona G. Blood aspiration test for cosmetic fillers to prevent accidental intravascular injection in the face. Dermatol Surg. 2015;41(7):841–847.

[10] Casabona G, Michalany N. Microfocused ultrasound with visualization and fillers for increased neocollagenesis: clinical and histological evaluation. Derm Surg. 2014;40:12s.

[11] Dayan SH, Greene RM, Chambers AA. Long-lasting injectable implant for correcting cosmetic nasal deformities. Ear Nose Throat J. 2007;86:25–26.

[12] Drobeck HP, Rothstein SS, Gumaer KI, Sherer AD, Slighter RG. Histologic observation of soft tissue responses to implanted, multifaceted particles and discs of hydroxylapatite. J Oral Maxillofac Surg. 1984;42:143.

[13] Fitzgerald R, Rubin A. Filler placement and the fat compartments. Dermatol Clin. 2014;32:37–50.

[14] Funt D, Pavicic T. Dermal fillers in aesthetics: an overview of adverse events and treatment approaches. Clin Cosmet Investig Dermatol 2013a 12(6): 295–316. (Funt 2013)

[15] Funt D, Pavicic T. Dermal fillers in aesthetics: an overview of adverse events and treatment approaches. Clin Cosmet Investig Dermatol. 2013;6:295–316.

[16] Hinderer UT, de Rio Lagarreta. Aesthetic surgery of the Malar region. In: Regnault P, Daniel R, editors. Aesthetic plastic. Boston: Little Brown; 1984.

[17] Hirsch RJ, Stier M. Complications of soft tissue augmentation. J Drugs Dermatol. 2008;7(9):841–845.

[18] Humphrey C, Arkins J, Dayan S. Soft tissue fillers in the nose. Aesthet Surg J. 2009;29:477.

[19] Jacovella PF, Peiretti CB, Cunille DR, et al. Long lasting results with hydroxylapatite facial filler. Plast Reconstr Surg. 2006;118:15S–21S.

[20] Jansen D, Graivier M. Evaluation of a calcium hydroxylapatite–based implant (Radiesse) for facial soft-tissue augmentation. Plast Reconstr Surg. 2006;118 (Suppl):22S.

[21] Lambros V. Personal communication, July 2006.

[22] Lee J, Kim L. Foreign body granulomas after the use of dermal fillers: pathophysiology, clinical appearance, histologic features, and treatment. Arch Plast Surg. 2015;42(2):232–239.

[23] Lemperle G, Morhenn V, Charrier U. Human histology and persistence of various injectable filler substances for soft tissue augmentation. Aesthet Plast Surg. 2003;27:354.

[24] Loghem V, Yutskovskaya Y, Werschler P. Calcium hydroxylapatite over a decade of clinical experience. J Clin Aesthet Dermatol. 2015;8(1):38–49.

[25] Loghem J, Yutskovska YA, Werschler P. Calcium hydroxylapatite – over a decade of clinical experience. J Clin Aesthet Dermatol. 2015;8(1):38–49. (Van Loghem et al. 2015).

[26] Marmur ES, Phelps R, Goldberg DJ. Clinical, histo-logic and electron microscopic findings after injection of a calcium hydroxylapatite filler. J Cosmet Laser Ther. 2004;6:223.

[27] Murray CA, Zloty D, Warshawski L. The evolution of soft tissue fillers in clinical practice. Dermatol Clin. 2005;23:343–363.

[28] Narins RS, Bowman PH. Injectable skin fillers. Clin Plast Surg. 2005;32:151.

[29] Pavicic T. Calcium hydroxylapatite filler: an overview of safety and tolerability. J Drugs Dermatol. 2013;12 (9):996–1002. (Pavicic 2013).

[30] Pellacani G, Seidenari S. Variations in facial skin thickness and echogenicity with site and age. Acta Dermatol Venereol. 1999;79:366.

[31] Radiesse Datasheet. Available at: http://www. bioformmedi- cal.com. Accessed January 2, 2006.

[32] Rohrich R, Pessa J. The fat compartments of the face: anatomy and clinical implications for cosmetic surgery. Plast Reconstr Surg. 2007;119:2219.

[33] Sadick NS, Katz BE, Roy D. A multicenter, 47-month study of safety and efficacy of calcium hydroxylapatite for soft tissue augmentation of nasolabial folds and other areas of the face. Dermatol Surg. 2007;33 (Suppl 2):S122–126. discussion S126–127.

[34] Sclafani AP, Fagien S. Treatment of dermal filler complications. Dermatol Surg. 2009;35(Suppl 2): 1672–1680. E. G. Busso M, Applebaum D. Hand augmentation with Radiesse (Calcium hydroxylapatite). Dermatol Therapy. 2007;20:385–387 (Busso, 2007) i. Sadick NS. A 52-week study of safety and efficacy of calcium hydroxylapatite for rejuvenation of the aging hand. J

Drugs Dermatol. 2011;10(1):47–51 (Sadick 2011).

[35] Shaw R et al. Aging of the facial skeleton: aesthetic implications and rejuvenation strategies. Plast Reconstr Surg. 2011;127:374.

[36] Smith S, Busso M, McClaren M, Bass LSA. Randomized, bilateral, prospective comparison of calcium hydroxylapatite microspheres versus human-based collagen for the correction of nasolabial folds. Dermatol Surg. 2007;33:112–121. (Smith 2007).

[37] Stupak HD, Moulthrop TH, Wheatley P, Tauman AV, Johnson Jr CM. Calcium hydroxylapatite gel (Radiesse) injection for the correction of postrhinoplasty contour deficiencies and asymmetries. Arch Facial Plast Surg. 2007;9:130–136.

[38] Tzikas TL. A 52-month summary of results using calcium hydroxylapatite for facial soft tissue augmentation. Dermatol Surg. 2008;34(Suppl 1):9–15.

[39] Voigts R, Devore DP, Grazer JM. Dispersion of calcium hydroxylapatite accumulations in the skin: animal studies and clinical practices. Dermatol Surg. 2010;36 (Suppl s1):798–803.

[40] Yutskovskaya Y, Kogan E, Leshunov E. A randomized, split-face, histomorphologic study comparing a volumetric calcium hydroxylapatite and a hyaluronic acidbased dermal filler. J Drugs Dermatol. 2014;13(9):1047–1052.

第 30 章 手部的羟基磷灰石治疗

卡洛斯·罗伯托·安东尼奥和莱维娅·阿罗约·特里迪科（Carlos Roberto Antonio and Lívia Arroyo Trídico）

目录

前言	343
手背的年轻化治疗	343
羟基磷灰石	343
作用机制	344
抗原性	344
适应证和禁忌证	345
注射技术	345
维持时间和安全性	346
结论	347
总结	347
参考文献	348

摘要

随着年龄的增长，双手也会出现一些衰老变化。双手是身体的暴露部位，手的年轻化治疗也是一个永久性的话题。由于手背的组织容量缺失和弹性降低，造成血管和肌腱显露，皱纹形成，双手出现衰老表现。组织填充剂可逆转这种衰老过程，并恢复手背的组织容量。由于羟基磷灰石的生物相容性好，无免疫原性，可生物降解，因此可用于手部的年轻化治疗，治疗效果良好，并发症少，治疗效果维持时间可超过 6 个月。

C. R. Antonio (*)
Dermatologic Surgery, Faculdade de Medicina de São José do Rio Preto (Famerp), São José do Rio Preto, SP, Brazil
e-mail: carlos@ipele.com.br

L. Arroyo Trídico
Faculdade de Medicina de São José do Rio Preto (Famerp), São José do Rio Preto, SP, Brazil
e-mail: latridico@terra.com.br

© Springer International Publishing AG, part of Springer Nature 2019
M. C. A. Issa, B. Tamura (eds.), *Botulinum Toxins, Fillers and Related Substances*, Clinical Approaches and Procedures in Cosmetic Dermatology 4, https://doi.org/10.1007/978-3-319-16802-9_26

关键词

手；皮肤老化；羟基磷灰石

前言

人的手部与面部和颈部一样，也是身体的一个重要暴露部位，因此手的外观也会严重影响到一个人的自信。尽管在皮肤科，美容治疗一般主要集中在面颈部，但如果单纯对面颈部进行治疗，而忽略了手的美容，则会让人看起来不协调。因此，为了避免出现一张年轻的脸和一双衰老的手之间的不协调，目前要求对手部进行年轻化治疗的患者也越来越多。

双手的老化包括一些外部因素和内部因素。外部因素包括日光暴晒、接触化学性物质、抽烟等，这些因素一般会影响到手的表浅结构，如表皮和真皮，表现为日光性角化病、晒斑及明显的色素脱失。内部因素也会影响到手部的深层结构，如真皮组织和皮下组织，使得皮肤弹性降低，组织容量缺失，皮下血管显露。手的老化特征表现为皱纹、松弛、皮肤变薄、静脉突出和关节、肌腱和骨骼轮廓显露。

每个人的手部老化程度不同，卡鲁瑟斯（Carruthers）等在2008年对手的老化进行了分度，根据脂肪组织的缺失将手的老化分为5度，分别为0~4度。分值越低表明脂肪组织越多，静脉越不显露。分值越高代表脂肪组织越少，表浅静脉显露越明显。

0度：没有脂肪组织缺失；1度：轻度脂肪组织缺失，静脉轻度外露；2度：中度脂肪组织缺失，轻度静脉和肌腱外露；3度：严重脂肪组织缺失，中度静脉和肌腱外露；4度：非常严重的脂肪组织缺失，静脉和肌腱明显外露。

手背的年轻化治疗

双手的年轻化治疗有多种方法。大部分治疗方法都是针对外部因素，以改善皮肤的颜色和表层结构，如应用维A酸、维生素C、清洁剂、化学剥脱、液氮、激光、光子等。然而这些方法都不能恢复老化造成的容量缺失。

皮肤填充剂由于安全有效，治疗方法简单，起效快，可用于手背的容量填充。在很多填充剂中，羟基磷灰石由于自己独特的优势，治疗效果维持时间会比较长，使外露的静脉和肌腱变得不再明显。

羟基磷灰石

羟基磷灰石是一种人工合成产品，包含有30%的羟基磷灰石微球和70%的凝胶，凝胶又包含有水分、甘油和羧甲基纤维素。羟基磷灰石中含有 2 种人体骨骼和牙齿自然存在的物质（钙和磷），因此具有良好的生物相容性，是一种无毒性的填充剂。

2006 年美国 FDA 批准了羟基磷灰石可用于面部填充治疗，一开始主要用来填充中度到重度皱纹和治疗人体免疫缺陷病毒造成的脂肪萎缩。由于良好的面部填充效果，后来逐渐超适应证范围应用到面部美容治疗，包括对下面部、鼻部、手背及身体其他部位进行治疗，也常常用来治疗痤疮瘢痕。

应用羟基磷灰石治疗手背老化首先由马里亚诺·布索（Mariano Busso）和大卫·阿普勒鲍姆（David Applebaum）在 2007 年进行了报道，结果表明治疗效果良好，治疗过程疼痛感较轻。从此以后，陆续有学者对这方面的治疗进行了文献报道。

作用机制

将羟基磷灰石微球均匀注射到治疗部位后，微球之间存在的间隙可以防止这些颗粒牢固粘连在一起。微球之间的空隙一开始由凝胶载体进行填充，随着凝胶慢慢分解并被代谢后，羟基磷灰石微球就固定在注射部位，刺激胶原蛋白形成。固定的羟基磷灰石微球不会发生位移，起到长时间的填充作用，一般治疗效果可维持 15 个月，有些病例可长达 30 个月。

羟基磷灰石注射后 9 个月的组织学检查发现，治疗后人体组织并不存在异物反应。因此可以推测羟基磷灰石微球在体内慢慢分解为钙离子和磷离子，最终由机体自然代谢掉。填充剂中的所有成分随时间的推移都会慢慢被代谢掉。

羟基磷灰石颗粒大小一般为 25~45μm，不容易被巨噬细胞吞噬，所以维持时间会比较长。一开始羟基磷灰石可以对注射部位起到很好的填充作用，随着时间的延长，填充剂中的凝胶会慢慢消失，取而代之的是组织细胞和新生的胶原纤维，从而进一步延长了羟基磷灰石的治疗效果。

通过注射后 6 个月的组织学检查，可看到新生胶原纤维围绕在羟基磷灰石微球周围，新生的胶原纤维主要为 I 型胶原蛋白和 III 型胶原蛋白，以 I 型胶原蛋白为主。

因此我们可以得出结论：羟基磷灰石的治疗维持时间长，不是由于羟基磷灰石微球的作用，而是新生胶原蛋白的作用。

抗原性

有些填充剂为异物，所以会引起机体反应，表现为巨噬细胞浸润和严重的炎症反应和纤维化。但羟基磷灰石的炎症反应小，预示着机体的异物反应轻微，因此很少出现肉芽肿反应。

适应证和禁忌证

手背老化会造成青筋外露，皮肤填充剂可用来治疗手背的容量缺失。羟基磷灰石可刺激人体组织胶原蛋白新生，从而可减轻手背的静脉和肌腱外露。

当进行美容治疗时，第一步首先要了解患者的治疗意愿，探讨可能的治疗效果。需要详细询问患者的既往史，如过敏史、自体免疫疾病史、结缔组织疾病史等。避免对这些患者及孕妇和哺乳期妇女进行治疗。另外我们还需要考虑患者的日常用药情况，如是否正在服用阿司匹林等抗凝药物等。

另外，也需要向患者讲清楚治疗过程、注射部位的疼痛情况及可能出现的并发症。治疗前需要拍照记录，以便于与治疗后进行对比。

注射技术

医生首先需要掌握手部解剖。手背脂肪分为 3 层：浅层、中间层和深层。浅层脂肪可能与体重指数相关，这层脂肪不含有静脉和神经。血管和神经主要位于中间脂肪层，而肌腱则位于深层。理论上，理想的注射层次应该在浅层，因为可以很好地遮盖其下的静脉血管。实际上，这种方法不可行，因为临床注射时需要用钝针，并避免将填充物注射到血管内，所以最好的方法是将填充物注射到深层，在掌骨表面。一方面由于羟基磷灰石本身颜色不透明，另一方面注射的羟基磷灰石也会对周围静脉形成压迫，从而使静脉外露变得不明显。

2007 年比索（Busso）和阿普尔鲍姆（Applebaum）首先报道了手背的羟基磷灰石治疗技术。他们用加入 2% 利多卡因的羟基磷灰石在皮下层进行注射，用来治疗手背与掌指关节之间的皱纹。根据他们的方法，注射时需要在 1.3mL 的羟基磷灰石（Radiesse®）中加入 0.1~0.2mL 的利多卡因。加入利多卡因时，需要使用转换器，一头连接利多卡因针管，一头连接羟基磷灰石针管。然后往复推动针管，使利多卡因与羟基磷灰石混合均匀。两者混合完成后，捏起手背的皮肤，再进行注射。最后需要对注射部位进行按摩，以便使注射物分布均匀。按摩时首先让患者紧握拳头，然后医生再进行按摩。

尽管这种治疗方法是最早报道的临床注射方法，但也可以在填充剂注射前先在手背注射一些利多卡因。用 3mL 或 5mL 的注射器连接 30G 的注射针头在手背多点注射 2mL 的 1% 利多卡因，注意要注射到真皮内，而不能注射到深层。注射后，局部立即出现一个小皮丘。将皮肤伸展，用 27G 锐针将羟基磷灰石注射到皮下，注射层次在肌腱和血管上，注射量为 1.3mL。注射后进行按摩。本文作者建议用钝针进行注射，避免误将填充物注射入血管内。

目前我们的注射方法如下：先进行手背消毒，标记出注射范围，用另一种颜色的记号笔画出静脉、神经和肌腱走行方向。局部注射少量麻药，然后用 22G、长 90mm 的钝针进行皮下注射。注射后避免过度按摩，也尽量不要让患者按摩。我们发现注射后如果患者手部不活动、不按摩，第 2 天不上班的患者肿胀会比较轻。

然而，注射后局部常常会出现水肿和发红，一般持续1周。少部分患者局部会出现疼痛。局部冰敷可缓解水肿，也可以让患者注射后24h内高举双手。建议治疗后休息2天。

维持时间和安全性

手背羟基磷灰石的治疗效果一般会维持6个月，我们的临床经验是治疗效果会维持18个月，这可能与羟基磷灰石刺激胶原蛋白新生作用有关（图30-1~图30-3）。治疗后1年，60%的患者仍会保持良好的治疗效果，通常，患者的满意度也比较高（70%）。实验室检查发现，羟基磷灰石刺激胶原蛋白合成的作用会维持72周。治疗效果维持时间的长短取决于多方面因素，包括患者的年龄、皮肤合成胶原蛋白的能力及个人身体代谢情况。

羟基磷灰石具有很好的组织相容性，所以注射后人体炎症反应的发生率很小，副反应轻微，包括短暂的皮肤发红、淤青和水肿，一般持续几天到几周。很少发生肉芽肿。

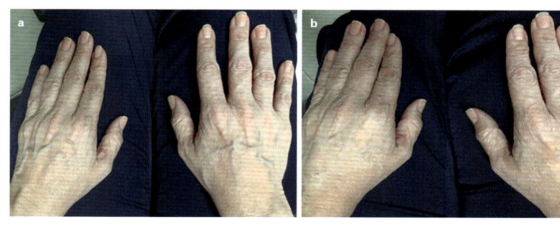

图30-1 手背羟基磷灰石（a）治疗前与（b）治疗后对比

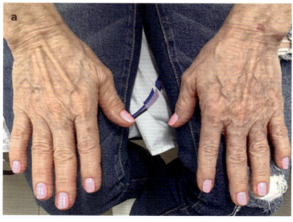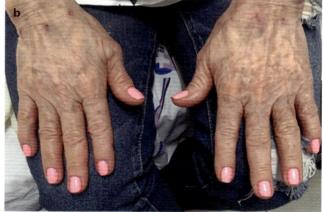

图30-2 手背羟基磷灰石（a）治疗前与（b）治疗后对比

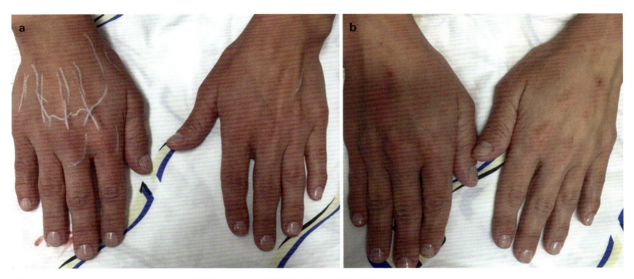

图 30-3 （a）治疗前画出右手皮下静脉。（b）手背羟基磷灰石治疗后

结论

手背也是身体年轻化治疗的一个部位，临床上有多种治疗方法。手背的填充治疗主要是为了恢复组织容量，使皮下组织变得饱满。羟基磷灰石是个不错的组织填充剂，注射后可很好地在血管和肌腱之间散开，使手背表面平整。另外，这种治疗方法简单，起效快，维持时间长，并发症的发生率低。因此这是一种非常有效的治疗方法，治疗后患者的满意率也比较高。

总结

- 手部衰老的临床特征包括手背出现皱纹、色素沉着、弹性丧失、容量缺失。
- 手部的年轻化治疗方法有多种，但大部分方法都是针对皮肤色素改变和浅层组织结构进行治疗，很少有针对组织容量缺失的治疗方法。
- 皮肤填充剂可以逆转老化过程，恢复组织容量，达到满意的治疗效果。
- 羟基磷灰石的组织相容性好，无免疫原性，可自然降解，对手背老化能够起到很好的治疗作用。
- 羟基磷灰石治疗的并发症少，治疗效果可维持6个月以上。
- 羟基磷灰石微球在体内逐渐分解为钙离子和磷离子，最终被机体代谢。
- 羟基磷灰石的治疗效果维持时间长不是由于羟基磷灰石本身，而是由于羟基磷灰石会刺激新的胶原蛋白合成。

参考文献

[1] Bank DE. A novel approach to treatment of the aging hand with Radiesse. J Drugs Dermatol. 2009;8(12):1122–1126.

[2] Berlin AL, Hussain M, Goldberg DJ. Calcium hydroxylapatite filler for facial rejuvenation: a histologic and immunohistochemical analysis. Dermatol Surg. 2008;34(Suppl 1):S64–67.

[3] Bidic SM, Hatef DA, Rohrich RJ. Dorsal hand anatomy relevant to volumetric rejuvenation. Plast Reconstr Surg. 2010;126(1):163–168.

[4] Busso M. Soft tissue augmentation: nonsurgical approaches to treatment of the mid and lower facial regions. Dermatol Nurs. 2008;20(3):211–214. , 217–219.

[5] Busso M, Applebaum D. Hand augmentation with Radiesse (Calcium hydroxylapatite). Dermatol Ther. 2007;20(6):385–387.

[6] Busso M, Voigts R. An investigation of changes in physical properties of injectable calcium hydroxylapatite in a carrier gel when mixed with lidocaine and with lidocaine/ epinephrine. Dermatol Surg. 2008;34(Suppl 1): S16–23. ; discussion S24.

[7] Butterwick KJ. Rejuvenation of the aging hand. Dermatol Clin. 2005;23(3):515–527. , vii. Review.

[8] Carruthers A, Carruthers J, Hardas B, Kaur M, Goertelmeyer R, Jones D, Rzany B, Cohen J, Kerscher M, Flynn TC, Maas C, Sattler G, Gebauer A, Pooth R, McClure K, Simone-Korbel U, Buchner L. A validated hand grading scale. Dermatol Surg. 2008;34(Suppl 2):S179–183.

[9] Edelson KL. Hand recontouring with calcium hydroxylapatite (Radiesse). J Cosmet Dermatol. 2009;8(1):44–51.

[10] Emer J, Sundaram H. Aesthetic applications of calcium hydroxylapatite volumizing filler: an evidence-based review and discussion of current concepts:(part 1 of 2). J Drugs Dermatol. 2013 Dec;12(12):1345–1354.

[11] Grunebaum LD, Elsaie ML, Kaufan J. A six month, double blinded, randomized, Split-face study to assess the efficacy and safety of calcium hydroxylapatite mixed with lidocaine compared with calcium hydroxylapatite alone for correction of nasolabial fold wrinkles. Dermatol Surg. 2010;36:760–765.

[12] Kasper DA, Cohen JL, Saxena A, Morganroth GS. Fillers for postsurgical depressed scars after skin cancer reconstruction. J Drugs Dermatol. 2008;7(5):486–487.

[13] Kühne U, Imhof M. Treatment of the ageing hand with dermal fillers. J Cutan Aesthet Surg. 2012;5(3):163–169.

[14] Lizzul PF, Narurkar VA. The role of calcium hydroxylapatite (Radiesse) in nonsurgical aesthetic rejuvenation. J Drugs Dermatol. 2010;9(5):446–450.

[15] Marmur ES, Al Quran H, De Sa Earp AP, Yoo JY. A fivepatient satisfaction pilot study of calcium hydroxylapatite injection for treatment of aging hands. Dermatol Surg. 2009;35(12):1978–1984.

[16] Nijhawan RI, Rossi MA, Perez MI. Soft tissue augmentation, part 2: hand rejuvenation. Cosmet Dermatol. 2012;25:351–355.

[17] Pavicic T. Calcium hydroxylapatite filler: an overview of safety and tolerability. J Drugs Dermatol. 2013 Sep;12(9):996–1002.

[18] Sadick NS. A 52-week study of safety and efficacy of calcium hydroxylapatite for rejuvenation of the aging hand. J Drugs Dermatol. 2011;10(1):47–51.

[19] Shono MM, Niwa ABM, Osório NES. Calcium hydroxylapatite-based treatment for rejuvenation of the hands. Surg Cosmet Dermatol. 2012;4(2):186–188.

第 31 章　面部的左聚乳酸治疗

玛丽亚·海伦娜·莱斯奎夫斯·桑多瓦尔（Maria Helena Lesqueves Sandoval）

目录

前言	350
适应证	350
产品简介	351
作用机制	352
注射技术	352
退针线形注射	352
堆积注射	352
特殊部位注射	353
注射禁区	353
治疗次数	354
并发症	354
禁忌证	356
总结	356
参考文献	356

摘要

自从左聚乳酸（PLLA）被批准用于美容治疗后，其逐渐成为矫正面部容量缺失的一种治疗材料。左聚乳酸（PLLA）不仅可以用来治疗皱纹，还可以用来进行容量填充，而且治疗效果维持时间比较长。但是如果使用不当，也会出现一定的并发症，因此在临床上，医生需要根据治疗指南进行操作。本章阐述了左聚乳酸（PLLA）的发展历史及其临床治疗方法，主要讨论了面部组织填充治疗方面的知识。在大量文献复习材料及笔者自己的临床治疗经验基础之上，我们将详细阐述左聚乳酸

M. H. L. Sandoval (*)
Cassiano Antonio Moraes University Hospital (HUCAM),
Vitoria, Espirito Santo, Brazil
e-mail: mhlsand@terra.com.br

© Springer International Publishing AG, part of Springer Nature 2019
M. C. A. Issa, B. Tamura (eds.), *Botulinum Toxins, Fillers and Related Substances*, Clinical Approaches and Procedures in Cosmetic Dermatology 4, https://doi.org/10.1007/978-3-319-16802-9_28

（PLLA）产品的配置方法及具体注射技术。左聚乳酸（PLLA）注射方法主要为退针线形注射和多点注射。为了取得良好的治疗效果及减少并发症，治疗前需要制定出合适的治疗方案。

关键词

左聚乳酸；生物刺激剂；面部老化；美容技术；美容产品；注射填充剂；注射用左聚乳酸

前言

面部衰老是一个各组织结构复杂的变化过程。这个过程缓慢发生，包括了皮肤、脂肪、肌肉和骨骼的各种改变，从而可导致面部整体结构出现老化表现。

面部衰老是由多种因素造成的，也是整个三维立体结构的改变，包括脂肪流失及皮肤改变。衰老过程中面部各部位之间比例会发生变化，因此医生需要采用各种技术来进行纠正。只有掌握了面部老化过程中组织容量缺失的过程、容量缺失的部位及最佳填充位置，才能够使我们应用组织填充技术来达到自然的治疗效果。

发展历史

左聚乳酸（PLLA）1999年在欧洲开始在临床上应用，主要用于治疗皱纹和瘢痕，商品的名称为 New Fill®。早期临床应用中采用的稀释方法和注射技术都不正确，也缺少一定的临床经验，所以出现了很多的并发症，如结节和局部肿块。直到2004年美国FDA才批准将左聚乳酸（PLLA）用于治疗人体免疫缺陷病毒（HIV/AIDS）引起的面部脂肪组织萎缩，批准的商品为 Sculptra®。5年后，这种产品又被批准用于正常人的美容治疗。

近年来，临床上应用左聚乳酸（PLLA）进行面部年轻化治疗的患者逐渐增多，因此也出现了一些关于这方面的文献报道。过去10年，医生在治疗中逐渐积累了丰富的左聚乳酸（PLLA）临床治疗经验，掌握了正确的注射技术，也了解了左聚乳酸（PLLA）的作用机制，因此目前的临床治疗效果越来越好。在此基础上专家们达成了关于左聚乳酸（PLLA）的应用、储存、注射技术方面的共识。

适应证

左聚乳酸（PLLA）主要用来治疗面部脂肪萎缩造成的容量缺失，是40~50岁患者的一个不错选择（图30-1），然而对于年轻的、单纯要求保养皮肤的患者也适用。美国整形医生协会最近开展的一项调查显示，有大量的患者都希望能够通过注射方法来进行年轻化治疗，而不希望通过手术方法来解决。

我们在日常的临床工作发现，左聚乳酸（PLLA）的治疗效果维持时间比较长，可以达到2

第 31 章　面部的左聚乳酸治疗

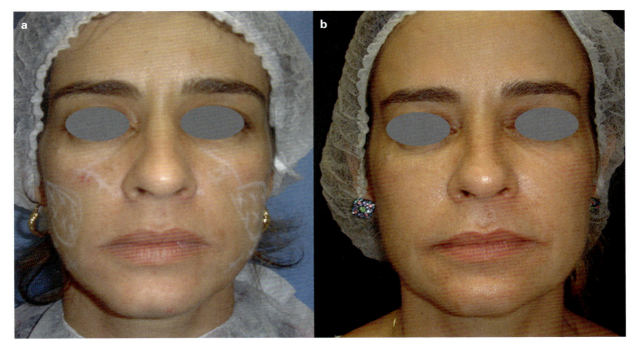

图 31-1　（a）40 岁患者，面部脂肪萎缩，存在严重口周纹。（b）50 岁患者，多次左聚乳酸治疗后

年以上。一项针对左聚乳酸（PLLA）和胶原蛋白的对比研究发现，当治疗鼻唇沟时，左聚乳酸（PLLA）的治疗效果维持时间要比胶原蛋白长，前者可超过 25 个月。这使得左聚乳酸（PLLA）与其他填充剂显得明显不同，因此左聚乳酸（PLLA）可被认为是一种生物刺激剂，而不单单是一种填充剂。

产品简介

左聚乳酸（PLLA）是一种可被生物降解、可被人体吸收的聚合物，化学上属于 α- 羟基酸类。产品为瓶装粉末状，使用前需要用生理盐水溶解。产品颗粒直径为 40~63μm，由 40.8% 的左聚乳酸（PLLA）悬浮到 24.5% 的凝胶和 34.7% 的甘露醇中混合而成。每瓶剂量为 3675mg，注射前 2h 需要用无菌注射用水进行溶解，溶解后可在室温下保存 24h 以上。

配置后放置的时间越长，左聚乳酸（PLLA）颗粒溶解得越充分，越容易注射。厂家建议用 5mL 无菌盐水进行溶解，然而每个医生在自己的临床工作中所用的稀释方法都不同。根据最新的专家共识，治疗前左聚乳酸（PLLA）需要用 7~8mL 的无菌注射用水进行稀释，这种稀释后的浓度可以减少治疗后结节的形成。稀释过程中不要摇晃，以免未融化的左聚乳酸（PLLA）颗粒粘到瓶壁上。配置的左聚乳酸（PLLA）可在室温下保存 48h 以上，当采用抑菌盐水稀释后，在冰箱中可保存 3~4 周。保存温度一般为 5~30℃。应用时还可以再加入 1~2mL 的 2% 利多卡因，加不加肾上腺素都行，最终的体积变为 9mL。注射时一般应用 25~26G 的锐针，然而有经验的医生常常采用钝针注射。

作用机制

左聚乳酸（PLLA）的作用机制主要分为机体的宿主反应和左聚乳酸（PLLA）微球降解两方面。左聚乳酸（PLLA）微球直径为 40~63μm。左聚乳酸（PLLA）不属于填充剂，而是一种胶原蛋白合成刺激剂，所以注射到人体后治疗效果不会马上表现出来。随着注射物的吸收和降解，注射部位的成纤维细胞会被激活，从而形成新生胶原蛋白，达到长时间的填充效果。组织学检查发现，左聚乳酸（PLLA）注射后，机体内会出现巨大细胞和组织细胞的增殖，这是一种高度可控的异物反应。巨噬细胞在异物反应中起到关键的作用，可在注射物周围形成有利于炎症反应的微环境，分泌出炎性介质，如细胞因子、趋化因子和生长因子等。这种亚临床组织炎症反应及随后的纤维增生会产生直接的美容效果。左聚乳酸（PLLA）被人体吸收后，注射部位会出现明显的胶原纤维增生，治疗效果一般在注射后 6 个月才会出现。

注射技术

为了取得良好的治疗效果，治疗部位的皮肤要有一定的厚度。左聚乳酸（PLLA）应注射到皮下层，注射后需要进行局部按摩，以保证左聚乳酸（PLLA）颗粒均匀分布到组织内。另外注射量较大时，也可以注射到骨膜上。一定要避免浅层注射，因为容易形成结节。

笔者建议注射后 1~2 周内可经常进行局部按摩，可使注射物分布得更均匀。

退针线形注射

采用退针线形注射方法时应首先捏起局部皮肤，判断组织最薄弱的部位，注射时再绷紧局部皮肤，将针头插到皮下，轻轻挑起，观察针头的位置。正确的注射层次应在皮下组织层。注射前先回抽，以判断有无血液倒流，避免针头进入到血管内。可以考虑以下几种注射方法：交叉注射、扇形注射、交叉－扇形注射。选择什么样的注射方法取决于医生自己的注射经验及具体的注射部位。

堆积注射

可在骨膜上进行堆积注射，注射后注射物在局部形成一团。左聚乳酸（PLLA）大部分的注射方法，尤其是这种堆积注射方法，因为用的是锐针，所以注射速度要慢，注射前必须进行回抽，以观察有无血液倒流，避免损伤血管。左聚乳酸可以联合其他填充剂在骨膜上一起进行注射，以进一步补充组织容量。锐针堆积注射适合于颧骨、犬牙窝、颏部注射。这种注射方法需要医生接受过专业训练，建议由经验丰富的医生进行操作。每次注射后，即刻进行局部按摩。图 31-2 显示了各部位的注射方法。

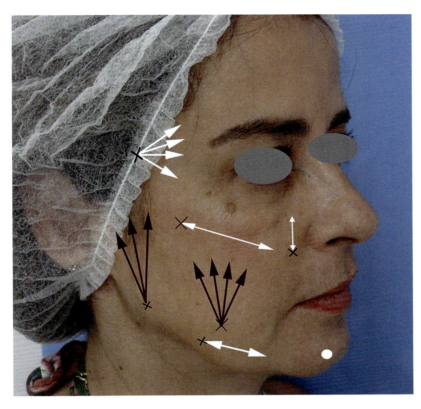

图 31-2 各部位的注射方法。黑色 X 代表的是进针点，白色箭头代表骨膜上注射，紫色箭头代表皮下脂肪层注射

特殊部位注射

面部应用左聚乳酸（PLLA）进行治疗的一些特殊部位包括：
- 上面部：颞部和外侧眉毛，应用钝针注射到骨膜层。
- 中面部：颧骨、犬牙窝和梨状孔，应用锐针注射到骨膜层。
- 侧面部：腮腺和咬肌上，应用钝针或锐针注射到皮下层。
- 颏部：注射到骨膜表面。

注射禁区

- 额部。
- 眉间。
- 下睑眼轮匝肌。
- 唇部。

- 口轴。
- 降口角肌。

治疗次数

每次注射的量需要根据治疗部位而定，治疗的次数也需要根据脂肪萎缩的严重程度而定。其他一些因素也会影响到注射剂量和注射次数，如年龄、性别、骨骼结构、面部的对称性、治疗费用和患者希望取得的效果。

根据笔者的经验，建议采用如下治疗方案 [每瓶左聚乳酸（PLLA）的治疗次数]：第 2 次治疗与第 1 次治疗间隔 4~6 周，第 3 次治疗与第 2 次治疗间隔 6~8 周。

疗程

- 中度面部容量缺失：进行 2~3 次治疗。
- 明显的脂肪萎缩：治疗次数超过 3 次。

18 个月后建议再次进行治疗，以进一步维持治疗效果。再次注射时用的量要比第一次用的量少。

图 31-3 显示的是一个 42 岁的患者连续 7 次治疗后的情况，此患者连续治疗了 10 年，每次间隔 18 个月。

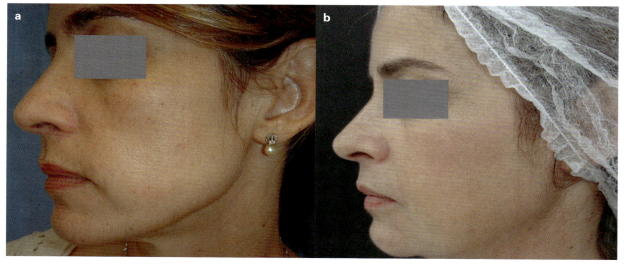

图 31-3 （a）2006 年：第 1 次治疗时。（b）2016 年：7 次治疗后，每次治疗间隔 18 个月

并发症

- 血肿：治疗后几小时内采用冰敷或冷敷可减少血肿的发生，15 天内避免日光暴晒，平时可以

化妆或应用防晒霜。

- 皮下小结节（小于 5mm）：最常出现的部位是口角，一般 3 个月左右会自行消失。
- 大的结节（大于等于 5mm）：注射后 1~2 个月出现，形成的原因主要是注射层次有误。这种结节一般会在 2 个月左右自行消退。如果仍不消退，可在局部注射盐水后，用 26G 注射针头插入到结节内予以破坏（图 31-4）。笔者常常采用这种方法来治疗大的结节，并可以使左聚乳酸（PLLA）进一步均匀分布到整个注射区域。

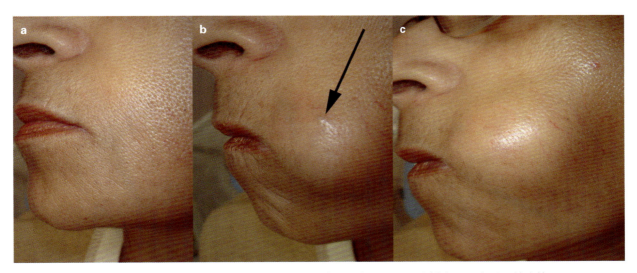

图 31-4（a）皮下结节，肉眼看不到。（b）用舌头顶住皮肤即可发现。（c）注射生理盐水后用针头拨开

- 肉芽肿：文献中各种填充剂注射后都曾有过出现肉芽肿的报道。一般在注射后 6~24 个月出现。治疗方法一般为口服激素 10 天，并口服多西环素 100mg/天，持续 8 周。一些医生采用结节内注射激素和 5-F 治疗，1 周 1 次，直到结节消失。然而一些学者认为，在结节内注射激素或 5-F 没有什么效果，因为大部分结节形成是由于产品本身造成的，而不是机体反应造成的。
- 血管性水肿：这可能是由于机体对左聚乳酸（PLLA）过敏造成的。文献中曾有一例个案报道，一名有明显高血压病史的患者，注射时正在服用赖诺普利。患者以前没有药物过敏史，接受左聚乳酸（PLLA）和玻尿酸治疗后出现了过敏反应，但患者以前单纯应用玻尿酸时并没有出现过敏反应。这种情况就预示着这次过敏反应是由左聚乳酸（PLLA）造成的。血管性水肿是由血管紧张素转换酶抑制剂引起的，可导致面部、唇部、上呼吸道和肠道发生水肿。这种情况发生时，患者一般都在服用血管紧张素转换酶抑制剂，左聚乳酸（PLLA）治疗后人体内缓激肽会增加，从而造成血管性水肿。这种并发症可在服用血管紧张素转换酶抑制剂几小时或几年后发生。缓激肽反应也可由局部创伤造成。尽管组织填充剂的即刻过敏反应很少见，但医生应该时刻对正在服用血管紧张素转换酶抑制剂的患者提高警惕，以免注射造成的局部创伤诱导血管性水肿发生。这是一种致命性的并发症，一旦发生，需要立即进行抢救。

禁忌证

左聚乳酸（PLLA）的禁忌证同其他面部填充剂一样，包括局部痤疮、感染、活动性疱疹、结缔组织病、活动性自体免疫性疾病、瘢痕体质、孕妇、哺乳期妇女及曾施行过其他填充剂治疗的部位。

总结

- 左聚乳酸（PLLA）是一种良好的面部容量填充剂。左聚乳酸（PLLA）不是对单个皱纹进行治疗，而是通过恢复面部组织容量的方法来治疗面部老化。
- 医生需要详细了解患者的既往史，并告诉患者可能出现的治疗结果，纠正患者一切不切实际的想法。
- 掌握正确的注射方法可以有助于治疗患者面部的容量缺失，恢复年轻的容貌。如果治疗方法正确，左聚乳酸（PLLA）治疗后很少会出现并发症。这种微创的治疗方法也会给患者带来其他很多益处。

参考文献

[1] American Society of Plastic Surgeons. Perception of injection: ASPS survey reveals women confused but drawn to facial injectables. A Harris Interactive Survey (press release). Arlington Heights: American Society of Plastic Surgeons; 2006.

[2] ASDS survey: 3 in 10 consumers considering cosmetic procedures. American Society for Dermatologic Surgery. Available at: http://www.asds.net/_Media.asps? id=7204. Accessed 30 Jan 2014a.

[3] ASDS survey: Consumers rate soft-tissues treatments tops: choose dermatologic surgeons most often. American Society for Dermatologic Surgery. Available at: http:// www.asds.net/_Media.aspx?id=7304. Accessed 30 Jan 2014b.

[4] Bartus C, Hanke CW, Daro-Kaftan E. A decate of experience with injectable poly-L-lactic acid: a focus on safety. Dermatol Surg. 2013;39(5):698–705.

[5] Brown SA, Rohrich RJ, Baumann L, Brandt FS, Fagien S, Glazer S, Kenkel JM, Lowe NJ, Monheit GD, Narins RS, Rendon MI, Werschler WP. Subject global evaluation and subject satisfaction using injectable poly-Llactic acid versus human collagen for the correction of nasolabial fold wrinkles. Plast Reconstr Surg. 2011;127(4):1684–1692.

[6] Fitzgerald R, Vleggaar D. Facial volume restoration of the aging face with poly-L-lactic acid. Dermatol Therapy. 2011;24:2–27.

[7] Guardiani E, Davison SP. Angioedema after treatment with injectable poly-L-lactic acid (Sculptra). Plast Reconstr Surg. 2012;129(1):187e–189e. https://doi.org/ 10.1097/PRS.0b013e3182365e58.

[8] Lemperle G, Gauthier-Hazan N, Wolters M. Foreign body granulomas after all injectable dermal fillers: part I. Possible causes. Plast Reconstr Surg. 2009;123(6):1842–1863.

[9] Lowe NJ. Dispelling the myth: appropriate use of poly-Llactic acid and clinical considerations. J Eur Acad Dermatol Venereol. 2006;20(Suppl 1):s2–6.

[10] Mest DR, Humble G. Safety and efficacy of poly-L-lactic acid injections in persons with HIV-associated lipoatrophy: the US experience. Dermatol Surg. 2006;32(11):1336–1345.

[11] Moyle GJ, Lysakova L, Brown S, Sibtain N, Healy J, Priest C, Mandalia S, Barton SE. A randomized openlabel study of immediate versus delayed polylactic acid injections for the cosmetic management of facial lipoatrophy in persons with HIV infection. HIV Med. 2004;5(2):82–84.

[12] Narins SR, Rotunda AD. Poly-L-lactic acid: a new dimension in soft tissue augmentation. Dermatol Ther. 2006;19:151–158.

[13] Sadick NS. Poly-L-lactic acid: a perspective from my practice. J Cosmet Dermatol. 2008;7(1):55–60.
[14] Sculptra. ®Aesthetic (prescribing information). Bridgewater: Dermik Laboratories; 2009.
[15] Valantin MA, Aubron-Olivier C, Ghosn J, et al. Polylactic acid implants (New-Fill) to correct facial lipoatrophy in HIV-infectd patients: result of the open-label study VEGA. AIDS. 2003;17:2471–2477.
[16] Van Putten SM, Ploeger DT, Popa ER, Bank RA. Macrophage phenotypes in the collagen-induced body raction in rats. Acta Biomater. 2013;9(5): 6502–6510. https://doi.org/10.1016/j.act-bio.2013.01.022. Epub 2013 Jan 29.
[17] Vleggaar D. Poly-L-lactic acid: consultation on the injection techniques. J Eur Acad Dermatol Venereol. 2006;20(Suppl 1):17–21.
[18] Vleggaar D, Fitzgerald R, Lorenc ZP. Satisfying patient expectations with poly-L-lactic acid soft tissue augmentation. J Drugs Dermatol. 2014a;13(Suppl 4): s40–43.
[19] Vleggaar D, Fitzgerald R, Lorenc ZP. Understanding, avoiding and treating potential adverse events following the use of injectable poly-L-lactic acid for facial and nonfacial volumization. J Drugs Dermatol. 2014b;13(Suppl 4):s35–39.
[20] Vleggaar D, Fitzgerald R, Lorenc ZP, Andrews TJ, Butterwick K, Comstock J, Hanke CW, O'Daniel G, Palm MD, Roberts WE, Sadick N. TellerCF. Consensus Recommendations on the use of injectable poly-L-lactic acid for facial and nonfacial volumization. J Drugs Dermatol. 2014c;13(Suppl 4):s44–51.

第 32 章　身体其他部位的左聚乳酸治疗

丹尼尔·达拉斯·科英布拉、贝蒂娜·斯特凡内洛·德奥利维拉和纳塔莉娅·卡巴列罗·乌里韦（Daniel Dal'Asta Coimbra, Betina Stefanello de Oliveira and Natalia Caballero Uribe）

目录

前言	359
概述	359
身体其他部位的左聚乳酸治疗	360
文献检索	360
笔者的临床经验	361
禁忌证	362
并发症	362
结论	364
总结	364
参考文献	364

D. D. Coimbra (*)
Instituto Nacional de Infectologia da Fundação Oswaldo Cruz (Ipec-Fiocruz), Rio de Janeiro, RJ, Brazil

Instituto de Dermatologia Professor Rubem David Azulay da Santa Casa de Misericórdia do Rio de Janeiro, Rio de Janeiro, Brazil
e-mail: drcoimbra@gmail.com

B. S. de Oliveira
Instituto de Dermatologia Rubem David Azulay da Santa Casa de Misericórdia do Rio de Janeiro, Rio de Janeiro, Brazil

Instituto de Dermatologia Professor Rubem David Azulay da Santa Casa de Misericórdia do Rio de Janeiro, Rio de Janeiro, Brazil
e-mail: stefanellobetina@gmail.com

N. C. Uribe
Instituto de Dermatologia Rubem David Azulay da Santa Casa de Misericórdia do Rio de Janeiro, Rio de Janeiro, Brazil

Dermatologic Surgeon of the Fundação de Medicina ABC, Santo André, São Paulo, Brazil

Clínica Aurora – Centro Especializado de Cancer de Piel, Medellin, Colombia
e-mail: dra.nataliacaballerouribe@gmail.com

© Springer International Publishing AG, part of Springer Nature 2019
M. C. A. Issa, B. Tamura (eds.), *Botulinum Toxins, Fillers and Related Substances*, Clinical Approaches and Procedures in Cosmetic Dermatology 4, https://doi.org/10.1007/978-3-319-16802-9_29

第 32 章　身体其他部位的左聚乳酸治疗

摘要

将左聚乳酸（PLLA）注射到人体后可以刺激机体产生新的胶原蛋白，治疗后效果也显得自然。近几年左聚乳酸（PLLA）在身体其他部位的应用开始逐渐增多，如颈部、胸部、手背、乳房下、腋前、臀部、胳膊、大腿内侧等。关于左聚乳酸（PLLA）的临床治疗目前还没有形成明确的专家共识，本章主要讲述了笔者自己的临床治疗经验，包括在身体其他部位进行左聚乳酸（PLLA）治疗的新技术和每种技术溶液的配置方法。左聚乳酸（PLLA）治疗是一种微创年轻化治疗方法，治疗效果持久，并发症的发生率较低。

关键词

左聚乳酸；注射技术；年轻化；微创治疗

前言

近些年，非手术皮肤年轻化治疗的方法越来越多，治疗内容包括面部组织填充和皮肤紧致。左聚乳酸（PLLA）对于面部年轻化治疗主要有两方面的优势：一是可以刺激胶原蛋白再生；二是治疗后效果自然。

1999 年左聚乳酸（PLLA）在欧洲获得批准在临床上得到应用，2004 年美国 FDA 批准左聚乳酸（PLLA）可用于治疗人体免疫缺陷病毒所致的面部脂肪萎缩，2009 年 FDA 进一步批准了左聚乳酸（PLLA）可用于正常人的美容治疗。同样在巴西，长效皮肤填充剂，如左聚乳酸（PLLA）也被批准用于 HIV 患者的脂肪萎缩治疗，然而其对正常人群的美容治疗在巴西仍属于超适应证范围应用。

经过 20 多年的临床实践，左聚乳酸（PLLA）被证明是安全有效的。左聚乳酸（PLLA）可用于衰老面部的组织填充，包括颧部、鼻唇沟、颏部、下面部等部位，也可以作为生物刺激剂刺激人体胶原蛋白生成。近几年，左聚乳酸（PLLA）除了用于面部的美容治疗外，对于身体其他部位的美容治疗也逐渐引起人们的关注，包括颈部、胸部、手背、乳房下、腋前、臀部、胳膊、大腿内侧等。

概述

左聚乳酸（PLLA）是一种生物相容性好、可被降解的人工合成聚合物。实际上，它是一种生物刺激剂，可诱导人体胶原蛋白合成，缓慢提高组织容量，使皮肤逐渐变得紧致。它没有即刻的填充效果，最终的治疗效果取决于刺激机体合成新生胶原蛋白的含量。文献中报道了多种左聚乳酸（PLLA）的配置方法、注射技术和注射层次等。左聚乳酸（PLLA）主要被用来治疗衰老所致的面部容量缺失及 HIV 患者的脂肪萎缩。

在鼠身上进行的组织学研究发现，左聚乳酸（PLLA）可促进机体新生胶原蛋白的合成。另外，人体皮肤的组织学检查发现注射到人体内的左聚乳酸（PLLA）周围会出现一系列的细胞反应，包括巨噬细胞和肌成纤维细胞反应，导致人体合成 I 型胶原蛋白和 III 型胶原蛋白增多。对 HIV 所致的面部脂肪萎缩患者进行的研究发现，左聚乳酸（PLLA）治疗后患者的皮肤厚度增加，治疗效果能维持 2 年以上。

左聚乳酸（PLLA）注射后，机体会出现一系列的细胞反应，治疗效果会随时间延长变得越来越明显。为了取得一个自然的填充效果，往往需要进行多次治疗，每次治疗需要间隔 4~6 周，以便于组织反应有一个恢复期，避免出现过度治疗。有一句话可用来描述左聚乳酸（PLLA）的治疗过程：治疗是为了修复，慢慢等待组织恢复，最后才能进行效果评估。

左聚乳酸（PLLA）治疗前需要用无菌盐水溶解。在面部，盐水的用量一般为 5~8mL。配置后的溶液需要在室温下放置 2h 以上，一般为 2~48h，以便于左聚乳酸（PLLA）充分溶解。在临床实际应用中，有些医生注射时还会加入利多卡因。在身体其他部位治疗时，左聚乳酸（PLLA）需要用更多的盐水进行溶解，注射后还需要对局部进行充分按摩。

身体其他部位的左聚乳酸治疗

文献检索

拉达埃利（Radaelli）于 2006 年报道了另一种左聚乳酸（PLLA）的溶解方法。研究者在治疗颈部和手背时，注射前 24~48h 用 6~8mL 的无菌用水和 0.5mL 的 3% 盐酸甲哌卡因对左聚乳酸（PLLA）进行溶解，不用再加肾上腺素。溶解后的溶液在室温下放置，应用前再进行晃动。治疗时用 25~27G 锐针进行注射，每点注射量为 0.05mL。

拉达埃利（Radaelli）和福特（Forte）2009 年报道了一项针对 568 例患者的治疗结果，在这项研究中，他们将左聚乳酸（PLLA）应用到患者的身体其他部位，包括乳房、腋前、胳膊、大腿内侧。研究结果显示，治疗效果满意，患者的角质层含水量增多，皮肤厚度增加，皮肤弹性得到明显改善。

大多数病例采用的是退针线形注射方法，根据治疗方案对整个治疗部位进行多条线形注射。各条线可以进行交叉，以便达到足够的注射量。另一种注射方法为扇形注射，用一个 26G 的长针头（25~42mm）于皮下层进行注射。注射层次一般位于皮下层，不建议进行浅层注射。

不同部位的注射量也不同，通常每个部位注射 1.5~2.0mL。在面部，每点注射 0.1mL。在皮肤薄的部位，如颈部，每点注射量为 0.05mL。注射手背时，要避开血管，每点注射 0.05mL。也有其他锐针注射技术，如 3 点注射技术（每点注射 0.3mL）以及钝针注射技术等。

马祖科（Mazzuco）和海塞尔（Hexsel）2009 年报道了一项针对 36 例患者的研究。治疗的患者颈部和上胸部具有不同程度的皮肤松弛、组织萎缩及皱纹，研究者采用了左聚乳酸（PLLA）进行了治疗。对治疗前后的照片进行分析发现，患者颈部整体改善 80%~100%（$p<001$），91.6% 的患者对治疗效果满意，并且希望继续接受这种治疗方法。患者的治疗效果能够维持到 18 个月以上。研究者采用了如下方法进行注射：注射前 30min 进行表面麻醉（丙胺卡因 + 利多卡因），注射开始前再进行局部冰敷。有些患者注射前 30min 舌下含服酮咯酸氨丁三醇（10mg）进行镇痛。在注射前 2~3 天先用 10mL 无菌盐水对左聚乳酸（PLLA）进行溶解，室温下保存。注射时每 0.9mL 左聚乳酸（PLLA）溶液中再加入 0.1mL 2% 的利多卡因，然后用 1mL 螺口注射器和 27G 针头进行注射。注射层次位于真皮和皮下层交界处，与皮肤呈 60° 进针，每点间隔 1cm，进行多点注射，每点注射量为 0.05mL。注射后立即按摩 2min。嘱患者自己每天揉搓 3 次，每次 5min，持续 7~14 天，以避免形成局部结节。根据皮肤松弛的严重程度，需要进行 1~4 次治疗。在颈部，每次的注射量一般为 4~7mL，平均 3.9mL。胸部每次注射量为 1mL，一般只需要治疗 1~2 次。治疗效果通常会维持 18 个月以上。

笔者的临床经验

科英布拉（Coimbra）和阿莫里姆（Amorim）报道了他们用左聚乳酸（PLLA）治疗胳膊前内侧的方法。首先标记出注射范围，然后将整个治疗区域分成 4 个象限。治疗前 24~36h 先用 8mL 的无菌用水将左聚乳酸（PLLA）溶解，在室温下保存。注射前将瓶子轻轻摇晃，使溶液混合均匀。同时用 8mL 无菌用水和 4mL 的 2% 的利多卡因配置成稀释麻药，不加肾上腺素。然后用 1mL 螺口注射器，抽取 0.4mL 左聚乳酸（PLLA）溶液和 0.6mL 稀释的麻药进行注射。

采用退针线形注射方法（图 32-1），在真皮深层每点注射大约 0.05mL。每个象限大约注射 1.25mL，每次治疗双侧胳膊总共需要注射 10mL。注射后局部按摩 10min，嘱患者在家里继续按摩，每天 2 次，持续 10 天。一般注射 2~4 次，每次间隔 4~6 周。治疗后 4 周可发现患者的皮肤质地得到明显改善，皮肤松弛明显减轻，皮下脂肪开始增多。第二次治疗后的效果更明显（图 32-2）。有些患者需要注射后 4 个月才能出现明显效果。根据笔者的经验，皮肤松弛严重的患者，每条胳膊每次需要注射 10mL，进行 360° 环形注射。治疗效果可维持 24 个月以上。

臀部、大腿、腹部的治疗效果都差不多。大腿和臀部的治疗主要是改善皮肤松弛和容量缺失。大腿主要采用平行线形注射方法治疗（图 32-3）。臀部采用类似的注射方法治疗，在脂肪凹陷更明显的区域，采用交叉注射方法（图 32-4）。治疗时将针头插到皮下，每点注射 0.1mL，两点间隔 1cm。注射后让患者每天局部按摩 3 次，每次 5min，连续按摩 7 天。有些患者注射后 4 个月才开始出现明显效果，可维持 24 个月以上（图 32-5）。

腹部主要用左聚乳酸（PLLA）来治疗皮肤松弛，治疗方法类似。治疗后 6 周内避免进行腹部健身运动。

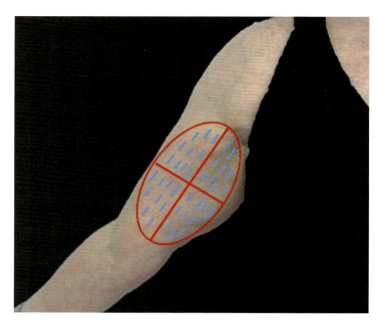

图 32-1 将胳膊的治疗部位分为 4 个象限，采用平行线形注射

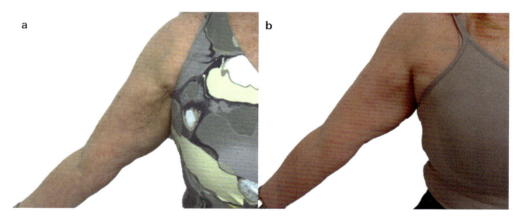

图 32-2 （a）治疗前。（b）4 次治疗后，每次治疗间隔 6 周：皮肤质地得到改善，松弛度减轻，橘皮样外观明显缓解

禁忌证

禁忌证包括既往对注射填充剂有过敏史者、患有自身免疫性疾病者、患有肉芽肿疾病者、患有结缔组织疾病者和瘢痕体质者。

并发症

出现的并发症常常具有自限性，包括注射过程中的疼痛、皮肤发红、局部水肿、短暂淤青、皮

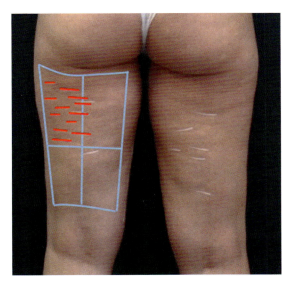

图 32-3　大腿的注射分区和注射方法

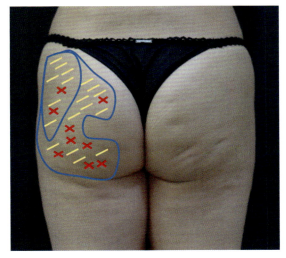

图 32-4　臀部的注射分区和注射方法

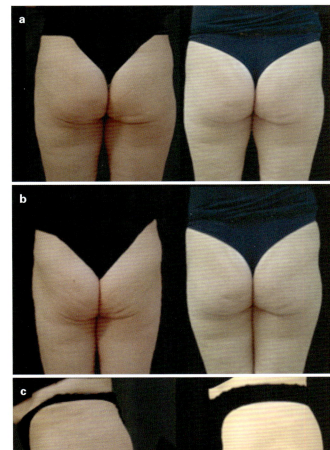

图 32-5　(a~c) 臀部和大腿治疗前和 4 次治疗后，每次间隔 6 周：皮肤质地得到改善，皮肤松弛减轻，橘皮样外观明显缓解

疹或结节。注射浓度越低，结节和皮疹的发生率越低。避免进行浅层注射，注射后 1 周内局部要进行按摩。大部分结节会在几个月或几年内自行消退。

炎症性肉芽肿很少见，组织病理原因尚不清楚。对于肉芽肿没有统一的治疗方法。但是口服米诺环素的治疗效果良好，有时可以联合口服激素和病灶内注射激素进行治疗。还曾有文献报道，静脉内输入 5-F 可治疗左聚乳酸（PLLA）注射形成的肉芽肿。

结论

当选择左聚乳酸（PLLA）进行年轻化治疗时，无论是在面部还是在身体其他部位，医生都需要明白治疗效果会因人而异。治疗效果一般取决于左聚乳酸（PLLA）稀释的浓度、注射的量及注射深度。

为了避免在后期出现结节（12 个月以后），科英布拉（Coimbra）建议先将左聚乳酸（PLLA）稀释成 20mL，然后在真皮深层进行小剂量（0.05mL）注射。

关于每次治疗的用量，文献中没有统一的共识，通常情况下治疗腹部、胳膊、大腿和臀部时，1 次只能用 1 支左聚乳酸（PLLA）。

一般需要治疗 3~5 次才能取得良好的临床效果，这种治疗效果可维持 2 年以上。

总结

- 左聚乳酸（PLLA）可刺激胶原蛋白再生，治疗后效果自然。
- 左聚乳酸（PLLA）可用于身体的其他部位的年轻化治疗，如颈部、胸部、手背、乳房下、腋前、臀部、胳膊、大腿内侧等，治疗效果良好。
- 用左聚乳酸（PLLA）治疗时，我们需要记住这句话：治疗是为了修复，慢慢等待组织恢复，最后才能进行效果评估。
- 每次治疗间隔 4~6 周，避免出现过度治疗。
- 当治疗面部时，需要用 5~8mL 的无菌盐水来溶解左聚乳酸（PLLA），溶解后需要放置 48h 再应用。
- 在治疗身体其他部位时，左聚乳酸（PLLA）的稀释程度应更大，以免形成结节。
- 每次治疗后，需要进行局部充分按摩。
- 在实际临床操作中，有些医生在注射前会加入一些利多卡因。
- 最终的效果取决于患者自身胶原蛋白再生的能力大小以及左聚乳酸（PLLA）能否正确地溶解和医生注射技术的优劣。

参考文献

[1] Bos RRM, Rozema FR, Boering G, et al. Degradation of and tissue reaction to biodegradable poly(L-lactide) for use as internal fixation of fractures: a study in rats. Biomaterials. 1991;12:32–36.

[2] Burgess CM, Quiroga RM. Assessment of the safety and efficacy of poly-L-lactic acid for the treatment of HIV-associated facial lipoatrophy. J Am Acad Dermatol. 2005;52:233–239.

[3] Coimbra D., Amorim AGF. Ácido Poli-L-láctico na região medial dos braços. Surg Cosm Dermatol. n.d.

[4] Distante F, Pagani V, Bonfigli A. Stabilized hyaluronic acid of non-animal origin for rejuvenating the skin of the upper arm. Dermatol Surg. 2009;35(Suppl 1): 389–393.

[5] Duffy DM. Complications of fillers: overview. Dermatol Surg. 2005;31:1626–1633.

[6] Duracinsky M, Leclercq P, Herrmann S, Christen MO, Dolivo M, Goujard C, et al. Safety of poly-L-lactic acid (New-Fill®) in the treatment of facial lipoatrophy: a large observational study among HIV-positive patients. BMC Infect Dis. 2014;14(474).

[7] Fitzgerald R, Vleggaar D. Facial volume restoration of the aging face with poly-L-lactic acid. Dermatol Ther. 2011;24:2–27.

[8] Gladstone HB, Cohen JL. Adverse effects when injecting facial fillers. Semin Cutan Med Surg. 2007;26:34–39.

[9] Gogolewski S, Jovanovic M, Perren SM, et al. Tissue response and in vivo degradation of selected polyhydroxyacids: polylactides (PLA), poly(3-hydroxybutyrate) (PHB), and poly(3- hydroxybutyrate-co-3-hydroxyvalerate) (PHB/VA). J Biomed Mater Res. 1993;27:1135–1148.

[10] Lam SM, Azizzadeh B, Graivier M. Injectable poly-Llactic acid (Sculptra): technical considerations in soft-tissue contouring. Plast Reconstr Surg. 2006;118:55S–63S.

[11] Lemperle G, Morhenn V, Charrier U. Human histology and persistence of various injectable filler substances for soft tissue augmentation. Aesthet Plast Surg. 2003;27:354–366.

[12] Lowe NJ. Optimizing poly-L-lactic acid use. J Cosmet Laser Ther. 2008;10:43–46.

[13] Lowe NJ, Maxwell CA, Lowe P, Shah A, Patnaik R. Adverse reactions to dermal fillers: review. Dermatol Surg. 2005;31(11 pt 2):1616–1625.

[14] Lowe NJ, Maxwell CA, Lowe P, Shah A, Patnaik R. Injectable poly-L-lactic acid: 3 years of aesthetic experience. Dermatol Surg. 2009;35(Suppl 1):344–349.

[15] Mandy SH. Fillers that work by fibroplasia: poly-L-lactic acid. In: Carruthers J, Carruthers A, editors. Soft tissue augmentation. 2nd ed. New York: Saunders; 2007. p. 101–104.

[16] Mandy SH. Satisfying patient expectations with soft-tissue augmentation. Dermatol Online J. n.d.;15(7):1.

[17] Mazzuco R, Hexsel D. Poly-L-lactic acid for neck and chest rejuvenation. Dermatol Surg. 2009;35(8):1228–1237.

[18] Mazzuco R, Sadick NS. The use of poly-L-lactic acid in the gluteal area. Dermatol Surg. 2016;42(3):441–443.

[19] Mest DR, Humble G. Safety and efficacy of poly-L-lactic acid injections in persons with HIV-associated lipoatrophy: the US experience. Dermatol Surg. 2006;32:1336–1345.

[20] Murad A, Hayes G, Edward MK, Jack PMJ, Keyvan N, Isaac MN, et al. ASDS guidelines of care: injectable fillers. Dermatol Surg. 2008;34(Suppl 1):115–148.

[21] Palm MD, Woodhall KE, Butterwick KJ, Goldman MP. Cosmetic use of Poly-L-lactic acid: a retrospective study of 130 patients. Dermatol Surg. 2010;36(2): 161–170.

[22] Peterson JD, Goldman MP. Rejuvenation of the aging chest: a review and our experience. Dermatol Surg. 2011;37(5):555–571.

[23] Radaelli A. Cosmetic use of polylactic acid for hand rejuvenation: report on 27 patients. J Cosmet Dermatol. 2006;5(3):233–238.

[24] Radaelli A, Forte R. Cosmetic use of polylactic acid: report of 568 patients. J Cosmet Dermatol. 2009;8(4): 239–248.

[25] Sadick NS. Poly-L-lactic acid: a perspective from my practice. J Cosmet Dermatol. 2008;7:55–60.

[26] Sadick NS, Arruda S. The use of poly-L-lactic acid in the abdominal area. Dermatol Surg. 2016; accepted manuscript.

[27] Sculptra [prescribing information], Bridgewater, NJ: Dermik Laboratories; a business of sanofi-aventis U.S. LLC. 2006.

[28] Sherman RN. Sculptra: the new three-dimensional filler. Clin Plast Surg. 2006;33:539–550.

[29] Stein P, Vitavska O, Kind P, Hoppe W, Wieczorek H, Schurer NY. The biological basis for poly-L-lactic acid-induced augmentation. J Dermatol Sci. 2015, https://doi.org/10.1016/j.jdermsci.2015.01.012

[30] Teimourian B, Malekzadeh S. Rejuvenation of the upper arm. Plast Reconstr Surg. 1998;102(2):545–551. discussion 552–553.

[31] Valantin MA, Aubron-Olivier C, Ghosn J, et al. Polylactic acid implants (new-fill) to correct facial lipoatrophy in HIV-infected patients: results of the open-label study VEGA. AIDS. 2003;17:2471–2477.

[32] Vleggaar D. Facial volumetric correction with injectable poly-L-lactic acid. Dermatol Surg. 2005;31:1511–1517.

[33] Vleggaar D, Bauer U. Facial enhancement and the European experience with Sculptra (poly-L-lactic acid). J Drugs Dermatol. 2004;3:542–547.

[34] Vleggaar D, Fitzgerald R. Dermatological implications of skeletal aging: a focus on supraperiosteal volumization for perioral rejuvenation. J Drugs Dermatol. 2008;7:209–220.

[35] Vleggaar D, Fitzgerald R, Paul Lorenc ZP, Andrews JT, Butterwick K, Comstock J, et al. Consensus recommendations on the use of injectable poly-L-lactic acid for facial and nonfacial volumization. J Drugs Dermatol. 2014;13(suppl 4):s44–51.

[36] Woerle B, Hanke CW, Sattler G. Poly-L-lactic acid: a temporary filler for soft tissue augmentation. J Drugs Dermatol. 2004;3:385–389.

第 33 章 身体其他部位的年轻化治疗

加布里埃拉·科雷亚·德·阿尔伯克基（Gabriella Correa de Albuquerque）

目录

前言	367
身体其他部位的年轻化治疗	367
羟基磷灰石	367
左聚乳酸（PLLA）	368
玻尿酸	368
治疗部位和注射方法	368
羟基磷灰石（CaHA）	368
左聚乳酸（PLLA）	369
玻尿酸	369
注射技术	369
治疗后的护理	371
并发症	371
结论	371
总结	371
参考文献	372

摘要

我们注意到，目前除面部之外，尝试进行身体其他部位年轻化治疗的患者也越来越多。皮肤填充剂，作为一种植入式械字号产品有很多种类，各种产品的化学成分、作用机制、治疗维持时间、安全性以及和宿主之间的反应都不同。对身体其他部位进行年轻化治疗时，医生需要掌握所用产品刺激胶原蛋白的能力和产品的代谢速度。本章主要是对相关文献进行回顾，分析各种方法的治疗效果和安全性，以便于用更好的方法来改善皮肤质地，矫正身体各部位的体表缺陷，如颈部、大腿、腹部、胳膊及臀部等。

G. C. de Albuquerque (*)
Hospital Central Aristarcho Pessoa, Rio de Janeiro,
RJ, Brazil
e-mail: gabriellacorrea@ig.com.br

© Springer International Publishing AG, part of Springer Nature 2019
M. C. A. Issa, B. Tamura (eds.), *Botulinum Toxins, Fillers and Related Substances*, Clinical Approaches and Procedures in Cosmetic Dermatology 4, https://doi.org/10.1007/978-3-319-16802-9_27

关键词

身体年轻化；胶原蛋白刺激剂；生物刺激剂；填充剂；玻尿酸；左聚乳酸；羟基磷灰石钙

前言

我们都知道身体外形与皮下脂肪组织紧密相关。随着皮肤的老化，脂肪组织逐渐由纤维组织代替，一些部位（如臀部）出现脂肪流失，从而出现身体外形的改变。另外，皮肤内的胶原蛋白和弹性蛋白的缺失会造成皮肤弹性降低，尤其在大腿、胳膊、腹部、臀部会更明显。

文献中已有大量关于应用组织填充剂如玻尿酸和胶原蛋白刺激剂如左聚乳酸（PLLA）或羟基磷灰石（CaHA）进行年轻化治疗的报道，尤其在面部年轻化方面。这些注射材料的生物相容性好，不含乳胶，无毒、无免疫原性、呈物理惰性。玻尿酸也可应用于身体其他部位，用来治疗体表凹陷，改善身体外形。最近有些研究报道认为，玻尿酸也会刺激身体合成新生胶原蛋白。羟基磷灰石（CaHA）和左聚乳酸（PLLA）的作用机制主要是刺激胶原蛋白合成，因此会产生持久而缓慢的治疗效果，因此羟基磷灰石（CaHA）和左聚乳酸（PLLA）被认为是生物刺激剂。羟基磷灰石（CaHA）同时也具有即时填充效果，但这种效果不如玻尿酸持久。考虑到身体其他部位的解剖特点以及玻尿酸、羟基磷灰石（CaHA）和左聚乳酸（PLLA）各自的优缺点，我们建议在身体其他部位进行注射治疗时应该由经验丰富的医生来进行操作。

身体其他部位的年轻化治疗

羟基磷灰石

羟基磷灰石（CaHA）与体内的矿物质成分基本一致，很少会引起机体的免疫反应。大量的临床前实验表明，羟基磷灰石（CaHA）呈惰性，无免疫原性，应用前不需要做皮试。注射用羟基磷灰石（CaHA）（（Radiesse®））可生物降解，产品包含30%的直径25~45μm的羟基磷灰石（CaHA）微球、70%的羧甲基纤维素凝胶、无菌用水和甘油。尽管羟基磷灰石（CaHA）微球中含有钙和磷，但是没有文献报道注射到人体后有成骨现象发生。一项研究通过对羟基磷灰石（CaHA）注射后的组织学检查和电镜观察发现，羧甲基纤维素凝胶在注射后早期可起到即刻的填充效果，4~12周后，所有凝胶全部被吸收，最初的填充效果开始减弱。但这时羟基磷灰石（CaHA）微球仍保持在原位，作为支架，会诱导组织细胞和成纤维细胞聚集，新生胶原蛋白开始沉积，使填充物与周围组织融合在一起，起到长久的填充效果。

Radiesse® 2003年被CE批准为三类医疗器械，可用于修复重建手术，包括用于面部软组织填充，建议注射层次位于真皮深层、皮下层和骨膜表层，具体注射层次需根据治疗部位而定。

左聚乳酸（PLLA）

左聚乳酸（PLLA）在医学上有多种用途，临床上已应用了 30 余年。注射用左聚乳酸（PLLA）的生物相容性好，可生物降解，无免疫原性，是人工合成的半永久软组织刺激剂，可刺激成纤维细胞缓慢合成新的胶原蛋白。一般注射到真皮网状层和皮下层，治疗效果可维持 2 年以上。这种材料 2009 年被批准可用于治疗轻度到重度鼻唇沟、面部组织凹陷及面部皱纹。自从被批准应用于美容治疗后，左聚乳酸（PLLA）还被用于治疗颈部、手背、胸部及痤疮瘢痕等。

据我们了解，文献中很少有左聚乳酸（PLLA）在身体其他部位的应用报道，因此还需要进一步的临床研究。

玻尿酸

应用专利技术 NASHA® 生产的稳定型玻尿酸（Macrolane）可用于身体塑形。这种稳定型玻尿酸安全有效，可用于短期的容量填充和身体塑形，文献中曾有在胸部和臀部应用玻尿酸治疗的报道。尽管这种材料会随着时间的推移逐渐降解，但一部分（40%）患者在治疗后 24 个月时仍认为他们的臀形发生了改变，有 33% 的患者认为治疗效果仍然满意。进行容量填充时可采用大剂量注射，一篇文献曾报道每侧臀部平均注射了 163mL 的玻尿酸。玻尿酸也可以用来治疗体表脂肪凹陷，可与左聚乳酸（PLLA）或羟基磷灰石（CaHA）联合应用。

治疗部位和注射方法

羟基磷灰石（CaHA）

瓦西尔科夫斯基（Wasylkowski）2015 年建议在臀部应用羟基磷灰石（CaHA）进行治疗时还是要保守一些。一般在 3mL 羟基磷灰石（CaHA）的注射器中加入 0.6mL 2% 的利多卡因（不加肾上腺素）进行注射，用来填充臀部凹陷。赵（Chao）等在 2011 年采用羟基磷灰石（CaHA）和 2% 的利多卡因 1:1 混合来治疗腕部横纹，每条皱纹的注射量为 0.7~1.4mL。在我们的实际临床应用中，也是按照 1:1 的比例进行混合，这样治疗起来会更安全，并发症更少。

羟基磷灰石（CaHA）与利多卡因混合后，用 27G 锐针或钝针在真皮 – 皮下交界处进行横向注射。采用多条线形注射效果更好，可以使羟基磷灰石（CaHA）均匀分布在整个治疗区域。

最近，又出现一种新的羟基磷灰石（CaHA）稀释方法。每 1.5mL 羟基磷灰石（CaHA）加入 5mL 生理盐水和 1mL 2% 的利多卡因，最终形成 7.5mL 的注射物，应用 22G/25G 钝针或 27G 锐针进行注射。每点注射 0.05mL，两点间隔 1~2cm。

左聚乳酸（PLLA）

在巴西，左聚乳酸（PLLA）曾被用来进行胳膊的年轻化治疗，效果也很好。一般每瓶左聚乳酸（PLLA）用 5~8mL 的无菌用水进行溶解，然后在室温下放置 24h 以上。放置过程中不要摇晃瓶子，摇晃会导致左聚乳酸（PLLA）颗粒黏附到瓶壁上。注射前，将 8mL 的左聚乳酸（PLLA）溶液用 4mL 2% 的利多卡因继续进行稀释（可加或不加肾上腺素）。注意，这种方法并没有按照说明书进行操作，产品说明书只是建议用 5mL 的无菌用水进行溶解。稀释的量越大，注射后左聚乳酸（PLLA）越分散，治疗越安全。

在我们的临床工作中，一般采用线形退针技术进行注射，每条线之间间隔 2cm，每条线注射 0.05~0.1mL，采用 25G 的锐针注射。在某些脂肪萎缩明显的部位，可联合采用退针线形注射技术和交叉注射技术，以增加注射量。在血管走行区域，我们一般采用钝针注射，以减少血肿的发生概率。

玻尿酸

玻尿酸需根据肌肉解剖结构进行注射，产品包装内附带的针头很好用。临床治疗时钝针和锐针都可以用。

注射技术

矢量注射方法对治疗皮肤松弛非常有效。布索等报道了采用这种注射方法来改善面部轮廓，发现点状锚着和矢量注射是身体塑形最好的方法。

最近一项临床研究表明，应用矢量技术进行 Radiesse® 注射，在 3 个身体部位可明显改善皮肤松弛，增加皮肤的紧致度和厚度。

羟基磷灰石（CaHA）和左聚乳酸（PLLA）的建议治疗部位为腹部、臀部、大腿和胳膊。

腹部治疗时，首先在肋骨下进行两点锚着注射，从这两个点再画 4 条线：两条线垂直向下越过脐水平，另两条线呈 45° 斜向下交叉（图 33-1）。这 4 条线围成 2 个三角形区域，在每个区域内画出注射的短线条。这种方法可改变脐窝形状，治疗腹部皮肤松弛，改善皮肤质地。

臀部注射时首先应摸到髂后上棘，从髂后上棘开始在臀上部画两条平行线，此部位的治疗目的是撑起臀部皮肤。根据凹陷情况再在其他部位进行标记。对于凹陷比较严重的部位，采用交叉注射方法可进一步增加注射量。其他部位采用平行线形注射方法可改善皮肤质地，治疗皮肤松弛（图 33-2）。

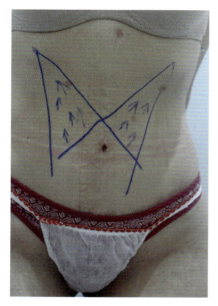
图 33-1　腹部注射方法

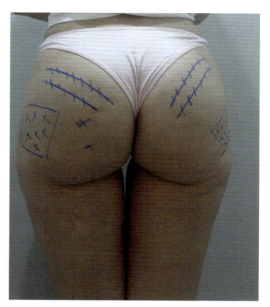
图 33-2　臀部注射方法

大腿和胳膊注射，一般根据松弛程度画线。通常我们会发现大腿和胳膊内侧的皮肤质地与其他部位不同。标记出大腿内侧和胳膊内侧的治疗范围，采用平行线形注射方法进行注射。每点注射量不要太多，以防形成结节，因为这两个部位的皮肤都较薄（图 33-3、图 33-4）。

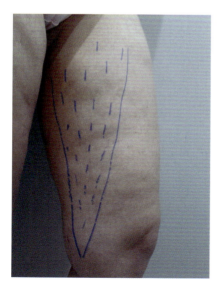
图 33-3　大腿注射方法

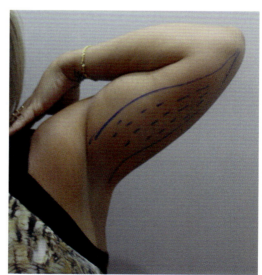
图 33-4　胳膊注射方法

治疗后的护理

每次注射后都要进行充分按摩,以防出现肿块,可用一些润肤霜来帮助按摩。注射后局部可出现淤青和肿胀,几天后会自行消失。建议患者回家后继续进行冰敷和按摩,持续 5 天,每天 3~5 次。

并发症

可用钝针注射以减少淤青和肿胀,并避免出现锐针注射损伤血管的情况。

线形退针注射时,每次注射量要少,避免形成结节。在治疗臀部脂肪凹陷时,如果要增加注射量,可采用 X 形交叉注射方法。

结论

应用组织填充剂和胶原蛋白刺激剂进行身体年轻化治疗是一个不错的方法。通常年轻人的治疗效果会更好,因为年轻人的胶原蛋白再生能力更强,但也可以用于治疗老年患者(图 33-5、图 33-6)。这些方法可与其他方法联合起来,以进一步增加身体塑形的效果,如射频治疗可改善皮肤的松弛度,超声治疗可用来进行身体塑形,冷冻溶脂可以减少局部脂肪堆积。

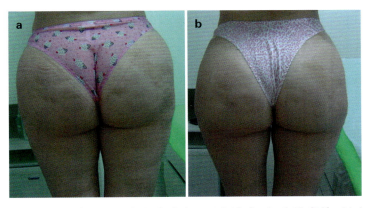

图 33-5 臀部用 2 支左聚乳酸(PLLA)治疗。(a)治疗前。(b)治疗后

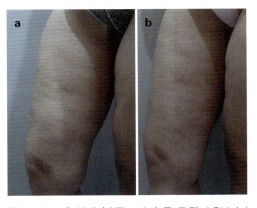

图 33-6 大腿内侧用 1 支左聚乳酸(PLLA)治疗。(a)治疗前。(b)治疗后

总结

- 左聚乳酸(PLLA)和羟基磷灰石(CaHA)用于身体其他部位治疗时,稀释方法与面部不同,前者需要更大的稀释程度。

- 使用矢量注射方法，可以达到更好地提升效果。
- 平行线形退针注射最常用来治疗皮肤松弛，而交叉注射可用来治疗明显的组织凹陷。
- 玻尿酸可用于容量填充，治疗脂肪凹陷，可在同一部位联合应用羟基磷灰石（CaHA）和左聚乳酸（PLLA）进行治疗。
- 注射后必须进行局部充分按摩，避免形成结节。
- 建议患者回家后继续进行按摩和冰敷，至少持续 5 天。

参考文献

[1] Busso M. Vectoring approach to midfacial recontouring using calcium hydroxylapatite and hyaluronic acid. Cosmet Dermatol. 2009;22(10):522–528.

[2] Camenisch C, Tengvar M, Hedén P. Macrolane for volume restoration and contouring of the buttocks: magnetic resonance imaging study on localization and degradation. Plast Surg. 2013;132:522e–529e.

[3] Chao Y, Chiu H, Howell DJ. A novel injection technique for horizontal neck lines correction using calcium hydroxylapatite. Dermatol Surg. 2011;37:1542–1545.

[4] Coimbra DD, Amorim AGF. Ácido Poli-L-Láctico naregião medial dos braços. Surg Cosmet Dermatol. 2012;4(2):182–185.

[5] De Meyere B, Mir-Mir S, Peñas J, Hedén P. Stabilized hyaluronic acid gel for volume restoration and contouring of the buttocks: 24-month efficacy and safety. Aesthetic Plastic Surg. 2014;38(2):404–412.

[6] DeJoseph LM. Cannulas for facial filler placement. Facial Plast Surg Clin North Am. 2012;20(2): 215–220. vi–vii.

[7] Mahmoud BH, Ozog DM. Radiesse®/Radiesse® with Lidocaine. In: Carruthers J, Carruthers A, editors. Soft tissue augmentation: procedures in cosmetic dermatology series. 3rd ed. Amsterdam: Elsevier; 2012. p. 28–33.

[8] Marmur ES, Phelps R, Goldberg DJ. Clinical, histological and eletron microscopic findings after injection of a calcium hydroxylapatite. J Cosmet Laser Ther. 2004;6:223–226.

[9] Pavicic T. Calcium hydroxylapatite filler: an overview over safety and tolerability. J Drugs Dermatol. 2013;12(9):996–1002.

[10] Pavicic T. Complete biodegradable nature of calcium hydroxylapatite after injection for malar enhancement: an MRI study. Clin Cosmet Inves Dermatol. 2015;8: 19–24.

[11] Redaelli A, Forte R. Cosmetic use of polylactic acid: report of 568 patients. J Cosmet Dermatol. 2009;8(4):239–248.

[12] Ridenour B, Kontis TC. Injectable calcium hydroxylapatite microspheres (Radiesse). Facial Plast Surg. 2009;25: 100–115.

[13] Shono MM, Niwa ABM, Osorio NES. Calcium hydroxylapatite-based treatment for rejuvenation of the hands. Surg Cosmet Dermatol. 2012;4(2):186–188.

[14] Vleggaar D. Soft-tissue augmentation and the role of poly-L-lactic acid. Plast Reconstr Surg. 2006;118(3 Suppl): 46S–54S.

[15] Vleggaar D, Fitzgerald R, Lorenc P, Andrews JT, Butterwick K, Comstock J, et al. Consensus recommendations on the use of injectable poly-L-lactic acid for facial and nonfacial volumization. J Drug Dermatol. 2014;13(4):s44–51.

[16] Wanick F, Issa MC, Luiz R, Soares Filho PJ. Skin remodeling using hyaluronic acid filler injections in photo-aged faces. Dermatol Surg. 2016;42:352–359.

[17] Wasylkowski VC. Body vectoring technique with Radiesse for tightening of the abdomen, thighs, and brachial zone. Clin Cosmet Invest Dermatol. 2015;8: 267–273.

第 34 章　埋线提升

梅耶·布拉西尔·帕拉达、萨米拉·亚拉克和丹尼尔·卡西亚诺
(Meire Brasil Parada, Samira Yarak and Daniel Cassiano)

目录

前言	374
发展历史	374
埋线提升	375
倒刺线	375
非可吸收性倒刺线	376
聚丙烯	376
可吸收性倒刺线	376
聚己酰胺	376
己内酯	377
聚对二氧环己酮	377
聚乳酸	377
适应证	378
禁忌证	378
埋线方法	378
术后护理	380
并发症	380
其他相关适应证	381

M. B. Parada (*)
Universidade Federal de São Paulo, São Paulo, Brazil
e-mail: mbparada@uol.com.br

S. Yarak
Escola Paulista de medicina, Universidade Federal de São Paulo, São Paulo, Brazil
e-mail: syarakdermato@gmail.com

D. Cassiano
Dermatology, Universidade Federal de São Paulo, São Paulo, Brazil
e-mail: danielpcassiano@uol.com.br

© Springer International Publishing AG, part of Springer Nature 2019
M. C. A. Issa, B. Tamura (eds.), *Botulinum Toxins, Fillers and Related Substances*, Clinical Approaches and Procedures in Cosmetic Dermatology 4, https://doi.org/10.1007/978-3-319-16802-9_38

结论	382
总结	382
参考文献	382

摘要

埋线提升是一种抗衰老技术，这种方法创伤小，可治疗中度皮肤松弛，改善面部轮廓。埋线提升技术定位在手术提升和微创填充治疗之间，但是也可以作为这两种技术的补充手段。本章将讨论可吸收线和非可吸收线的埋线提升技术、各种方法治疗的适应证和禁忌证，以及术后护理和常见的并发症。埋线提升是面部年轻化治疗的另一种有效手段。

关键词

埋线提升；皮肤年轻化；微创治疗；可吸收线；非可吸收线

前言

最近几年，临床上要求进行抗衰老治疗的患者越来越多，尤其是一些年轻人，大部分患者在接受除皱手术之前还是想尝试进行一些创伤小的治疗方法。通常这些患者的年龄为40~60岁，还没有退休，皮肤已经开始出现中等程度的松弛。微创治疗方法的优点是恢复时间短，瘢痕轻，患者的满意度高。

在美国，接受微创治疗的患者人数从1997年到现在已经增加了350%，而接受传统的外科美容手术治疗的患者人数只增加了70%。早期临床上一般流行面部提升手术，后来发展到内镜下提升手术，再后来是激光治疗技术，目前临床上流行的是皮肤填充剂及埋线提升手术。随着临床技术的发展，患者治疗后的瘢痕越来越小，手术并发症越来越少。

埋线提升是一种抗衰老技术，这种方法创伤小，可以治疗皮肤松弛，改善组织轮廓。这种技术定位于面部除皱手术和其他微创治疗方法之间，也可以作为其他治疗方法的一种辅助手段。

埋线技术可以通过非手术方法来延缓皮肤衰老，从而达到年轻化的治疗效果，其优点是术后不留瘢痕，并发症的发生率也比较低。

发展历史

1956年，阿尔卡莫（Alcamo）发明了一种专利倒刺线，这种倒刺线一开始主要用来进行软组织提升。1997年，邦克（Bunck）将倒刺线用于面部提升手术，对下垂的组织在皮下进行有效提升。1998年俄罗斯外科医生苏拉曼尼泽（Sulamanidze）发明了一项专利——APTOS双相倒刺线，用来进行面部微创提升治疗。

从此以后，不同的国家纷纷生产出各种型号的倒刺线，这些新型倒刺线由各种各样新的材料制成，线的结构也五花八门。在应用单向倒刺线取得一定的临床经验后，美国医生伊塞（Isse）和科尔斯特（Kolster）设计了一种新的倒刺线，商品名叫Silhouette，这种线用圆锥代替了倒刺，2006年由FDA批准应用于临床。

埋线提升

医生术前需要告知患者埋线提升不会具有传统除皱手术那样的明显效果。两者之间的区别主要有如下两方面：

（1）使用技术：除皱手术不仅需要在SMAS层进行软组织缝合，而且需要将软组织固定到深部结构；而埋线提升不在SMAS进行缝合，只是将软组织固定到附近的组织上。

（2）传统除皱手术后的瘢痕要远比埋线提升手术后的瘢痕明显。

因此埋线提升手术不如传统除皱手术那样对组织下垂治疗得那么彻底，术后效果维持时间也比较短。然而埋线提升手术在门诊就能够进行操作，手术过程比较快，恢复时间也比较短。另外除皱手术的并发症也比较多，如出现全麻风险、术后淤青和神经损伤等。

每种埋线提升手术所用的缝线都会不同，所用的缝线包括可吸收性缝线、非可吸收性缝线和混合型缝线。有些在穿过悬吊组织的部分有刺，有些没有刺。倒刺的形状也不一样，有些是单向的，有些是双向的，所以会出现多种悬吊方法。如果倒刺线对SMAS层进行固定的话，就会成为创伤较大的手术，往往需要进行全身麻醉。

倒刺线

一开始埋线提升手术的治疗效果并不好，安全性也差。最早的缝线用的是非吸收性材料，随着时间的延长，患者会逐渐感觉到不舒服，治疗后并发症的发生率也较高。一旦出现并发症，取出缝线也非常困难。

过去几年，人们逐渐发明了用吸收性材料制成的倒刺线，这种线安全性好，患者的满意率也高。本章我们将对目前市场上常见的可吸收性倒刺线和非可吸收性倒刺线进行阐述和探讨。

非可吸收性倒刺线

聚丙烯

阿帕托斯线（APTOS Thread）是一种一端带长针的单向聚丙烯倒刺线。APTOS Thread 的倒刺可挂住软组织。这种线有不同的型号，粗细、长度和倒刺方向都不同。

这种缝线建议埋置到皮下层，近端可进行固定，也可以不进行固定。这种缝线可用于身体各个部位，只要皮下组织层够厚就行。

APTOS Thread 并发症的发生率比较高，由于缝线对周围组织具有较强的切割作用，所以术后发生淤青和肿胀的概率较大。后期由于阿帕托斯线（APTOS Thread）对组织的固定不牢靠，缝线会出现松动、露出。因此目前这种缝线在临床上已很少应用。

Silhouette Lift® 是一种 3.0 的聚丙烯缝线，线的远端为可吸收性材料（11 个月后，75% 的材料都被吸收），有 10 个线结，将缝线分成 9 个圆锥状线段。这种缝线由 82% 的聚乳酸和 18% 的乙醇酸合成。远端有一个 20G 的钝针，近端有一个弯的锐针。这种线可用于面部、颈部和身体其他部位的提升。这种缝线的埋线提升需要在手术室中操作，患者往往需要进行全身麻醉，缝线也需要悬吊到颞深筋膜上。这种缝线可用来提升面部组织，术后即刻效果明显。线的锥体可对抗组织回缩力量，紧紧固定到软组织上。这种缝线作为一种异物，可刺激机体出现炎症反应，诱导胶原蛋白再生。因此，在缝线周围会形成纤维组织，进一步增强缝线对组织的悬吊作用，可以明显改善衰老面容。一般手术后第 4 周效果最明显，效果可维持 3 年以上。

可吸收性倒刺线

聚己酰胺

Serdev 线由保加利亚医生尼古拉·塞尔德夫（Nikolay Serdev）发明，是一种由聚己酰胺合成的多股编织缝线，具有一定的弹性和抗菌性，吸收时间 2~3 年。这种缝线没有倒刺，但是可以将 SMAS 固定到筋膜和骨骼上。

应用这种缝线时不需要切口，因为可以通过所带的针将缝线固定到深层组织，因此用这种线进行操作时需要更好地掌握局部解剖。这种缝线可在面部和身体其他部位应用。

己内酯

Happy Lift® 线是一种单股己内酯合成的缝线，具有双向倒刺，吸收时间 1 年，可用于面部和身体其他部位的年轻化治疗。倒刺的末端可钩住组织，防止缝线向相反方向滑动。这种倒刺线没有特殊的锚着设计，因此上面部和下面部皮下组织较少的部位也可以应用。另外，这种缝线吸收过程中会形成纤维组织，使治疗效果维持时间更久。

聚对二氧环己酮

Lead Fine Lift® 线是一种 V 形单股 5.0~7.0 的缝线，吸收时间 6 个月。操作时将缝线埋置到皮肤深层，不需要牵拉和固定。缝线在埋置部位刺激新生胶原蛋白合成，从而起到提升的效果。

聚乳酸

Silhouette Soft® 线由聚乳酸合成，一般 2 年左右吸收。这种缝线是 Silhouette Lift® 缝线的改进型，两者之间的差别如表 34-1 所示。Silhouette Soft® 缝线在线的中间有 8 个、12 个或 16 个圆锥状线段，各圆锥呈相反方向，中间由线结进行分开（表 34-2），线的两端连接两个 23G 的穿刺针。一般用于面部提升和颈部提升（图 34-1）。

表 34-1　Silhouette Lift® 和 Silhouette Soft® 缝线之间的区别

	Silhouette Lift®	Silhouette Soft®
成分	非可吸收性聚丙烯	可吸收性聚左乳酸
圆锥方向	单向	双向
固定位置	颞深筋膜	皮下
临床应用	需要切口	不需要切口

表 34-2　Silhouette Soft® 缝线的不同型号

Silhouette Soft®	8 个圆锥	12 个圆锥	16 个圆锥
材料	PLA	PLA	PLA
圆锥方向	双向	双向	双向
圆锥长度	5mm	8mm	8mm
型号	3.0	3.0	3.0
线度	30cm	27.5cm	26.8cm
针长	12cm	12cm	12cm

适应证

埋线提升适合于轻度到中度下垂的患者。中年人如果不能接受传统提升手术留下的瘢痕,希望术后恢复快,患者预期合理的话,也是合适的适应证人群。另一方面,如果患者皮肤下垂明显,皱纹深而多,皮肤非常薄或皮下组织很多,埋线提升的治疗效果就一般。有减肥打算的患者,也不应该接受这种治疗,因为术后效果不会维持很久(图 34-2)。

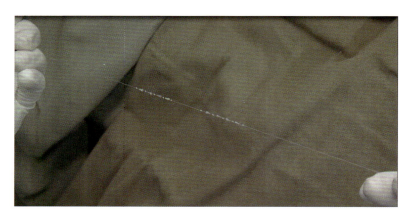

图 34-1　Silhouette Soft® 缝线

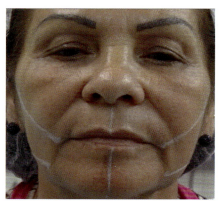

图 34-2　Silhouette Soft® 线面部提升的术前设计

禁忌证

- 进针处有慢性感染或急性感染者。
- 临床失代偿性疾病者。
- 自身免疫性疾病者。
- 对缝线过敏者。
- 孕妇或哺乳期妇女。
- 年龄不足 18 岁者。
- 缝线走行部位有永久性填充剂者。

埋线方法

埋线提升有不同的方法,具体需要根据患者的要求而定。
- 垂直方向或水平方向埋置。
- V 形埋线方法。

- 钝角埋线方法。
- U 形埋线方法。
- 交叉埋线方法。
- 其他方法。

医生之间关于哪种埋线方法最好目前没有统一的意见，需要根据每个患者的具体情况进行设计。

本文作者大部分用的是 Silhouette Soft® 线，所以这里描述的方法主要是关于 Silhouette Soft® 线的埋线方法。

尽管有一些 Silhouette Soft® 线用于身体其他部位的文献报道，如腹部、大腿和胳膊内侧，但大部分还是用于面部和颈部（图 34-3~图 34-8）。

另外也要考虑两端穿刺针的针眼之间的距离（表 34-3）：

表 34-3　两端穿刺针的针眼之间的距离

8 个圆锥	10cm
12 个圆锥	16cm
16 个圆锥	20cm

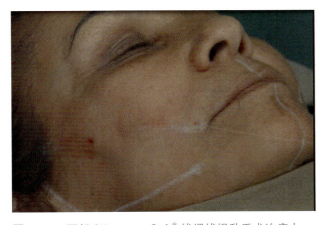

图 34-3　面部 Silhouette Soft® 线埋线提升手术治疗中

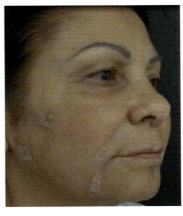

图 34-4　面部 Silhouette Soft® 线埋线提升术后即刻

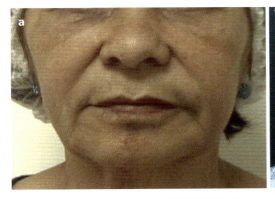
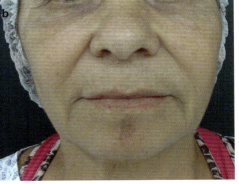

图 34-5　面部 Silhouette Soft® 线埋线提升（a）治疗前和（b）治疗后对比

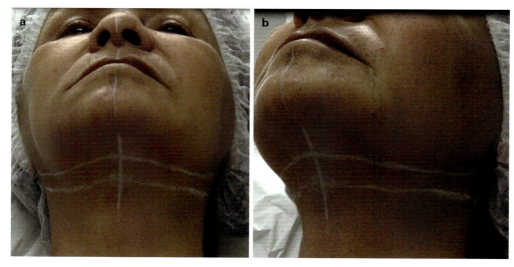

图 34-6 （a、b）颈部 Silhouette Soft® 线埋线提升术前设计

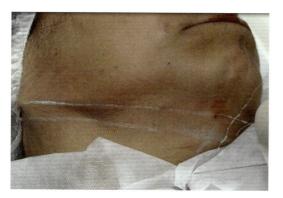

图 34-7 颈部 Silhouette Soft® 线埋线提升手术中

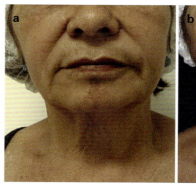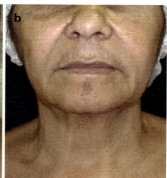

图 34-8 面颈部 Silhouette Soft® 线埋线提升（a）治疗前和（b）治疗后对比

术后护理

- 避免用手触摸埋线部位。
- 1 周内需要仰卧睡觉。
- 1 周内避免干重活。
- 埋线部位避免剧烈活动。
- 3 周内避免接受口腔科治疗。
- 避免蒸桑拿。

并发症

尽管埋线提升后的并发症不常见，但是也要在术前告知患者可能出现的并发症（表 34-4），并

发症可由缝线本身引起，也可由手术操作引起。

手术后会出现小的血肿或肿胀，一般几周内会自行消失。有凝血机制障碍的患者或口服抗凝药的患者有可能发生大的血肿，一旦出现，需要进行切开引流。

表 34-4　埋线提升的并发症

血肿	异物反应	神经损伤	双侧不对称
皮肤皱褶	感染	慢性疼痛	缝线可触摸到或肉眼看到

术后常出现皮肤皱褶或局部不平整，这主要是由埋线过浅造成的。一般 2~4 周会自行消失。可进行局部按摩促进恢复。如果较严重，则需要通过皮肤小切口进行处理。也会常常在出针处和进针处出现局部凹陷（图 34-9）。

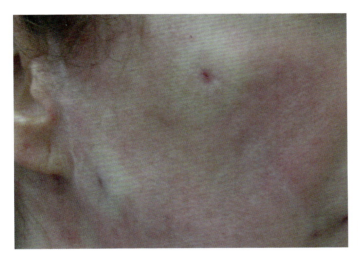

图 34-9　Silhouette Soft® 线埋线提升术后局部出现皱褶

非吸收性缝线埋线提升术后会出现急性缝线反应或迟发性缝线反应，伴有肉芽肿形成。有时沿着线的走行方向出现多个炎症性小结节。这种并发症处理起来比较困难，可通过口服激素或在局部结节内注射激素进行治疗，有时需要口服抗生素。肉芽肿有时需要进行手术切除。

术前可预防性应用抗生素，手术过程中严格无菌操作，可减少感染的发生。

需要将倒刺或线结埋置到皮下深层，以减少线对皮肤的刺激，防止缝线外露。皮下组织薄的患者更容易出现这种情况。

神经损伤很少见，因为缝线基本上埋置在神经的浅面。但是在颞部容易损伤面神经的颞支，一旦出现，会造成额部麻痹。有时神经损伤会造成慢性疼痛，需要服用止痛药，但一般 1 个月左右自行消失。

双侧不对称和可触到缝线常常是由于操作技术造成的，需要重新调整埋线的位置。

其他相关适应证

尽管埋线提升主要应用于面部年轻化治疗，但最近在皮肤科和整形外科也出现了一些新的应用。

- 面部外伤、肿瘤切除、面部畸形的修复。
- 面瘫的治疗。
- 外科提升手术的辅助治疗。

结论

埋线提升是一种微创的年轻化治疗方法。医生应该了解目前市场上各种线的型号、各种线的应用方法及治疗效果。

另外，医生还需要掌握局部解剖，以取得良好的治疗效果，避免并发症的发生。

我们还需要对埋线提升的长期治疗效果进行系统性研究，以确定这种方法的具体治疗效果、效果维持时间和缝线安全性等。

总结

- 埋线提升是一种微创年轻化治疗方法。
- 埋线提升对轻度和中度皮肤松弛的患者治疗效果较好。
- 应用不同的缝线和不同的应用技术的手术效果也不同。
- 埋线提升所用的线分为可吸收性缝线、不可吸收性缝线及混合性缝线，有的带刺，有的不带刺。
- 并发症的发生与所用的线及手术方法有关。

参考文献

[1] Abraham RF, DeFatta RJ, Williams EF. Thread-lif for facial rejuvenation: assessment of long-term results. Arch Facial Plast Surg. 2009;11(3):178–183.

[2] Benito J, Pizzamiglio R, Theodorou D, Arvas L. Facial rejuvenation and improvement of malar projection using sutures with absorbable cones: surgical technique and case series.

[3] Bisaccia E, Kadry R, Saap L, Rogachefsky A, Scarborough D. A novel specialized suture and inserting device for the resuspension of ptotic facial tissues: early results. Dermatol Surg. 2009;35:645–650.

[4] Flynn J. Suture suspension lifts: a review. Oral Maxillofac Surg Clin N Am. 2005;17:65–76.

[5] Gamboa GM, Vasconez LO. Suture suspension technique for midface and neck rejuvenation. Ann Plast Surg. 2009;62:478–481.

[6] Isse N. Silhouette sutures for treatment of facial aging: facial rejuvenation, remodeling, and facial tissue support. Clin Plast Surg. 2008;35:481–486.

[7] Kaminer MS, Bogart M, Choi C, Wee SA. Long-term efficacy of anchored barbed suture in the face and neck. Dermatol Surg. 2008;34:1041–1047.

[8] Kress DW. The history of Barbed suture suspension: applications, and visions for the future. In: Shiffman MA, Mirrafati SJ, Lam SM, editors. Simplified facial rejuvenation. Berlin/Heidelberg: Springer; 2008. p. 247.

[9] Lee S, Isse N. Barbed polypropylene sutures for midface elevation: early results. Arch Facial Plast Surg. 2005; 7(1):55–61.

[10] Padín VL. Experience in the use of barbed threads and non-barbed serdev sutures in face and body lift – comparison and combination. In: Serdev N, editor. Miniinvasive face and body lifts – closed suture lifts or barbed thread lifts. Rijeka: InTech;

2013. doi:10.5772/51399. ISBN 978-953-51-1196-2. Available from:http://www.intechopen.com/books/miniinvasive-face-and-body-lifts-closed-suture-lifts-or-barbed-thread-lifts/experience-in-the-use-of-barbed-threads-and-non-barbed-serdev-sutures-in-face-and-body-lift-comparis.

[11] Paul MD. Barbed sutures for aesthetic facial plastic surgery: indications and techniques. Clin Plast Surg. 2008;35:451–461.

[12] Prendergast P. Minimally invasive face and neck lift using silhouette coned sutures. In: Serdev N, editor. Miniinvasive face and body lifts – closed suture lifts or barbed thread lifts. Rijeka: InTech; 2013. https://doi. org/10.5772/51677. ISBN 978-953-51-1196-2. Available from: http://www.intechopen.com/books/mini invasive-face-and-body-lifts-closed-suture-lifts-orbarbed-thread-lifts/minimally-invasive-face-and-necklift-using-silhouette-coned-suturess.

[13] Russo PR, Pizzamiglio R. Mid and lower face treatment with bidirectional reabsorbable sutures with cones. In: The invisible facelift: manual of clinical practice. Florence: SIES; 2014. p. 161–202.

[14] Savoia A, Accardo C, Vannini F, Pasquale B, Baldi A. Outcomes in thread lift for facial rejuvenation: a study performed with Happy Lift™ revitalizing. Dermatol Ther. 2014;4:103–114.

[15] Shimizu Y, Terase K. Thread lift with absorbable monofilament threads. J Jpn Soc Aesthet Plast Surg. 2013;35(2).

[16] Sulamanidze M, Sulamanidze G. APTOS suture lifting methods: 10 years of experience. Clin Plast Surg. 2009;36:281–306.

[17] Sulamanidze MA, Fournier PF, Paikidze TG, Sulamanidze GM. Removal of facial soft tissue ptosis with special threads. Dermatol Surg. 2002;28:367–371.

[18] The American Society for Aesthetic Plastic Surgery. Cosmetic surgery national database statistics. 2011. ASAPS website, http://www.surgery.org.

第 35 章 永久性填充剂

马尔西奥·苏亚雷斯·塞拉和莱昂纳多·扎卡里亚斯·冈萨尔维斯
(Márcio Soares Serra and Leonardo Zacharias Gonçalves)

目录

前言	385
永久性填充剂类型	385
硅油	385
聚丙烯酰胺和聚烷基酰胺	385
聚甲基丙烯酸甲酯（PMMA）	385
应用方法	386
并发症及防治办法	387
结论	390
总结	390
参考文献	390

摘要

永久性填充剂主要用来治疗老化所导致的面部凹陷和较深的皱纹，可取得良好的治疗效果，尤其对于面部和身体其他部位需要进行容量填充的患者，如 HIV 导致的脂肪萎缩患者。在永久性填充剂中，临床上最常用的是聚甲基丙烯酸甲酯（PMMA），这种填充剂安全、治疗效果良好、维持时间比较长。

M. S. Serra (*)
Dermatology, Federal University of The State of Rio de Janeiro, Rio de Janeiro, Brazil

Cosmiatric Dermatology, Gaffrèe and Guinle University Hospital, Rio de Janeiro, Brazil

Brazilian Society of Dermatology, Rio de Janeiro, Brazil

American Academy Dermatology, Scaumburg, IL, USA
e-mail: mserra@terra.com.br

L. Z. Gonçalves
Brazilian Society of Dermatology, Rio de Janeiro, Brazil
e-mail: leozgon@yahoo.com.br

© Springer International Publishing AG, part of Springer Nature 2019
M. C. A. Issa, B. Tamura (eds.), *Botulinum Toxins, Fillers and Related Substances*, Clinical Approaches and Procedures in Cosmetic Dermatology 4, https://doi.org/10.1007/978-3-319-16802-9_30

关键词

硅油；聚丙烯酰胺；聚烷基酰胺；聚甲基丙烯酸甲酯；PMMA；填充剂；脂肪萎缩；HIV；脂肪代谢障碍

前言

尽管目前医学有了很大的发展，但临床上还没有最理想的填充材料。理想的填充材料应该符合一定的标准，如应用简单、无毒、无致癌性、无免疫原性、治疗效果良好。目前市场上有一些硅类和聚烷基酰胺、聚丙烯酰胺、聚甲基丙烯酸甲酯（PMMA）等产品，在所有的永久性填充剂中，只有两种获得了巴西 ANVISA 的批准：聚丙烯酰胺和 PMMA。

永久性填充剂类型

硅油

硅油是硅氧烷合成的多聚体，由于价格便宜，填充效果良好，在过于常常用于软组织填充。但是由于填充后硅油会向其他部位游走，后来巴西及其他国家禁止了在临床上继续使用硅油。最近的研究发现，在治疗 HIV 所致的面部脂肪萎缩时，硅油采用微滴注射技术注射还是比较安全的，治疗效果也很好。

聚丙烯酰胺和聚烷基酰胺

聚丙烯酰胺（Aquamid®）和聚烷基酰胺（Bio-Alcamid®）是两种透明的生物聚合物，呈水凝胶状，具有良好的生物相容性，无毒，物理和化学性质稳定，不能被机体吸收。主要用于外伤或先天性面部畸形的治疗，常常用来填充软组织、治疗凹陷、改善面部轮廓，也曾用于丰唇。根据生产厂家的说明，这种材料注射后一旦出现问题，也会很容易被清除掉，但是由于常出现感染及后期其他并发症，目前临床上已很少使用。

聚甲基丙烯酸甲酯（PMMA）

聚甲基丙烯酸甲酯（PMMA）是一种乙烯基聚合物，最初用作骨水泥，作为玻璃、义齿和隐形眼镜的合成材料。在巴西聚甲基丙烯酸甲酯（PMMA）是最常用的永久性填充剂，共有 5 种产品被 ANVISA 批准用于临床：一种是进口产品——Artecoll®，另 4 种为巴西国产产品——Metacrill®、

LineaSafe®、Biossimetric® 和最近才出现的 Metaderm®。它们之间的主要区别在于生产工艺，产品的形状和颗粒大小也不同。Artecoll® 中的聚甲基丙烯酸甲酯（PMMA）微球呈圆形，表面光滑，直径 40μm，与 3.5% 的牛胶原蛋白按照 1:3 的比例混合而成 Artecoll®，可用于治疗皱纹和面部凹陷，治疗效果维持长久。产品规格为 0.5mL/ 支，每个包装中有 4 支。根据厂家的说明，这种产品需要在真皮下注射（Lemperle et al. 1998, 2000）。

尽管目前美国 FDA 已经批准了 Artecoll® 的临床应用，但其还是在欧洲和加拿大应用得最多。近 10 年来，共有约 20 万名患者接受了 Artecoll® 的治疗，出现的最严重的并发症为免疫性肉芽肿，但发生率低于 0.01%。这种产品在巴西应用得不多，主要是由于其费用高昂，产品中也含有牛胶原蛋白，有可能发生过敏反应，应用前需要做皮试。

目前在巴西，有 4 种正式被 ANVISA 批准的国产聚甲基丙烯酸甲酯（PMMA）产品：LeneaSafe®，使用羟乙基纤维素作为载体；Metacrill®、Biossimetric® 和 Metaderm®，所用的载体为羧甲基纤维素，这种载体更具有流动性。这些胶体溶液中均含有聚甲基丙烯酸甲酯（PMMA）微球，直径为 30~80μm，有 2%、10% 和 30% 这 3 种浓度，规格为 1~3mL，可用于治疗皱纹、凹陷、痤疮瘢痕及面部（鼻背、颏部、唇部）和躯体其他部位（手、大腿、臀部）的轮廓塑形。这些产品的生物相容性好，无动物源性成分，是一种长效软组织填充剂。这些产品需要注射到真皮深层和皮下层，尽管也可以注射到肌肉内，但目前还没有肌肉内注射和大剂量应用的报道。

应用方法

一般在皮下层采用"平行线段""X 交叉线段""网状"或"扇形"注射方法进行注射（图 35-1）。如果用锐针注射，建议用螺口注射器，注射前要进行回抽，以免将注射物注射到血管内。治疗前需要注意几点：治疗前 5 天需要停用抗凝药和镇痛消炎药及一些活血化瘀类药物，以免增加出血的风险。

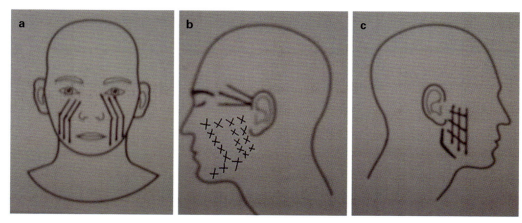

图 35-1 （a）颧部和鼻唇沟平行线段注射。（b）颧部和下颌 X 交叉线段注射，颞部扇形注射。（c）耳前和下颌网状注射

注射前治疗部位需要用氯己定（洗必泰）或 70% 的酒精彻底消毒。可以用 EMLA® 药膏进行表面麻醉。我们目前喜欢应用 0.05~0.1mL 的利多卡因加上肾上腺素进行局部浸润麻醉，这样一方面可以减轻疼痛，另一方面也可以减少出血和治疗后的水肿（图 35-2、图 35-3）。由于聚甲基丙烯酸甲酯（PMMA）的黏性较大，注射后局部需要进行按摩，以使聚甲基丙烯酸甲酯（PMMA）在组织中分布均匀。

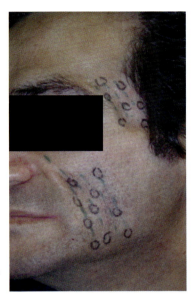

图 35-2　黑圈：局部麻醉位置；蓝线：平行线段注射位置

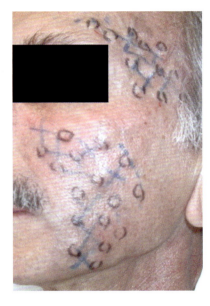

图 35-3　黑圈：局部麻醉位置；蓝线：X 交叉线段注射位置

由于聚甲基丙烯酸甲酯（PMMA）为永久性填充剂，所以一定要小心不要过度矫正。如果需要再次注射，一般间隔几周，待局部肿胀消退后再进行。一般根据第 1 次治疗后的结果，间隔 30~45 天再进行第 2 次补充注射。这期间，聚甲基丙烯酸甲酯（PMMA）载体会被吸收，局部会出现一定的组织学变化，一般在聚甲基丙烯酸甲酯（PMMA）微球周围会出现细胞聚集及胶原纤维形成。注射后当天注射部位可进行冰敷，2h 1 次，每次 15min，或 1h 1 次，每次 10min。如果水肿仍比较明显，可继续冷敷 3~5 天，每天 3 次。治疗后 5 天内，避免以下活动：避免受热，如不要蒸桑拿，或离炉子太近；不要进行剧烈的运动；不要喝酒和在日光下暴晒。关于睡觉姿势和饮食没有特殊要求。与其他填充剂一样，聚甲基丙烯酸甲酯（PMMA）注射后局部会出现皮肤发红和水肿，95% 的患者的皮肤发红和水肿状况在 24~72h 内会自行消退。

并发症及防治办法

钝针和锐针注射都可能损伤小血管，从而造成淤青，一般需要 1~3 周消退。其他的常见并发症包括：局部疼痛，一般不用进行特殊治疗；局部水肿，一般 3~7 天消退。如果肿胀比较厉害，可以口服消炎药和激素进行治疗。

注射后会出现散在的红斑，一般是由于毛细血管扩张造成的，是一种正常的生理反应。这种现象持续时间较短，一般 24~48h 自行消退。

然而，聚甲基丙烯酸甲酯（PMMA）也会像其他填充剂一样，在局部形成结节（图 35-4），甚至出现皮肤坏死（图 35-5）。形成的结节容易被误认为是肉芽肿，但其实是由于注射过浅造成的。皮肤坏死是由于将聚甲基丙烯酸甲酯（PMMA）注射到了血管内，引起血管堵塞造成的。眉间由于有表浅而粗大的血管，所以是一个危险的注射部位。如果不小心将材料注射入这些血管内，注射物会形成栓子，进入到眶内，压迫视网膜，最终会导致患者的视力受损。因此这类永久性填充剂一般不建议应用于眉间和鼻部。

如果后期出现全身感染或注射位置附近发生感染，则会出现局部肿胀，注射部位会发硬（图 35-6）。鼻炎、鼻窦炎和鼻咽部感染常常是诱发原因。控制感染后，这种现象会自行消失。这种情况也可能出现在应用干扰素治疗丙型肝炎期间。治疗前需要告知患者这种迟发型并发症发生的可能性。

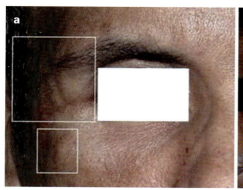 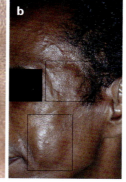

图 35-4 （a、b）注射后出现明显的结节　　　　**图 35-5** 皮肤坏死

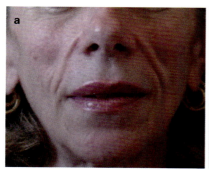 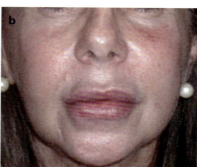 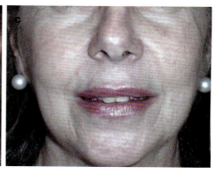

图 35-6 （a）治疗前［颧部聚甲基丙烯酸甲酯（PMMA）填充治疗前］。（b）牙齿感染造成颧部和嘴唇肿胀。（c）控制牙齿感染后，肿胀完全恢复

在巴西，聚甲基丙烯酸甲酯（PMMA）凝胶被广泛用于治疗 HIV 感染所致的面部脂肪萎缩，治疗效果非常好（图 35-7）。最近在正规的医疗机构中又有人将其用于填充治疗正常人的面部软组织萎缩。一项针对 504 例患者的 5 年随访研究表明，聚甲基丙烯酸甲酯（PMMA）治疗安全有效，没

有长期并发症如感染和肉芽肿的发生。

理论上，身体所有部位都可以用这种材料进行治疗，只要局部组织弹性良好。治疗方法一般采用退针注射，注射层次在皮下层。每个部位的注射剂量、注射次数、注射间隔都不同，医生需要根据具体的注射部位和注射适应证而定。目前还没有关于每次最大注射量、治疗次数以及每个人的最大用量方面的研究。治疗效果完全取决于医生的临床经验。

除了用于面部，身体其他部位如手背、臀部和胸部也曾有应用聚甲基丙烯酸甲酯（PMMA）治疗的报道。尽管也有一些专业医生进行过小腿和臀部的聚甲基丙烯酸甲酯（PMMA）肌肉内注射，但还没有相关技术的报道。我们认为聚甲基丙烯酸甲酯（PMMA）用于面积较大部位的治疗时，如臀部，主要是为了改善局部轮廓和外形，而不是用于填充容量。通常，我们一次的注射量为40~60mL，最大量为120mL。在各个部位一般都采用皮下层退针注射，应用"网状注射"方法，两次注射间隔至少为3个月。

在一项为期10年，针对616例HIV感染所致的脂肪萎缩的患者的聚甲基丙烯酸甲酯（PMMA）治疗的研究中，每例患者的面部注射量为6~38mL，臀部的注射量一般为40~250mL。这两个部位一般需要进行2~3次治疗才能取得满意的效果。这一点与我们的临床治疗经验差不多，我们曾经对1例HIV感染所致的臀部脂肪萎缩的患者进行了11次注射，注射总量平均达938mL（图35-8）。

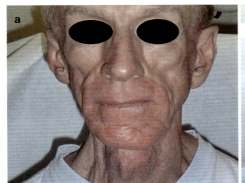
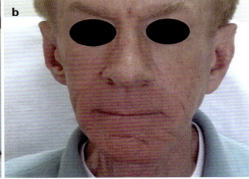

图35-7（a、b）1例HIV感染所致的面部脂肪萎缩患者，聚甲基丙烯酸甲酯（PMMA）治疗前后对比

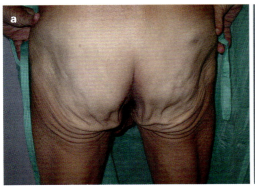
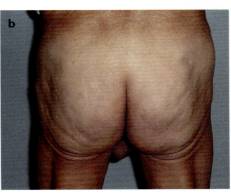

图35-8（a、b）1例HIV感染所致的臀部脂肪萎缩的患者，聚甲基丙烯酸甲酯（PMMA）治疗前后对比

结论

永久性填充剂可用来进行容量填充，用于面部沟槽和凹陷的治疗。在所有的永久性填充剂中，临床上最常用的是聚甲基丙烯酸甲酯（PMMA）。多年的临床实践，证明聚甲基丙烯酸甲酯（PMMA）治疗安全有效，维持时间长，并发症少。

总结

- 永久性填充剂可用来进行容量填充，治疗组织凹陷。
- 硅油、聚丙烯酰胺、聚烷基酰胺和聚甲基丙烯酸甲酯（PMMA）是目前市场上最常见的永久性填充剂。
- 目前最常用的永久性填充剂是聚甲基丙烯酸甲酯（PMMA）。
- 在巴西，聚甲基丙烯酸甲酯（PMMA）最常被用于治疗HIV感染所致的脂肪萎缩。
- 聚甲基丙烯酸甲酯（PMMA）也可以用于身体其他部位的容量填充。

参考文献

[1] Carvalho Costa IM, Salaro CP, Costa MC. Polymethylmethacrylate facial implant: a successful personal experience in Brazil for more than 9 years. Dermatol Surg. 2009;35:1221–1227.

[2] Casavantes LC. Biopolymerer polyalkilimide (Bio-Alcamid™), high-volume filling material for facial recontuction in patients with HIV-related faciallipoatrophy. Presentation of 100 cases. Dermatolgía CMQ. 2004;2(4):226–233.

[3] Fisher J, Metzler G, Shaler M. Cosmetic permanent fillers for soft tissue augmentation. Arch Dermatol. 2007;143:507–510.

[4] Jones DH, Carruthers A, Fitzgerald R, Sarantopoulos GP. Late-appearing abcesses after injection of non-absorbable hydrogel polymer for HIV-associated facial lipoatrophy. Dermatol Surg. 2007;33:s.193–198.

[5] Jones DH, Carruthers A, Orentreich D, et al. Highly purified 1000-cST silicone oil for treatment of human immunodeficiency virus-associated facial lipoatrophy: an open pilot trial. Dermatol Surg. 2004;30:1279–1286.

[6] Lemperle G, Gauthien-Hazn N, Wolters M, Eisemann-Klein M, Zimmermann U, Duffy DM. Foreign body granuloma after all injectable dermal fillers: part1. Plast Reconstr Surg. 2009;123:1.

[7] Lemperle G, Hazan-Gautier N, Lemperle M. PMMA microspheres (Artecoll) for long-lasting correction of wrinkles: refinements and statistical results. Aesthet Plast Surg. 1998;22:356–365.

[8] Lemperle G, Romano JJ, Busso M. Soft tissue augmentation with Aretecoll: 10-year history, indications, technique, and potential side effects. 27th Annual Meeting of Canadian Society of Aesthetic Cosmetic Plastic Surgery; Sep 8–9; Montreal; 2000.

[9] Orsi AT, Miranda AE, Souza AC, Silva LC, Dias GR, et al. Lipoatrophy in patients with AIDS: treatment with polymethylmethacrylate in Amazonas, Brazil. Int J Dermatol. 2011;50.

[10] Pereira SBG, Poralla F. Correção de lipodistrofias faciais com uso de polimetilmetacrilato coloidal (PMMA) em pacientes HIV positivos sob terapia anti-retroviral. 8 Congresso Brasileiro de Medicina Estética. Salvador: Comunicação livre; 2001.

[11] Rorich RJ, Nguyen AT, Kenkel JM. Lexicon for soft tissue implants. Dermatol Surg. 2009;35:1605–1611.

[12] Serra M. Correction of facial lipodystrophy with polymethylmethacrylate with polymethylmethacrylate on HIV patients [abstract no. HL1130]. 2nd World Congress of the International Academy of Cosmetic Dermatology. Rio de Janeiro; 2000 Nov.

[13] Serra M. Facial implants with polymethylmethacrylate for lipodystrophy correction: 30 months follow-up. 3rd International Workshop on Adverse Drug Reactions and Lipodystrophy in HIV. Athens, Oct 2001 [abstract no. P114]. Antivir Ther 2001 Oct;

6 (suppl 4):75.

[14] Serra M. Soft tissue augmentation with polymethymethacrylate (PMMA) for correction of facial atrophy [abstract no. O-7]. 3rd European Workshop on Lipodystrophy and Metabolic Disorders. Marbella; 2002a Apr.

[15] Serra M. Facial implants with polymethylmethacrylate (PMMA) for lipodystrophy correction: 36 months follow up [abstract no. ThPeB 7378]. XIV International AIDS Conference. Barcelona; 2002b Jul.

[16] Serra MS, Oyafuso LK, Trope BM. Polymethylmethacrylate (PMMA) for facial atrophy treatment: 5 years follow-up [abstract no. MoOrB1060]. XV International AIDS Conference, Bangkok, July 11–16 2004.

[17] Serra M, Gonçalves LZ, Gontijo SG. Treatment of HIV-related facial and body lipodystrophy with polymethylmethacrylate (PMMA); 10 years experience [abstract no. P-72]. 10th International Workshop on Adverse Drug Reactions and Lipodystrophy in HIV. London, UK, Nov 2008. Antivir Ther 2008; 13(suppl 4):A75.

[18] Serra MS, Oyafuso LK, Trope BM, Munhoz Leite OH, Ramos-E-Silva M. An index for staging and evaluation of the efficacy of the treatment with polymethylmethacrylate in HIV/AIDS patients: a pilot study. J Eur Acad Dermatol Venereol. 2013;27(8):990–996.

[19] Serra MS, Gonçalves LZ, Ramos-e-silva M. Soft tissue augmentation with PMMA-microspheres for the treatment of HIV-associated buttock lipodystrophy. Int J STD AIDS, Mar 2015. 26: 279–284.

[20] Soares FMG, Costa IMC. Lipoatrofia associada ao HIV/Aids: do advent aos conhecimentos atuais. An Bras Dermatol. 2011;86(5):843–864.

第 36 章 成纤维细胞和间充质细胞的组织填充

内德·卡利尔·加斯帕和帕特里夏·舒库里茨基（Neide Kalil Gaspar and Patricia Shu Kurizky）

目录

前言	393
自体培养的皮肤成纤维细胞和多功能间充质干细胞移植	393
成纤维细胞移植的临床应用：笔者自己的经验	394
总结	396
参考文献	396

摘要

应用真皮中提取的细胞和脂肪组织中提取的间充质细胞进行美容治疗看起来是个很有前景的方法，目前人们已对其进行了大量的试验研究。这种治疗方法一般是将枕部切取的皮肤或腹部吸脂所得脂肪组织中的细胞提取出来，然后进行局部注射。即使是整形手术中切下的皮肤也可以用来提取细胞。将这些取下的标本送到实验室中，在特定的微环境下进行培养，大约 45 天后，可以获得 1000 万个细胞，将细胞装到 10 个注射器针管中进行注射。患者的标本也可以进行冷冻，以便于将来做进一步的培养应用。这些培养的细胞一般注射到真皮中，注射后 3 周可看到治疗效果。这种治疗方法在巴西并没有得到政府部门的正式批准，笔者的治疗经验是建立在他们的临床研究基础之上的，本章将讨论这种方法的作用机制和相关临床应用技术。

N. K. Gaspar (*) Implantation · Soft tissue augmentation
Universidade Federal Fluminense (UFF), Niterói, RJ, Brazil
e-mail: neide2605@yahoo.com

P. S. Kurizky
Hospital Universitário de Brasília, Brasília, Brazil
e-mail: patyshu79@gmail.com

© Springer International Publishing AG, part of Springer Nature 2019
M. C. A. Issa, B. Tamura (eds.), *Botulinum Toxins, Fillers and Related Substances*, Clinical Approaches and Procedures in Cosmetic Dermatology 4, https://doi.org/10.1007/978-3-319-16802-9_31

关键词

注射用软组织；成纤维细胞和间充质细胞；自体细胞；脂肪组织；皮片；真皮；种植；软组织填充

前言

人的年龄越大，在抗衰老治疗方面的花费就越多。进行面部年轻化和美容治疗，往往需要对软组织进行填充，同时也需要对皱纹进行治疗。然而组织填充剂不管是有机合成的还是无机合成的，治疗后都有可能出现一定的并发症。理想的填充材料应该是效果长久、生物相容性好、无致敏性、危险性也要低的材料。

随着年龄的增长，人体中的胶原纤维和弹性纤维会逐渐降解，皮肤开始出现皱纹，机体内的脂肪也会发生流失，尤其是面部软组织萎缩使得骨骼轮廓外露。人体老化常常是由染色体端粒触发的，端粒一般位于每条染色体的末端，具有保护染色体的作用。每次细胞分裂后，端粒都会变短，直到短到一定程度，细胞对刺激不再出现反应，无法进行分裂，所以年轻人的成纤维细胞具有更强的分裂能力。

氧化或紫外线照射引起的DNA损伤会造成染色体端粒变短。在老化组织中，细胞外基质排列不规则，血供减少，真皮乳头变平，皮肤弹性降低，真皮与表皮连接变松。成纤维细胞的蛋白酶活性增高，胶原蛋白分解增多，从而导致皮肤胶原蛋白减少，每年人体皮肤中胶原蛋白减少的速度能够达到1%。

除了这些改变，环境因素如紫外线照射也会破坏皮肤的结缔组织。内外因素联合作用会引起人体组织的生物学、生物化学及分子发生改变。紫外线造成皮肤的细胞发生氧化，激活细胞质内与生长、分化、分裂、结缔组织降解相关的信号通路，从而导致短期或长期的基因改变。

光损伤会导致皮肤 I 型胶原蛋白和 III 型胶原蛋白的降解，增加金属蛋白酶的表达，使皮肤出现皱纹和松弛。尽管细胞外基质的破坏是问题的关键，但组织再生能力减弱才是决定性因素。

自体培养的皮肤成纤维细胞和多功能间充质干细胞移植

自体组织移植是一种古老的技术，尤其是骨组织移植已有300多年的历史。目前一些特殊的移植技术采用自体细胞进行移植，如自体脂肪细胞移植和毛发种植。自体细胞也可以与生物材料一起应用，这时的生物材料一般作为细胞生长的模板，将细胞包裹起来，便于在临床上应用。尤其让我们感兴趣的是，实验室扩增后的细胞悬液在临床上应用起来非常简单。文献中报道，成纤维细胞和脂肪组织提取的间充质细胞联合应用可以明显改善皮肤瘢痕。沃森（Watson）等于1999年报道的治疗方法包括了应用自体活性细胞恢复组织的结构和功能。他们从3mm活检组织中提取出成纤维细胞，然后在实验室中培养8周，分3次进行临床治疗。这种治疗方法，沃森（Watson）将之命名为Isolagen，不仅可以用来治疗皱纹，而且对凹陷性瘢痕及皮肤老化的治疗效果也非常好。

在哈肯萨克（Hackensack）的一项研究中，研究者共调查了1995—1999年治疗的94例患者，92%的患者在治疗后36~48个月对治疗效果表示满意，70%的患者表示皮肤状况会一直得到改善。

基姆（Kim）等曾应用立体影像测量技术来评估成纤维细胞对痤疮瘢痕的治疗效果，结果发现治疗效果良好。

自从蒙塔奇尼（Montalcini）等1951年首次在临床上应用细胞因子治疗以来，目前已有很多这方面的研究。1984年我们发表了1篇相关文章，报道了类胰岛素生长因子对移植物的作用。近几年，很多学者的研究都证明了类胰岛素生长因子的治疗作用。

成纤维细胞是一种多功能间充质细胞，对细胞外基质的生成具有关键作用。成纤维细胞会合成黏多糖，后者与蛋白结合形成蛋白多糖。这些蛋白多糖与细胞因子、胶原蛋白、弹性蛋白、黏附分子、纤维连接蛋白、层粘连蛋白等结合形成细胞外基质，从而对表皮提供一定的支撑。

成纤维细胞和间充质细胞不仅形成组织结构，而且还会分泌细胞因子（IL1-α和IL1-β、IL-6、IL-11）、趋化因子（IL-8、GRO-α、IP-10、MIP-α和MIP-β、RANTES）和生长因子（GM-CSF、M-CSF、TNF-α和TNF-β、SCF, MIP-α和MIP-β、肝细胞生长因子），这些因子对细胞外微环境非常重要。成纤维细胞具有生长和分裂能力，一般可分裂50~60次。随着细胞分裂次数的增加，细胞分泌生长因子及形成细胞外基质的能力逐渐降低。体外培养的成纤维细胞与从年轻人身上提取的成纤维细胞相比，移动能力往往变慢，对生长因子的刺激反应也明显变弱。

体外培养的成纤维细胞生长参数和细胞特性常常受到供体的年龄、生活习惯（抽烟、喝酒、日光暴晒等）、传代数量、细胞亚型等因素的影响。所以，将年轻时提取的细胞进行冷冻，在适合的年龄和特殊情况下再进行复苏培养，是比较理想的方法。

脂肪组织中含有脂肪前细胞、成熟脂肪细胞、成纤维细胞、外周细胞、内皮细胞、肥大细胞、免疫细胞和大量的多功能干细胞（间充质干细胞，MSCs）。这些间充质细胞存在于所有成人组织中（基质血管成分），可以合成中胚层和非中胚层组织，是非常好的体外培养和临床治疗的细胞来源。

作为一种人体的干细胞，间充质干细胞具有抗感染和免疫抑制作用，从而可以增强其他方法的临床治疗效果。同时移植的MSCs也可以刺激受区的间充质细胞，进一步分泌细胞因子和生长因子，促进组织修复。另外这些移植细胞的分化也会受到受区微环境因素的影响，如细胞间分子信息传导和神经刺激的影响。

成纤维细胞移植的临床应用：笔者自己的经验

老年患者可切取一小块皮肤组织，然后在体外对其中的成纤维细胞进行培养，一般毛囊丰富、皮肤较厚的部位成纤维细胞的质量良好。

尽管已经发表的文献中一般采用耳后皮肤作为成纤维细胞的供区，但是我们更喜欢用带毛发的枕后皮肤来做供区，因为这个部位的皮肤更少受到紫外线照射。另外枕后皮肤含有丰富的毛囊、皮脂腺，干细胞丰富，从而可以增强成纤维细胞的增殖能力。会阴部带毛的皮肤也可以作为成纤维细胞培养的供区，如果整形外科手术中有去掉的多余皮肤，也可以用来培养成纤维细胞。

采集标本前，建议停用阿司匹林、银杏叶、西洋参或其他影响血小板活性及凝血机制的药物。同时也需要检测 HIV、乙肝和丙肝病毒、HTLV、巨细胞病毒及南美锥虫病等。

标记出供区范围（大小一般 0.5~0.6cm×1.5~2.0cm），局部备皮，用丙酮、氯己定（洗必泰）或酒精消毒。建议用肿胀液麻醉，肿胀液配方：7.5mL 盐水 +2.5mL 2% 的利多卡因 +0.1mL 肾上腺素。用 15# 刀片顺着毛发生长方向切开皮肤，这样可以使愈合后的瘢痕更不明显。

采集的标本避免钳夹和接触消毒剂，用盐水冲洗后立即放入培养基中（10% 的 DMEM 培养基 + 环丙沙星 1mg/mL+ 两性霉素 0.5mg/mL），低温下送到实验室。

同时抽取 20mL 自体血，在培养的最后阶段可以为成纤维细胞提供蛋白和生长因子，和成纤维细胞一块进行注射。

应用吸脂方法从腹部获取脂肪组织来提取脂肪来源的 MSCs。首先用 50mL 的克莱因（Klein）注射液进行脐周麻醉。抽出的脂肪混悬液先在注射器中静置 10min，然后转移到培养基中。同时抽取患者 20mL 的外周血液。

在实验室中要对采集的标本进行登记，以便于今后进行信息追踪。培养过程中要严格进行微生物控制。最后培养出的细胞要放置在自体血清中，形成细胞悬液，装在 1mL 注射器中进行注射。

通常情况下，体外培养需要 45 天的时间。多余的标本可以进行冷冻保存，以便于今后进一步进行培养和应用。培养的细胞可用 30G 针头注射，注射前需要进行表面麻醉或阻滞麻醉。注射层次位于真皮层，采用退针注射方法（图 36-1）。尽管可以直接注射到皱纹下，但最好对周围区域也进行注射，因为皱纹的形成不单单是皮肤松弛造成的，也包括表情肌的收缩。当治疗萎缩性瘢痕时，可将细胞直接注射到瘢痕内，采用退针注射方法。

为了增加细胞的疗效，我们常常将 5IU 长效胰岛素用生理盐水或利多卡因稀释成 1mL 的溶液，然后在治疗部位真皮内多点注射，覆盖整个治疗区域，24h 后再重复注射 1 次。

注射后患者需要对注射部位进行保护，尽可能避免咀嚼和大笑。局部可进行冷敷，可以口服维生素 C，因为维生素 C 具有抗氧化能力，可以刺激成纤维细胞的活力。避免应用激素。

治疗后不会出现明显的并发症。出现的红斑和水肿一般在 24~48h 后自行消退。皮肤薄的人或光老化严重的患者容易出现淤青，一般持续几天。

治疗后 3 周开始出现明显的治疗效果，一些患者的治疗效果可维持 2 年以上（图 36-2、图 36-3）。

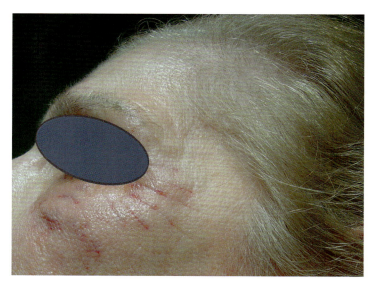

图 36-1　采用退针注射方法

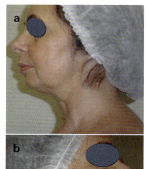
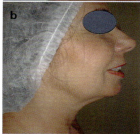

图 36-2　（a、b）颈部治疗前和治疗后 1 年

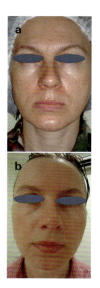

图 36-3　（a、b）颧部和眼周治疗前和治疗后 4 年

总结

自体细胞注射是一种人体活性细胞治疗方法，治疗效果维持时间长，无明显并发症。

经过长时间的临床观察，笔者认为自己的治疗经验与文献中报道的基本一致。

这种治疗需要医生有丰富的临床经验。

这种治疗在巴西还没有得到正式批准，只能用来作为临床观察研究。

- 应用从皮肤或脂肪组织获取并经过培养的细胞进行注射是一种很有前景的美容治疗方法。
- 细胞可以从枕部皮肤或吸脂后的脂肪中提取，甚至可以从整形手术中切下的多余皮肤中提取。
- 将获取的标本送到细胞培养实验室，经过微生物控制后，在培养基中进行培养。
- 患者的皮肤标本也可以进行冷冻保存，以便于今后进一步进行培养和应用。
- 培养的细胞可注射在真皮内，采用退针注射方法。
- 治疗后 3 周可看出明显的治疗效果。

参考文献

[1] Boss WK, Usal H, Fodor PB, Chernoff G. Autologous cultured fibroblasts: a protein repair system. Ann Plast Surg. 2000;44(5):536–542.

[2] Choi YH, Kurtz A, Stamm C. Mesenchymal stem cells for cardiac cell therapy. Hum Gene Ther. 2011;22(1):3–17.

[3] da Silva Meirelles L, Fontes AM, Covas DT, Caplan AL. Mechanisms involved in the therapeutic properties of mesenchymal stem cells. Cytokine Growth Factor Rev. 2009;20(5–6):419–427.

[4] Davis T, Singharao SK, Wiyllie FS, et al. Telomere-based proliferative lifespan barriers in Werner-syndrome fibroblasts involve both p-53 dependent and p-53 independent mechanisms. J Cell Sci. 2003;116:1349.

[5] Denley A, Bonython ER, Booker GW, Cosgrove LJ, Forbes BE, Ward CW, et al. Structural determinants for high-affinity binding of insulin-like growth factor II to insulin receptor (IR)-A, the exon 11 minus isoform of the IR. Mol Endocrinol. 2004;18:2502–2512.

[6] Dierickx P, Doevendans PA, Geijsen N, van Laake LW. Embryonic template-based generation and purification of pluripotent stem cell-derived cardiomyocytes for heart repair. J Cardiovasc Transl Res. 2012;5(5): 566–580.

[7] Eça LP, Pinto AM, Pinho AM, Mazetti MP, Odo ME. Autologous fibroblast culture in the repair of aging skin. Dermatol Surg. 2012;38(8):180–184.

[8] Fram RY, Cree MG, Wolfe RR, Mlcak RP, Qian T, Chinkes DL, et al. Intensive insulin therapy improves insulin sensitivity and mitochondrial function in severely burned children. Crit Care Med. 2010;38: 1496–1583.

[9] Gaspar NK, Gaspar APA, Bruno AFM, Travassos Neto P. Tratamento das lipoatrofias localizadas com insulina monocomponente. An Bras Dermatol. 1984;59(3): 135–136.

[10] Goalstone M, Carel K, Leitner JW, Draznin B. Insulin stimulates the phosphorylation and activity of farnesyltransferase via Ras-mitogen-activated protein kinase pathway. Endocrinology. 1997;138:5119–5124.

[11] Gospodarowicz D, Cheng J. Growth of myoblasts in lipoprotein-supplemented, serum-free medium: regulation of proliferation by acidic and basic fibroblast growth factor. In Vitro Cell Dev Biol. 1987;23:507–514.

[12] Greco M, Villani G, Matzzucchelli F, et al. Marked ageingrelated decline in efficiency of oxidative phosphorylation in human skin fibroblasts. FASEB J. 2003;17: 1706–1787.

[13] Ish-Shalon D, Christoffersen CT, Vorwek P, Sacerdoti-Sierra N, Naor D, et al. Mitogenic properties of insulin and insulin analogues mediated by the insulin receptor. Diabetologia. 1997;40(Suppl 2):S25–31.

[14] Kim JE, Lee OS, Choi J, Son SW, Oh CH. The efficacy of stereoimage optical topometry to evaluate depressed acne scar treatment using cultured autologous fibroblast injection. Dermatol Surg. 2011;37(9):1304–1313.

[15] Lee JM, Moon KC, Han SK, Jeong SH, Kim WK. What tissue is formed after graft of adipose-derived stromal vascular fraction cells? J Craniofac Surg. 2013;24: 636–639.

[16] Lv GF, Chen B, Zhang WF, Wang YC, Cai WX, Tang CW, et al. The protective effect of intensive insulin treatment on the myocardium in severely scalded rats. Zhonghua Shaao Shang Za Zhi. 2007;23:168–171.

[17] MaW, Wlaschek M, Tantcheva-Poor I, et al. Chronological ageing and photoageing of the fibroblasts and the dermal connective tissue. Clin Exp Dermatol. 2001; 26:592.

[18] Mambelli LI, Santos EJ, Frazão PJ, Chaparro MB, Kerkis A, Zoppa AL, et al. Characterization of equine adipose tissue-derived progenitor cells before and after cryopreservation. Tissue Eng Part C Methods. 2009; 15(1):87–94.

[19] Masur K, Vetter C, Hinz A, Tomas H, Henrich H, Niggemann B, et al. Dibetogenic glucose and insulin concentrations modulate transcriptome and protein levels involved in tumour cell migration, adhesion and proliferation. Br J Cancer. 2011;104:345–352.

[20] Minguell JJ, Conget P, Erices A. Biology and clinical utilization of mesenchymal progenitor cells. Braz J Med Biol Res. 2000;33(8):881–887.

[21] Minguell JJ, Erices A, Conget P. Mesenchymal stem cells. Exp Biol Med (Maywood). 2001;226(6):507–520.

[22] Montagna W, Carlisle K. Structural changes of aging human skin. J Invest Dermatol. 1979;73:47.

[23] Montalcini RL, Hamburger V. Selective stimulating effects of mouse sarcoma on the sensory and sympathetic nervous system of the embryo. J Exp Zool. 1951; 116(2):321–361.

[24] Munavalli GS, Smith S, Maslowski JM, Weiss RA. Successful treatment of depressed, distensible acne scars using autologous fibroblasts: a multi-site, prospective, double blind, placebo-controlled trial. Dermatol Surg. 2013a;39:1226–1236.

[25] Munavalli GS, Smith S, Maslowski JM, Weiss RA. Successful treatment of depressed, distensible acne scars using autologous fibroblasts: a multi-site, prospective, double blind, placebo-controlled clinical trial. Dermatol Surg. 2013b;39(8):1226–1236.

[26] Nishimura N, Reeve VE, Nishimura H, et al. Cutaneous metallothionein induction by ultraviolet B irradiation by interleukin-6 null mice. J Invest Dermatol. 2000; 114:343.

[27] Park BS, Jang KA, Sung JH, Park JS, et al. Adiposederived stem cells and their secretory factors as a promising therapy for skin aging. Dermatol Surg. 2008;34:1323–1326.

[28] Pittenger MF, Mackay AM, Beck SC, Jaiswal RK, Douglas R, Mosca JD, et al. Multilineage potential of adult human mesenchymal stem cells. Science. 1999; 284(5411):143–147.

[29] Rhee SM, You HJ, Han SK. Injectable tissue-engineered soft tissue for tissue augmentation. J Korean Med Sci. 2014;29:S170–175.

[30] Rodríguez R, García-Castro J, Trigueros C, García Arranz M, Menéndez P. Multipotent mesenchymal stromal cells: clinical applications and cancer modeling. Adv Exp Med Biol. 2012;741:187–205.

[31] Selleri S, Dieng MM, Nicoletti S, Louis I, Beausejour C, et al. Cord-blood-derived mesenchymal stromal cells downmodulate CD4+ T-cell activation by inducing IL-10-producing Th1 cells. Stem Cells Dev. 2013;22: 1063–1075.

[32] Shuster S, Black MM, Vitie M. The influence of age and sex on skin thickness, sin collagen and density. Br J Dermatol. 1975;93:639–643.

[33] Smith SR, Munavalli G, Weiss R, Maslowski JM, Hennegan KP, Novak JM. A multicenter, doubleblind, placebo-controlled Trial of autologous fibroblast therapy for the treatment of nasolabial fold wrinkles. Dermatol Surg. 2012;38(7 pt 2):1234–1243.

[34] Stamm C, Westphal B, Kleine HD, Petzsch M, Kittner C, Klinge H, et al. Autologous bone-marrow stem-cell transplantation for myocardial regeneration. Lancet. 2003;361(9351):45–46.

[35] Taylor G, Lehrer MS, Jensen PL, et al. Involvement of follicular stem cells in forming not only follicol but also skin. Cell. 2000;102:451.

[36] Tuvdendorj D, Zhang XJ, Chinkes DL, Aarsland A, Kulp GA, Jeschke MG, et al. Intensive insulin treatment increases donor site wound protein synthesis in burn patients. Surgery. 2011;149:512–518.

[37] Varani J, Schuger L, Dame MK, et al. Reduced fibroblast interaction with intact collagen as an mechanism for depressed collagen synthesis in photodamaged skin. J Invest Dermatol. 2004;122:14.

[38] Watson D, Keller GS, Lacombe V, et al. Autologous fibroblasts for treatmentoof facial rhytids and dermal depressions. Arch Facial Plast Surg. 1999;1:165.

[39] Weiss RA, Weiss MA, Beasley KL, Munavalli G. Autologous cultured fibroblast injection for facial contour deformities: a prospective, placebo-controlled, Phase III clinical trial. Dermatol Surg. 2007b;33:263–288.

[40] Weiss RA, Weiss MA, Beasley K, et al. Autologous cultured fibroblast injection for facial contour deformities: a prospective, placebo-controlled, Phase III clinical trial. Dermatol Surg. 2007a;33:263.

[41] Wong T, Mc Grath JA, Navsaria H. The hole of fibroblasts in tissue engineering and regeneration. Br J Dermatol. 2007;156:1490.

[42] Yang SH, Park MJ, Yoon IH, Kim SY, et al. Soluble mediators from mesenchymal stem cells suppress Tcell proliferation by inducing IL-10. Exp Mol Med. 2009;41:315–324.

[43] Zhao Y, Wang J, Yan X, Li D, Xu J. Preliminary survival studies on autologous cultured skin fibroblasts transplantation by injection. Cell Transplant. 2008;17(7): 775–783.

[44] Zucconi E, Vieira NM, Bueno DF, Secco M, Jazedje T, Ambrosio CE, et al. Multipotent mesenchymal stromal cells: clinical applications and cancer modeling. Stem Cells Dev. 2010;19(3):395–402.

[45] Zuk PA, Zhu M, Mizuno H, et al. Multilineage cells from human adipose tissue: implications for cell-based therapies. Tissue Eng. 2001;7:211.

第 37 章　组织填充剂治疗的并发症及防治措施

梅尔·巴西尔·帕拉达、若昂·君奎拉·马加尔昂·阿方索和尼尔塞奥·施韦里·米查拉尼（Meire Brasil Parada, João Paulo Junqueira Magalhães Afonso and Nilceo Schwery Michalany）

目录

前言	400
并发症分类	400
即刻或早期并发症的临床表现	401
早期不良反应和并发症的临床表现	401
晚期不良反应和并发症的临床表现	402
特殊部位的并发症	404
并发症的治疗	405
并发症的预防	405
治疗后的护理	407
即刻并发症	407
即刻并发症的治疗	407
晚期并发症的治疗	409
永久性填充剂注射后的一些注意事项	410
手背填充并发症的治疗	411
玻尿酸引起的并发症	411
玻尿酸 + 右旋糖酐引起的并发症	412
羟基磷灰石引起的并发症	412
聚甲基丙烯酸甲酯（Metacril®）引起的并发症	413
聚甲基丙烯酸甲酯 + 胶原（Artecol®）引起的并发症	413

M. B. Parada (*) · J. P. Junqueira Magalhães Afonso ·
N. Schwery Michalany
Universidade Federal de São Paulo, São Paulo, Brazil
e-mail: mbparada@uol.com.br;
drjoaopaulodermato@yahoo.com.br;
labpaulista@uol.com.br

© Springer International Publishing AG, part of Springer Nature 2019
M. C. A. Issa, B. Tamura (eds.), *Botulinum Toxins, Fillers and Related Substances*, Clinical Approaches and Procedures in Cosmetic Dermatology 4, https://doi.org/10.1007/978-3-319-16802-9_34

左聚乳酸（Sculptra® 或 Newfill®）引起的并发症......413
硅油引起的并发症......413
总结......414
参考文献......414

摘要

组织填充剂治疗是年轻化治疗中的一种微创技术。随着其临床应用逐渐增多，需要我们掌握与之相关的各种并发症的预防和治疗方法。本章将讨论注射填充的即刻、早期和晚期并发症以及相关的防治办法。

关键词

并发症；填充剂；肉芽肿；玻尿酸；感染；结节；治疗；血管栓塞

前言

目前对预防人体衰老的研究越来越多，在医疗保健行业逐渐形成了一个新兴的治疗领域，厂家开始生产出越来越多的抗衰老产品，临床上也不断发展出一些新的治疗技术，以迎合患者的美容需求，这其中就包括组织填充剂治疗。组织填充剂主要用来治疗皱纹、填充凹陷、刺激胶原蛋白新生。在临床应用填充剂过程中也容易出现一些早期和晚期的并发症。目前市场上存在多种组织填充剂，一般分为短效填充剂、半永久性填充剂和永久性填充剂。每种填充剂都有自己独特的生理化学特性，所以每种填充剂的适应证和禁忌证也都不尽完全相同，没有任何一款产品完全不会出现并发症。尽管仍有争论，但大多数学者还是认为永久性填充剂治疗后的并发症要更多。这种长效填充剂引起的并发症更难处理，因为短效填充剂治疗后即使出现并发症，也会随着填充剂地慢慢分解而自行消失，但永久性填充剂治疗后则不会。玻尿酸是临床上最常应用的短效填充剂，尽管其治疗后的并发症发生率较低，但由于其用量大，所以出现的并发症也不少。

并发症分类

对组织填充剂治疗后出现的并发症有几种分类方法：
- 按照出现的时间早晚：①早期（治疗后14天以内）。②晚期（治疗14天以后）。
- 与治疗过程有关。
- 与产品有关（不良反应）。
- 与注射技术有关（并发症）。

早期并发症一般与治疗过程有关，通常可预期到，一旦出现，也很快会消失。

不良反应和并发症需要从以下几方面进行分析：

（1）临床后果。

（2）对容貌的影响。

通常这些并发症中轻的可以先进行临床观察，严重的也可能需要手术解决。所以对出现的并发症需要进行全面考虑，以便于对每种情况选择最佳的处理方法。

即刻或早期并发症的临床表现

（1）皮肤发红。

（2）水肿。

（3）疼痛或触痛。

（4）淤青。

（5）瘙痒。

这些情况的发生一般因人而异，80%的患者都会出现。

这些并发症的发生一般由多种因素引起，如患者的应激性、患者是否服用药物（如抗凝药）、针眼多少及注射部位、所用产品、医生的技术等。重要的是，治疗前需要向患者交代清楚这些情况。这些并发症一般5~10天后自行消失。

早期不良反应和并发症的临床表现

感染

注射后头几天有可能会出现继发性感染，可由病毒（疱疹）或细菌引起。细菌感染表现为皮肤长时间发红、疼痛或瘙痒，逐渐发展成脓肿，并伴有全身症状，如发热、全身不适、乏力、白细胞增多、呕吐及体重减轻等。

过敏反应

在治疗前无法预测过敏反应的发生，除非填充剂中含有动物源性成分，如胶原蛋白，这种填充剂需要在注射前进行皮试。尽管不需要对非动物源性填充剂进行皮试，但特殊体质的人也有可能会出现过敏反应。过敏反应的临床表现有可能仅仅是炎症性反应，如皮肤发红、水肿、发热、局部疼痛、瘙痒，不会出现任何感染迹象，但也可能会出现脓肿、血管性水肿及过敏性休克。

外形不规则

在注射的早期或后期，我们可以用肉眼发现或用手触摸到局部外形不规则。早期出现的外形不规则往往是由于注射技术不当造成的，也有可能是患者没有严格遵照医嘱造成的，如注射当天患者进行了局部按摩或干重活等。

色素异常

局部色素异常经常是由于注射技术不当造成的，如注射过浅，使得注射物显色，也有可能是长时间的皮肤发红或淤青造成的，可进一步发展为色素沉着。

血管栓塞造成的皮肤坏死

血管栓塞造成的皮肤坏死是一种最严重、处理起来最棘手的并发症，一般在注射过程中或注射后即刻发生。文献中曾有填充剂导致永久性失明的案例报道。

最危险的注射部位是在眉间，因此我们建议，尽量避免在此部位进行注射；如果需要注射的话，注射层次要尽量表浅，注射量要尽可能少。

其他危险注射部位包括面动脉走行区域（靠近梨状孔位置）和颞浅动脉走行区域。

在面部中等粗细的血管周围进行注射，容易造成血管压迫或将填充物注射到血管内，造成血管部分或完全堵塞。

一旦发生动脉堵塞，相关血管分布区域的皮肤会发白，伴有或不伴有剧烈疼痛（与是否含有利多卡因有关），紧接着皮肤颜色发紫。静脉堵塞后，临床症状发展的速度较慢，皮肤颜色逐渐变紫，疼痛也不剧烈。如果没有及时发现，3~5 天后皮肤慢慢会出现网状红斑，有时颜色发紫，局部出现皮肤坏死。

皮肤坏死的前期症状：

- 皮肤颜色发白。
- 皮肤颜色发暗（灰蓝色）。
- 淤青。
- 有网状红斑。
- 注射部位剧烈疼痛。

过去几年曾有填充物致盲的病例报道，这常常与在危险区注射有关。出现视力受损的相关症状包括：

- 注射后即刻出现眶内疼痛。
- 视力降低。
- 上睑下垂。
- 头疼。
- 眩晕。
- 恶心。
- 斜视（眼外肌麻痹）。

晚期不良反应和并发症的临床表现

增生性瘢痕

瘢痕体质的患者治疗后容易在针眼部位出现瘢痕，大部分与不当注射技术有关，但也有正确的注射操作后出现增生性瘢痕的情况。

间断性水肿

间断性水肿常常在注射后几个月或几年后出现，常常与酗酒、日光暴晒、剧烈活动和服用血管舒张剂有关。

色素异常

注射层次过浅会造成皮肤色素异常。组织中的填充材料对不同波长光的反射和散射不同，因此会形成丁达尔（Tyndall）现象。例如红色光在皮肤中比蓝色光穿透的厚度要深，因此如果填充材料位于皮下浅层，就会造成皮肤组织对各种光的反射发生改变，从而出现色素异常。

填充物游走

所有填充物都会发生游走现象，但最常见的是永久性填充剂。填充物游走在临床上表现为结节，刺激肉芽肿形成。硅油治疗后最常出现这种并发症，尽管在很多国家已经禁止临床上使用硅油进行治疗，但我们在临床上仍常常会遇到非法注射硅油引起并发症的患者，或多年前注射硅油导致并发症的患者。填充剂向远处游走不常见，例如从臀部游走到整个下肢。

结节

结节可以由多方面因素造成，如注射时填充过量，或填充物分布不均匀，也可以由于机体对填充物的过敏反应造成。感染也可以造成结节，这种结节可以是单个，也可以为多个。

结节可位于真皮内或皮下，临床上肉眼可见，也可以仅仅用手触到。根据具体的临床表现及对外观的影响来决定是否对这些结节进行治疗（图37-1）。

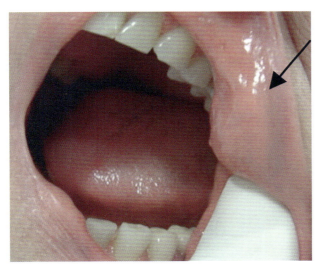

图 37-1　聚甲基丙烯酸甲酯（PMMA）注射后形成的结节

应用磁共振成像（MRI）可以帮助我们鉴别炎症性结节和非炎症性结节，后者在临床上不太常见。

异物肉芽肿

肉芽肿如果没有做组织病理学检查，临床上往往被诊断为结节。组织病理学检查可帮助我们明确诊断，很多情况下这些结节都符合异物肉芽肿的表现，一般不伴有炎症或变态反应。

异物肉芽肿的发生不可预测，常常出现在注射后几个月或几年，诱发原因有可能是全身性感染或局部感染。

感染

感染可能一开始表现为结节，但会伴有疼痛、发红、发热、肿胀，有波动感。有时也会出现外形不规则、炎症性纤维条索或多发性结节。

注射过程中如果消毒不严格，则发生感染的概率会增加。

在有些国家，由于缺乏相关的法律法规及政府监管，注射美容常常由一些没经过正规培训的医生进行操作，甚至还有一些是非医学专业人士，因此治疗后发生感染的情况会更多。

常见的致病菌为化脓性链球菌或金黄色葡萄球菌，如果是注射 2 周后发生的感染，则应高度怀疑为非典型分枝杆菌感染。

填充剂中的凝胶一方面可阻挡炎症细胞（中性粒细胞、巨噬细胞、淋巴细胞）进入到组织内，另一方面可以为细菌提供营养通道，这种微环境特别适合一些微生物的生长繁殖。

另外还需要考虑所谓的生物膜形成。生物膜是一种复杂的细菌生物系统，有大量的细菌聚集黏附到生物膜的表面，形成的细菌菌落有很大的抗药性，治疗起来非常困难。

严重感染者会出现全身发热、乏力、白细胞增多、呕吐和体重减轻等表现。

注射物所致的脂肪萎缩

注射物所致的脂肪萎缩是一种非常罕见的并发症，和 HIV 感染所致的脂肪萎缩患者的临床表现类似。

过敏反应

过敏反应表现为皮肤发红、发热、肿胀和疼痛，但是没有任何感染迹象。常出现于注射治疗的早期，但也会出现在晚期。目前由于临床上所用的填充剂的组织相容性越来越好，所以过敏反应的发生越来越少。但是应用含有牛胶原蛋白或人胶原蛋白的填充剂以及动物来源的玻尿酸仍有发生过敏反应的可能性。

目前临床上所用的玻尿酸大部分是由链球菌发酵生产出来的，所以最终玻尿酸中会残存一些细菌蛋白，从而有可能会引起过敏反应。

过敏反应一般分为两种类型：

（1）血管性水肿（抗体介导的水肿）：Ig-E 介导的免疫反应，可用抗组胺药进行治疗。

（2）非抗体介导的水肿：对于这种水肿，抗组胺药治疗无效，可用激素治疗，严重时需要取出填充材料。

特殊部位的并发症

手背

如今手背的填充美容项目越来越多，像其他部位一样，手背注射填充后也会出现并发症。

文献中报道的相关并发症包括：持续不退的肿胀、刺痛、麻木、异物肉芽肿反（图 37-2、图 37-3）等。

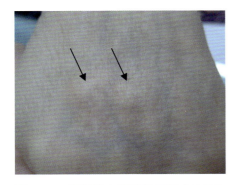

图 37-2　羟基磷灰石注射后形成的异物肉芽肿

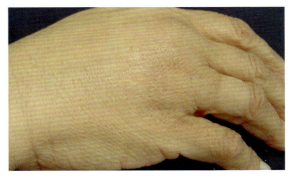

图 37-3　聚甲基丙烯酸甲酯（PMMA）注射导致的手背肿胀

颧颊部肿胀

浅层注射和深层注射都会引起颧部肿胀，但更常见于浅层注射。颧颊部的浅表淋巴管更容易受到压迫，很少量的注射物就可以引起淋巴回流障碍，导致长时间的水肿。深部的淋巴回流可由大剂量的注射填充造成，因此颧颊部注射时需要小心这方面的问题。

并发症的治疗

并发症的预防

为预防并发症的发生，医生首先需要选择合适的患者进行治疗。

如果患者是第一次接受面部填充治疗，而且不清楚具体的治疗过程，医生可选择短效填充材料进行治疗。如果患者已经用过短效填充剂，而且治疗效果非常好，并且不希望进行频繁的重复治疗，医生可选择长效填充剂如羟基磷灰石或聚甲基丙烯酸甲酯（PMMA）进行治疗。

在患者的选择方面，医生需要注意患者是否为瘢痕体质，是否患有自身免疫性疾病或肉芽肿疾病等，尤其是结缔组织病或结节病，一旦发现患者患有这些疾病，则禁止对其进行注射填充治疗，尽管这些疾病不是注射美容的绝对禁忌证。

对患者既往史的了解也非常重要，因为对于局部注射过永久性填充剂的患者，再次在其相同部位注射其他填充剂时，有可能会导致局部发生感染，甚至诱发自身免疫反应和其他一系列并发症。另外注射部位既往曾施行过手术的患者也可能会出现局部血管变异，增加注射风险。

同时需要了解患者日常的服药情况，因为服用抗凝药物容易使患者皮肤在注射过程中出现淤青。注射前是否停药，需要根据患者情况综合判断而定。

治疗前需要向患者交代清楚整个治疗过程、治疗后的效果、可能出现的并发症、治疗效果维持时间，同时了解患者对治疗效果的期望，并签署知情同意书。

为了避免并发症，需要注意如下几方面的问题：

（1）如果透过皮肤能看到针尖，说明注射层次过浅，需要重新调整针头的深度。但是痤疮瘢痕治疗时除外。

（2）禁止向肌肉内注射，因为肌肉运动会使局部出现肿块或使外形变得不平整。

（3）唇部黏膜下注射过浅会造成局部肿块或外形不规则。

（4）在皮肤薄的位置应用填充剂时一定要非常小心，如眼睑部位。皮肤薄的部位采用注射填充方法来治疗细小皱纹时往注射层次过浅，最终导致局部皮肤表面不平整。本节中我们还会对这方面治疗的一些新产品进行讨论。应用这些新产品一般不采用交联技术，或交联程度低，黏性较小，吸收较快，治疗的主要目的是改善皮肤质地。因此它们不应该叫作填充剂，而应该叫作"皮肤保湿剂"、胶原刺激剂或皮肤水光剂更合适。

（5）凹陷的治疗往往需要多次填充才能达到理想的效果。第一次注射时不要填充过量，过一段时间需要患者复诊，根据治疗的效果再决定补充注射方案。另外患者有时并不清楚哪种治疗方法好或哪个解剖部位需要治疗，所以需要医生来决定具体的注射部位及注射剂量。不要让患者干扰你的决定，因为有些患者具有形体认知障碍，往往对治疗的期望不切合实际。

（6）注射后的护理也非常重要。尽管没有明确的证据，但还是建议采用冷敷或冰敷来减轻局部水肿、红斑、淤青等情况的发生。最近的研究表明，如果局部出现缺血或血管堵塞的症状，则应避免局部冷敷，而应改用热敷。一般在注射后不建议进行局部按摩，除非局部有缺血或血管堵塞的表现以及注射材料分布不均匀。治疗后的剧烈运动或注射附近的肌肉强力收缩会使填充物发生移位，从而使其分布不均匀。

（7）含有动物胶原蛋白的填充剂用于治疗前需要做皮肤过敏试验，一般在前臂掌侧的真皮内注射0.1mL的填充剂，48~72h后观察皮试结果。有些学者建议第1次皮试后2周再进行1次皮试，因为有可能第1次皮试后体内会出现相关抗体，类似于接触性皮炎的诱导阶段。人体来源的胶原蛋白应用前也要进行皮试。在巴西，目前临床上已不再用胶原蛋白填充剂进行治疗。

（8）聚左乳酸（PLLA）应用前需要用大量的生理盐水进行溶解，溶解时间也要足够长（从原来的12~24h到现在的48~48h）。聚左乳酸（PLLA）应注射到皮下层，而不是真皮网状层，注射后需要进行局部按摩，可以减少结节的形成。

（9）避免感染：进行任何操作前医生都要洗手，并让患者卸妆，治疗部位需要严格消毒，选择合适的锐针或钝针进行注射。这样可以避免出现感染或后期生物膜形成。

（10）牙齿上常常有牙菌斑，因此口腔内注射会增加感染的风险，所以尽可能不采用口腔入路注射。另外也应避免注射过程中将手指放在口腔内进行按摩，这样会造成手套污染，因此只有在治疗完全完成后，注射者的手不再接触针眼部位时才可以这样操作，或者口腔按摩后换副手套继续进行注射。

（11）永远不要对有活动性感染灶的部位进行注射，如痤疮、疱疹、脓疱部位。避免对近期施行过口腔手术的患者进行治疗，避免对以前曾注射过其他材料的部位进行再次填充。

（12）为避免出现血管堵塞，需要额外注意以下操作步骤：

· 对危险区注射时要小心，另外大剂量、细针头（无论钝针还是锐针）注射时及在瘢痕部位注射时也需要特别小心。

· 注射前要进行回抽实验。

· 危险区域注射量一定要少，或避免在危险区域进行注射。

· 注射层次尽可能表浅。

· 注射过程中用非操作手压住血管的近心端。

· 注射时可捏起皮肤，以使血管与皮下有更大的间隙。

· 对眉间等危险区域注射时要非常小心，因为这些位置有丰富的血管交通支。

治疗后的护理

并没有证据显示冷敷或冰敷会减少治疗后水肿、红斑或淤青的发生，但是冷敷或冰敷确实会让患者感觉更舒服，这才是治疗后采用冰敷或冷敷的原因。

如果出现血管堵塞的迹象，则建议改用热敷，可使血管受热扩张，改善局部血液供应。

即刻并发症

对于注射后出现的局部红斑、水肿、淤青、疼痛或触痛，一般仅需要临床观察，这些并发症一般会慢慢自行消退，也可以进行局部冷敷以加速症状的消退。

持续性红斑可采用激素或强脉冲光治疗。

冷敷可有效缓解患者治疗过程中的疼痛感。治疗前后应用山金草（Arnica）和菠萝蛋白酶（Bromelain）也可以缓解局部疼痛，但目前还没有这方面的研究报道。

如果出现淤青，可在治疗后早期进行局部压迫。

采用细的钝针注射，可以减少上述情况的发生。

即刻并发症的治疗

感染的治疗

如果出现疱疹感染，需要立刻服用抗病毒药（阿昔洛韦、伐昔洛韦、喷昔洛韦），而且要全疗程足量服用。

如果出现急性细菌性感染，可首先经验性地应用广谱抗生素治疗，如果没有好转，应进一步进行检查并治疗。

过敏反应的治疗

根据过敏反应的严重程度，可予以抗组胺药和激素进行治疗。

外形不规则的治疗

如果注射后即刻发现局部不平整，可用力进行按摩，以便使填充剂分布均匀，这种方法只适合用于注射后几小时内。另一种方法是采用针刺的方法将局部注射的填充剂挤出来。如果用的是玻尿酸，可以尝试用玻尿酸溶解酶进行溶解。

血管堵塞和皮肤坏死的治疗

一旦发现有血管堵塞的迹象，应立刻停止注射。如果注射过程中进行了冷敷治疗，应立刻改用热敷，以便于局部血管扩张。

可在局部进行轻柔按摩，而不是使劲按摩。

局部可应用硝酸甘油，这对治疗的帮助很大。另外需要注意的是，对于一些敏感的患者，硝酸甘油有可能会引起头疼或低血压。

如果所用的是玻尿酸，建议应用玻尿酸溶解酶进行溶解。

低分子肝素可用来治疗血管栓塞，也可以用阿司匹林进行治疗。

如果有条件的话，可采用高压氧治疗。

早期应该认真观察局部是否会出现坏死现象，如果发生皮肤坏死，应该每日进行清创换药，减少瘢痕的形成。如果形成瘢痕，则应积极治疗。

布伦南（Brennan）在2014年对上述处理措施进行了总结：

- 停止冰敷。
- 立即热敷。
- 局部按摩便于血管扩张，并使填充剂向周围扩散。
- 服用阿司匹林（80mg）。
- 表面应用硝酸甘油类药物。
- 注射玻尿酸溶解酶（只是在填充剂为玻尿酸时应用）。
- 激素治疗。
- 如果缺血现象无明显好转，则很可能会发生组织坏死，应积极联系整形外科医生会诊。
- 低分子肝素皮下注射对于治疗有帮助。
- 应用抗生素。
- 应用抗病毒药物（如果口周发生组织坏死）。
- 高压氧治疗，持续1个月。
- 3个月后应用多种激光联合治疗。

一般血管栓塞后的组织变化分为5个阶段：

（1）皮肤发白（血管收缩引起）。

（2）皮肤花斑样改变（皮肤内含氧量减少）。

(3)皮肤呈蓝灰色(组织缺氧)。

(4)与周围组织分界逐渐清晰(缺血组织逐渐坏死,边缘有一圈充血的间生态组织)。

(5)创面愈合与组织修复。

晚期并发症的治疗

增生性瘢痕的治疗

注射导致的增生性瘢痕与手术和创伤形成的增生性瘢痕的治疗方法一样,可应用激素瘢痕内注射治疗使瘢痕组织萎缩,改善局部外观。

间歇性水肿的治疗

间歇性水肿可以用激素和他克莫司软膏进行治疗。

色素异常的治疗

丁达尔(Tyndall)现象需要根据所用的填充剂进行治疗。如果是玻尿酸,可以用力按摩,也可以用玻尿酸溶解酶溶解。羟基磷灰石注射后形成的白色斑点可通过小切口予以取出。永久性填充剂处理起来要复杂一些,常常需要手术取出。

炎症后色素脱失可局部应用氢醌进行治疗,其他原因导致的色素缺失处理起来相对要困难,可以尝试将周围正常皮肤进行脱色,以减少两者之间的色差,但这样治疗的效果往往不会很理想。

填充材料游走或注射位置欠佳的治疗

注射早期形成的结节可通过用力按摩来解决。后期出现的结节应用按摩治疗基本没啥效果,因为填充物已与组织粘连在一起。

在极少数病例中,由于填充物位置欠佳,外形难看,最终不得不取出。这种情况一般发生得比较晚,原因不明,因为填充剂并没有与自身组织完全融合在一起,也没有形成完整的包膜。可用手术刀片切个小口,然后用2个棉签或手指将填充物挤出(图37-4)。

如果填充物是玻尿酸,则可以用玻尿酸溶解酶溶解。尽管目前玻尿酸溶解酶的使用剂量还没有统一的标准,但玻尿酸溶解酶确实可以有效地治疗玻尿酸引起的各种并发症,除了用于血管堵塞等紧急情况的治疗外,也可以用来治疗晚期的一些并发症(图37-5)。

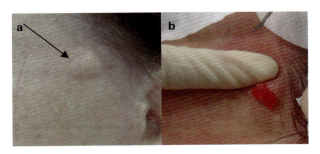

图37-4 (a、b)玻尿酸游走形成的结节,通过1个小切口挤出,结节周围并没有包膜形成

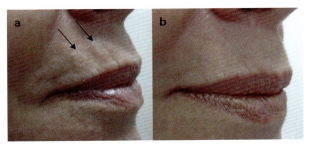

图37-5 (a、b)用玻尿酸溶解酶治疗注射玻尿酸引起的口周皱纹

玻尿酸溶解酶的用法

玻尿酸溶解酶是从牛睾丸中提取的，可用来分解玻尿酸。玻尿酸溶解酶分为 2 种，即 Hialuronoglicuronosidase 和 Hialuronatoliase，可对玻尿酸分子的不同部位进行降解。

玻尿酸溶解酶也可以分解机体中原有的玻尿酸，因此可以暂时性地降低组织的黏滞性，便于周围的液体渗透到组织中。基于这种原理，玻尿酸溶解酶也可用来治疗其他填充物引起的并发症。

必要时玻尿酸溶解酶可重复注射，一般间隔 10~15 天。稀释后未用完的玻尿酸溶解酶一定要丢掉，不能再保存使用。应用玻尿酸溶解酶治疗前需要进行皮试，但皮试的结果只是一个参考，并不能判定实际应用中机体就会出现过敏反应。

使用玻尿酸溶解酶前，需要询问患者有无用过呋塞米（速尿）、苯二氮、苯妥英钠、多巴胺和 α-肾上腺素能激动剂、抗感染药[如吲哚美辛（消炎痛）及地塞米松和水杨酸盐等）、中草药、抗组胺药、肥大细胞稳定剂、肝素、维生素 C 等药物，这些药物会使机体对玻尿酸溶解酶出现抗药性。另外，注射玻尿酸溶解酶后也会出现一些并发症，如荨麻疹和血管性水肿，但发生概率会小于 0.1%。

异物肉芽肿的治疗

异物肉芽肿的治疗首选结节内激素注射或全身性激素治疗，这种治疗方法有一定的并发症，比如会造成组织萎缩和毛细血管扩张。

文献中报道的其他治疗方法包括应用米诺环素、5-氟尿嘧啶、羟基氯喹、博莱霉素、异维 A 酸、别嘌呤醇、硫唑嘌呤、他克莫司和咪喹莫特等进行治疗。对于单个界限清楚的肉芽肿，也可以选择进行手术切除。

非炎症性肉芽肿和炎症性肉芽肿可以分别用波长为 532nm 和 1064nm 的激光进行治疗，这两种激光可以减少局部毛细血管扩张和小血管的生成，并减小肉芽肿的体积和硬度。

有报道称可以用依那西普来治疗硅油引起的肉芽肿。

感染的治疗

通常用于治疗皮肤和黏膜感染的短效抗生素（如头孢氨苄）足以治疗填充剂引起的感染。然而，如果怀疑为非典型分枝杆菌感染，则应该反复进行细菌培养，以更好地指导抗生素的应用。在这种情况下，需要应用广谱抗生素，如大环内酯类的克拉霉素、喹诺酮类的环丙沙星及四环素类抗生素等。

永久性填充剂注射后的一些注意事项

有报道称，在永久性填充剂注射几年后，当患者应用干扰素时会出现严重的感染。因此建议对于注射永久性填充剂的患者，终生需要禁止使用干扰素。然而值得思考的是，干扰素是一些疾病的重要治疗手段，因此这种禁忌证应该是相对的，临床上需要综合考虑干扰素应用的利和弊。

还有人建议注射永久性填充剂后患者在受到任何感染时都需要服用抗生素，一般 10 年内都要这样，以防后期出现交叉免疫反应。

过敏反应的治疗

过敏反应如果程度较轻，对身体没有什么影响的话，可以先密切观察；如果严重的话，则需要进行全身激素治疗。这种情况下，玻尿酸溶解酶很少用得上，因为玻尿酸溶解酶本身就是非人体来源蛋白，也会引起过敏反应。不过目前已经生产出重组人玻尿酸溶解酶，发生过敏反应的可能性较低。

手背填充并发症的治疗

帕克（Park）等提出了治疗手背填充并发症的方法和步骤。

首先冰敷手背，进行局部按摩，抬高双手。

如果需要的话，建议口服两种抗生素。如果症状不消退，则需要根据填充剂的种类采取进一步的措施。

- 玻尿酸：采用玻尿酸溶解酶溶解。
- 羟基磷灰石：手术取出。
- 其他填充剂：病灶内激素治疗。

如果玻尿酸溶解酶和激素治疗没有效果，则采用手术进行切除。

重要的是对患者在短时间内进行随访，此处未提及的并发症可按上述方法进行处理。

组织填充并发症的组织学

组织学检查可以帮助我们明确组织填充剂的成分，也只有组织学检查才可以明确填充剂的种类，并根据炎症反应的类型确定治疗方法。

如果在不同的两个部位注射了两种填充剂，组织学检查可以明确到底是哪个部位的填充剂引起了不良反应。

玻尿酸引起的并发症

一般玻尿酸会出现两种不良反应：过敏反应和异物反应。

玻尿酸的过敏反应比异物反应少见，常表现为整个真皮层的弥漫性炎症反应，包括大量淋巴细胞、浆细胞和嗜酸性粒细胞浸润（图37-6）。这种情况下，一般在显微镜下观察不到玻尿酸，即使应用阿尔西安蓝（Alcian blue）或胶体铁（Colloidal iron）特殊染色也不容易看到，只能通过既往的临床病例资料进行诊断。

如果是肉芽肿反应，则在真皮层可发现大量的多核巨细胞围绕在不规则的填充材料周围，注射的玻尿酸呈嗜碱性（图37-7）。巨细胞的胞浆中可发现有少量的注射材料。有些情况下，在巨细胞中间有大量的嗜酸性淋巴细胞。玻尿酸可被阿尔西安蓝（Alcian blue）或胶体铁（Colloidal iron）明显染色。

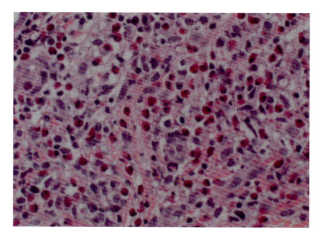 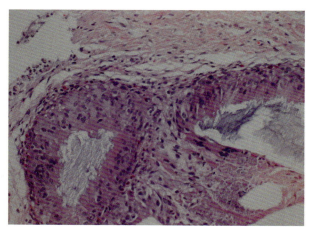

图 37-6　瑞蓝（Restylane）所致的过敏反应，镜下看不到玻尿酸，只发现真皮层有大量的炎症细胞浸润，包括淋巴细胞、浆细胞和嗜酸性粒细胞（苏木精–伊红染色，原始放大 400 倍）

图 37-7　瑞蓝（Restylane）所致的肉芽肿反应（苏木精–伊红染色，原始放大 200 倍）

玻尿酸 + 右旋糖酐引起的并发症

这种填充材料引起的炎症性肉芽肿有时为结节性，有时呈弥漫性，在真皮中可发现有大量的异物巨细胞，细胞的胞浆中可发现蓝红色圆形颗粒，代表的是右旋糖酐微粒，周围还有大量的嗜酸性粒细胞、巨噬细胞和少量中性粒细胞（图 37-8）。

羟基磷灰石引起的并发症

由羟基磷灰石引起的肿块主要由大量的异物巨细胞构成，胞浆内含有蓝棕色微球，具有羟基磷灰石的特性，周围包绕着巨噬细胞和成纤维细胞及胶原纤维（图 37-9）。

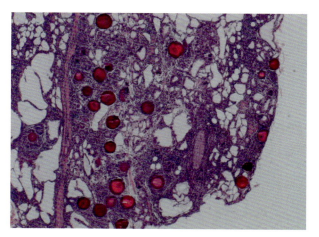 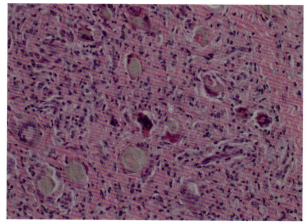

图 37-8　致密的炎症性肉芽肿，真皮内含有大量的异物巨细胞，胞浆内有蓝红色圆形颗粒，代表的是右旋糖酐微颗粒（苏木精–伊红染色，原始放大 200 倍）

图 37-9　异物肉芽肿反应，巨细胞吞噬蓝棕色微球，具有羟基磷灰石材料特性（苏木精–伊红染色，原始放大 200 倍）

聚甲基丙烯酸甲酯（Metacril®）引起的并发症

真皮内有时出现致密的结节性炎症浸润或弥漫性炎症浸润，形成异物肉芽肿，多核巨细胞内出现大小不同的圆形囊腔，有些囊腔中含有非双折射的半透明微球，或者形成上皮样肉芽肿，由上皮样细胞和朗格汉斯（Langhans）巨细胞形成结节性肉芽肿或弥漫性肉芽肿，有时伴有大量淋巴细胞浸润（图 37-10）。

聚甲基丙烯酸甲酯 + 胶原（Artecoll®）引起的并发症

由聚甲基丙烯酸甲酯 + 胶原（Artecoll®）引起的这种肉芽肿的组织学表现与聚甲基丙烯酸甲酯（Metacril®）引起的类似，唯一不同的是多核巨细胞中的囊泡大小均匀，与聚甲基丙烯酸甲酯（Metacril®）引起的相比显得要大（图 37-11）。

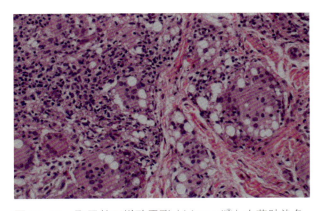

图 37-10 聚甲基丙烯酸甲酯（Metacril®）肉芽肿染色，为结节性肉芽肿，异物巨细胞内还出现大量圆形不规则空泡（苏木精-伊红染色，原始放大 200 倍）

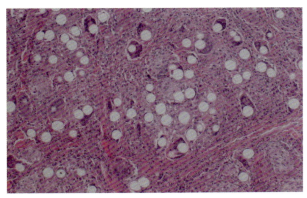

图 37-11 聚甲基丙烯酸甲酯 + 胶原（Artecoll®）引起的肉芽肿（苏木精-伊红染色，原始放大 100 倍）。除了结节状结核肉芽肿外，巨细胞中含有圆形囊泡

左聚乳酸（Sculptra® 或 Newfill®）引起的并发症

由左聚乳酸引起的肉芽肿表现为结核性肉芽肿，几乎完全由异物巨细胞构成，胞浆内含有半透明大小不等的梭形颗粒或长方形颗粒（图 37-12），偏振光照射时呈双折射性（图 37-13）。巨细胞胞浆内常常发现有星形小体，病灶内伴有少量巨噬细胞和淋巴细胞浸润。

硅油引起的并发症

不同的硅油引起的并发症不同。整形外科医生和皮肤科医生最常用的硅油为二甲基硅氧烷，并发症主要表现为巨噬细胞局灶性浸润或弥漫性浸润，巨细胞胞浆内有大小不同、形状不规则的囊泡，细胞核呈碱性。材料之间有巨噬细胞吞噬留下的大量空隙（图 37-14）。细胞浸润常常出现在胶原纤维之间，有时取代整个真皮，但常常出现在皮下层。

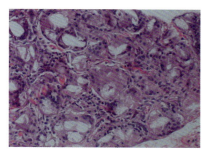 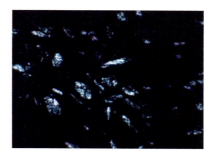 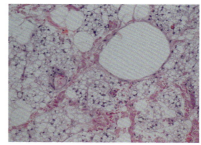

图 37-12　左聚乳酸（New-Fill）引起的肉芽肿（苏木精-伊红染色，原始放大 400 倍）。异物巨细胞内含有半透明长的纺锤形颗粒，两个巨细胞胞浆中发现有星形小体

图 37-13　左聚乳酸晶体在偏振光下呈双折射性

图 37-14　硅油引起的并发症（苏木精-伊红染色，原始放大 200 倍）。巨噬细胞内含有大量的囊泡，呈"奶酪"形态

总结

- 注射填充的并发症分为即刻并发症、早期并发症和晚期并发症。
- 即刻并发症很常见，也在预料之内，处理方法简单，一般几小时或几天后自行消退。
- 早期的并发症潜在风险较高，最让人担心的是血管堵塞。
- 晚期并发症常常不可预料，处理起来较难，恢复也较慢，包括感染、结节和肉芽肿等。
- 基于以上所述的并发症的发生情况，临床上还是建议用短效填充剂进行治疗。

参考文献

[1] Alam M, Dover JS. Management of complications and sequelae with temporary injectable fillers. Plast Reconstr Surg. 2007;120(6 Suppl):98S–105S.

[2] Amin SP, Marmur ES, Goldberg DJ. Complications from injectable polyacrylamide gel, a new nonbiodegradable soft tissue filler. Dermatol Surg. 2004;30(12 Pt 2):1507–1509.

[3] Bailey SH, Cohen JL, Kenkel JM. Etiology, prevention, and treatment of dermal filler complications. Aesthet Surg J. 2011;31(1):110–121.

[4] Brennan C. Avoiding the "danger zones" when injecting dermal fillers and volume enhancers. Plast Surg Nurs. 2014;34(3): 108–111.

[5] Brody HJ. Use of hyaluronidase in the treatment of granulomatous hyaluronic acid reactions or unwanted hyaluronic acid misplacement. Dermatol Surg. 2005;31(8 Pt 1):893–897.

[6] Cavallini M, Gazzola R, Metalla M, Vaienti L. The role of hyaluronidase in the treatment of complications from hyaluronic acid dermal fillers. Aesthet Surg J. 2013;33(8):1167–1174.

[7] Christensen L. Normal and pathologic tissue reactions to soft tissue gel fillers. Dermatol Surg. 2007;33(Suppl 2): S168–175.

[8] Cohen JL, Dayan SH, Brandt FS, Nelson DB, Axford-Gatley RA, Theisen MJ, Narins RS. Systematic review of clinical trials of small- and large-gel-particle hyaluronic Acidinjectable fillers for aesthetic soft tissue augmentation. Dermatol Surg. 2013;39(2):205–231.

[9] Cox SE, Adigun CG. Complications of injectable fillers and neurotoxins. Dermatol Ther. 2011;24(6):524–536.

[10] Dadzie O, Mahalingam M, Parada M, El Helou T, Philips T, Bhawan J. Adverse cutaneous reactions to soft tissue fillers – a review of the histological features. J Cutan Pathol. 2008;35:536–548.

[11] DeLorenzi C. Complications of injectable fillers. Part I. Aesthet Surg J. 2013;33(4):561–575.
[12] Di Girolamo M, Mattei M, Signore A, Grippaudo FR. MRI in the evaluation of facial dermal fillers in normal and complicated cases. Eur Radiol. 2015;25(5):1431–1442.
[13] Duffy DM. Complications of fillers: overview. Dermatol Surg. 2005;31(11 Pt 2):1626–1633.
[14] El-Khalawany M, Fawzy S, Saied A, Al Said M, Amer A, Eassa B. Dermal filler complications: a clinicopathologic study with a spectrum of histologic reaction patterns. Ann Diagn Pathol. 2015;19(1):10–15.
[15] Engelman DE, Bloom B, Goldberg DJ. Dermal fillers: complications and informed consent. J Cosmet Laser Ther. 2005;7(1):29–32.
[16] Fischer J, Metzler G, Schaller M. Cosmetic permanent fillers for soft tissue augmentation: a new contraindication for interferon therapies. Arch Dermatol. 2007;143(4): 507–510.
[17] Funt D, Pavicic T. Dermal fillers in aesthetics: an overview of adverse events and treatment approaches. Plast Surg Nurs. 2015;35(1):13–32.
[18] Gilbert E, Hui A, Meehan S, Waldorf HA. The basic science of dermal fillers: past and present. Part II: adverse effects. J Drugs Dermatol. 2012;11(9):1069–1077.
[19] Goldan O, Georgiou I, Grabov-Nardini G, Regev E, Tessone A, Liran A, Haik J, Mendes D, Orenstein A, Winkler E. Early and late complications after a nonabsorbable hydrogel polymer injection: a series of 14 patients and novel management. Dermatol Surg. 2007;33(Suppl 2):S199–206. ; discussion S206.
[20] Hirsch R, Stier M. Complications and their management in cosmetic dermatology. Dermatol Clin. 2009;27(4): 507–20. , vii.
[21] Jones DH, Carruthers A, Fitzgerald R, Sarantopoulos GP, Binder S. Late-appearing abscesses after injections of nonabsorbable hydrogel polymer for HIV-associated facial lipoatrophy. Dermatol Surg. 2007;33(Suppl 2): S193–198.
[22] Kleydman K, Cohen JL, Marmur E. Nitroglycerin: a review of its use in the treatment of vascular occlusion after soft tissue augmentation. Dermatol Surg. 2012;38(12):1889–1897.
[23] Lee HJ, Kang IW, Won SY, Lee JG, Hu KS, Tansatit T, Kim HJ. Description of a novel anatomic venous structure in the nasoglabellar area. J Craniofac Surg. 2014;25(2):633–635.
[24] Lemperle G, Rullan PP, Gauthier-Hazan N. Avoiding and treating dermal filler complications. Plast Reconstr Surg. 2006;118(3 Suppl):92S–107S.
[25] Lowe NJ, Maxwell CA, Patnaik R. Adverse reactions to dermal fillers: review. Dermatol Surg. 2005;31 (11 Pt 2):1616–1625.
[26] Parada M, Michalany N, Hassun K, Bagatin E, Talarico S. A histologic study of adverse effects of different cosmetic skin fillers. Skinmed. 2005:345–349.
[27] Park TH, Yeo KK, Seo SW, Kim JK, Lee JH, Park JH, Rah DK, Chang CH. Clinical experience with complications of hand rejuvenation. J Plast Reconstr Aesthet Surg. 2012;65(12):1627–1631.
[28] Requena L, Requena C, Christensen L, Zimmermann US, Kutzner H, Cerroni L. Adverse reactions to injectable soft tissue fillers. J Am Acad Dermatol. 2011;64(1):1–34. quiz 35–36.
[29] Sánchez-Carpintero I, Candelas D, Ruiz-Rodríguez R. Dermal fillers: types, indications, and complications. Actas Dermosifiliogr. 2010;101(5):381–393.
[30] Sclafani AP, Fagien S. Treatment of injectable soft tissue filler complications. Dermatol Surg. 2009;35 (Suppl 2):1672–1680.
[31] Sherman RN. Avoiding dermal filler complications. Clin Dermatol. 2009;27:S23–32.
[32] Winslow CP. The management of dermal filler complications. Facial Plast Surg. 2009;25(2):124–128.
[33] Zimmermann U, Clerici T. The histological aspects of fillers complications. Semin Cutan Med Surg. 2004;23:241–250.

第 38 章 填充剂治疗的个人经验分享

玛丽亚·克劳迪娅·阿尔梅达·伊萨（Maria Claudia Almeida Issa）

目录

前言	417
治疗过程	417
组织填充剂和胶原刺激剂	418
玻尿酸	418
水光治疗	419
羟基磷灰石（CaHA）	419
左聚乳酸（PLLA）	420
面部各解剖区域的治疗	421
中面部	421
颞部	422
下面部	422
唇部、口周区域	422
眶周	424
总结	425
参考文献	425

摘要

面部老化是微创美容治疗的主要适应证，治疗措施包括皮肤磨削、肉毒素注射、填充剂注射和激光治疗等，各种方法的联合应用取得的效果更好。组织填充剂和肉毒素注射起效迅速，一般临床上都是首先采用这两种方法开始进行治疗。患者的评估是关键的一步，在我们的临床工作中，一般先根据患者的主诉和临床表现来制定治疗方案，在第 1 次就诊时我们常常给予患者局部治疗或口服药物治疗。本章我们将分享自己在临床上应用组织填充剂的经验。

M. C. A. Issa (*)
Department of Clinical Medicine (Dermatology),
Fluminense Federal University, Niterói,
Rio de Janeiro, Brazil
e-mail: dr.mariaissa@gmail.com

© Springer International Publishing AG, part of Springer Nature 2019
M. C. A. Issa, B. Tamura (eds.), Botulinum Toxins, Fillers and Related Substances, Clinical Approaches and Procedures in Cosmetic Dermatology 4, https://doi.org/10.1007/978-3-319-16802-9_33

关键词

填充剂；玻尿酸；左聚乳酸；羟基磷灰石；水光治疗；老化；美容皮肤学；双侧不对称；光老化；年轻化；骨骼重塑；皮下脂肪流失

前言

我们都知道面部老化是由于重力、激素水平、光老化、抽烟及其他一些因素导致的皮肤结构退化，在这个过程中发生的骨骼重塑、皮下脂肪流失和脂肪的重新分布起到了关键作用。

如今，应用组织填充剂可以对面部老化起到很好的治疗效果，皮肤科医生需要彻底掌握面部的解剖结构，同时也需要了解患者面部容量缺失的情况及各种填充剂的特性和组织提升能力。

目前一般都采用三维立体治疗方法，针对软组织和骨组织的容量缺失进行治疗，可以对面部老化起到标本兼治的治疗效果。为了使治疗效果显得更自然，治疗前需要评估患者的面部形状和轮廓，以便于制定合理的治疗方案。

组织填充剂和肉毒素注射起效快，因此，如果可能的话，我们首先应用这两种方法对患者进行治疗，后续根据患者的临床表现再决定是否进行皮肤磨削和激光等治疗。组织填充剂不仅可以重塑面部轮廓，而且可以矫正双侧不对称。在我们的临床工作中，玻尿酸是面部最常用的组织填充剂。

由于市场上的填充剂种类越来越多，治疗适应证的范围越来越广，要求进行面部组织填充的患者越来越多，因此即使是经验丰富的医生操作，患者治疗后也可能出现一定的并发症。临床上医生需要掌握面部局部解剖，注射技术要熟练，明白所用玻尿酸的生化特性和流变学特点。临床上出现的并发症往往是由于注射技术不当或注射层次错误造成的。

要想达到最佳治疗效果，需要对面部各个层次均予以有效矫正。治疗步骤包括：①骨膜上注射或肌肉下注射重建深部支撑结构。②皮下脂肪层的容量补充。③真皮或皮下层注射治疗皱纹、凹陷及沟槽等。由于上中面部的容量缺失会造成皮肤下垂，因此在治疗下面部时应该先对上中面部进行治疗。

治疗过程

如今，玻尿酸制剂中往往含有局麻药，因此一般不再需要进行局部麻醉或表面麻醉，这种玻尿酸可以用于多点注射或水光注射。玻尿酸填充一般可以在门诊治疗室完成，治疗前患者需要签署知情同意书。

患者需要在治疗前7天停用影响凝血的相关药物如阿司匹林和消炎药，以减少治疗过程中血肿的形成。患者如果曾经患有疱疹病毒感染，治疗前 2 天应该服用伐昔洛韦（2 次 / 天），共 5 天。

注射时患者一般取坐位或半坐位，可以让医生在患者面部受到正常的重力影响下进行注射。

注射前的皮肤清洁非常关键。消毒前，首先要卸妆。然后用 2% 的氯己定（洗必泰）和 / 或 70% 的酒精予以彻底消毒。注射时需要戴无菌手套（图 38-1）。

在病历上标出治疗部位和注射针眼的位置，并存档，这样方便将来的患者随访及后续进一步的治疗。

根据治疗部位和医生的经验来选择锐针注射或钝针注射（图 38-2）。大部分情况下用钝针，在一些特殊部位可以用锐针，如对唇周细小皱纹进行治疗及在唇红黏膜皮肤交界处注射时。我们也常常用锐针进行骨膜上注射，注射胶原刺激剂和水光治疗时也常常用锐针。

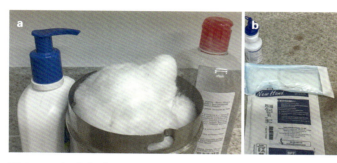

图 38-1 （a）卸妆用品。（b）2% 的氯己定（洗必泰）、消毒纱布和无菌手套

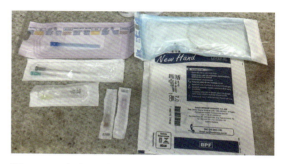

图 38-2 根据治疗部位和医生的经验选用钝针或锐针

组织填充剂和胶原刺激剂

玻尿酸

玻尿酸是一种黏弹性凝胶，是最常用的组织填充剂，非永久性，治疗后效果自然。不同厂家生产的玻尿酸的生化特点和流变学特性都不同，主要表现在黏性、弹性和内聚力方面。市场上常见的玻尿酸有乔雅登 [Juvederm®（Allergan, USA）]、爱柔美（Emervel®）和 瑞蓝 [Restylane®（Galderma SA, Switzerland）]、柏丽新 [Belotero®（Merz Aesthetic, Germany）]（图 38-3）。医生需要根据治疗的部位来选择合适的玻尿酸。

描述玻尿酸黏弹性的一些重要流变学参数包括：G^* 代表的是玻尿酸整体的黏弹特性，又叫"硬度"；G' 代表的是弹性；G'' 代表的是黏性。Tan δ 代表的是黏性和弹性的比值。弹性代表玻尿酸抵抗外力、保持原有形态的能力。弹性一般取决于玻尿酸的交联度，交联度越大，弹性越高，玻尿酸就越硬。黏性代表的是玻尿酸的流动性，即玻尿酸通过针头的能力。黏性由玻尿酸颗粒的大小和分子量决定的。内聚力代表的是玻尿酸各颗粒之间内在的结合力。内聚力取决于玻尿酸的浓度和交联类型及交联技术。内聚力与玻尿酸的提升和填充能力有关，内聚力越高，玻尿酸的提升和填充能力就越强。

水光治疗

水光治疗的目的是补充皮肤中流失的玻尿酸和胶原蛋白，从而提高皮肤的水润度，改善整体肤质（图38-4）。水光治疗主要用于眼周、唇部、颈部V形领口区域及双手，可用来改善皮肤皱纹、皮肤的质地和水润度。

用于水光治疗的玻尿酸为非交联玻尿酸，不具有容量填充能力，无法填充凹陷，只是用来恢复皮肤的光泽度和水润度。一般需要治疗2~3次，每次间隔2~4周。通常我们采用微滴技术将玻尿酸注射到真皮浅层，形成小皮丘（图38-5），治疗后需要进行局部按摩。

采用交联的玻尿酸进行水光治疗的目的是一样的，主要用来填充细小皱纹，但注射层次要深一些，避免在局部形成肿块（图38-6）。

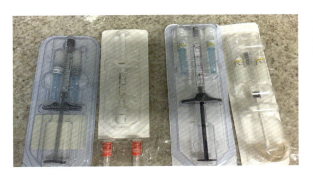

图 38-3　不同品牌的玻尿酸

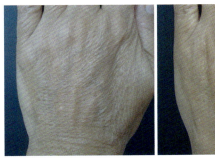

图 38-4　双手一次水光治疗后3个月（Restylane Vital）

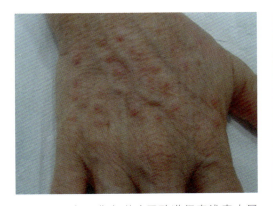

图 38-5　应用非交联玻尿酸进行表浅真皮层微滴注射，注射后形成的微小皮丘

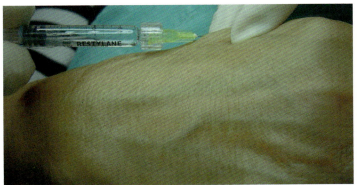

图 38-6　交联玻尿酸水光注射时层次应该深一些

羟基磷灰石（CaHA）

羟基磷灰石（Radiesse®）是人工合成的长效皮肤填充剂，产品装在1.3mL的一次性螺口注射

器中。注射前我们一般加入 0.3mL 的局麻药（利多卡因），来回推动，使之混合均匀（图 38-7）。一般建议用 27G 或 25G 的锐针注射，注射到真皮深层或皮下层，注射时针头与皮肤成 30°~45°。羟基磷灰石主要用来治疗手背，也可以用来治疗面部，治疗面部时，一般用钝针注射。

我们还是喜欢用羟基磷灰石来治疗手背。一般用 1 支，1 次治疗就能达到良好自然的效果（图 38-8）。我们很少将羟基磷灰石用于面部的容量填充或面部提升，也很少用于颧部、下颌、颏部的注射治疗。如果用来进行面部治疗，一般需要治疗 2~3 次，治疗效果维持时间 12~18 个月。

左聚乳酸（PLLA）

左聚乳酸（PLLA）是一种软组织生物刺激剂，常用来诱导人体胶原蛋白生成，一般注射到皮下层或骨膜层，可用来改善面部容量缺失，增加皮肤的紧致度（图 38-9）。一般在治疗后 2~3 个月出现明显的临床效果，治疗效果可维持 18~24 个月。

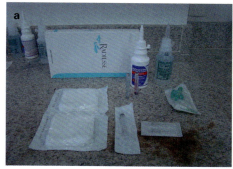 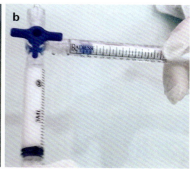

图 38-7（a）羟基磷灰石注射前准备。（b）用利多卡因混合

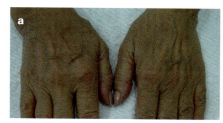 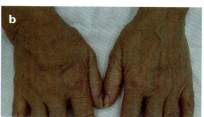

图 38-8 羟基磷灰石（a）治疗前和（b）治疗后对比

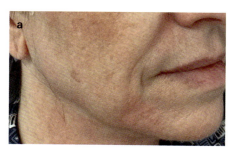 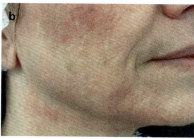

图 38-9 左聚乳酸（PLLA）1 次治疗后 2 个月，皮肤下垂、下颌及腮部轮廓得到明显改善。（a）治疗前。（b）治疗后

我们常常将玻尿酸和左聚乳酸（PLLA）同时用在同一个部位，或在同一次治疗时应用到不同的部位。玻尿酸可以达到即刻容量填充和面部提升的效果，而左聚乳酸（PLLA）通过刺激胶原蛋白新生来维持远期的治疗效果。我们用左聚乳酸（PLLA）来治疗身体其他部位的松弛或脂肪萎缩时，效果也非常良好。

左聚乳酸（PLLA）注射前的准备比较特殊。一般在注射前 48h 需要用 8mL 的无菌盐水进行溶解。注射时要加入一定量的局麻药（利多卡因）以减轻疼痛（图 38-10）。治疗的剂量因部位而异。在真皮下或皮下层注射时，我们常用 26G×1/2 的锐针或 22G 的钝针；骨膜层注射时，我们常用 24G×3/4 的锐针。

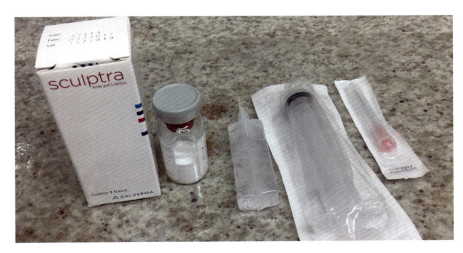

图 38-10 左聚乳酸（PLLA）注射前的准备

面部各解剖区域的治疗

中面部

中面部的容量填充对于上下面部的外观也会有一定的影响，中面部是最常治疗的一个面部老化区域。

在中面部注射时，我们常常先在颧弓处用高黏弹性的玻尿酸多点锚着注射，有时也对颧脂肪垫进行容量填充注射。这种治疗方法可以减轻面部下垂，改善鼻唇沟和泪沟以及腮部轮廓（图 38-11、图 38-12）。

在治疗眶缘下方时，一般采用钝针注射，以防损伤血管。钝针也可用来对侧面部进行填充和塑形。

注射过程中随时判断注射的剂量，通常颧弓处应用高黏弹性玻尿酸注射 3 点（锚着点），每点 0.1mL，以改善中面部下垂。然后继续用不同剂量的玻尿酸对颧部进行填充和塑形，但是不建议注射量过大，以免矫正过度。

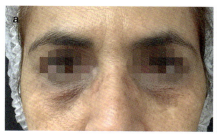
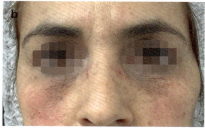

图 38-11 中面部玻尿酸（a）治疗前和（b）治疗后（正面观）

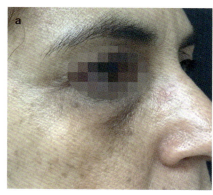
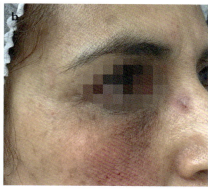

图 38-12 中面部玻尿酸（a）治疗前和（b）治疗后（斜位观）

颞部

治疗颞部时，我们先画出颞窝的边界。前上界为上颞线，前下界为颧骨的额突，下界为颧弓。玻尿酸填充对于颞部凹陷的患者可以起到明显的年轻化效果，同时也具有提升面部、抬高眉毛的作用。

我们常用锐针将高黏弹性玻尿酸注射到深部的骨膜层。注射位置在外侧眶缘外上距颞线 1cm 处。注射前必须要回抽，需要注意的是：尽管回抽未见到血液，但也并不能完全保证针头没进到血管内。

下面部

面部老化后会出现腮部下垂，下颌角轮廓丧失，颏部容量减少，出现木偶纹。对中面部进行治疗中，我们一般采用钝针在下颌缘注射高黏弹性玻尿酸进行治疗。如果需要的话，继续应用低黏弹性的玻尿酸治疗局部的皱褶。颏部一般用高黏弹性的玻尿酸进行注射，以增加颏部的容量，使颏部前突（图 38-13）。

唇部、口周区域

在我们的临床经验中，完成唇部和口周的治疗，可以真正达到年轻化的治疗效果，但是一定不要治疗过度，以维持患者面部各部分的正常比例和协调性。唇部玻尿酸注射常常用来矫正双侧不对称，无论是年轻人还是老年人都可以通过唇部玻尿酸注射进行治疗（图38-14、图38-15）。有时仅仅需要对唇周的皮肤进行治疗，就能达到维持嘴唇和嘴角外形的作用（图38-16）。

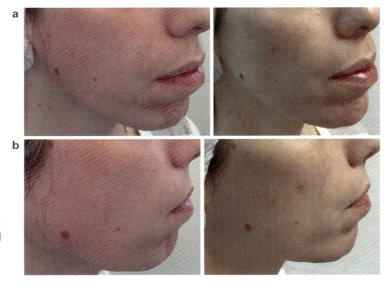

图38-13 （a）颏部玻尿酸注射前后（斜位观）。（b）颏部玻尿酸注射前后（侧位观）

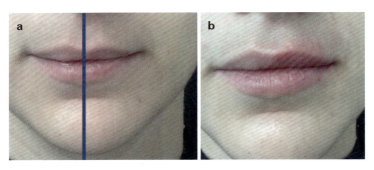

图38-14 （a、b）左侧唇部玻尿酸注射矫正双侧不对称

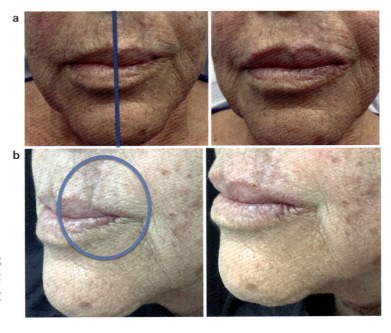

图38-15 （a）左侧唇部瘢痕玻尿酸注射前后（正面观）。（b）左侧唇部瘢痕玻尿酸注射前后（侧位观）

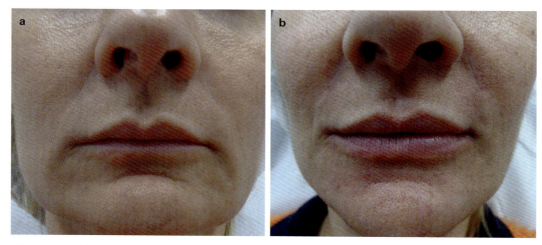

图 38-16 唇部和颏部玻尿酸注射可改善上、下唇的比例关系。(a) 治疗前。(b) 治疗后

唇部注射最好用钝针（22G、25G），避免损伤血管。锐针一般用来调整唇部轮廓，常在口角、人中和丘比特弓处注射。治疗过程中注射速度要慢，注射位置要准确，避免形成肿块和出现双侧不对称。注射过快的话，常常会导致外形不平整；注射位置不准确的话，治疗后肿胀会较重。注射后出现的肿块可通过轻轻按摩促进消退。

眶周

泪沟和睑颧沟填充是眶周年轻化治疗的重要一步（图 38-17），对于年轻人的黑眼圈也有很好的治疗效果（图 38-18）。泪沟治疗前一定要先对中面部进行治疗，以便在眶颧交界区形成有效支撑。

眶周治疗所用的玻尿酸为低黏性、低黏弹性玻尿酸，注射层次要位于肌肉下（眼轮匝肌下脂肪，SOOF）。建议用钝针注射，以减少损伤血管的概率。注射时速度要慢，注射量要少，避免出现"香肠"样外观。

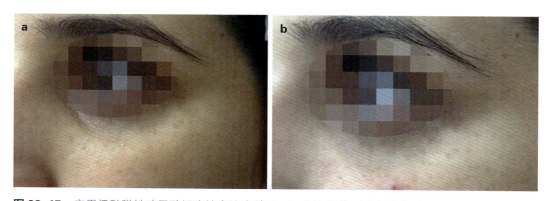

图 38-17 应用低黏弹性玻尿酸泪沟填充治疗前后。(a) 治疗前。(b) 治疗后

第 38 章 填充剂治疗的个人经验分享

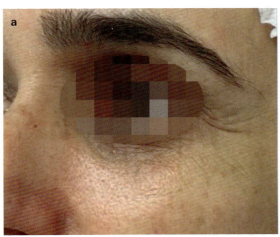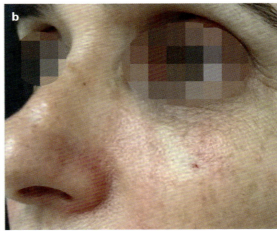

图 38-18 应用低黏弹性玻尿酸泪沟填充治疗前后。（a）治疗前。（b）治疗后

总结

- 在我们的临床实践中，玻尿酸是面部治疗中最常用的填充剂。
- 对每个部位进行治疗时，医生应该根据填充剂的特点选择合适的填充剂。
- 应该根据治疗部位的解剖特点选择合适的玻尿酸。
- 面部的注射填充治疗需要按照一定的顺序进行。
- 注射过程中需要准确判断注射量，一般情况下宁少勿多，尤其在眶周和口周区域治疗时。
- 胶原刺激剂可与玻尿酸联合应用，以增强治疗和塑形效果。

参考文献

[1] Bertucci V, Lynde CB. Current concepts in the use of small-particle hyaluronic acid. Plast Reconstr Surg. 2015;136(5 Suppl):132S–138S. https://doi.org/10.1097/PRS.0000000000001834. Review

[2] Braz A, Humphrey S, Weinkle S, Yee GJ, Remington BK, Lorenc ZP, Yoelin S, Waldorf HA, Azizzadeh B, Butterwick KJ, de Maio M, Sadick N, Trevidic P, Criollo-Lamilla G, Garcia P. Lower face: clinical anatomy and regional approaches with injectable fillers. Plast Reconstr Surg. 2015; 136(5 Suppl):235S–257S. https://doi.org/10.1097/PRS.0000000000001836. Review.

[3] Cotofana S, Schenck TL, Trevidic P, Sykes J, Massry GG, Liew S, Graivier M, Dayan S, de Maio M, Fitzgerald R, Andrews JT, Remington BK. Midface: clinical anatomy and regional approaches with injectable fillers. Plast Reconstr Surg. 2015; 136(5 Suppl):219S–234S. https://doi.org/10.1097/PRS.0000000000001837. Review.

[4] Edsman K, Nord LI, Ohrlund A, Lärkner H, Kenne AH. Gel properties of hyaluronic acid dermal fillers. Dermatol Surg. 2012;38(7 Pt 2):1170–1179. https://doi. org/10.1111/j.1524-4725.2012.02472.x.

[5] Fathi R, Cohen JL. Challenges, considerations and strategies in hand rejuvenation. J Drugs Dermatol. 2016;15(7):809–815.

[6] Lee S, Yen MT. Nonsurgical rejuvenation of the eyelids with hyaluronic acid gel injections. Semin Plast Surg. 2017;31:17–21.

[7] Muhn C, Rosen N, Solish N, et al. The evolving role of hyaluronic acid fillers for facial volume restoration and contouring: a Canadian overview. Clin Cosmet Investig Dermatol. 2012;5:147–158. https://doi.org/10. 2147/CCID.S30794.

[8] Sarnoff DS, Gotkin RH. Six steps to the "perfect" lip. J Drugs Dermatol. 2012;11(9):1081–1088.

[9] Stocks D, Sundaram H, Michaels J, Durrani MJ, Wortzman MS, Nelson DB. Rheological evaluation of physical properties of

hyaluronic acid dermal fillers. J Drugs Dermatol. 2011;10(9):974–980.

[10] Sykes JM, Cotofana S, Trevidic P, Solish N, Carruthers J, Carruthers A, Moradi A, Swift A, Massry GG, Lambros V, Remington BK. Upper face: clinical anatomy and regional approaches with injectable fillers. Plast Reconstr Surg. 2015; 136(5 Suppl):204S–218S. https://doi.org/10.1097/PRS.0000000000001830. Review.

[11] Vent J, Lefarth F, Massing T, Angerstein W. Do you know where your fillers go? An ultrastructural investigation of the lips. Clin Cosmet Investig Dermatol. 2014;7:191–199. https://doi.org/10.2147/CCID.S63093.

[12] Wollina U. Facial rejuvenation starts in the midface: threedimensional volumetric facial rejuvenation has beneficial effects on nontreated neighboring esthetic units. J Cosmet Dermatol. 2015;15:82–88.

[13] Wu DC, Goldman MP. The efficacy of massage in reducing nodule formation after poly-L-lactic acid administration for facial volume loss: a randomized, evaluator-blinded clinical trial. Dermatol Surg. 2016;42(11):1266–1272.